Rudolf Schenda

Gut bei Leibe

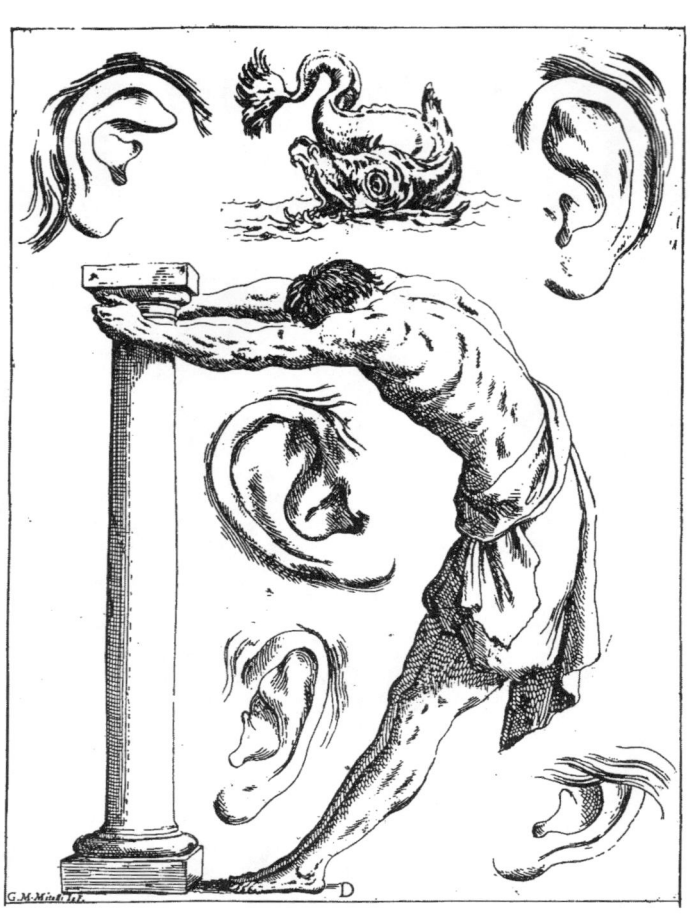

Rudolf Schenda

Gut bei Leibe

*Hundert
wahre Geschichten
vom
menschlichen
Körper*

Verlag C.H.Beck

Mit 11 Abbildungen
nach Kupferstichen aus dem ‹Traum-Alphabet›
von Giuseppe Mitelli, Bologna 1683

Die Deutsche Bibliothek – CIP-Einheitsaufnahme:

Schenda, Rudolf:
Gut bei Leibe : hundert wahre Geschichten vom menschlichen
Körper / Rudolf Schenda. – München : Beck, 1998.
ISBN 3-406-44110-6

ISBN 3 406 44110 6

Gesamtherstellung: Freiburger Graphische Betriebe, Freiburg
Gedruckt auf säurefreiem, alterungsbeständigem Papier
(hergestellt aus chlorfrei gebleichtem Zellstoff)
Printed in Germany

INHALT

3. Aug' und Ohr

4. Mund und Nase

5. Herz und Nieren

6. Saft und Kraft

7. Brust und Bauch

8. Gemächt und Geschlecht

9. Arm und Bein

10. Hand und Fuß

Anhang

Es gibt, wage ich zu behaupten, Menschen
von niederem und untergeordnetem Geist,
die anscheinend nur dazu geschaffen sind,
alle Hervorbringungen der Génies zu sammeln, aufzulisten oder zu stapeln. Das sind
die Plagiatoren, die Übersetzer, die Kompilatoren; sie denken überhaupt nichts, sie sagen, was die Autoren schon gesagt haben.
[...] Sie besitzen nichts Eigenständiges, sie
wissen nur das, was sie von anderen gelernt
haben [...]: ein leeres, ein trockenes Wissen,
jeder Annehmlichkeit und jeder Nützlichkeit bar [...], einer Währung gleich, die gar
nicht mehr im Kurs ist.
Jean de La Bruyère: *Les Caractères*, I: Des
Ouvrages de l'Esprit [1694] Nr. 62; 1995,
152 f.

Von allen Schriftstellern verachte ich keine
mehr als die Kompilatoren, die überall her-
umschnüffeln und Fetzen aus den Werken
anderer ziehen und sie dann in die ihren
packen wie die Rasenstücke in ein Garten-
beet. Sie stehen keineswegs höher als die
Setzer in einer Druckerei, welche Lettern
zusammenschieben, die dann miteinander
ein Buch ergeben – dazu braucht man nichts
anderes als die Hand.
Montesquieu: *Lettres Persanes*, 1721, Lettre
LXVI

«Wenn du zehntausend verrückte Geschichten zusammen hast, dann machst du ein
Buch draus, das ist doch wohl nicht schwierig.» – «Ja, aber der Titel – das ist das Problem!»
J.-M. Gourio: *Brèves de comptoir*, 3, 1994, 96

DANKSAGUNGEN

Für zahlreiche nützliche Hilfeleistungen, Hinweise und Ratschläge möchte ich Ursula Brunold-Bigler, Luis Calvo, Brigitte Frizzoni, Ruth Geiser, Regula Näf, Susanne Schenda, Peter von Matt sowie zahlreichen Mitarbeiterinnen und Mitarbeitern der Zentralbibliothek Zürich (vor allem in der Abteilung Alte Drucke) ein herzliches Dankeschön sagen. Auch die Bibliothek des Volkskundlichen Seminars der Universität Zürich erwies sich immer wieder als hilfreiche Forschungsbasis.

Großen Dank schulde ich den Ärzten, die mich nach der Pensionierung über die Berge und durch die Täler von Hypochóndrien und Melanchólien mit mancherlei Ermutigungen begleitet haben: Docteur Patrick Lamy in Sainte-Cécile-les-Vignes/Vaucluse, Dr. Jürg Müller-Schoop in Zürich und Dr. Christoph A. Schenker in Jona/Sankt Gallen.

Danken möchte ich nicht zuletzt Karin Beth vom Verlag C. H. Beck, die mich immer wieder zum Weitermachen ermunterte, obwohl mir in den letzten Jahren das «Einfrieren» des Max-Lüthi-Lehrstuhls für Europäische Volksliteratur keine Wärme und Muße für das Bücherschreiben gab.

Zürich, Jona/Sankt Gallen und
St-Roman de Malegarde/Vaucluse,
im Sommer 1997   *R. S.*

VORWORT

Im Alltagsleben gibt es kaum einen Gegenstand, über den wir Spannenderes zu erzählen hätten als über unseren Körper oder seine einzelnen Teile und ihre mannigfachen Abenteuer; nichts Zupackenderes und Ergreifenderes gibt es auch, als über die Körper anderer Leute und deren Unebenheiten oder Hinfälligkeiten herzufallen. Ob gesund oder krank – unser Leib drängt sich immer wieder in unser Bewußtsein und meldet erfreuliche oder unliebsame Leistungen, die den Zeitgenossen unbedingt mitgeteilt sein wollen. Die Morgenstunde, die bekanntlich Gold im Munde hat, verkündet den Mitmenschen gerne die Leibesempfindungen der vergangenen Nacht, die ebenso goldene Abendstunde berichtet von den Körper-Zufällen des heute gewesenen Tages. Wo immer Menschen sich begegnen, finden sie ein Apropos, um das Gespräch auf eine Krankheit und ihre glückliche Heilung durch eine ‹Kapazität› zu lenken; wo immer Menschen eine Feder in der Hand halten, schreiben sie – in Briefen, Tagebüchern oder Lebenserinnerungen – nicht ungern über Leib und Leben, über das Auf und Ab ihrer Befindlichkeiten und über Gloria und Miseria aller nur denkbaren Gliedmaßen und Innereien. Es sind eher die Kulturwissenschaftler als die Mediziner, die bei solchen verbalen Äußerungen von Körperlichkeit ihre «Ohren recken» und große Augen machen.

Doch wer hat noch Zeit zum Erzählen?

Die medizinische Wissenschaft hat sich in unserem Jahrhundert zu einer ernsthaft aufgesuchten und ebenso seriös ausgeübten Institution entwickelt, in der für Nebendinge wie das Erzählen von fesselnden Krankheits- und Heilungsgeschichten oder von den Eingriffen tüchtiger Ärzte höchstens im Wartezimmer, also in der Vorhalle des Äskulaptempels, ein Plätzchen bleibt. Auch darf es heutzutage ein Laie aus dem Lager der Literaten kaum noch wagen, sich in den hochentwickelten medizinisch-technischen Diskurs mit historischen oder gar phantasievollen Beobachtungen einzumischen. Eine moderne medizinwissenschaftliche Bibliothek umfaßt Zehntausende von ebenso beeindruckend umfangreichen und konzentriert dargebotenen wie auch durchaus für den Fachfremden unverständlich geschriebenen Bänden; allerdings vermag kein Team von Medizinern, geschweige denn ein einzelner Arzt, diese Bibliothek gründlich zu durchforschen. Noch weniger freilich kann ein Außenseiter behaupten, er habe auch nur ein Tausendstel dieser Wissenssammlungen je in Händen gehabt; ergo non est, also darf er auch nicht mitreden. Medizinische Bildung ist und bleibt Wissen der Wenigen.

Die Exklusivität und Sachbezogenheit dieser Humanwissenschaft ist allerdings nicht immer eine so strenge gewesen; die großen Ärzte des 16. und 17. Jahrhunderts, darunter auch ein paar Frauen wie zum Beispiel die Gräfin Dorothea von Mansfeld (1482–1578) oder im Barockzeitalter Eleanore von Württemberg und Eleonora Maria Rosalia, Herzogin zu Troppau, waren durchaus bereit, medizinische Erkenntnisse in helfender Absicht und in verständlicher Form auch den Laien mündlich-praktisch oder auch schriftlich zu vermitteln, damit sie, wenn im Notfall kein Arzt zur Verfügung stehen sollte, die Heilkunst selber ausüben möchten. Ja, da war sogar, wie in dem stets gegebenen philosophischen Spielraum zwischen dem strengen und angeblich häufig weinenden Philosophen Heraklit und dem lachenden Demokritos, genügend Platz für närrische und Spaß machende medizinische Unterhaltungen. So schreibt 1728 Theodor Andreas von Hellwig, der sich ‹Hiatrophilus›, also Ärztefreund, nannte, in der Vorrede zu seinem *Klugen und lustigen Medicus*, er wolle «denen Anfängern der edlen Medicin auch einen Appetit zu dieser schönen Kunst machen»; das Programm seines Werkchens wendet sich also nicht nur an die Spezialisten: «Auch werden die Herren Practici [die ausübenden Ärzte] selbsten bey verschiedenen artigen Historien, lächerlichen Curen, curieusen Begebenheiten ihre Vergnügung finden. Ja, jedweder Gelehrter und

Ungelehrter kann zu seinem Nutz und Lust sich obbemeldtes [des hier gemeinten] Werckchens bedienen, maßen [zumal] unter verschiedenen lächerlichen Hülffs-Mitteln auch viele derer schönsten und probatesten Medicamenten sich finden werden.»

Das hier vorgelegte Buch über die Geschichte von Körpermythen, -geschichten und -berichten hat eine vergleichbare Ausrichtung, setzt aber die Akzente ein wenig anders: Die «Ungelehrten» (nicht ohne eine gewisse Schulbildung) sollen das vornehmliche Zielpublikum sein, die «Vergnügung» kommt vor der aufklärerischen Belehrung (die sich aber doch auch zu Wort meldet), und ob die Leserinnen und Leser nun dieses oder jenes Stücklein glauben oder ob sie das eine oder andere hier vorgebrachte kuriose Rezept selber ausprobieren oder nicht doch lieber einen «Gelehrten» konsultieren möchten, bleibt ganz ihrer eigenen Entscheidung überlassen.

Der Verfasser selbst rechnet sich durchaus zu den Hiatrophilen, ist aber eher mit Patientinnen und Patienten als mit Ärztinnen und Ärzten verwandt oder befreundet; er gehört zu den Anhängern von Kamillen- und Salbeiaufgüssen und schätzt Leute wie den Pfarrer Kneipp sehr hoch, zieht es aber in dringlichen Fällen vor, einen Schulmediziner um einen erprobten chemischen oder chirurgischen Eingriff zu bitten. Auf keinen Fall möchte der Autor dieses Körpergeschichtenbuches einen Doktor der Medizin in irgendwelcher Weise belehren; er kann sich höchstens vorstellen, daß der eine oder andere Fachvertreter an diesem oder jenem Erlebnis- oder Phantasiestückchen aus alter Zeit seine Freude haben könnte. Höher zu loben wäre allerdings der Effekt, daß auch manche Ärzte zu einer Einsicht in die Relativität ihrer Menschenbetrachtung, in die Beharrlichkeit überlieferten Denkens und Körperverhaltens einerseits und anderseits in die Veränderbarkeit ihrer Kunstauffassungen gelangen könnten. Körper, Gesundheit und Krankheit sind, im historischen und geographischen Kulturvergleich betrachtet, sowohl eine stark traditionsgebundene als auch eine höchst wechselhafte, ja geradezu wetterwendische Angelegenheit.

Und wozu das ganze Theater?

DAS Buch möchte auch die oftmals, zum Beispiel von dem ungemein erfolgreichen Amerikaner Desmond Morris oder von dem Verhaltensforscher R. Dale Guthrie, vertretenen Thesen korrigieren – man kann sie als ethologische (aus dem Tierverhalten abgeleitete) oder biologistische bezeichnen –, der Mensch (das heißt jeder Mensch) sei schon immer ein Tier-Wesen gewesen und wese heute noch so herum, er sende hauptsächlich auf Paarung ausgerichtete Signale aus, sein schöner und jugendlicher Körper sei vor allem fortpflanzungsorientiert und strebe unablässig nach sexueller Aktivität. Solche Auffassungen überhöhen das Alltagsgeschäft des menschlichen Lebens, dessen Tage zumeist herb und derb sind wie die Blätter einer Steineiche; sie vereinfachen und vernachlässigen gerne das unterschiedliche Alter der Menschen ebenso wie die Geschichte menschlichen Zusammenlebens. Wo bleiben in einem solchen Denksystem alle die natürlichen und die technisch-künstlich produzierten Gefahren, die den Körper des Menschen, wie einst Josuas Heer die Stadt Jericho, belagern und ihn oft genug verletzen oder gar ganz zu Fall bringen? Die Vielfalt körperlicher Formen und Funktionen, die Menge der Aufgaben, die zu lösen der Mensch imstande ist, aber auch die Variabilität kulturspezifischer und zeitgebundener Anforderungen, die an ihn gestellt werden – das alles wird durch solche Reduzierungen plattgewalzt: Die Komplexität des Körpers läßt sich nicht auf ein paar Forschungsflügen zwischen Zentralafrika, San Francisco und dem Himalaya genügend erkunden, noch durch einen Vergleich mit dem Sozialleben dieser und jener Anthropoiden hinreichend erklären.

Handkehrum (wie die Schweizer sagen), d.h. andererseits, kann sich auch dieses Buch nicht die Krone einer Enzyklopädie aufsetzen. Es hält sich in einer lockeren Gliederung an die wichtigsten Körperteile des Menschen (für welche die allermeisten Völker seit Jahrtausenden Begriffe und Vorstellungen haben), fängt erst außen bei der Haut und dann oben beim Kopf an und tastet sich in zehn Kapiteln abwärts bis zu den Zehen; an einem solchen System läßt sich kaum etwas verändern, ohne das Ganze zu verbessern. Und die Glieder und die Organe sind ja doch nicht alles, was zum Körper gehört: Da fehlen dann ausführliche Kapitel über seine Haltungen und Stellungen, seine Tätigkeiten und seine Ruhe, seine Schönheit oder angebliche Häßlichkeit, sein Lachen und Weinen, seine Rührungen und Erregungen – auch die erotischen –; seine Verletzungen und Verstümmelungen, Anfälligkeiten und Krankheiten; seine Geburt, seine Jugend und sein Alter, nicht zu reden von den Schmerzen und den Stürzen und vom Sterben und vom Tod, und das alles wäre noch historisch und geschlechtsspezifisch, regional oder gar konfessionell zu differenzieren. Viele von diesen Themen, welche seit dem *Demokritos* des «lachenden Philosophen» Karl Julius Weber jeden Kulturwissenschaftler fesseln müssen (vgl. etwa P. Gay: *Education of the Senses*; P. Perrot: *Travail des apparences;* M. Beutelspacher: *Kultivierung*; U. Jeggle: *Kopf des Körpers*; B. Duden: Geschichte unter der Haut; G. Dane: *«Die heilsame Toilette»*; G. Houbre: *Discipline de l'amour*), können hier nur knapp angedeutet werden.

Warum überhaupt – mit Caroline W. Bynum gefragt – «das ganze Theater mit dem Körper»? Der Mensch – und gemeint sind hier Mann und Frau in Europa, hauptsächlich seit der frühen Neuzeit, und das heißt: in einem Kulturbereich mit sehr spezifischen historischen Entwicklungslinien –, Frau und Mann also leben (und sterben!) nicht nur mit ihren konstanten biologischen Gegebenheiten. Ihr Körper konstituiert sich gleichzeitig in einem wandelbaren geistigen, sozialen, psychischen und ökonomischen Beziehungsgeflecht, das ihre Körpergefühle, die Ausdrucksweisen ihrer Körper und die Anschauungen dieser Körper von außen, sprich die gesellschaftlichen Körperbilder und Körpermetaphern (oder die «Kollektivsymbolik») in sehr unterschiedlicher Manier beeinflußt: Schwangerschaft heute, sagt Barbara Duden in *Der Frauenleib* zu Recht, mag biologisch so verlaufen wie vor Hunderten von Jahren; tatsächlich unterliegt sie in der gesellschaftlichen Wahrnehmung und Behandlung starken Verschiebungen und Eingriffen. Unter diesen ‹anderen Umständen› werden wir uns mehr und mehr unserer schwankenden Leiblichkeit bewußt, und gleichzeitig erscheint uns der Leib immer stärker wie eine Nuß voller Rätsel, die wir zu knacken und zu lösen und an der wir zu kauen und zu schlucken haben.

In einem seiner *Persischen Briefe* (Lettre LIX) bemerkt der Aufklärer Montesquieu 1721: «Wenn die Triangel sich einen Gott erschaffen würden, dann hätte der drei Seiten und drei Ecken.» So wie die Vorstellungen von Gottheiten sind aber auch die Darstellungen des menschlichen Körpers starken kulturalen Unterschiedlichkeiten und historischen Wandlungen unterworfen. Daß die Frau ‹Die Frau› und der Mann ‹Der Mann› sei, kann uns höchstens noch die Werbeindustrie einzureden versuchen. Dabei soll hier gar nicht einmal (oder nur am Rande) von den ungewöhnlichen, weil ganz auf Jenseitiges ausgerichteten Körpererfahrungen von Mystikerinnen und Ekstatikern des späten Mittelalters, wie sie uns die genannte Caroline W. Bynum aufgezeigt hat, die Rede sein. Da böten dann Blut, Herz, Haut, Knochen, Präputium (Vorhaut) oder Schweiß der heiligen Körper noch einmal ganz andere Ansichten, Gerüche, Bedeutungsebenen. Jede Sinnen-Reise in ein fremdes Land und jeder Geistes-Ausflug in ein altes Buch enthüllt uns andere, neue Welten der Körperlichkeit; ja: Jede Stunde unseres Alltagslebens zeigt uns in immer wieder überraschenden Szenen, daß die Welt bunter oder auch grauer – oder auch grauenvoller – ist als die religiöse ‹propaganda fidei› hier oder die Lippenstift- oder Boxershort-Reklame dort.

Das Postulat von der Ganzheitlichkeit des Körpers

DIE zumeist zutreffende Wahrheit, Leib, Geist und Seele des Menschen bildeten eine Einheit, und der Körper zumal sei ein schönes und großes Ganzes, soll hier nicht in Abrede gestellt sein. Doch es gibt berechtigte Zweifel an der absoluten Gültigkeit dieser Vorstellung. «Selbst der Gedanke an seine eigene Zerstörung», schreibt 1785 Karl Philipp Moritz (1756–1793) von seinem ‹alter ego›, dem Anton Reiser, «war ihm nicht nur angenehm, sondern verursachte ihm sogar eine Art wollüstiger Empfindung, wenn er oft des

Abends, ehe er einschlief, sich die Auflösung und das Auseinanderfallen seines Körpers lebhaft dachte.»

Die Idee von einer solchen Desintegration ist jedoch nicht nur angstvoller Wachtraum eines allzu pietistisch und mit derben Schlägen erzogenen Knaben, dem übrigens das Zerschmettern heiler Welten ein Lieblingsspiel war. Die Körperteile von dargestellten und auch von realen Menschen liegen und fliegen uns immer wieder vor den Augen herum: nicht nur, wenn die Kinder einen Harlekin-Hampelmann aus dem Bilderbogen ausschneiden und ihn tanzen lassen, nicht nur, wenn im sizilianischen Puppentheater die heidnischen Helden, von Karls Paladinen zerstückelt, wie wahre ‹membra disjecta› auf dem Bühnenboden zerstreut liegen (sie sind von vornherein so konstruiert, daß sie auseinanderfallen können), nicht nur, wenn nach jedem Schlachtengemetzel (das euphemistisch ‹Getümmel› statt ‹Gestümmel› heißt), Arme, Beine, Füße, Köpfe, Gedärme und Gehirne «zu Boden sinken» (Ludwig Uhland, *Schwäbische Kunde*); die Gliedmaßen tummeln sich doch auch immer wieder und allenthalben, sei es realistisch, sei es psychisch-symbolisch, in der Literatur und Malerei des christlichen Abendlandes, und das ist gut so: Die Idee von der schönen Ganzheitlichkeit des menschlichen Körpers rutscht nur allzu leicht in eine politische Ideologie von der ‹gesunden Nation› oder vom ‹heilen Volkskörper› ab (S. Schade: *Der Mythos des «Ganzen Körpers»*). Selbst das berühmte heilkräftige Kruzifix in der Augustinerkirche von Burgos in Spanien – Nikodemus soll es eigenhändig verfertigt haben – bestand aus einzelnen beweglichen Gliedern, und als um das Jahr 1500 die «sehr katholische» Königin Doña Isabel (die Gemahlin Fernandos V. von Kastilien) einen Nagel aus dieser Statue als Reliquie mitnehmen wollte, da fiel ihr der hölzerne Arm des Gekreuzigten wie der einer Leiche entgegen (L. M. Calvo Salgado: *Die Wunder*, Kap. 2.1.).

Das Phänomen der vereinzelten Körperteile ist von Belang bei den altchristlichen Überlieferungen von Martyrien und Hinrichtungen aller Art und bei den sich daran anschließenden Problemen in bezug auf die Wiederauferstehung der fragmentierten Leiber am Jüngsten, dem wirklich allerletzten Tage. Die Betrachtung des Menschen als einer beugsamen und formbaren Gliederpuppe gewinnt freilich noch größere Bedeutung im Prozeß der Disziplinierung der arbeitsfähigen Körperteile in der Epoche der Protoindustrialisierung und der Maschinenmechanisierung, also im Laufe des 18. und 19. Jahrhunderts. Da wurde nicht der Mensch als Ganzheit, sondern als Besitzer von einzelnen gelenkigen und muskulösen Knochen und Gliedmaßen gefordert: Charlie Chaplin hat uns in *Modern Times* gezeigt, wie so ein Fabrikhampelmann zu funktionieren hatte. Die Vereinzelung der Gliedmaßen reicht bis hin zu den Sensationsnachrichten vom jüngsten Flugzeugabsturz, bei dem die Rettungsmannschaften sich fragen, welches Glied zu welchem Leib gehöre, es macht sich aber noch deutlicher bemerkbar in unserem täglichen Körpergefühl, das uns selten ein allgemeines leibliches Wohlbefinden, häufiger aber Unwohlbotschaften aus diesem und jenem Körperteil meldet. Nicht der Körper an sich bereitet Schmerzen, sondern hier der Kopf und dort das linke Knie und irgendwo da hinten das sogenannte und vieldeutige Kreuz, das die Romanen gern ‹die Nieren› nennen.

Ja, es mag wohl so sein, daß der auf Erden so vielfach gekreuzigte und dann zerfallene Leib des Menschen, dieser biblisch immer wieder vorhergesagte endliche «Staub» (1. Ms 3,19; Hi 34,15; Ps 104,29; Pred 3,20), mit zunehmender Annäherung an das Paradies zu einem glorreichen Ganzen, bestehend aus wiederhergestelltem Leib u n d der alten Seele wird, so wie es uns mittelalterliche Darstellungen des *Jüngsten Gerichtes* zeigen. Aber auf dem Weg dorthin sind wir doch alle viel eher wie die Sünder, deren Glieder, hierhin und dorthin in die Rachen der medikalen Dämonen geworfen, auseinandergefallen sind oder sich zu disintegrieren drohen, Überreste, die nur in Einzelteilen wahrnehmbar sind, just wie der zerteilte Leib des Kebsweibes, einer Nebenfrau, die der Levite zunächst mehrfach hatte vergewaltigen lassen, um sie dann in zwölf Teile zu «zerstücken» und in alle Teile Israels zu schicken als Zeichen für Israels Mutwillen (Ri 19, 29 und 20, 6). Und werden nicht auch in unserem ganz konkreten Alltag, Frau Müller oder Herr Meier im Spital weniger als Ganzheiten aufgefaßt, sondern vielmehr als ‹die gebrochene Hüfte› oder ‹der Magentumor›? Wollen wir uns nicht zunächst einmal Klarheit verschaffen über die Wechselfälle von Arm und Bein und Lunge und Leber, bevor wir über den Adel unseres Leibes philosophieren?

Frauenkörper, Männerkörper – große Unterschiede?

MIT den Flugschriften des Reformationszeitalters werden Fragen und Antworten in bezug auf die Unterschiede zwischen Mann und Frau wohlfeil auf die Märkte gebracht. Bereits die dritte Frage der sogenannten *Problemata Aristotelis* zielt 1531 auf einen solchen Unterschied: Warum haben denn die Frauen längere Haare als die Männer? Zur Beantwortung wird der mittelalterliche Gelehrte Albertus Magnus herangezogen, und der habe, heißt es da, gesagt: «Die frawen sind feuchter natur dann die mann, und sie der feuchtigkait mer im hirn haben, und die har wachsen in[en] allermayst, so [wenn] sie ir [ihre] gemain feucht [Menstruation] haben und leiden, und darumb haben sie lenger har».

Und die achte Frage, warum denn die Frauen nicht so rauch, das heißt so pelzig wie die Männer seien, wird mit Aristoteles beantwortet: Dieses Mal ist nun die Feuchtigkeit umgekehrt die Ursache dafür, daß Frauen nicht so stark behaart sind: Die «Überflüssigkeit», die das Haar wachsen lasse, werde den Frauen mit der «Feuchte», sprich dem Monatsblut, ausgetrieben, und weil sie sich auf diese Weise reinigten, hätten sie auch weniger «ayß vnnd geschwer», also Entzündungen und Geschwüre. Und den alten Frauen wachse eben ein Bart, weil bei ihnen dann «die feuchte nymer fliessen mag» (fol. A2r°). Bei Bartholomaeus Coclitus, dem Erfinder der *Physionomei*, liest man um 1530 (fol. A2r°), es gebe einen «grossen Underscheydt» zwischen Mann und Frau: «Dann manns gemüt treibt seine Complexion zu schneller ungestümigkeit, ist lernhafft, gehertzt, mit fleissiger begirde zu großmütigkeit. Aber das weiblich gemüt ist forchtsam vnd barmhertzig. Also ordnet die natur alle ding, das kein schickung an des menschen leib müssig ist.»

Barbara Duden hat 1992 auf dem Fünften Würzburger Symposium zum Thema *Mann und Frau – Frau und Mann* solche und andere verworrene und verwirrende Behauptungen, die sich bis ins 18. Jahrhundert kräftig halten, gegen unsere fortschrittlichen Diskussionen radikal abgegrenzt: «Als Körperhistorikerin kann ich Ihnen versichern, daß es nichts von dem, was heute hier besprochen wird, damals [im frühen 18. Jahrhundert] so gab» (B. Duden: *Die männliche und die weibliche Rute*, 1992, 143). Gewiß, die Historikerin meinte Themen, die spätestens seit den achtziger Jahren unseres Jahrhunderts aktuell sind und die sich wahrlich grundsätzlich nicht mit den genannten alten Fragen nach den großen Unterschieden vergleichen lassen: Geschlechterrollen und ‹gender studies›, also die Erforschung der gesellschaftlich oder kultural geprägten Geschlechtsunterschiede; auf der anderen Seite: sexuelles Verhalten und moderne Geschlechterbeziehungen, feministische Theorie und frauenspezifische Betrachtung gesellschaftlicher Verhältnisse, Sexismus in der Sprache und im Alltag, das heißt das als selbstverständlich hingenommene Vorherrschen männlicher Formen; oder, manchmal auch: positivere Einstellungen der Männer zu Unabhängigkeitsbestrebungen moderner Frauen, größere öffentliche Bereitschaft zur Diskussion über Geschlechtsorgane, Reproduktion, Orgasmus oder auch sexuelle Mißhandlung. Körper-Bilder werden in der Tat immer wieder gesellschaftlich neu produziert oder retuschiert. Daneben gibt es freilich auch unverändert gebliebene physiologische Beschaffenheiten des Körpers und die den Menschen betreffenden Naturgesetze von Leben und Tod. Zu diesen Bereichen zählen unsere alltäglichen Befindlichkeiten zwischen Scheitel und Fußsohle und das ständige Wechselspiel von Gesundheit und Krankheit.

Eine Fülle von Konstanten gibt es insbesondere auf dem Gebiet der Meinungen und Einstellungen zu diesem Sichwohl- oder Sich-unwohl-Fühlen, dabei geht es um zählebige, wenngleich oftmals ‹falsche› Glaubensvorstellungen und Sinngebungen gerade im Zusammenhang mit einzelnen Körperteilen und ihren Veränderungen. So wird in diesem Buch oftmals darauf hinzuweisen sein, daß es früher (und damit ist meistens die Frühe Neuzeit gemeint) in bezug auf den Körper und seine Betrachtung und Behandlung manches ‹so gab›, was heute überholt erscheint oder auch wirklich ganz der Vergangenheit angehört. Doch wird sich ebensooft herausstellen, daß wir unser Körper-Denken, mehr als andere aktuelle Vorstellungsbereiche, als traditionsgelenkt definieren müssen.

Die medizinischen Traktate des 17. und 18. Jahrhunderts belegen allerdings, daß die zumeist männlichen Medizinpraktiker der Vergangenheit ihren weiblichen Patienten anders begegneten als den männlichen, daß sie den Frauen nicht dieselbe Beachtung und Behandlung zukommen ließen wie den Männern, daß sie den jüngeren Frauen beflissenere Aufmerksamkeit schenkten als den älteren (und den reichen mehr als den armen!), daß sie den weiblichen Kranken (wenn diese denn überhaupt krank sein durften!) mehr an Belastbarkeit zumuteten, ihren Zustand weniger bemitleideten und sich schließlich über ihr Hinscheiden weniger die Köpfe marterten als beim Mißlingen der Errettung eines Mannes. Das alles wird hier und da aus den vorgelegten medizinischen Fallberichten hervortreten, doch würde das angeschnittene Problem sicherlich eine vertiefte Studie verdienen. Ob diese zu plausiblen Ergebnissen in bezug auf den Unterschied von Frauen- und Männerkörpern kommen würde, bleibe dahingestellt. Grundsätzlich ist nämlich zunächst einmal zu fragen, ob der menschliche Körper sich überhaupt in befriedigender Weise darstellen lasse?

Die Unbeschreibbarkeit des menschlichen Körpers

BEIM Durchblättern dieser oder jener Anthologie von Dichtungen der einen oder anderen europäischen Nation ist zu entdecken, daß neben schönen Frauen und Liebesleiden, neben Lebenslust und Tod, neben Vaterland und Fernweh, neben Tieren und Pflanzen, Gewässern und Gewittern kaum einmal der menschliche Körper in seiner Schönheit besungen wird, ganz zu schweigen von einzelnen Körperteilen. Es könnte doch schließlich Sonette oder Elegien geben *Auf meinen linken Arm, Beim Anblick von Clelias Fuß* oder auch eine *Ode an den Kopf*. Warum klingen schon solche Titel lächerlich? Es widerspricht dem hohen Sinn der Poesie, sich mit dem allzu Alltäglichen von der Glatze bis zur kleinen Zehe zu beschäftigen. Die Dichter versagen, bis ins 20. Jahrhundert hinein, bei der Aufgabe, Schönheit und Nutzen so manchen Körperteils oder auch der ganzen Körperlandschaft im Zusammenhang der menschlichen Größe zu besingen. Um so brutaler wirken die prosaischen Werke, welche sich, von vielwissenden, aber selten sprachlich begabten Medizinern und Medizinerinnen verfaßt, der Beschreibung dieser unserer Körper und ihrer Teile widmen.

Nehmen wir eines der großen modernen illustrierten Körperlexika in die Hand, sagen wir den prachtvollen *Larousse médical* oder den heimlichen Bestseller eines Berliner Verlegers teurer wissenschaftlicher Bücher, den sogenannten *Pschyrembel*, da findet sich dann doch der ganze Mensch in allen Details beschrieben, Faser um Faser, Tropfen um Tropfen, Zelle um Zelle und trotz aller Teilchen im großen Zusammenhang? Eben nicht. Mehr noch als in irgendeinem anatomischen Theater wird der Mensch in solchen Büchern zerfieselt und zerfetzt, zerlegt und damit zerlogen. Der Mensch ist mehr als die Summe seiner physischen Teile, ja sogar gewaltiger als die große Menge seiner psychischen und spirituellen Elemente, wie sie sich etwa in Richard L. Gregorys *Oxford Companion to the Mind* (1987) finden. In einem Buch allein, ja selbst in einer Bibliothek läßt sich der ganze Mensch nicht so erfassen, daß die Darstellung eine Mehrheit der Leserschaft befriedigen würde.

Das alles ist jedoch kein Grund, nicht immer wieder seine Beschreibung oder Umschreibung zu versuchen, tastend – mit den Ängsten, aber doch auch mit den Erfolgschancen eines Blinden –, zum Beispiel mit dem Hilfsmittel, Historien aller Art, Mythen, Berichte und Geschichten von seinem Schein und Sein nachzuerzählen. Wenn der Zürcher Germanist Peter von Matt in seinem Buch ... *fertig ist das Angesicht* (1989) die «grundsätzliche Unbeschreibbarkeit des menschlichen Gesichts» unterstreicht, dann aber mit den fesselndsten Zitaten (von literarischen Porträtmalern wie Max Frisch, Johann Wolfgang Goethe, Günter Grass oder Franz Kafka) zu belegen weiß, wie es den Dichtern immer wieder gelungen ist, uns sowohl männliche wie weibliche Antlitze nahezu dreidimensional-greifbar vorzustellen, dann erhebt sich auch hier die Frage, ob die generelle Unbeschreibbarkeit des menschlichen Körpers nicht doch – zugegeben: annäherungsweise! – durch eine Darstellung zahlreicher Einzelheiten seiner Physis teilweise widerlegt werden kann. Die These, daß der Körper weitgehend ein unbekanntes Wesen war und bleibt, läßt sich freilich mit so manchem Argument gut vertreten.

Körper: unbekannt!

DIESE Erzählungen vom menschlichen Körper sind beileibe nicht zu allen Zeiten so allgegenwärtig gewesen, wie in unserer modernen, vor allem seit dem späten 18. und um so mehr in unserem eigenen Jahrhundert körperbewußten, um nicht zu sagen physiomanischen Zeit.

So stehen die Helden und Heldinnen des *Novellino*, einer toskanischen Erzählsammlung vom Ende des 13. Jahrhunderts, mit einer eigentümlichen Körperlosigkeit auf der Weltbühne: Sie sind figurenhafte Personen, die Taten verrichten und witzige Reden führen, aber ihre Gesichtszüge und Gliedmaßen bleiben im Dunkeln. Das haben zwei moderne Bearbeiter des Textes, Aldo Busi und Carmen Covito (1992), unbewußt als dem heutigen Erzählstil unangemessen empfunden, und deshalb übersetzen sie: «Der Bauer steckte seine Finger ins Weihwasser», wo es im Originaltext heißt: «und nahm Weihwasser» (*Novellino*, Kap. XCIII), «die Bündel machte er mit eigenen Händen» statt «er machte die Bündel» (XCVI), und den Affen, der den Geldbeutel des Weinpanschers «mit dem Maul aufmachte», lassen sie «den Riemen mit den Zähnen» aufziehen (XCVII). So wird in der Neuausgabe mancher Text und mancher Held lebendiger, aber der Leser bekommt einen falschen Eindruck: Die Protagonisten des *Novellino* haben nicht Hand noch Fuß. Doch was schelten wir den alten Novellino? Hat der schon genannte junge Anton Reiser unseres Karl Philipp Moritz einen Körper? Ja, ihn schmerzt vier Jahre lang der vertretene

Fuß; wenn er vor hochehrwürdige Persönlichkeiten tritt, klopft ihm das Herz, und bei dem fürchterlich furchtsamen, aber brutalen Hutmacher in Braunschweig zerstört er seine Kinderhände im Wechselbad zwischen brennend heißer Färberlauge und eiskaltem Oker-Wasser. Und er ist, ganz versteckt und zwischen den Zeilen, ein Bettnässer. Das ist aber auch alles, was wir von Antons Körper erfahren.

Lange und zäh und insbesondere in den Kreisen der Strenggläubigen hält sich nämlich die spätmittelalterliche monastische Auffassung, der Mensch habe seinen Körper als bloße Materie zu mißachten; die Seele allein sei pflegebedürftig. ‹Mortifikation› stand jahrhundertelang als Inschrift über dem Lebensbogen des Menschen: Es bedeutet Kasteiung und Abtötung des Fleisches und gleichzeitig die Züchtigung, die Gott uns schickt oder die der Mensch seinem Körper selbst angedeihen lassen soll; der Kern dieser Wortgeißel heißt allemal ‹mort›, also Tod, der einzige Endzweck der Kreatur. Es bedurfte einer ganz neuen Moral, um dem Menschen zu seinen Lebenszeiten als einem Seele-Geist-Körper-Ganzen volle Achtung zu verschaffen, und diese Hochachtung wurde erst von den Aufklärern – etwa von dem Schotten David Hume (1711–1776) in seinem *Treatise of Human Nature* (1738) oder in seiner *Enquiry Concerning the Principles of Morals* (1751) – mit Nachdruck vorgetragen. Die mönchischen Tugenden, schrieb Hume, seien im Rahmen eines neuen bürgerlich-aufgeklärten Gesellschaftsideals nutzlos geworden. Zum Zwecke eines neuen Selbstvertrauens, eines erfreulichen gesellschaftlichen Umgangs, ja eines Vergnügens an sich selbst, galt es nun, daß der Mensch (freilich zunächst der Mann!) seinen Körper akzeptiere und im Verein mit Geist und Seele entwickle (B. Willey: *Eighteenth Century Background*, 110–125).

Tiefere Einblicke in den Leib des Menschen blieben selbst den Ärzten bis weit ins frühe 18. Jahrhundert hinein oftmals verwehrt, auch wenn die Renaissance schon eine Reihe von ausgezeichneten Human-Anatomen wie den Venezianer Alessandro Benedetti (2. Hälfte des 15. Jahrhunderts) oder den einer Familie aus Wesel entstammenden Belgier Andreas Vesalius (1514–1564) hervorgebracht hatte. Den meisten Medizinern der Zeit genügte der theoretische

Glaube an die Humoren-Lehre des antiken Arztes Galenus (131–201); sie verabscheuten eine auf das Innere des Menschen gerichtete empirische Praxis. Solche Eingriffe galten ihnen und selbstverständlich auch dem medizinisch und theologisch ungebildeten Volke als sündhaft, weil sie sich eine integrale glorreiche Auferstehung des von Anatomen mißbrauchten Fleisches gar nicht vorstellen konnten. Die Kunst des Sezierens übten die Fachleute (wie in Paris Claude Perrault [1613–1688], der ältere Bruder des Märchendichters Charles Perrault) daher vornehmlich an Säugetieren, insbesondere an Schweinen, deren Paradiesesfähigkeit damals gar nicht erst diskutiert wurde. Guillaume Loyseau, ein aus der Gascogne stammender Chirurgus ordinarius am Hofe des französischen Königs Henri IV. – dieser Arzt wird mit seinen *Observations* im folgenden noch öfter als Geschichtenerzähler auftreten –, hatte etwa zu Beginn des 17. Jahrhunderts in Bergerac mit einem Mann zu tun, der alle Speisen kurz nach den Mahlzeiten wieder von sich gab und an diesen Revulsionen schließlich starb. Die Neugierde des Arztes auf die Ursachen dieser Krankheit mit Todesfolge war stark; durch schlaues Vorgehen gelang es ihm, die Leiche unter sein Messer zu bekommen: «Ich bedachte und glaubte, seine Krankheit sei nie richtig diagnostiziert worden, so ließ ich die Leiche zu Meister Claude Deville, dem Apotheker, bringen, der brachte sie mir in eine Kammer, die ich dann gut hinter mir verschloß; und fast gegen den Willen der Anverwandten öffnete ich den Leichnam, in welchem ich dann monströse und erinnerungswürdige Dinge fand, die ich aber lieber nicht hätte sehen mögen» (109).

Nur wenige Ärzte wagten sich damals an das Abenteuer der anatomischen Eröffnung menschlicher Körper. 1628 entdeckte der Engländer William Harvey (1578–1657) die Geheimnisse des Blutkreislaufes; erst 1651 der Franzose Jean Pecquet (1622–1674) die Zirkulationswege der Lymphe (aber zunächst aufgrund der Vivisektion eines Hundes!). 1620 lagen bereits die großartigen Kupferstichtafeln des Frankfurter Verlegers und Stechers Johann Theodor de Bry (1561–1623) zu dem *Theatrum anatomicum* des Basler Stadtarztes und Botanikprofessors Caspar Bauhin (1560 bis

1624) vor, und auf dem Titelblatt werden diese scharfen Illustrationen, die den Menschen in all seiner äußeren Größe und all seiner inneren Feinheit zeigen, «vivae imagines» genannt: lebendige Bilder, «æneis formis expressæ», in ehernen [kupfernen] Figuren dargestellt, also gleichsam als lebende Denkmäler vor die Augen des Betrachters gesetzt. Doch diese Kupferstiche waren ungemein teuer, und es sollte noch lange dauern, bis solches Wissen einer größeren Öffentlichkeit bekannt wurde.

Im Verlaufe des 17. Jahrhunderts entwickelte sich die anatomische Sektion zu einem Lehrschauspiel, zunächst für Fachleute, dann auch für Anfänger im medizinischen Studium: Rembrandt Harmenszoon van Rijn hielt 1632 *Die Anatomielektion des Dr. Nicolaes Tulp* (Den Haag, Mauritshuis) auf einem Ölgemälde fest. Einer seiner Vorläufer, der Flame Gerhard David, hatte 1498 die abschreckende Geschichte des käuflichen Richters Sisamus gemalt (Brügge, Grœningemuseum), welchen, nach den Berichten von Herodot und Valerius Maximus, der Perserkönig Cambyses III. zum Schinden verurteilt hatte: Da liegt nicht eine bleiche Leiche quer im Bild, sondern ein lebender, gefesselter, fast nackter Mann, an welchem mehrere Henker nicht nur den linken (so Rembrandt!), sondern auch den rechten Arm, das linke Bein und die Brust aufschlitzen (J. Gélis: *L'homme «dépouillé»*, 1997, 328 f.).

Ärztliche Blicke: der Körper als Objekt

EINE solche Darstellung in strafdidaktischer Absicht mußte Rembrandt jedoch nicht nur zu brutal, sondern auch unwissenschaftlich erscheinen: Er lenkt die Aufmerksamkeit des Betrachters mehr auf die sieben Porträts der umstehenden und ihrerseits die Handhabungen des Anatomen beobachtenden Arztkollegen als auf die dort liegende Leiche, die der Maler ohnehin nur an dem hintenliegenden Arm verschämt eröffnet hat. Schinden mußte dem Künstler als Metzgerhandwerk erscheinen, das Sezieren als moderne ärztliche Kunst. Im Dezember 1653 sezierte der Kopenhagener Anatom Thomas Bartholinus (1616–1680) öffentlich die ‹durchaus schöne› Leiche (cadaver elegantissimum) einer sechzehnjährigen Frau, die wegen Kindsmordes kurz zuvor geköpft worden war (*Historiae anatomicae*, cent. II, 98; 1654, 347–349). Aus den Jahren 1662/63 stammt das von dem Naturforscher Olof Rudbeck (1630–1702) begründete Anatomische Theater der Universität Uppsala – wie man es heute noch besichtigen kann. Erst in den Jahrzehnten des Umbruchs nach dem Dreißigjährigen Krieg häufen sich die anatomischen Entdeckungen.

Vielleicht sind diese medizinhistorischen Spätentwicklungen der Grund dafür, daß die Beschreibung menschlicher Körper selbst noch von den Schriftstellern des aufgeklärten 18. Jahrhunderts eher vermieden als versucht wurde. Dem Leser, der nach Körperzeugnissen in den Texten von durchaus angesehenen Autoren sucht, bleiben Enttäuschungen nicht erspart. So findet er in den aus Italien geschriebenen Briefen des Karl Philipp Moritz, der doch als ein scharf beobachtender Psychologe gilt, äußerst wenige, um nicht zu sagen: gar keine Beobachtungen zur Körperlichkeit der ebenso bewegungsfreudigen wie ansehnlichen Römerinnen und Römer; seine Aufmerksamkeit wird um so mehr angezogen von antiken Statuen wie dem ‹Fechter› in der Villa Borghese (heute im Louvre): «Ich sah diese Bildsäule einst mit einem Anatomiker [!] aus Berlin, der durch die kunstreiche Oberfläche sie gleichsam bis in den innersten Körperbau durchschaute und keinen Muskel fand, der nicht von dem tiefsten anatomischen Studium des Künstlers zeugte. Alle Muskeln sind angespannt; der eine Fuß und Arm strebt vorwärts, während der andere rückwärts flieht.» Beim ‹Schleuderer David› von Bernini notiert Moritz: «ist dargestellt, wie er, den Stein gegen den Riesen schleudernd, die Lippen zusammenbeißt» (*Reisen eines Deutschen in Italien*, 6. Oktober 1787). Am 9. Januar 1788 betrachtet er noch einmal den Borghesischen Fechter: «Jede[r] Muskel in dem linken Schenkel flieht zurück, während daß der ganze Oberleib sich vorwärtsbiegt», und am 12. Januar bewundert er am ‹Apollo von Belvedere› mit aller Genauigkeit den «zarten Finger», dann die Hand als «Zeichen von der alles ergreifenden und in sich fassenden Kraft der menschlichen Organisation» und schließlich den

Arm mit seiner «Stämmung bei der Biegsamkeit». Lebende Menschen auf diese Weise zu beobachten und zu beschreiben, lag dem Italienwanderer fern.

Die vergleichende Literaturwissenschaft, die sich in den letzten Jahren mehr und mehr auch dem Problem der Körperlichkeit und insbesondere der nonverbalen Kommunikation zuwendet (vgl. die unterschiedlichsten Beiträge in J.-D. Müller: ‹Aufführung› und ‹Schrift›), wird herauszufinden haben, in welchem Land welche Autoren gegen Ende des 18. Jahrhunderts begannen, die Physis von Frauen und Männern auch jenseits von Physiognomie und anständig bekleideten Posen zu schildern, und wie sich diese Zuwendung im Laufe des 19. Jahrhunderts zu einer ‹realistischen› bis ‹naturalistischen› Beschreibung des Körpers ausweitete. Eine neue Betrachtungsweise des Menschen hatten ja die Mediziner mit ihrem «regard médical» (Michel Foucault, 1963), einer spezifisch ärztlichen oder klinischen Blickweise, vorgeübt: Sie stellten oder legten sozusagen (wie es seit den Groß-Abbildungen von Skeletten und eröffneten Muskel-Menschen durch Vesalius oder in den Anatomischen Theatern üblich war) einen oder zwei (Mann/Frau) Einheitskörper Mensch vor sich hin und beurteilten die ihnen zugeführten kranken Körper nach diesen Mustern; die Individualitäten der Patientinnen und Patienten wurden dabei einem idealen, anders gesagt «isolierten, objektivierten, materialen Körper» (B. Duden: *Geschichte unter der Haut,* 1987, 15) untergeordnet und damit selbst zu einem Nur-noch-Objekt ohne Eigenaktivität oder Eigenmeinung.

Dieser Prozeß und die damit einhergehende Ausgliederung der Kranken aus ihrer familiären Umgebung in die Institutionen Praxis oder Hospital läßt sich als ein Akt struktureller Gewalt begreifen. Diese Gewalt wiederum, so die feministische Interpretation (U. Frevert: *Frauen und Ärzte*), richtete sich, da sie fast ausschließlich von Männern ausging, insbesondere gegen das weibliche Geschlecht. Damit ist freilich nicht gesagt, daß sich das Prinzip der Objektivierung von Patienten nicht auch gegenüber Männern bemerkbar gemacht hätte. Und wenn das Thema ‹Dominanz› (Macht und Herrschaft) zur Sprache gebracht werden muß, dann ist sicher auch noch ein anderes Phänomen, nämlich

‹Violenz› (körperliche Gewalt in schädigender oder auch heilender Absicht), zu bedenken, welche in diesem Buch immer wieder zutage tritt.

Gewalt von außen

Es könnte sein, wenn wir heute, aufgeklärt und vielleicht gar schon vom ‹Objekt› zum ‹Partner› eines Ärzteteams avanciert, denken, unser Körper sei machbar und lenkbar durch unsere Lebensweise, unsere Vernunft und die Künste unseres perfektionierten Medikalsystems, es könnte sein, daß wir uns täuschen und der Kräfte und Mächte nicht achten, die, unsichtbar für unsere Augen, sich in unserer Nähe bewegen und auf uns einwirken. Nur tausend Kilometer weiter, und doch noch in Europa, erzählte 1985 eine 36jährige Frau namens Caterina in Castelvetrano / Sizilien, Hausfrau, Mutter von fünf Kindern, einer Ethnologin (Elsa Guggino, 1993, 153), wie die «spiriti» (Geister) in ihrem heimgesuchten Haus ihren Körper plagten: «Ich fühlte mich schlecht, die wollten zu mir rein, die zogen an meinen Haaren, die prügelten mich: die waren von der bösen Sorte; – es gab Böse darunter, aber auch Gute. Ich wäre fast gestorben, ich wurde blind, wurde lahm, ich stotterte, lief nur noch humpelnd rum. Die Leute sagen, ich wurde zu einer Äffin, ganz häßlich war ich, ich wurde zu einer anderen Person [es scheint, daß sie auch unmäßig dick wurde, E. G.]; denn damals hatten sie mir eine ‹fattura› [ein Hexenwerk, R. S.] gemacht. Der Christenmensch, der mir dann half, nahm die Bösen weg und ließ mir nur die Guten.» Sind wir sicher, daß Caterina sich irrt? Die Frau redet von aggressiv schädigenden Hexen, von Mächten, die von außen auf sie eindringen, um sie zu peinigen, wenn nicht gar: sie zu vernichten.

Der menschliche Körper zeichnet sich in der Tat durch das Charakteristikum, eben seine ‹condition humaine›, aus, ein mit allen seinen Gliedern – inklusive Haut und Haar – nach außen tendierendes Wesen zu sein; gleichzeitig ist er damit den Kräften der Natur und der Kultur mehr oder weniger ungeschützt ausgeliefert. Er mag sich mit Kleidung und Behausung gegen die Unbilden der Witterung zu bedecken und zu bedachen versuchen – es bleiben genügend elementare Naturkräfte, Wind, Wasser, Feuer und Fels, um ihn zu vernichten. Es bleiben unzählige Krankheitspfeile (alte bildliche Vorstellungen von alledem, was wir heute Infektionen nennen), die, von unheimlichen Mächten abgeschossen, ihn bis ins Mark treffen und häufig niederstrecken. Es bleiben darüber hinaus die von den Menschen selbst hergestellten Waffen, die ihnen Tausende von leichten bis tödlichen Wunden zufügen können. Es gehört zu dem alten Thema der ‹miseria humana›, des menschlichen Elends, daß der Körper immer und überall verwundbar ist.

Den Lesern und Leserinnen dieses Buches wird es nicht erspart bleiben, dieser Verletzlichkeit, Versehrbarkeit, ja Zerstörbarkeit des menschlichen Leibes mehrfach zu begegnen. Violenz, den Einsatz von physischer Gewalt zum Zwecke der körperlichen Schädigung, hat es zwar nicht immer und überall gegeben, sie ist also kein Naturgesetz, aber sie war in die meisten menschlichen Kulturformen als notwendig scheinendes Übel integriert. Die Geschichte der frühen und späten Neuzeit liefert uns mit ihren nicht enden wollenden Kriegen, Massakern, Massenvernichtungen und den Millionen ihrer Opfer, aber auch mit zahllosen privaten Akten von Mißhandlung und Quälerei (das Zeugnis einer Lena Christ [1881–1940] mit ihren *Erinnerungen einer Überflüssigen* spricht für Tausende von unterdrückten Kindern), von Folter, Mord, Totschlag und Tötung durch sogenannten ‹Unfall› (abermals ein Hüllwort!), Grund genug, an dieses Thema der Körperschädigungen immer wieder zu erinnern. Zahllose Gedenksteine und -tafeln vom Mahnmal auf einem öffentlichen Platz bis zum ‹Marterl› an der Straße sind und bleiben aufgestellt, allen Tendenzen zum Trotz, welche uns vorgaukeln möchten, der menschliche Körper sei ausschließlich ein makelloses Objekt ästhetischer Betrachtung.

Von dieser Art der Violenz sind Gewaltanstrengungen zu unterscheiden, welche Ärzte mit ihren Händen und Armen, unter Zuhilfenahme eines Instrumentariums oder mit Assistenz von dritten Personen auf Patienten anwenden – das Stichwort Zahnarzt genügt, um entsprechende Vorstellungen zu evozieren. Solcher Gebrauch von Gewalt kann nur selten mit kritischem Tadel bedacht werden; hier ist jedoch schon jetzt darauf hinzuweisen, daß ältere Beschreibungen solcher Praktiken, sei es von seiten der Täter, sei es von seiten der Opfer, mit zum Teil erschreckenden Bildern von Blut, Angst und auch Tod verschwistert sind. Es gibt jedoch keinen Grund, diese Erinnerungen an die schmerzhaften Aspekte von Krankheit, Heilung oder auch Mißerfolg in diesem Buch zu verschweigen.

Inszenierung und Ästhetisierung

DIE Werbebilder, die alltäglich über uns herfallen, mögen ‹schön› erscheinen (vgl. *Lust am Leib*, 1997), aber sie sind eben nur schöner Schein mit glänzenden Haaren, blendend weißen Zähnen, lockenden Lippen, glatter Haut, strammen Muskeln, ewig jugendlicher Fröhlichkeit, ständig belastbarer Dynamik. Von dieser Sorte von Vorführungs- und Verführungskörpern wird hier nur am Rande zu erzählen sein, insbesondere wenn es um Fragen der immer weiter verfeinerten sogenannten Hygiene geht. Um die Reinlichkeit von Leibern und Leibchen war es ja bekanntlich noch im 17. und 18. Jahrhundert anrüchig genug bestellt gewesen (P. Perrot: *Le travail des apparences*, 14–17). Seit dem Beginn des 19. Jahrhunderts hat dann die neue Sauberkeitsideologie in der Tat glückliche Erfolge zu verzeichnen gehabt: Sie erzog die Menschen zunächst zu einer relativen Schmutzfreiheit von Körper, Kleidung und Wohnung, dann zu einem properen Aussehen, das sich mit den Beiwörtern blitzblank und schwanenweiß schmückte, schließlich – nach dem Zweiten Weltkrieg – zu alltäglich auslaugenden Reinigungen und Ausrottungen der körpereigenen Talg- und Duftschicht, welche zunächst den Einsatz von Chemikalien aller Art erheischte, dann aber auch den Ersatz des Weggespülten durch künstlich hergestellte Fette und Flüssigkeiten dringend notwendig erscheinen ließ.

Der Prozeß dieser Art von Körpersäuberung wurde vor allem durch den Druck von Werbemitteln in Gang gesetzt und mit Hilfe der hochgepriesenen Kosmetika (‹Kosmos› ist die wohlgeordnete schöne Welt) durchgeführt. Dabei entstanden neue Ideale von Körperlichkeit: der Magerleib (zum Problem der ‹Anorexie› vgl. N. Caskey, 1986), die sonnenbraune Haut, die faltenlose Jugendlichkeit und eine ‹Fitness›, die nicht mehr der Bewältigung von Arbeitsleistungen dient, sondern die sich (‹selbstreferentiell› sagen da die Theoretiker) selbst genügt: Ich bin dünn, glänzendglatt, braun und muskulös, außerdem rieche ich gut, und also bin ich, und alles andere gilt nicht. Die inzwischen zu einer eigenen Macht im Staate expandierte Reklameindustrie findet vielleicht ihre Berechtigung in der Tatsache, daß sie Menschen Arbeit und Brot gibt (den Männern mehr Brot, den Models mehr Arbeit). Auch liefert sie den kritischen Studierenden von Werbungs- und Filmtechniken nicht mehr ganz neue Erkenntnisse über die verdeckten Geheimnisse eines Zeichensystems oder einer Semiotik, die richtig zu lesen Roland Barthes uns schon vor 30 Jahren gelehrt hat. Nicht zuletzt bringt der Advertisement-Rummelplatz den Kindern die Kunst des parodierenden Sprüche-Machens bei und die Erkenntnis nahe, daß nicht allen Wölfen zu trauen ist, die Kreide gefressen haben. Für das Wissen um die Leistungen und Fehlleistungen des menschlichen Körpers im Alltag liefern die bunten Werbebilder allerdings nur geringe Erkenntnisse. In bezug auf den menschlichen Körper stehen wichtigere Fragen zur Diskussion.

Des Körpers Eigen-Sinn

KÖRPERGESCHICHTEN vermitteln einige wenige ernsthafte Botschaften, und die lauten etwa so:
Seit dem Ende des 18. und dem Beginn des 19. Jahrhunderts haben die Organisatoren des Gesundheitswesens, systematisch und etatistisch (staatsrechtlich) denkende Ärzte vom Schlage eines hochfürstlich-speyerischen Geheimrats und Leibarztes Johann Peter Frank oder eines großherzoglich-hessischen Medizinalrats Johannes Stoll, die Patienten zu Objekten einer streng aufgebauten medizinischen Staatswissenschaft zurichten wollen. Der menschliche Körper läßt sich indes ganz offenbar nicht immer so traktieren, wie die jeweilige offizielle Medizin oder heutzutage auch die Kosmetik-Industrie das gerne durchführen möchte. Ihm

bleibt ein starker Rest von Eigen-Duft, der sich weder ver-
decken noch verstecken läßt, und von unberechenbarer
Eigenwilligkeit, Halsstarrigkeit, Dickköpfigkeit, Wehrhaf-
tigkeit, die sich vor allem einer hochspezialisierten Ma-
schinenmedizin (und dem dazugehörigen Jargon) wider-
setzt. Dieses Prinzip gilt nicht zuletzt dann – aber nicht nur
dann! –, wenn männliche Ärzte ihre Kunst weiblichen Patienten zuwenden. Je mehr uns die Schönheitswerbung mit
ihren Puderquasten oder Spraydosen die Augen vernebeln
möchte, je mehr sich das Medikalsystem technisiert und
spezialisiert, je mehr die Pharmaindustrie die natürlich-
holprigen Straßen unserer alltäglichen Krankheiten mit
Medikamenten einebnet und teert, um so mehr wird der
menschliche Körper nach Ausflüchten, Seitenwegen, auch:
Abwegen suchen, um wenigstens seine Selbstachtung (‹Ich
schaff’ das auch alleine›, oder: ‹Ich schaffe das auch anders›)
heil aus der Affäre zu ziehen. Bei anwachsender Zahl der
Menschen, die Unheil in sich oder an sich spüren, ist das
Ende des ‹Savon de Marseille› (der simplen Kernseife), der
Selbstmedikation und auch der ‹Kälbermedizin›, der ‹Dreck-
apotheke› oder der Wunderheiler und -heilerinnen noch
lange nicht gekommen, im Gegenteil. Diese alternative
Szene ist immer wieder allen Hinterfragens würdig, doch
die Schulmedizinpraxis ist es nicht weniger. Unentbehrlich
sind sie beide.

Der menschliche Körper ist stabiler als jede Maschine. Er
leistet im Laufe seines Lebens mehr – und das preiswerter
und umweltschonender – als jedes Automobil mit Einspritz-
pumpe, und er ist sicherer als jedes Atomkraftwerk mit Me-
gawattleistung. Er ist auch ohne Bodybuilding-Center ungemein rüstig, erweist sich aber auch immer wieder als
besonders sensibel: Er braucht Hochachtung, Streicheleinheiten und ein Minimum von täglicher physischer und vor
allem psychischer Pflege. Um unserem Körper diese Hochachtung entgegenbringen zu können, müssen wir ihn besser kennenlernen, als die Ärzte (die ihn bei einer Konsultation keine halbe Stunde ansehen und befragen) das tun
können. Es mag sein, daß viele Menschen vom Inneren ihres Körpers ebensowenig wissen wollen, wie vom Motor unter der Haube ihres Automobils: Hauptsache, das Ding funk-

tioniert! Aber schon nach ein paar Marderbissen ist es nützlich, wenn man weiß, wo gewisse Schläuche liegen. Und in der Leibeshöhle gibt es Lebenswichtigeres als Leitungskabel.

Der menschliche Körper verändert sich nur dem Anschein nach: Eine kleine, aber mächtige Gruppe von Malern oder Designern formt ihn bald dicker (wie Fernando Botero), bald dünner (wie Bernard Buffet); dem idealen Mode-Model (einem Neutrum) werden in jeder Saison die neu entworfenen Kollektionen angeworfen, und dieses geschlechtslose Puppenwesen bekommt bald diese, bald jene Körper-‹Mentalität› als Motto oder Slogan auf den Leib geschrieben. Vor dem Spiegel entwerfen wir mit Hilfe von Mitteln aus dem Body-Shop ein Bild von uns, das, so denken wir, auf andere möglichst gefällig wirken soll. Und doch bleibt bei dieser amerikanisierten Modernität, bei Styling, Piercing, Lifting und Happiness alles bei der Alten Welt: das Kopfweh und die Grippe, die Lendenschmerzen und die Verdauungsbeschwerden, ganz zu schweigen von der Unbestechlichkeit der zumeist unermüdlich arbeitenden, aber zu selten gepriesenen Organe: Herzmuskel und Magen, Leber, Gallenblase oder Lunge – sie leisten ihre Dienste eilfertig und trotz allen vermeintlichen kulturellen Wandels heute nicht anders als zu des Hippokrates Zeiten. Und deswegen werden wir in den hier vorgestellten alten Mythen, Berichten und Geschichten immer wieder Tatsachen begegnen, die uns ganz und gar modern anmuten.

Dieses Buch möchte also seinen Leserinnen und Lesern helfen, über den eigenen Körper, seine Kunstfertigkeiten ebenso wie seine Verletzlichkeiten, seine Schönheiten ebenso wie seine Unzulänglichkeiten ein wenig mehr zu wissen und ein bißchen häufiger nachzudenken. «Wem aber dieses Werkchen nicht gefallen will, den wird man deswegen doch nicht beneiden und wird obbemeldtes Traktätchen von seinem Nutzen deswegen nichts verlieren, in Betrachtung, daß das Sprichwort uns mehr als zu wohl bekannt: Daß allen zu gefallen unmöglich sei» (T. A. Hellwig: *Medicus*, 1728, fol. 3v°).

1.

Haut und Haar

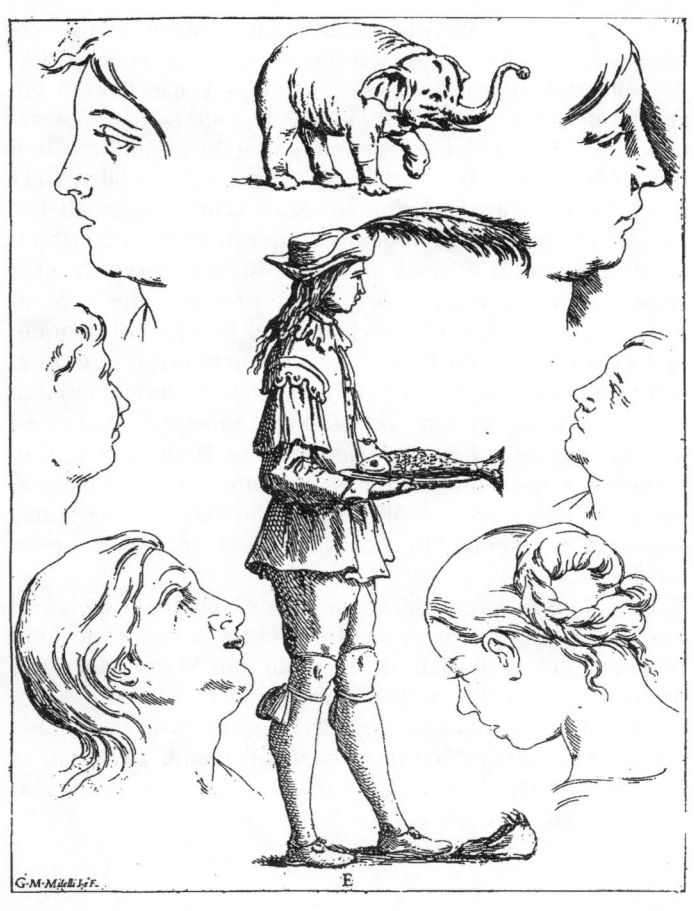

Die Haut: Inbegriff von Leib und Leben

DIE Haut des Menschen, in der Fachsprache ‹Dermis› oder ‹Corium› (Lederhaut) genannt, stellt ein sehr komplexes Gewebe dar; es beherbergt unter anderem unzählige Nerven, Blutgefäße, Drüsen und Haarwurzeln. Mit einer tiefergelegenen, ‹Subkutis› genannten Schicht und der darübergebreiteten gefäß- und gefühllosen ‹Epidermis› (Über-Haut), hat sie eine Ausdehnung von etwa 1,6 bis 1,8 Quadratmetern und ein Gewicht von etwa 18 Prozent der jeweiligen Körpermasse.

Aber Haut (das Wort ist mit dem lateinischen ‹cutis› verwandt) bedeutet mehr als nur die äußerste Oberfläche oder das oberste Äußere des Homo sapiens. Diese Decke, die ernst- oder scherzhaft auch Pelle, Pelz, Fell, Leder, Schwarte oder Balg geheißen werden mag und die eigentlich auch Plüsch (Fellchen) genannt werden könnte, hüllt oder sackt uns völlig ein, und da sie uns so verpackt oder verschalt, beschützt wie eine Hütte, jedenfalls aber umfaßt und festhält, ist sie gleichsam unser Ganzes, ja, metaphorisch gesprochen, unser eigenstes Selbst. So dürfen wir einen guten Kumpel eine anständige, ehrliche oder brave Haut nennen, und ‹Geh mir von der Pelle!› bedeutet nicht nur ‹Rühr' mich nicht an!›, sondern der Ausruf gibt auch zu verstehen, daß ich ganz und gar in Ruhe gelassen sein möchte. Wenn es einem gelingt, in drängender Gefahr seine Haut zu retten, so kommt er mit dem Leben davon, und anderseits muß einer, der seine Existenz mutwillig aufs Spiel setzt, im schlimmsten Falle mit seiner Haut bezahlen (vgl. auch L. Röhrich: *Lexikon* 2, 399–401).

Der Mensch kann nicht aus seiner Haut, und meistens möchte er auch nicht in der Haut eines anderen stecken: Das bedeutet auch, daß die Identität von Mann oder Frau stets dieselbe bleibt, selbst wenn sie sich, wie es die von ihrem Vater sexuell begehrte Märchenprinzessin *Peau d'Ane* (in einer Verserzählung des Charles Perrault, 1694) tat, in der Haut eines ehemals goldscheißenden Esels versteckt und zur Stallmagd wird:

«Da macht des Königs Kind sich auf die Straße,
den Kopf hat sie sich häßlich eingeschmiert.
Sie bittet alle Leute auf der Gasse,
ob man sie nicht als Hausmagd engagiert?
Doch selbst die Hartgesott'nen und die Armen
gehn weg als sie den blöden Dreckbalg sehen.
Sie woll'n sie nicht, da gibt es kein Erbarmen,
und lassen solch ein Schmutzstück einfach stehen.»

Aber trotz aller Verstellung und Entstellung der natürlich-schönen Haut-Hülle kommt es schließlich doch heraus, wer dieses Mädchen ‹Allerleirauh› (aus verschiedenem Fell) wirklich ist. Verkleidung der eigenen Haut mag im Notfall nützen, stellt aber nicht nur einen Akt der Fremdtäuschung, sondern auch einen Fall des Selbstbetrugs dar. Der Drachentöter Siegfried mochte sich wohl mit einer magisch schützenden Hornhaut umgeben: Da blieb trotzdem die Stelle zwischen seinen Schultern, wo seine eigene Heldenhaut – und damit er selbst – nackt und bloß und damit tödlich verwundbar blieb. Auf andere mythische Erzählungen übertragen bedeutet das: Nimmt man einem Menschen seine Haut weg, so wird mit dem Entfernen seiner Oberfläche er selbst ganz und gar zernichtet. Er könnte höchstens noch als ein zur Unkenntlichkeit entstellter, namenloser ‹Écorché› (anatomisch präparierter Enthäuteter) in einem medizinhistorischen Museum stehen.

Nur so lassen sich je eine Geschichte der antiken heidnischen und der christlichen Götter- und Heiligenwelt – in beiden geht es nur oberflächlich um extrem violente Handlungen – erklären, die Sage nämlich von dem satyrhaften Flötenspieler Marsyas und die spätere Legende des heiligen Bartholomäus. Marsyas, Sohn des Olympos und Erfinder des Flötenspiels, war vermessen genug, den Gott Apollo und dessen Kithara zu einem musikalischen Wettstreit herauszufordern; sollte er, Marsyas, unterliegen, hatte Apollo das Recht, mit ihm nach Gutdünken zu verfahren. Nun konnte der Gott sein Saiteninstrument beim klingenden oder klimpernden Spiel beliebig umdrehen; dem Marsyas gelang dieses Kunststück, wenn es denn eines war!, mit seiner Flöte nicht, auch war er nicht in der Lage, auf dem Blasinstrument mit Akkorden zu brillieren (ein Arpeggio war offenbar ungültig), kurzum: Apollo rächte sich an dem Herausforderer, hängte ihn an einen Baum und zog ihm, als sei er ein erjagtes Wild, das Fell über die Ohren. Die Details, die uns Ovidius (eine Generation vor Christus) zu dieser blutigen Entblößung liefert (*Metamorphosen*, VI, 400), erinnern an eine barocke Schau-Sektion im medizinischen Amphitheater von Leiden oder Uppsala; sie mögen den Lesern und Leserinnen erspart bleiben. Jedenfalls läßt Ovid dabei den Geschundenen brüllen: «Warum reißest du [Apollo] mich von mir weg?» Das Er wird bei dieser Exekution gleichsam seines Ichs beraubt.

Haut-Strafen

W ENIGER eindeutig erzählt uns Jacobus von Voragine, Bischof von Genua, in seiner *Legenda aurea* vom Tode des Apostels Bartholomäus: Man wisse nicht so recht, schreibt der Verfasser der *Goldenen Legende*, ob der Heilige gekreuzigt, enthauptet oder geschunden worden sei, und so dürfe man vielleicht annehmen, «daß er zuerst gekreuzigt ward und darnach von dem Kreuze genommen, ehe er ganz tot war, und daß ihm zu noch größerer Pein die Haut abgezogen wurde; und ganz zuletzt schlug man ihm das Haupt ab». Für spätere Hagiographen stand dann fest, der für seine Grausamkeiten berüchtigte König Astyages habe den Bartholomäus schinden lassen; und deswegen trägt dieser Heilige auf Gemälden und Graphiken, die ihn darstellen, bald ein scharfes Messer in der Hand (so bei Albrecht Dürer oder Hans Baldung Grien), bald sein eigenes Fell über dem Arm; auch Michelangelo hat ihn so in der Sixtinischen Kapelle im *Jüngsten Gericht* abgemalt. 1624 zeigt der in Neapel arbeitende Jusepe de Ribera auf einer Radierung gar, wie ein Schinder dem an einen Baum gefesselten nackten Heiligen die Haut vom linken Oberarm wegreißt. Doch sollten wir auch hier, wie bei Marsyas, nicht nur vordergründig an Pein, also Strafe und Schmerz, denken. Der niedere, irdischvergängliche, im Martyrium ganz und gar vernichtete Er-Barthel läuft gleichsam mit seinem höheren, unvergänglichen Ich-Bartholomäus herum: Diese Vorstellung erinnert an die ‹kephalophoren› Heiligen, die ihre Köpfe als Symbole ihrer höchsteigenen Martyrien und damit ihrer Identitäten nicht auf, sondern neben ihrem Körper tragen.

Reste von solchen identitäts- und lebensvernichtenden Enthäutungsmythen finden sich einmal in der im Alpenraum verbreiteten Frevel-, Straf- und Warnsage vom ‹Sennentunsch›. Sie mag mit der Verletzung eines Haut-Berührungsverbots und der darauf erfolgenden vernichtenden Strafe an der Haut des Tabubrechers zu tun haben; hier spielt aber auch christliche Enthaltsamkeitsmoral eine nicht unwesentliche Rolle: Einsam lebende Älpler, heißt es da, hätten sich in ihrer Berghütte eine lebensgroße Puppe zusammengebastelt; die Bündner Sagensammlerin des 19. Jahrhunderts Nina Camenisch spricht in diesem Zusammenhang verhüllend von «Spaß» und «allerlei Unfug», den die Kerle mit dieser Kunstfrau getrieben; ein anderer Forscher, Dietrich Jecklin, schreibt verschämt: «die übermütigen Hirten [...] behandelten und hätschelten diese wie ein lebendes Kind»; gemeint ist jedoch allemal, daß die Männer an der Puppe ihren Sexualtrieb büßten.

Dieses Wesen, erzählen die Volkskundler weiter, sei dann lebendig geworden, habe dem Anführer der ruchlosen Lusttäter die Haut abgezogen (so als sei der Umgang mit einem selbstverfertigten Sexualobjekt der Superlativ denk- und strafbarer Todsünden) und diese als blutiges Dach über die Alphütte gespannt. Ähnlich lustfeindlich und zudem misogyn erscheint ein auf den Mittelmeerinseln erzähltes Schwankmärchen von der *Geschundenen Alten*, die ihre Runzelhaut gerne loswerden möchte, um wieder schön und begehrenswert zu sein. In einer von Giuseppe Pitrè (1875) aufgezeichneten Variante rät die eine schöne Schwester der anderen, die alt und häßlich ist, sie solle sich beim Bader schinden lassen, «und sie gab ihr eine Handvoll Zwölfermünzen. Donna Peppa nahm sie sich und ging weg. Kaum war sie gegangen, trat sie schnurstracks bei einem Bader ein und sagte zu ihm: ‹Schindet mich!› Der Bader hörte zu, und sagte dann: ‹Aber Ihr seid ja verrückt!›, wie wollt Ihr solche Schmerzen ertragen?!› – ‹Nur keine Bange; hier ist das Geld und Ihr kriegt soviel Ihr wollt.› Als der Bader das Geld sah, blendete es ihm die Augen, und er sagte bei sich: ‹Nun, was ist besser?, sie zu schinden; nun dann schinde ich sie.› Er wendet sich zur Alten: ‹Also, Ihr müßt stark sein; setzt Euch hierher›, und sie mußte sich in einen Stuhl setzen. Er nimmt das Rasiermesser und fängt an, ihr ein Stückchen Haut an der Stirn wegzuschneiden. Als er den ersten Schnitt mit dem Rasiermesser tat, gab Donna Peppa einen Schrei von sich: ‹Aii aii!› Antwortete der Bader: ‹Also lassen wir es sein?› – ‹Nein, Meister, häutet mich, denn ich will schön aussehen, wie meine Schwester.› Von neuem schnitt der Bader tiefer, und sie: ‹Aii aii!› – ‹Soll ich Euch gehn lassen?›, sagt der Bader. – ‹Nein mein Herr, häutet mich, denn ich will schön aussehen, wie meine Schwester.› Also machte er weiter, aber als er zum Hals kam und ihr die Kehle durchschnitt, starb Donna Peppa. Als der Bader sie nun tot sah, rief er zwei Maurer, die gegenüber waren und die das Geschehen mitangesehen hatten, und er wollte sie als Zeugen dafür, daß ihn keine Schuld traf. Es kamen die Totengräber, sie nahmen sie und trugen sie weg.»

Der Marsyas-Mythos, seit der Ovid-Rezeption im Mittelalter stets aufs neue in den Mythologiebüchern abgedruckt und in barocken Bildern abgemalt, und die Bartholomäus-Legende, immer wieder in den Kirchen nacherzählt, haben tiefe Gedächtnisspuren hinterlassen, aber kaum zur Verbreitung humaneren Denkens und Handelns beigetragen. Im kollektiven Gedächtnis gespeichert sind auch alle die Rechtsstrafen der frühen Neuzeit, welche ‹nur› «Haut und Haar» betrafen: gemeint waren das schandbare Abscheren des Haupthaars oder das verunehrende öffentliche Auspeitschen des nackten Körpers, und noch nicht ‹Hand und Hals›, also das Abhacken von Körperteilen, betrafen. Das Schimpfwort ‹Menschenschinder› ist jedenfalls in unserer Sprache zur Benennung und zur Erinnerung an Beispiele extremer Menschenverachtung und -vernichtung geblieben; es ist, nicht zuletzt im Zusammenhang mit Konzentrationslagern, Menschenliquidationen oder Holocaust-Verbrechen, noch immer aktuell.

Die Außenwelt dringt in die Haut

An meine Haut laß ich nur Wasser und A B [Name geändert]», behauptet ein Model in einer modernen Seifenreklame. Der Fernseh-Werbespot lügt wie gedruckt: Die Haut einer schönen jungen Frau hat in unseren Lebensräumen sehr viel mehr als nur Wasser und Seife zu ertragen. Allenthalben ist unsere Haut den Einwirkungen der Außenwelt ausgesetzt; seit eh und je schützen sich die Menschen vor den Unbilden von Wind und Wetter, von Hitze und Kälte mit zusätzlichen Oberhäuten aus Materialien, die sie von den Tieren (Fell, Leder, Wolle, Seide) oder aus Pflanzen (Hanf, Leinen, Baumwolle) gewinnen: Bekleidung (wenn die Franken ‹Begleitung› sagen, haben sie ebenfalls ganz Recht) gehört neben der Ernährung und der Behausung zu den allgemeinmenschlichen Grundbedürfnissen. Trotz dieser Schutzmaßnahmen unterliegt die feinfühlige Haut, das ausgedehnteste der menschlichen Sinnesorgane, ständig äußeren Zuwendungen, An-Griffen und Einflüssen. Wir brauchen nicht so zimperlich zu sein wie die Prinzessin des Dänen Hans Christian Andersen (1805–1875), die den Druck einer unterlegten Erbse durch mehrere Matratzen zu fühlen vermochte (AaTh 704). Die Haut nimmt leiseste Luftbewegungen wahr und spürt die Annäherung einer Fingerkuppe oder einer Handfläche, noch bevor diese die Epidermis berührt haben; sie reagiert auf unsichtbare Lichtstrahlen oder Luftverschmutzungen mit deutlich erkennbaren Zeichen der Gereiztheit.

Fühlen hat nicht nur mit dem mechanischen Tasten oder Berühren, sondern auch mit dem geistigen, psychischen und sozialen Erspüren, Empfinden und Wohlbefinden zu tun. Embryo und Neugeborenes nehmen die ersten Kontakte mit der Mutter und dann mit der Welt über ihre Haut wahr, und die Wärme der Haut-zu-Haut-Berührungen bleiben in der Entwicklung des Kindes (und nicht nur bei den Inuit-Leuten) ein ungemein wichtiger Faktor im Wachstums- und Sozialisationsprozeß. In zahlreichen Initiations- oder Übergangsriten der Völker berührt ein der Gottheit nahestehender Segnender (Priester, Schamane) die Haut der zu weihenden Personen mit Wasser, Öl oder Balsam und fördert damit ihre physische Gesundheit, ihr Seelenheil, ihren sozialen Status und zudem ihren Fortgang zu einem neuen Lebensabschnitt oder, mit einer letzten Ölung, in eine andere Welt. Und nicht zuletzt fühlen wir uns in unserer Haut am wohlsten, wenn uns eine liebende Person sanft streichelt.

Doch wendet sich die Welt unseren Häuten nicht nur mit Segnungen oder Streicheleinheiten zu. Nach alten Vorstellungen schießen böse Mächte Pfeile auf uns ab, die uns mit Krankheiten infizieren, und der heilige Sebastian, in dessen schönem Körper und nackter Haut so viele Pfeile stecken, gilt als Schutzpatron vor allem gegen die Pest, weil seine Darstellungen glauben machen, er könne durch sein oftmals reproduziertes Martyrium schon einen großen Teil der herumschwirrenden Krankheitspfeile von uns abgelenkt haben oder noch weiter abwenden. Das Unheil, das von außen kommt, scheint so neugierig, aber nicht so unschuldig, wie ein Kind, das frisch gefallene Nüsse oder Kastanien aufliest; es scheint begierig wissen zu wollen, was denn in und unter dieser relativ weichen Schale des Menschen stecke, und so dringt es, die Grenze namens Haut verletzend, mit Stichen und Bissen und Schnitten gegen den Kern unter der Schale vor.

Geschichten zu diesem Thema sind, selbst in bezug auf Flohstiche, selten schön zu lesen; wir dürfen sie trotzdem nicht verheimlichen. Die Haut läßt sich reizen und röten, ja abschürfen, durchbohren, aufreißen und schließlich ganz und gar zerfetzen: In den *Sieben schönen Gebethen vom Leiden Christi*, einem populären Heftchen, das im 19. Jahrhundert als «abergläubische Druckschrift» indiziert war, werden die «Geheimen Leiden Christi» im einzelnen aufgezählt; insbesondere findet sich darin die Haut des Herrn Jesus Christus mit 97305 blutigen Schweißtropfen bedeckt, von 6666 Geißel- und Rutenschlägen stark in Mitleidenschaft gezogen und in der Kopfregion von 72 Stichen der Dornenkrone durchbohrt. Johann Jacob Rambach, ein Andachtsschriftsteller des 18. Jahrhunderts, ging in seinen mehrfach aufgelegten *Betrachtungen über das gantze Leyden Christi* über solche Hautverletzungen noch hinaus, als er schrieb: «Ohne Zweiffel werden also die Kriegs-Knechte Streiche auff Streiche gehäuffet, und den zarten und heiligen Leib JEsu also zugerichtet haben, daß durch die aus Riemen geflochtenen, und vielleicht mit eisernem Drath durchflochtenen Peitschen nicht nur die Haut blutrünstig gemacht, sondern auch das Fleisch von denen Knochen herabgerissen und unzehliche Brunnen Blutes auf seinem Rucken geöffnet worden.»

Zahllos sind in der Tat die Wunden, die nicht nur Christus in der Passionsgeschichte und den Märtyrern in den Legendenbüchern zugefügt wurden, sondern wie sie auch an allen unseren eigenen Körpern als Hautnarben sichtbar sind. Verheilt, verblaßt, aber nicht vergessen, wie viele autobiographische Zeugnisse beweisen, sind Milliarden von Prügelspuren auf den Häuten von Frauen, Kindern und Männern, und es ist noch nicht lange her, daß Hans Sachs (1494–1576) in einem Schwank (1539) den Frauen acht von ihren neun tierischen Häuten herunterpeitschen ließ. In einem (auch in anderen Varianten verbreiteten) illustrierten Flugblatt von Paulus Fürst in Nürnberg aus der ersten Hälfte des 17. Jahrhunderts liest sich das etwa so:

«Puff, gieng es, platz, klip, klap! auf jedes Ort zweymal.
Es fielen da von ihr acht Häute an der Zahl:
1. Des Löwen, die sie offt gar grimmig macht außsehen;
2. des Beeren, in der sie pflag murrend offt zustehen;
3. des Hundes, wann der Mann must angebellet seyn;
4. deß Schweines, weil sie gruntzt, als ein gestochnes Schwein.»

Die verprügelte Frau verliert auf diese Weise auch die Häute des Pferdes, der Katze, des Esels und des Hasen, und: «Sie lief halb todt hinweg, verschloß sich in die Kammer. Ja, sagte sie, ist das, ist mir das nit ein Jammer!» Es liegt noch nicht weit zurück, daß die Oberpädagogen Eltern und Erziehern mit Bibelsprüchen empfahlen, sie möchten bei den Kindern die Rute nicht sparen; und nicht vergessen sei, daß in den Folterkammern der Gegenwart in aller Welt die Häute der Gefangenen nach wie vor auf entwürdigende Art und auf mehrere Weise schmerzhaft verletzt werden.

Auf einer anderen Ebene der Aggressionen gegen die Haut geschieht noch mehr: Wir selbst erlauben fremden

Mächten – seien es nun natürliche Kräfte wie Wasser, Luft oder Sonne, seien es chemische Produkte aller Art, seien es die Nadeln der Tätowierer – unserer Haut auf die Pelle zu rücken, und die Effekte dieser Außenkräfte sind nicht immer von der heilbringenden Sorte, auch wenn es für manche dieser Eingriffe gute, aber doch kulturspezifisch entstandene Gründe geben mag. Schweiß gilt zum Beispiel seit der Hygienebewegung des 19. Jahrhunderts als weitgehend tabuiert, und seine individuell verschiedenen Geruchsstoffe werden, insbesondere seit der Mitte unseres sauberen Säkulums, mehr und mehr durch geruchsentfernende und damit gleichmachende Chemikalien, Desodorantien genannt, aus der Welt und aus dem Bewußtsein geschafft. Und ganz ähnlich gehen wir gegen eine andere Ausscheidung unserer Haut, den von besonderen Drüsen abgegebenen Talg nämlich, stets heftiger und kräftiger mit Alkohol, Seife und Duschgel vor. Die Dermatologen haben zu diesem Thema mehr als eine «wissenschaftliche Seifenoper» (R. Wolf, 1996) geschrieben, die uns mancherlei Schauer über die ausgelaugte Haut rinnen läßt, um so mehr wenn wir uns Berichte aus vor-desodorierten Zeiten anschauen.

Hygiene, Körperpflege, Kosmetik

KOSMETIK, so dachten, antiken Urteilen folgend, die Männer der Renaissance, Schönheitspflege sei ein fauler Trick der alternden Kurtisanen, den Verfall ihrer Körper zu vertuschen. Joachim Du Bellay (1522–1560), der im Gefolge eines älteren Verwandten, des Kardinals Jean Du Bellay, vier Jahre (1553–1557) in Rom verbrachte, schreibt in einem seiner satirischen Sonette (*Les Regrets*, Nr. 92) über eine solche falsche Römerin:

> «In tausend Kringel legt sie täglich ihre Haare,
> pickt sich die Brauen aus, bedient von Kopf bis Füßen
> ihr welkes Fleisch mit ausgesuchten Wassergüssen
> und schmiert viel Weiß und Rot in des Gesichtes Jahre.»

Die Utopisten des 16. und 17. Jahrhunderts (Thomas Morus, Tommaso Campanella, Johann Valentin Andreae, Francis

Bacon) entwickelten zwar erste Pläne für Reinlichkeit und Reinhaltung ihrer Gemeinwesen, doch fehlte es anderseits bis in das späte 18. Jahrhundert hinein keinesfalls an Kritiken an der sogenannten ‹comptoria ars›, der Schminke- und Schmückekunst (G. Dane: «Die heilsame Toilette», 76–84). Immerhin mehrten sich in der Zeit der Aufklärung die Mahnungen zu verbesserter Reinlichkeit, Säuberungen durch trockenes bis feuchtes Abwischen und Aufbesserungen des Körpergeruchs (G. Vigarello, 1988). Erst im Verlauf des 19. Jahrhunderts rückte Hygiene zu einem Thema der Volksaufklärung und des Schulunterrichts auf. Denn auf dem Lande war das Waschen in den großen Zyklus des Jahres und keineswegs in den Tagesablauf eingebunden: Die französische Volkskundlerin Yvonne Verdier läßt ihre Hebamme Marcelline aus Minot (360 Einwohner) im Département Côte-d'Or aus der Zeit um 1900 erzählen (*Façons de dire, façons de faire,* 108–110): «Man wusch die Wäsche zweimal im Jahr, einmal im Frühling, einmal im Herbst. Das war noch die Zeit der großen Aussteuern; die Schränke waren voll mit Wäsche. Die Wascherei hieß ‹la bui› [Wäschekochen], das dauerte mindestens drei Tage – eine ganze Zeremonie.» Vier oder fünf Frauen arbeiteten mit einem riesigen Kessel, Wasser und Holzasche (die aus Obstbaumholz gewonnene war die beste) und vor allem mit viel Körpereinsatz, um dann mit Seife, Bürsten und Waschprügel die eingeweichten Textilien zu bearbeiten: «Ich seh' sie noch vor mir, diese Waschweiber, sie rollten die Leintücher zu dicken Würsten, und dann schlugen sie drauf und dran [...]. Um die Wäsche auszuwringen, halfen sie sich gegenseitig: da brauchte es immer zweie.» Das heute noch gebrauchte französische Wort ‹lessive› für jede Art von Waschlauge und schmutzige Wäsche leitet sich denn auch von dem lateinischen Wort ‹lix› für Asche ab.

Das höhere bürgerliche Sauberkeitsethos troff langsam, aber stetig in das Bewußtsein der unteren Volksklassen, sanft schäumend und gleichzeitig kräftig schmutzverdrängend wie Marseiller Kernseife: Zuerst hieß es dabei nur, die neue Reinlichkeit vertreibe die Krankheitskeime aus Hemden und Hosen, dann auch aus Haut und Haaren, aber es dauerte nicht lange, da verband sich die Idee von Unsauberkeit, ja sogar moralisch schmuddeliger Gesinnung, mit der von angeblich kultureller Rückständigkeit und Tierhaftigkeit ferner oder auch ganz nahebei gelegener Länder: In *La petite infante de Castille* ([1929], Paris 1935, 16) beschreibt Henry de Montherlant (1896–1972), als französischer Tauro-Macho und Rassist in Spanien verkehrend, eine junge Spanierin (er nennt die Frau «bête féminine», also Tierweibchen oder Biest), die mit ihm in der Eisenbahn von Valencia nach Barcelona reist, etwa so: «Ihre Haare waren klebrig wie die der Zigeunerinnen, und sie hatte Pockennarben, was mir viel bedeutet, denn ich denke dabei an die Köpfe der griechischen Statuen, die der lange Aufenthalt im Meer angeknabbert hat. Die Fliegen, ganz verrückt nach ihrem stinkenden Schmutz, schwirrten um sie herum. [...] Ihre Finger waren so von dem fetten Fleisch eingeschmiert, daß ihr die Ringe herunterrutschten. [...] Sie trank Milch direkt aus dem Topf und stieß dabei nach jedem Schlucken eine Art von seufzendem Lust-Grunzen aus. Sobald sie ihren Mund vollgestopft hatte, warf sie den Kopf zurück wie die Hennen, wenn sie getrunken haben.»

Fremde, Ausländer ebenso wie Fahrende, mußten immer wieder als Projektionsfläche für den Schmutz-Vorwurf dienen. Irgendwann taucht dann in der Sauberkeitsdebatte das Wort ‹porentief› auf; Sonnenlicht, Schneeweiße und Schwanengefieder liefern im Zuge dieser neuen Hygieneaufklärung die Metaphern für die neuen Reinigungsmittel, die da in die Schmutz- und Elendshöhlen der Fasern und bis unter die verschwitzte Haut dringen sollen.

Körperhygiene war allerdings für viele noch im vergangenen und bis zur Mitte dieses unseres Jahrhunderts eine vor allem bei Männern nicht alltägliche Tugendübung. Der Historiker Ernest Lavisse (1842–1922) zum Beispiel erzählt in seinen *Souvenirs* (Paris 1912, 137 f., 182 f.) von seiner Zeit im Collège von Laon (um 1852), die Sauberkeit des Leibes sei dem Prinzip des Minimums unterworfen gewesen; ein paar Tropfen Wasser auf einem Waschläppchen hätten allemal für's Gesicht genügt. Und weiter unten? «Fußbäder waren nicht vorgesehen. Von Zeit zu Zeit, aber selten, führte man uns in die einzige Badeanstalt, wo ein halbes Dutzend Badewannen für die Reinlichkeit von Laon genügten. Im

Sommer dann gingen wir in die Ebene und nahmen ein paar kühle Bäder. Wir waren sicherlich schmutzige Kinder.» Drei Jahre später in der Institution Massin – und in einer anderen Pariser Schule «wär's nicht besser gewesen» – ging es mit dieser spärlichen Reinlichkeit weiter: «Nichts war einfacher, als sich gar nicht zu waschen; zumeist hatte der Lehrer, welcher die Aktion überwachte, gute Gründe, es mit der Reinlichkeit des Nächsten nicht so streng zu halten. Der Zeichensaal diente auch dem Zwecke der Fußbäder; wir wurden Klasse für Klasse herbeizitiert, ich glaube einmal im Monat, vielleicht auch zweimal; wir badeten zu mehreren in einem Schaff, und ein Handtuch gab es jeweils für zweie. Im Sommer hatten wir Glück, da wurden wir zum saubersten Seine-Bad von Paris geführt, den Bains Petit.»

Frauen hatten auf jeden Fall andere Vorstellungen von der Reinlichkeit insbesondere der unteren Leibeshälfte. «Das Gesicht, das kannst du auch schon mal weglassen», so lehrt Madame Alvarez, Gigis Großmutter, ihre weibliche Nachkommenschaft, «das kannst du im Notfall oder auf Reisen auf den nächsten Morgen verschieben. Aber die Pflege des Unterleibs – das ist die Würde der Frau!» (Colette: *Gigi* [erschienen 1944], Kap. 1). Wenn man einer AFP-Nachricht in der *Frankfurter Allgemeinen Zeitung* vom 19. September 1994 Vertrauen schenken darf, dann hat inzwischen die sorgfältige Leibespflege auch soziale Bereiche erfaßt, in denen man sie nicht vermuten würde: «Durch ihr Parfüm hat sich in der elsässischen Ortschaft Lingolsheim bei Straßburg eine Einbrecherin verraten. Wie am Samstag bekannt wurde, war die 24 Jahre alte Frau am Donnerstag in das Haus eines Rentnerehepaares eingestiegen und kurz danach von der Rückkehr der Bewohner überrascht worden. Sie versteckte sich hinter dem Vorhang des Schlafzimmers, wurde aber nach einer Stunde entdeckt: Die Hausbesitzerin war durch den fremden Wohlgeruch in ihrer Wohnung aufmerksam geworden und der Duftspur nachgegangen.» Von der darauffolgenden Auseinandersetzung zwischen der altmodisch-geruchlosen (?) Rentnerin und der modern-wohlriechenden Delinquentin schweigt der Bericht diskreterweise.

Die Haut tut sich nach außen kund

NIEMAND kann aus seiner Haut heraus; auch wenn wir öfter mal aus der Haut fahren möchten, so wie das Küken aus seiner Eierschale hervorbrechen will, sind wir doch auf Lebenszeit in diese Pelle eingewickelt. Doch tritt der Mensch mit dieser Haut auf mannigfache Weise – zum Beispiel mit unterschiedlichen Farben oder auch mit speziellen Notsignalen – an die Luft der Anders-Welt, der Öffentlichkeit. Die Haut atmet, so als sei sie eine ausgewalzte Außenlunge, und sie strahlt Wärme ab, ja, eine besondere Gruppe von Chiropraktikern (oder Hand-Heilern) vertraut darauf, daß die Oberfläche ihrer Hände auch noch andere Strahlen als nur Wärmewellen von sich gibt. Die Ausstrahlung eines Menschen, auch ‹Charisma› (das heißt Gnadengabe) genannt, ist ein spürbares, doch nicht sichtbares Phänomen. So müssen Dichter und Maler Lichtvokabeln und leuchtende Farben und Formen zu Hilfe nehmen, um charismatisch begabte Menschen, etwa die Helden der Bibel und insbesondere Christus und seine Heiligen, sinnfällig darzustellen. Dem Haupt des Moses gab der Herr auf dem Berge Sinai nicht nur die beiden Gesetzestafeln: «Da nun Mose vom Berge Sinai ging, hatte er die zwo Tafeln des Zeugnisses in seiner Hand und wußte nicht, daß die Haut seines Angesichts glänzte, davon daß er mit ihm geredet hatte. Und da Aaron und alle Kinder Israels sahen, daß die Haut seines Angesichts glänzte, fürchteten sie sich, ihm zu nahen» (2. Ms 34, 29–30). Moses beruhigt die Kinder Israels, erzählt ihnen von seinen Erlebnissen im wüsten Gebirge des Sinai, legt aber auch eine Decke über sein glänzendes Angesicht, um die Leute nicht zu erschrecken.

Matthias Grünewald hat den Auferstehenden Christus seines *Isenheimer Altars* mit einer gewaltigen Licht-Aureole als Zeichen seiner Machtausstrahlung versehen; andere in der darstellenden Kunst übliche Zeichen für Heiligkeit sind die ‹Mandorla› (ein mandelförmiger leuchtender Rahmen), goldene, kreisförmig nach außen flammende Strahlen (etwa als Verzierung einer Monstranz) oder der Heiligenschein. Einer Reihe von christlichen Heiligen bleibt die glänzend leuchtende Haut auch über den Tod hinaus erhalten; ja, der heilige Schimmer geht auch dann noch von ihnen aus, wenn ihr Leichnam nach vielen Jahren der Grabesruhe zum Zwecke einer Überführung aus dem Sarg genommen wird. Von leuchtenden Leichen berichtet übrigens auch Thomas Bartholinus 1663 in seinen Medizinischen Briefen (*Epistolarum medicinalium [...] centuria* I, 11–13). Dieser wohlbekannte Mythos findet nun eine säkularisierte Variante in modernen Zeitungsmeldungen wie dieser aus dem Zürcher *Blick* vom 5. März 1997: «*Leuchtender Landwirt und ratlose Forscher.* Der junge vietnamesische Bauer Cha Ma le Buot blinkt wie eine Licht-Schau. Letzten Monat war er in einem Reisfeld zu Boden gestürzt. Danach verspürte er am ganzen Körper eine große Hitze. Als er sich auszog, entdeckte er überall blaue Punkte, die blinkten wie kleine Lämpchen. Dieser rätselhafte Vorgang wiederholt sich jeden Abend. Es handelt sich bereits um den dritten Menschen, bei dem die blinkenden Punkte am Körper auftreten. Die bisher konsultierten Wissenschaftler haben keine Erklärung für das Phänomen.»

Schulweisheit allein bringt es eben nicht – vor allem nicht bei der Haut. Auch andere Manifestationen des Ausgezeichnetseins gehen von des Menschen Hülle aus; insbesondere haben, seit dem Erdenwandel des Franziskus von Assisi (der aber auch in diesen Punkten seine Vorbilder hatte) bis zu dem in Süditalien heiligmäßig verehrten Padre Pio von San Giovanni Rotondo (und wiederum zu dessen Nachahmern), die Stigmatisierungen von Frauen und Männern von sich reden gemacht: Bei ihnen erschienen dauerhaft oder periodisch, gewollt oder unerwünscht, nach außen propagiert oder geheimgehalten, die Wundmale des Herrn Jesus Christus, wie er sie an Händen und Füßen (aber an welchen Stellen?) sowie an der Körperseite trug: Heilige Häute sind, in der Nachfolge Christi, in der Lage, von der Passion des Stifters unserer Religion zu künden.

Häufiger und durchaus profaner als Zeichen der Heiligkeit sondert die Haut alltäglich eine hauptsächlich aus Wasser bestehende Flüssigkeit ab (die Mediziner reden von perkutaner Penetration), und dieser Schweiß, von feinen Leuten Transpiration (Nach-außen-Atmung) genannt, tritt nicht nur im Angesicht auf, dem es der Herrgott nach Schöpfung und Sündenfall (1. Ms 3, 19) zugeordnet hatte. Die harte Arbeit unter Dornen und Disteln wird dem Menschen seitdem sauer, und der «saure Schweiß» (von dem allerdings auch der Schreibtischsitzer Faust zu erzählen weiß), sprich: die salzig schmeckende Hautausscheidung, trieft nicht nur von der Stirn, er durchtränkt den Fernsehfilm-Helden auch deutlich und dunkel die sonst makellosen T-Shirts; diese Flecken sind als Zeichen ihrer weltlichen Tüchtigkeit oder säkularisierten Heiligkeit, auf der vorgewölbten Brust ebenso wie im breiten Rücken, sichtbar. Andere, eher konkave Körperstellen, die nicht nur rasch verschwitzt sind, sondern auch einen jeweils eigenen Geruch annehmen – der wieder auf die Unverwechselbarkeit der jeweils individuellen Haut hinweist –, werden im Fernsehen sicherlich nicht erwähnt, geschweige denn gezeigt.

Die Haut als Schreibtafel

Nicht jeder kann den Glanz der Heiligkeit von sich strahlen, Schweiß ziert höchstens Kriminalkommissare, und die bloße, blutte Haut allein macht den Menschen noch nicht zu dem Schauobjekt oder Blickeziel, das doch manchefrau und manchermann gerne sein möchte. Zu reden ist also schließlich von freiwillig getragenen Hautritzungen oder Tatauierungen, den Tätowierungen oder ‹tattoos›, einer von Europäern im 18. Jahrhundert bei den Naturvölkern abgeguckte Sitte oder Gewohnheit, die Haut als Schreibunterlage für Bilder- und Schriftzeichen aller Art zu verwenden. Noch in der ersten Hälfte unseres Jahrhunderts blieb diese Art der Hautzierungen, die ursprünglich den Körper sowohl schönen wie auch schützen und Böses fernhalten sollten, auf einige Angehörige bestimmter Berufsgruppen, insbesondere die Seefahrer, beschränkt. Heute belehrt uns ein Blick in gut belieferte Zeitschriftenkioske, daß sich mindestens zehn verschiedene Illustrierte auf dem Medienmarkt anbieten, welche sich speziell diesem Thema zuwenden, und daß folglich Millionen von Europäern, Frauen ebenso wie Männer, diese nicht mehr nur exotische Ausdrucksform benützen, um sich zu schmücken, sich als un-

verwechselbare und unveränderbare Wesen auszuzeich-
nen, um ihre erotische Ausstrahlung zu erhöhen und um
unauslöschliche Wahrheiten oder Botschaften – oftmals die
von der politisch reaktionären Sorte – auszusenden. Die alltäglichen Bild- und Schriftmotive der Tätowierten in
Deutschland sind indes (nach M. Friederich, 1993, 217–230)
Herzen (mit dem obligaten Liebespfeil), Kreuze, Waffen,
Tiere, Pflanzen, nautische Darstellungen und (nicht besonders schöne, jedoch unbekleidete) Frauen, beziehungsweise Worte, Liebeserklärungen («I love you!»), Sinn-
sprüche, Namen, Initialen und Daten – von dem bunten
Hautpomp mancher schöner Tattoo-Fotoalben ist da nicht
viel zu bemerken.

Viele, und nicht nur Matrosen oder Freistilringer, nicht
nur Zirkusreiterinnen wie Heimito von Doderers Anita Melinatti mit ihren «wilden Tätowierungen über Armen, Schultern und Brust», wissen nicht, was sie an ihrer glatten, von
Pickeln unbehelligten, makellosen und oft sogar muskel-
straffen Haut haben, betrachten die Eintönigkeit ihres
Naturkleides als langweilig, setzen auf eine ornamentale
Ausschmückung ihres Körpers und legen sich in einem
Tätowierungs-Institut (in Hafenstädten wimmelt es davon,
ins Binnenland dringen sie vor) auf die Couch, um sich,
nicht ohne gern gehabte Schmerzempfindungen, für immer
und ewig mindestens eine blaue Rose oder ein Seepferd-
chen, seltener ganze Gärten der Lüste oder auch Manifestationen rechter Gesinnung in einen Großteil ihrer Oberfläche von einundeinemhalben Quadratmeter einpiecksen
zu lassen. Die genannte Melinatti – sie tritt in Doderers Erzählung *Eine Tätowierte* auf (*Die Erzählungen.* München
1995, 245 f.) – stellt sich ja auch vor, wie sie diese Verzierun-
gen «am ganzen Leibe hätte und ganz dicht» und daß sie
dann nicht als Reiterin, sondern als Hautattraktion in einem
Variété auftreten würde. Anstatt sich selbst so auszustaffie-
ren, überredet sie indes die soeben aus dem Zirkus Lopo-
pulo entlassene Rollschuhtänzerin Katharina Hoschek, sie
solle sich von ihr behandeln lassen, und dann saß die Melinatti «in dem kleinen trübsäligen Zimmer über ihrem Opfer
und arbeitete unaufhaltsam mit Säure, Stift und Tinktur in
diesen glatten weißen Leib hinein und schuf aus dessen

Süßigkeit eine Art zerhacktes farbiges Beefsteak. Man kann am Ende auch sagen: sie gründete dieser Katharina Hoschek eine Existenz.»

Die Geschichte endet tragikomisch: Eines Tages, kurz vor dem Zusammenkommen mit einem Manne, der ihr den Hof gemacht, «fühlte sie ihre geschändete Haut wie ein Nesselhemd, in's Fleisch gewachsen, dem Entrinnen keine Möglichkeit mehr gebend». Katharina verzichtet auf die Liebe und steigert ihre Verzweiflung zu einem violenten Akt gegen eine fremde Frau, die sie für die Melinatti hält, und letztlich, nach juristischer und psychiatrischer Behandlung, bleibt sie, was sie war: die Tätowierte in der «trübsäligen» Schaubude.

Die Haut schlägt aus

SCHON immer hat die malträtierte Haut auch eigene Zeichen ausgesendet, die, oftmals hitzig-rot gefärbt, vor dem Mißbrauch von Kosmetika warnen oder nach Hilfe rufen. Schreckenerregend sind für den Laien die Handbücher der Hautärzte mit den Abbildungen von rötlich-gelb oder purpurfarben leuchtenden Ekzemen oder Flechten aller Art. Sehr unterschiedlich sind indes die Maßnahmen, welche die Heiler, angesichts solcher Warnsignale, zu verschiedenen Epochen unserer europäischen Geschichte ergriffen haben, um diese so zahlreichen Hautkrankheiten zu heilen: Das Beten und ‹Besprechen› ist bis über die frühe Neuzeit hinaus und in unser Jahrhundert hinein ein wichtiges Antidot gegen Hautausschläge – nicht zuletzt während Pestepidemien – gewesen. Heilmittel von magisch-sympathetischer Zusammensetzung wurden ebenfalls in allen nur denkbaren Variationen und (bis heute) gern mit gelber oder roter Farbgebung angewendet. Warzen vor allem geben ein bemerkenswertes Beispiel für die verschiedenen Ausdrucksweisen der Haut und die gegen sie angewendeten Zensurmaßnahmen ab: Diese auffallenden und lästigen, aber durchaus harmlosen Auswüchse liefern Stoff für die unterschiedlichsten Ratschläge und Rezepte, Berichte und Erzählungen von wirklich wahren Wunderkuren. In der Praxis eines Zürcher Hautarztes hing lange eine hübsche Kinderzeichnung mit der Inschrift: Schönen Dank, Doktor X, daß Sie mir die Warze weggemacht haben. Die wartenden Patienten rätseln nun herum: Wie wird's der Doktor nur fertiggebracht haben – mit Zwiebelsaft oder Zugsalbe, mit Zauberspruch oder Zinkpaste? Doch fragen wir zunächst einen alten Zürcher Chirurgen, den Johannes von Muralt (1645–1733) und sein *Anatomisches Collegium* (466 f.), was er seinen Zunftbrüdern vom Schwarzen Garten empfahl: «Jetzt folgt laut meines vor acht Tagen [das war am 29. Juli 1686] gethanen Versprechen[s] etwas von den Wartzen zu notiren: Selbige sind Auswachsungen an der Haut, welche ihre Würtzelein in derselben haben und durch sie die Nahrung empfangen. Sie sind demnach unterschieden in Hang-Wartzen, Feig-Wartzen, Fleisch-Wartzen und Krebs-Wartzen. Man hat allerley Mittel, selbige zu vertreiben: Es wird gerühmt die Rinder-Gall, Salmiax, Alaun, Salpeter mit Seiffen oder Honig vermischt, offt überstrichen. [Wilhelm Fabricius] Hildanus nimmt sein etzendes Pulver aus der Laugen von Rebholtz-Aschen und lebendigem Kalch [...]. Oder man nimmt nur lebendigen Kalch, mischet ihn mit Seiffen und streichet ihn auff die Wartzen. Wann man noch Vitriolum oder Spangrün darunter mischet, ist es umso viel desto besser. Etliche nehmen den *lapidem infernalem* [Höllenstein], halten ihn auf die Wartzen und brennen sie damit hinweg. Ein feuriger Draht oder feurig-brennendes Eisen nimmt sie am allersichersten und geschwindesten hinweg.» Mit anderen Worten: man kann auch «Laub-Frosch-Oel in einem bleyernen Mörsel zerrührt» zur Anwendung bringen, und es hilft wahrscheinlich so viel oder so wenig wie der Segen des ehemals in Nordbayern bekannten Kapuzinerpaters von Reimlingen im Ries.

Die Volkserzählungen übertreiben wieder einmal, wenn es um ‹Ausschläge› der Haut geht, oder sie nehmen diesen Begriff allzu wörtlich. In dem von Giuseppe Pitrè 1875 mitgeteilten sizilianischen Märchen von *Börse, Mantel und Zauberhorn* gelangt der dritte Bruder, dem die listige Prinzessin sein Musikinstrument abgeluchst hat, auf einen Schwarzfeigenbaum, und als er von diesem etwa dreißig Früchte ißt, da «wuchsen ihm ebenso viele Hörner am Kopf, im Gesicht, auf der Nase, so daß er ganz schrecklich aussah». Glücklicherweise findet er heraus, daß sich diese Ekzeme mit Weißfeigen wieder entfernen lassen. Dieses sein Wissen von gewaltigen Hautauswüchsen und ihrer Heilung wendet er dann an, um die Betrügerin und ihren ganzen Hof ordentlich mit Hörnern auszustatten (was bekanntlich für Romanen wegen der Anspielung auf Gehörnte, ‹cornuti›, also betrogene Ehemänner, ungemein lustig ist): «Sie riefen die Stadtchirurgen, aber die wußten auch nichts und sagten, daß keiner helfen könne.» Aber unser Held befreit, gegen entsprechende Entschädigung, nämlich die Prinzessin als Braut, die Verhöhnten wieder von diesen unliebsamen Riesenpickeln. Übrigens wurde ein Märchen mit diesem Motiv der an- und wieder weggezauberten Hörner (als Mittel dazu dienen nicht näher bezeichnete Beeren) 1890 auch in Pori in Südwestfinnland aufgezeichnet.

Wir wissen spätestens seit Sir Thomas Browne (1605–1682), dem englischen Arzt, Physiker und Philosophen, und seiner *Pseudodoxia* (1646), in welcher er falsche Meinungen und Vorstellungen widerlegt, daß Moses beileibe keine Hörner trug, sondern daß, wie berichtet, ein besonderer Glanz sein Haupt umstrahlte (S. 390). Nur durch falsche Interpretation des hebräischen Wortes ‹keren›, das so ähnlich klingt wie das griechische Wort für Horn (keros) sind aus dem Widerschein der höchsten Heiligkeit auf des Moses Stirn die Hörner geworden, die wir seit dem 12. Jahrhundert (vgl. LCI 3, 285 f.) bei so manchen Bibelillustrationen und Skulpturen und vor allem an des Michelangelo Moses-Statue am Grabmal Julius II. in der Kirche S. Pietro in Vincoli zu Rom sehen.

Aber handelt es sich, mutatis mutandis, bei der Vorstellung von einem Menschen, der Hörner nicht nur auf dem Kopfe, sondern als Ekzem am ganzen Körper trägt, ebenfalls um Auswüchse einer mehr als lebhaften Märchenphantasie? Wilhelm Fabricius belehrt uns in seinen weit verbreiteten *Chirurgischen Beobachtungen* (in den *Opera omnia*, 105) eines besseren, indem er ein achtzehnjähriges Mädchen nahezu nackt in effigie (der Holzschnitt ist 16 Zentimeter hoch!) vorführt, welches sich 1612 im Berner Spital aufhielt und von Dr. Paulus Lentulus behandelt und geheilt wurde.

Die junge Frau litt an hornartigen Auswüchsen – zwei Fingerbreit hoch und von dunkelbrauner Farbe! – am Rücken, an den Armen und an den Schenkeln. Nach einer jeweils gründlichen Expurgation ihres Körpers schickte man sie mehrfach ins Bad «Zum Neuen Hauß» (heute Neuhaus bei Bern), wo sie schließlich von ihren Hörnern befreit wurde.

Das alles klingt freilich noch ein wenig nach altem Ärztelatein und nachgeplaudertem Volkswissen. Ein Wandel in den medizinischen Einstellungen zu Haut-‹Ausschlägen› zeichnet sich erst im Jahrhundert der Aufklärung ab. Christoph Wilhelm Hufeland (1762–1836) etwa hielt es mit der gesunden Lebensweise, wenn er sich Hautkranken gegenübergestellt sah: Die Ursachen seien «Unreinlichkeiten, unterlassene Hautkultur [Hygiene], daher in der untern Klasse [und] bei unreinlichen Völkern häufiger (der Russe schützt sich davor durch sein Schwitzbad); chronische Unterdrückung der Hautsekretion durch Feuchtigkeit, feuchte Luft, feuchte Wohnung, feuchtes Klima; schlechte Diät, der häufige Genuß scharfer, salziger, geräucherter, verdorbener, fetter Nahrungsmittel, des Käse, der hitzigen Getränke» und so fort. Hufeland bemerkte allerdings auch schon die «örtliche Einwirkung verdorbener und schädlicher, reizender Stoffe» wie giftiger Metalle oder verdorbener Luft und war schließlich der Meinung, die menschliche Haut könne sich daran gewöhnen, zur Abfallentsorgerin des Körpers zu werden, und nicht nur dann seien ‹Exanthemata› (Hautausschläge) eine nur schwer zu therapierende Sache (*Enchiridion medicum*, 520). Seine Liste von Medikamenten, die er nach einer grundlegenden Verbesserung der Lebensweise empfiehlt, bleibt jedoch nach heutigen Begriffen immer noch fragwürdig: Seine Empfehlungen von «Sulphur [Schwefel], Antimonium, Aethiops [ein Gemisch aus Schwefelblüte und Quecksilber], Plummer's Pulver, Guajac.[um lignum] [Franzosen-Holz von San Domingo], Rad.[ix] Sarsaparill. [Sarsaparillenwurzel], Bardan.[a] [Kletten]» und von mancherlei Einheimischem und Exotischem mehr mag die Patienten mit einem endogenen (‹von innen kommenden›) Ekzem darüber hinwegtrösten, wenn sie von ihrem Hautarzt bald diese, bald jene Arznei ohne feste Erfolgs-Chancen in die Hand bekommen. Es ist trotzdem geraten, ungewohnte Hautflecken von einem Spezialisten begutachten zu lassen: Es könnte sich unter all diesen relativ harmlosen braunen und roten Punkten ein Melanom-Praecursor (‹Vor-Läufer›) finden, der mehr als nur ein Notsignal ist.

Die Haare tun es auch

A M auffälligsten manifestiert sich jedoch unsere Haut mit den rund hunderttausend Haaren (Pili) und Härchen, die ihre verdickten Wurzeln (‹Haarzwiebeln›) in den unteren Schichten der Lederhaut haben und die an bestimmten Stellen, wie auf dem Kopf, in der Achselhöhle oder um die Genitalien, verstärkt und gehäuft durch Lederhaut und Oberhaut schräg nach außen dringen. Nicht zuletzt mit ihren Haaren kommunizieren Frau und Mann mit ihrer Außenwelt, stellen Kontakte her, signalisieren ihre Identität, stilisieren ihr So-Sein und ihr So-und-nicht-anders-sein-Wollen.

Die Behaarung des Körpers weist nämlich individuell weitgehende Verschiedenheiten auf, sei es was die Menge, die Glätte oder Kräuselung oder die Farbe der Haare, sei es was die Verteilung dieser Haarmengen über den ganzen Körper anbetrifft. Manchen Menschen sprießen Pelze auf Beinen und Bauch, andere sollen sogar ‹Haare auf den Zähnen haben›, wieder andere laufen ohne die geringste Stoppel auf dem oberen Kopf herum; Kleinkinder zeigen sich anders behaart als Erwachsene; manche Männer sehen aus wie der biblische Esau (1. Ms 25, 25), andere sind so glatt-häutig wie Esther (im gleichnamigen Buch der Bibel), nachdem man sie ein Jahr lang gesalbt und parfümiert hatte; manche Frauen haben eine Pflaumenhaut, andere Damen sind Mitglieder des Vereins für Bärtige. Kurzum: Das Thema Haar läßt sich niemals ganz abschneiden, und die Zahl der Friseure oder Coiffeure, der Friseusen oder Coiffeusen – ganz zu schweigen von denen der beredten Barbiere – ist und bleibt Legion. Die Franzosen übrigens unterscheiden ihre ‹cheveux›, das heißt das Haupthaar, von allen anderen Haaren ihres Körpers, die sie ‹poils› nennen. Sich ‹à poil›, also mit den Körperhaaren, zeigen, heißt: nackt sein. ‹Poilus›, die Stoppeligen, wurden die französischen Soldaten des

Ersten Weltkriegs genannt. Im Deutschen ist eine ‹haarige› Sache eine Angelegenheit, die nicht so glatt wie gewünscht abläuft, und es geht uns ‹gegen den Strich›, wenn einer unser Haar in der falschen Richtung bürstet oder, mit den Worten des Fischers, wenn die Frau Ilsebill «nich so will as ik wol will».

Haare spielen im Liebesleben die längsten und krausesten Rollen, sie führen ein verlockendes und verführerisches Eigenleben und halten oftmals, als zärtlich mit einem Bändchen umwundene Reliquien, die Erinnerung an ein verlorenes Kind oder eine unvergeßliche Geliebte wach. Und so als hätten sie nicht schon Faszinations-, also Bindekraft genug, werden sie in mancherlei magische Mixtur gewickelt, die ein geliebtes Objekt an ein begehrendes Subjekt fesseln soll. Der in Zauberentdeckung und Zauberheilung ungemein bewanderte Dr. Eberhard Gockel aus Ulm (1636–1703) erzählt etwa im *Tractatus Polyhistoricus Magico-Medicus Curiosus* (112 f.) von einem liebesverhexten Medizinstudenten, der lange sich nach einem Mädchen verzehrte, bis ein Schneider in seinen Hosen ein Zaubersäckchen eingenäht fand; darin lagen, neben einem Hasenschwanz, «krause Haare (vielleicht von einem ungenannten Ort der Dirne abgeschnitten)» – es ist leicht ersichtlich, wie der Liebeszwang von einem zum anderen Geschlechtsteil hinführen sollte. «So bald aber das Säcklein mit Schwantz, Haaren und allem verbrannt war, hatte der Geck auch Ruhe.» Haare und Liebe – das Thema wäre eine eigene Studie wert.

Nun bleibt ja der Rumpf mit seinen Gliedern in vielen zivilisierten Ländern der Welt zumeist weitgehend bekleidet, nur das Haupt (in manchen Zonen nur das des Mannes) ragt frei in die Luft, «und mit ihm spielen Wolken und Winde», wie es in Goethes *Grenzen der Menschheit* heißt. Hut, Mütze, Turban oder Haube, Kopftuch, Schleier mögen da und dort und dann und wann den Scheitel und sogar die Augenbrauen bedecken oder beschatten; häufiger aber werden alle Haare des Hauptes zur Schau getragen und dienen als Zeichen der Individualität oder Nationalität, des Schönseinoder Anderssein-Wollens, der Unterwerfung oder des Protests. Kein anderer Körperteil ist so sehr wie die Haare des Hauptes zeit- und kulturspezifischen Wandlungen des Aussehens und der Bewertungen unterworfen; in neuester Zeit werden auch die Schamlocken zum Objekt der Haarkünstler. So mag es gerechtfertigt erscheinen, hier an dem einen oder anderen Haarwuchsbereich noch besonders herumzuzupfen.

Mehr oder weniger: Haupthaare

WANDELBARES, wunderbares Haupthaar: immer wieder ändert es seine Länge, seine Aufmachung, seine Farbe. Uniformierungsversuche von Machtinstanzen (im Militär, im Gefängnis, durch Gruppenführer [‹peer-leaders›]) zeitigen nur kurzfristige Wirkung: Irgendwann wieder wächst das Haar lang oder lockig, wild oder gewellt, zu bizarren Formen gestilt oder ungebärdig-freiheitswütig. Es wäre falsch, sich vorzustellen, daß sich die Leute vor der Erfindung von Shampoos und Haarsprays nicht um das wohlgefällige Aussehen ihrer Haare gekümmert hätten. Götz von Berlichingen erinnert sich in seiner Autobiographie, er sei während seiner jugendlich-stürmischen Dienstzeit beim Markgrafen Friedrich von Ansbach einem «Polacken» begegnet, «welcher sein Haar mit Eyer gebicht», also mit geschlagenem Ei lackiert hatte, und der Götz mit dem Messer bedrohte, weil der Junge ihm versehentlich mit seinem großen Überrock «das hübsch Haar [...] ineinander verwirret». Mode-Ondulationen haben indes, wie alle Wellen, ihren Höhepunkt und ihren Niedergang. Und auch hier gilt: Was dem einen seine Ul, ist dem andern seine Nachtigall: Dem Samson sieht man es gerne nach, daß er nie ein Schermesser an sein Haupt kommen ließ (Ri 13, 5; 16, 17) und mit einer Mähne herumlief, die länger war als die des Löwen, den er mit bloßen Händen zerriß. Er war eben ein Geweihter Gottes vom Mutterleibe an, und er wollte seine Sonderstellung ebenso demonstrieren, wie Hippie, Punk oder Skinhead zeigen wollen: Ich bin so, und denke folglich anders.

Das lange Haupthaar der Frauen wird abwechselnd als sinnlich, schön oder auch nützlich empfunden: Die heilige Maria Magdalena erscheint ja in bildlichen Darstellungen nicht selten als eine in ein Haargewand gekleidete Dame; sie wird dabei identifiziert mit dem «Weib», der «Sünderin», von welcher der Evangelist Lukas (7, 37–38) erzählt: «Da die vernahm, daß er zu Tische saß in des Pharisäers Hause, brachte sie ein Glas mit Salbe [bei Matthäus (26, 7) ist es «ein Glas mit köstlichem Wasser»], und trat hinten zu seinen Füßen und weinte und fing an, seine Füße zu netzen mit Tränen und mit den Haaren ihres Hauptes zu trocknen, und küßte seine Füße und salbte sie mit Salbe.» Diese Frau wird bei Johannes (12, 3) Maria genannt; ob sie mit Maria Magdalena identisch sei, ist eine andere Frage. Das Marienkind der Brüder Grimm (KHM 3) läuft mit körperlangen Haaren durch den Wald, damit man nicht sieht, daß ihr die Kleider vom Leib gefallen sind, und dieses Haargewand fasziniert denn auch den dort jagenden König ungemein, wickelt ihn sozusagen ein: Er nimmt die junge Frau nach Hause und läßt ihr gleich «schöne Kleider anziehen», damit die Welt wieder in Ordnung kommt. Der Vater von Allerleirauh (KHM 65) «hatte eine Frau mit goldenen Haaren, und sie war so schön, daß sich ihresgleichen nicht mehr auf Erden fand». Aber auch das Töchterlein war von solcher goldhaarigen Schönheit, und als dann die Frau Königin tot war, da fühlte der Herr Vater «plötzlich eine heftige Liebe zu ihr». Um dem inzestuösen Begehren zu entkommen, muß das Mädchen bekanntlich einen «Mantel von tausenderlei Rauhwerk» anlegen: sprich seine menschliche Haut unter tierischen Pelzen verstecken. Auch italienische Märchenkinder tragen nicht nur blonde, sondern geradezu goldene Haare, an denen sich die ganze Umgebung bereichert (R. Schenda: *Märchen aus der Toskana*, Nr. 17: *Das sprechende Vöglein*).

Die schönen langen Haare der Frauen wehen weit in die Umwelt, um Männer zu fesseln oder um den Männern die Chance zu geben, die Fortuna bei den Haaren zu packen, sprich die langhaarige Geliebte an sich zu binden. Rapunzel (KHM 12) benützt ihre tief herabwallenden Haare zu dem Zweck, ihren Liebhaber zu sich in die hochgelegene Kemenate steigen zu lassen; das Ergebnis der Turmbesteigungen sind bekanntlich Zwillinge. In einem korsischen Märchen (G. Massignon, 1984, 20) zieht die Heldin mit ihren Zöpfen ihre Mutter zu sich empor. In des neapolitanischen Märchendichters Giambattista Basile (1575–1632) ‹cunto› vom

Kaufmann (*Pentamerone* I, 7) taucht eine reizende, wenngleich verschlagene Fee auf, welche «die Männer mit ihren Haaren band, fesselte, behexte und bezauberte»; umgekehrt wendet ein verliebter Prinz dieses Bindeverfahren an, um die Myrtenprinzessin (ebenda I, 2) in seinem Bette zu behalten, denn sie entwischt ihm jeden Morgen schon in aller Herrgottsfrühe «und schwand dahin und ließ den Fürsten in matter Müdigkeit und mit wundersamer Neugierde beschwert zurück. Dieser Handel zog sich nun über sieben Tage hin, und dann konnte sich der Prinz nicht mehr zurückhalten mit seinem dringenden Begehren; jetzt wolle er doch wissen, was für ein Gut ihm von den Sternen herabgefallen und welche Barke, beladen mit den Schätzen der Liebe, da in seinem Bett vor Anker gegangen war. Wie nun eines nachts die feine Kleine im Schlummer lag, band er sich eine ihrer Haarsträhnen an seinen Arm, damit sie ihm nicht entschlüpfen könne, rief einen Kammerdiener und ließ die Kerzen anzünden, und da sah er nun die Blüte der Schönheiten, das Wunder der Frauen, das Spiegelbild der Venus und das bemalte Ei, das die Göttin ihm zum Geschenk gemacht.»

Am Nutzen langer Haare sollte man also eigentlich nicht zweifeln, auch wenn sie Absalom, dem dritten Sohn Davids (2. Sam 15–19), zum Verhängnis wurden, als er allzu forsch durch den Wald Ephraim floh: Sie verfingen sich in den Zweigen einer Terebinthe, und er blieb zappelnd hängen, so daß Joab ihn töten konnte. Doch noch abschreckender ist dann die Erscheinung des armen Struwwelpeter (1847), pfui!, der keinen Kamm an seinen Kopf lassen wollte: Er diente Zigmillionen von brav frisierten Bürgerkindern zum Gespött. Der Tadel des Irrenarztes und Kinderbuchverfassers Heinrich Hoffmann (1809–1894) an langen Knabenhaaren war nicht so sehr hygienisch als wiederum treudeutsch begründet. Hatte doch der Elsässer und barocke Moralist Johann Michael Moscherosch (1601–1669) die lange Haartracht ganz und gar als «wälsch» abgelehnt: «Ist das nicht eine lose Leichtfertigkeit! Diese lange Haar, also herunder hangend, sind rechte Diebs-Haar und von den Wälschen, welchen umb einer Missethat oder [wegen eines] Diebs-Stücks willen irgend ein Ohr abgeschnitten [wurde] erdacht worden, damit sie mit den Haaren es also bedecken möchten und man es nicht sehen oder mercken könnte. Und ihr, die ihr Teutschen ehrlichen Namens und unsere Nachkommen sein wollet, wollt solche(n) lasterhaften Leute(n) in ihrer Untugend [...] nachäffen und darin [mit solchen Haaren] noch als in köstlichen schönen Dingen prangen?» (*Gesichte Philanders von Sittewalt*, 1642/43)

Ob blond, ob grau: Haarfarben

HAARE kurz oder lang, glatt oder gewellt, natürlich oder getönt? Die Diskussionen um diese und jene Haarmode sind alt, und sie dauern bekanntlich (nicht zuletzt in bezug auf die Punks) bis heute an. Das Färben der Haare (wenn auch nicht gerade mit grünen oder feuerroten Couleurs) ist eine seit langem geübte Praxis; insbesondere schätzten es die Grauhaarigen, ihr fortgeschrittenes Alter dadurch zu verbergen. Graues Haar wurde nicht selten mit mangelnder Sexualkraft assoziiert: «Wenn's schneit in den Bergen, so wird es kalt im Tal», hieß eine deutsche Redensart des Barockzeitalters; François Rabelais (um 1494–1553) hatte sie im *Dritten Buch* des Pantagruel (*Le Tiers Livre*, 1546, Kap. XXVIII) schon vorgebracht: «[Bruder Johann zu Panurge:] Was seh' ich da: dein Haupthaar wird schon grau! Dein Bart mit seinen Schattierungen von grau, weiß, rotbraun und schwarz sieht richtig wie eine Weltkarte aus. [...] Meiner Treu, wenn der Schnee in den Bergen fällt – ich meine auf dem Kopf und um das Kinn – dann ist nicht mehr viel Wärme in den Tälern beim Hosenlatz.» Giambattista Basile läßt 1635 in seinen neapolitanischen Eklogen den verliebten Alten (der den weißen Kegel des hitzigen Vesuv vor Augen hat) zwar behaupten, unter manchem Schneegipfel verberge sich brennende Glut, doch da lachen ihn die Freunde nur aus. Also her mit dem Färbemittel! Auch rote Haare haben die Männer nicht gerne; allzuleicht geraten sie in den Sog eines weitverbreiteten Aberglaubens und damit in den Verdacht, Schurken zu sein. Der sogenannte ‹Sextus Platonicus› (es handelt sich um Sextus Placitus Papyrensis, einen von den Humanisten wiederentdeckten Autor aus dem 6. nachchristlichen Jahrhundert) empfiehlt 1575 in seinem

Artzney Buch, das ganz und gar auf Heilmittel aus der Tierwelt abstellt, folgendes rabenschwarze Rezept: «Leg das Ey von einem Raben in ein küpffern Geschirr und rühr's so lang, biß es sein Farb verendert, nachmals scher den Kopff und salbe denselben, biß das Ey verthon sey; man soll aber so lang in dem Mund Öl halten, biß es außdorret, damit die Zähn nicht auch schwartz werden; nachmals wirt das Haupt verbunden und den vierten Tag auffgelöst, und solches macht auch, daß einer nimmer grau werde.»

Manchen Menschen wachsen allerdings schon in frühen Jahren graue Haare, und insbesondere Schockerlebnisse sollen die Ursache dafür sein, daß die Locken über Nacht weißlich werden. Marcello Donati (1538–1602), der herzogliche Leibarzt am Hofe von Mantua und Monteferrato, hält dieses Thema für so wichtig, daß er damit 1588 seine berühmten medizinischen Wunderhistorien einleitet: *Über plötzliches Grauwerden* (‹canities›) *der Haare aus Angst oder Trauer* ist das erste Kapitel seiner *Medica historia mirabilis* überschrieben. Darin lesen wir unter anderem: «Der Spanier Pedro Mexía schreibt, Don Diego Osorio sei vom Katholischen König in den Kerker geworfen worden und innerhalb einer einzigen Nacht aus Furcht völlig ergraut, obwohl er doch ein junger Mann oder besser ein Mann in den besten Jahren war. Julius Caesar Scaliger erzählt in seiner Schrift gegen Cardanus' Buch *De subtilitate* im 312. Kapitel folgende Geschichte aus seiner Zeit: Francesco Gonzaga, Fürst von Mantua habe seinen der Verschwörung verdächtigten Schwager in den Turm des Kaisertors werfen lassen, damit man ihn peinlich befrage oder foltere. Am nächsten Morgen sei ihm gemeldet worden, der Gefangene sei ganz plötzlich weißhaarig geworden, und da dies fast ein Zeichen Gottes war, sei der Fürst in seinem Herzen bewegt worden, ihm deswegen Gnade und das Leben zu schenken.» Und so hat Donati Dutzende von Geschichten über weiß, grau und schwarzweißgestreift behaarte Kinder und Greise kompiliert – etymologisch gesagt: Er hat sie an den Haaren herbeigezogen. Das Motiv ‹Grauwerden über Nacht› hat sich freilich lange als moderne Sage gehalten. Noch in den fünfziger Jahren erzählt die in den USA beliebte Sammlung von unglaublichen Geschichten *Ripley's Believe it or Not!* (6.

Serie, 1958, 78), der Bankier Alphonse de Rothschild (1827–1905) sei 1871 nach dem deutsch-französischen Krieg über die Entschädigungsforderungen der blonden Sieger so entsetzt gewesen, daß sein bis dahin pechschwarzes Haar an einem einzigen Nachmittag weiß geworden sei.

Kahle Köpfe

DIE Kopfbehaarung stellt sicherlich die natürliche Haupt-Zier des Menschen dar. Doch sollte man einen Kahlen, so mahnt uns das biblische Buch der *Könige* (2, 23–24), nicht Glatzkopf rufen. Als nämlich Elisa, dessen Vater Elia gerade im feurigen Wagen gen Himmel gefahren war, nach Beth-El hinaufging, «kamen kleine Knaben zur Stadt heraus und spotteten sein und sprachen: Kahlkopf, komm herauf; Kahlkopf komm herauf!» Nun wußte Elisa offenbar noch nichts von der unschuldigen, positiven poetischen Kraft der Kinderreime (man beachte Luthers gelungene Alliterationen!), er war ein kinderfeindlicher Griesgram, wie er in Hoffmanns *Struwwelpeter* passen würde, und er verfluchte die Knaben von Beth-El. Was geschieht? «Da kamen zwei Bären aus dem Walde [Luthers poetische Phantasie!] und zerrissen der Kinder zweiundvierzig.» Fast hat es den Anschein, daß die Frommen späterer Zeiten ihre Kinder für Streiche dieser Art bestrafen wollten, wenn sie diese kahlgeschoren in die Schule schickten. Die Franzosen nannten diese Haartracht ‹taille à la chien›, also Hundeschnitt; doch diente er nicht der Disziplinierung, sondern bei den Nachbarn wie hierzulande dem Kampf gegen Läuse.

Was schert also den Haarlosen seine Glatze? Ist sie nicht mehrfach nützlich? Alt ist die Fabel von der Fliege und dem Glatzköpfigen: Das Insekt landet dabei mehrfach und durchaus störend auf eines Kahlen Kopf:

> «Da kommt die Fliege mit Gebrumm
> und surrt ihm vor dem Ohr herum.
> [...].
> Die böse Fliege! Seht, nun hat se
> sich festgesetzt auf seiner Glatze» –

so schildert Wilhelm Busch (1832–1908) des Herrn Inspektors Mittagsruh: «nur kommt man oftmals nicht dazu.» Doch auch wenn der Kahlköpfige mehrfach nach dem Störenfried schlagen muß und sich dabei selbst weh tut, so wird er die Fliege doch schließlich treffen; dabei findet sie den Tod, während der Kahle nahezu heil aus dem Kampf mit dem Bösen hervorgeht. Insbesondere seit den Erfolgen des russisch-amerikanischen Filmschauspielers Yul Brynner (1920–1985) spottet in der Tat niemand mehr der Glatzköpfigen, im Gegenteil: Sie gelten, vor allem in der Unterhaltungsindustrie und im Modebusiness, als attraktiv oder gar potent – die Männer zumindest. Kahle Frauen, ob sie nun ihre Haare einem religiösen Gelübde oder einer Chemotherapie opfern mußten, sahen bislang wenig Anlaß, die Blöße ihres Kopfes öffentlich aufzuführen; nur einige Sängerinnen wie die Irin Sinéad O'Conor (vielleicht der berühmten Cantatrice chauve von Eugène Ionesco [1950] eingedenk, welche aber, laut Schlußszene, «immer noch die gleiche Frisur» trägt) und ein paar Schauspielerinnen ließen bisher freiwillig das Schermesser ihr Haupt berühren.

Als nun Liz Taylor Ende Februar 1997 andeutete, sie wolle sich wegen ihrer bevorstehenden Gehirnoperation nicht nur ein Büschel von ihrer Mähne wegnehmen lassen, sondern gleich ihren ganzen Schädel vom Haar befreien, da stürzte sich der *Zürcher Sonntagsblick* am 2. März 1997 auf diese Nachricht und stellte die Diva in einer Fotomontage mit Glatze dar. Die Zeitung wollte damit der April-Ausgabe von *Life* zuvorkommen. Solch seichte Sensationshasche darf man einstweilen geschmacklos nennen. Die kahlen Frauenköpfe des Medienmarktes haben noch keinen Vorbild- oder Fetisch-Charakter angenommen; die Frauen, die einen plötzlichen großflächigen Haarausfall erleben müssen, sind noch lange nicht glücklich, daß sie endlich so aussehen wie Caroline von Monaco, und sie wünschen sich gewiß nicht, in die Schlagzeilen der Massenpresse zu kommen. Stark behaarte Frauen wurden hingegen schon immer als Objekte der Schaulust gehandelt.

Barthaare – auch bei Frauen

BARBA signum virile est»: Der Bart sei ein Zeichen der Männlichkeit, erklärt schon eines der ältesten, in lateinischer Sprache gedruckten Sentenzenbüchlein unseres Kulturraums (*Vita philosophorum et poetarum*. Hagenau 1510). Er ist auch ein Zeichen männlicher Reife, könnte man hinzufügen: «Da trat ein Mann herein, der [...] sah fürchterlich aus; er war aber alt und hatte einen langen weißen Bart.» So steht es im *Märchen von einem, der auszog, das Fürchten zu lernen* (KHM 4): Alter Mann und langer Bart, das gehört offenbar zusammen. Dem fürchterlichen Märchen-Alten gerät seine Kopfzierde allerdings zum Verhängnis: Der furchtlose Junge klemmt ihn an seinem Bart in die Amboß-Spalte, und später prügelt er ihn sogar mit einer Eisenstange «bis er wimmerte». Ehret das Alter? Sollte man nicht mehr Respekt vor einem ehrlichen, männlichen deutschen Bart erwarten dürfen? «Soltestu ein Deutscher sein, sprach Herr Friedmeyer, siehe was für einen wälschen [südländischen] Bart hast du dann? Und da deine ehrliche[n] Vorfahren [...] es für die gröste Zierde gehalten haben, so sie einen rechtschaffenen Bart hatten, so wollet ihr den wälschen unbeständigen Narren nach alle Monat, alle Wochen eure Bärt beropffen und bescheeren!, ja alle Tag und Morgen mit Eysen und Feuer peinigen, foltern und marteln, ziehen und zerren lassen? – jetzt wie ein Zirckel-Bärtel, jetzt ein Schnecken-Bärtel, bald ein Jungfrauen-Bärtel, ein Teller-Bärtel, ein Spitz-Bärtel, ein Entenwädele, ein Schmal-Bärtel, ein Zucker-Bärtel, ein Türcken-Bärtel, ein Spanisch-Bärtel [...] etc.» So tadelt jedenfalls der genannte Johann Michael Moscherosch, der lang genug in Frankreich gelebt hatte, um in den welschen Sitten-Suppen mehr als nur ein Haar zu finden, in seiner Prosasatire *Gesichte Philanders von Sittewalt* die deutschen Männer, die im Dreißigjährigen Krieg dem altdeutsch wallenden Vollbart abgeschworen hatten, um sich ein modisches Spitz- oder Schnauzbärtchen zuzulegen. Es fehlt nicht an entsprechenden illustrierten Flugblättern, welche unter allen Haarmoden vor allem die «heroischen» Barttrachten der damaligen Männer tadeln.

Die Welschen sind wieder einmal die Sittenverderber.

Aber die Franzosen pflegen ihre eigene Bartkritik, nur mit dem Unterschied, daß sie mit ihrem Spott den Spaniern und den Portugiesen kräftig an die Bärte greifen. So lesen wir im 78. der *Persischen Briefe* des Sittenbeobachters Montesquieu: «Was nun die Moustache anbetrifft, so ist sie schon an und für sich aller Achtung wert, gar nicht zu reden von weiteren sich daraus ergebenden Vorzügen. So kann sie doch im Dienste eines Fürsten oder zur Ehre einer Nation von großem Nutzen sein, wie man an dem berühmten portugiesischen General [Juan de Castro] in Indien sehen kann. Der Mann brauchte nämlich eines Tages Geld; so schnitt er sich einen Flügel seiner Moustache ab und forderte gegen dieses Pfand von den Einwohnern von Goa zwanzigtausend Pistolen. Die wurden ihm auch gleich geliehen, und später holte er sich seine Moustache in allen Ehren zurück.» Die Spanier ihrerseits haben offenbar Vorbehalte gegen die Trikolore, wenn sie in einem ihrer Sprichwörter sagen: «Barba de tres colores no la traen sino traidores»: Wer einen dreifarbigen Bart trägt, der muß wohl ein Verräter sein. Zusammenfassend darf man vom Männerbarte sagen, was auch für den männlichen Mann gilt: Viel Feind', viel Ehr'!

Im langbärtigen Sprichwortschatz des Mittelalters (doch im langen Bart allein steckt noch keine Weisheit!) findet sich aber auch dieser Satz: «Vor bärtigen Frauen und versöhnten Feinden sollst du dich hüten» (TPMA 3, 206). In einem von Domenico Comparetti 1870 gesammelten italienischen Märchen (Paul Heyse übersetzte es 1914 unter dem Titel *Die Bärtige*) bestraft ein Oger ein schönes Mädchen, das sich nicht ordentlich von ihm verabschiedet, weil es sich Hals über Kopf von einem Prinzen mitnehmen lassen will, «und auf einmal wächst ihr ein langer Bart, daß es ganz schrecklich aussah». So ein haariges Ungeheuer läßt der verliebte Prinz dann doch lieber stehen (nur gut, daß der Oger zu guter Letzt den Bartfluch wieder aufhebt!). Das Motiv stammt ursprünglich aus Legenden von keuschen Jungfrauen, die sich dem Zugriff von geilen Heiden durch rasche Vollbehaarung entzogen. Bärtige Frauen galten nämlich seit eh und je als Monstrositäten und wurden folglich auch als Waren in den Boutiquen der Schaustellerei feilgeboten.

Berühmt war einst die Barbara Urslerin aus Augsburg mit

ihrer starken blonden Körperbehaarung und ihrem langwallenden Bart; die Kräusellocken wuchsen ihr gar aus den
Ohren heraus. Um ihre Weiblichkeit zu beweisen, trat sie
als Musikantin mit einem Spinett auf; Johannes Zahn, Re-
gularkanoniker in Würzburg, hat ein von ihr umlaufendes
Reklamebild gar für seine *Specula historica* 1696 (III, 71) ab-
kupfern lassen. Ulrich Campell, Topograph und lateinisch
schreibender Chronist des Bündnerlandes (*Raetiae alpestris
topographica descriptio*. Hg. C. J. Kind, 1884, 70) berichtet
1549 aus Zizers: «In ebendiesem Dorfe sah ich 1549 nicht
ohne Verwunderung ein schon erwachsenes Mannweib
[…]; die trug einen nicht weniger langwallenden und dichten Bart als er sonst bei vielen Männern zu sehen ist.»
Frauen dieser Art waren immer wieder dem Gelächter der
schaulüsternen Menge ausgesetzt, und auch die Gebildeten
konnten sie offenbar nicht ohne spöttische und ironische
Bemerkungen betrachten. Der Lustspieldichter August von
Kotzebue (1761–1819) lädt uns in seinen *Erinnerungen aus
Paris im Jahre 1804* (Berlin 1804, 62 f.) zu einem Besuch in
einer Pariser Schaubude ein: «Aber einen Augenblick hinter
diesen Vorhang zu treten, wird Sie nicht gereuen. Sie finden
da ein seltsames weibliches Wesen, dem die Natur den Män-
nerschmuck verliehen, ein Mädchen mit einem langen,
schwarzen, dicken Capuziner-Bart. Betrug ist nicht dabei,
ich hab' es genau untersucht. Das Mädchen ist noch in den
Zwanzigern, und ihre Augen, die, als ich bei ihr war, noch
obendrein trieften, sind von einem Paar gewaltig buschigen,
kohlschwarzen Augenbraunen beschattet. Denken Sie sich
nun dieses so reich verzierte Gesicht unter einem schmutzigen weißen Turban, gleich unter dem schwarzen Barte ein
Paar starke weiße Brüste, die bloßen Arme und Füße, wie
auch der Nacken, mit Haaren dicht bewachsen, und Sie werden freilich die Figur nicht reizend finden. Wären die Brüste nicht, und sänge sie nicht mit einer feinen kreischenden
Stimme zum Davonlaufen, man würde sich nie überzeugen,
daß wirklich ein Frauenzimmer vor einem stehe.»
   Große Reisen durfte ein weiblicher Panoptikums-Freak
dieser Art vor nunmehr hundert Jahren unternehmen. Die
Dame wurde als Lady Esau angepriesen (nach dem biblischen Esau, der auch Edom, der Rötliche genannt wurde),

hieß aber Miss Annie Jones-Elliott; sie wurde 1865 geboren und stammte aus Virginia. Sowohl ihr Schnauz- als auch ihr wallender Kinnbart standen, so liest man es in den alten Illustrierten, in nichts denen eines starkbehaarten Mannes nach. Im übrigen war sie keineswegs häßlich, besaß sogar – man staune! – eine gewisse Bildung. Hauptsache war jedoch: «Sie ist sehr geschickt mit ihren Händen und liefert mit Erfolg die feinsten Handarbeiten sowohl mit der Strick- als auch mit der Häkelnadel» (*La Science illustrée*, 30. Mai 1891): Auch eine weltläufige Frau bleibt 1891 noch häuslich und in Handarbeiten tüchtig. Immerhin zeugt dieser Zeitschriftenartikel schon von ein wenig mehr Ernsthaftigkeit, als Kotzebue (immer auf die Brüste starrend) sie aufzubringen vermochte. Erst in jüngster Zeit hat dann die Pariser Kunstausstellung *Fémininmasculin* die behaarten Frauen kräftig aufgewertet. (Katalog 1995 von F. Buisson und P. Destanque, 145–152). Der Bart ein Zeichen der Virilität? Der alte Satz trägt schon lange einen falschen Bart.

Der Pelz des Körpers

Daß Mannsbilder in bezug auf den gesamten Körper behaarter sind als Frauen, das gilt ebenso als ausgemachtes Faktum ihrer Männlichkeit, doch nimmt man gleichermaßen vom Durchschnittsmanne an, daß er doch keineswegs überall, zum Beispiel nicht auf dem Bauch, am Rücken oder gar an den Gesäßbacken oder Waden mit kräftigem Haarwuchs ausgestattet sei. Immerhin gibt es auch hier Ausnahmen: Die Wildmänner und Wilden Kerle sind in mancherlei Sagen oder Kinderbüchern oder auch als Brunnenfiguren (so in Fribourg in der Schweiz) und auf Wirtshausschildern («Zum Wilden Mann») zu finden, und der heilige Einsiedler Onuphrius (in Sizilien an vielen Orten, vor allem aber in Sutera, nach wie vor als Sant Onofrio verehrt) zeichnete sich durch einen ungemein prächtigen Körperpelz aus, der ihm die Mühen des Schneiderns ersparte. In späteren Schaubuden traten solche Vollhaarmänner säkularisiert als Löwenmenschen auf.

Irrig wäre freilich auch hier die Annahme, daß die

Frauen es nicht schon immer den Männern gleichgetan hätten. In der alpinen Sagenwelt fehlt es nicht an Wildfrauen, ‹Fänggen› oder ‹Fänken› (feminæ) geheißen, die sich durch übermäßig lange Brüste und starken Haarwuchs auszeichneten. Die Kümmernis, eine ganz ungewöhnliche, aber doch einstmals weitbekannte Heilige, wurde, auch wenn ihre historische Existenz eine bezweifelbare ist, so doch allemal mit einem prächtigen Haargewand dargestellt, und über den Heiligenhimmel hinaus gab es hie und da auf Erden solche Haarweiber: Johannes Zahn berichtet noch 1696 (*Specula physico-mathematico-historica*, 14) von so einem Kasus, der schon früher in einem Dutzend von Prodigiensammlungen und selbstverständlich auch in der Monstrensammlung *WundtArtzney oder Artzneyspiegel* (1064) des Ambroise Paré (1509–1590), dieses so bedeutenden Chirurgs der französischen Könige Henri II., François II., Charles IX. und Henri III. aufgetaucht war: «Nach Marcus Damascenus berichtet uns Petrus Messias glaubwürdig in seinem *Wald unterschiedlicher Lesestückchen* [gemeint war die vielfach aufgelegte *Silva de varia lección* des spanischen Hofbeamten Pedro Mexía) im 7. Kapitel, in der Nähe von Pisa und zwar in einem Ort namens Petrasanta sei ein Mädchen zur Welt gekommen, das ganz behaart war. Der Grund dafür war dieser: Zur Zeit der Empfängnis hatte seine Mutter ein über dem Bett hängendes Bildnis des Heiligen Johannes des Täufers in seinem Pelzumhang mit Inbrunst betrachtet.»

Einbildungskraft und Gelüste einer Schwangeren hatten also, so dachte man damals, eine solche Wundergeburt bewirkt. Sollte einer Leserin dieses pelzige Mädchen zu sehr an den Haaren der Kompilationsliteratur herbeigezerrt erscheinen, so lassen sich hier auch zeitgenössische Darstellungen oder ärztliche Protokolle als Beweis für solche Naturwunder heranziehen: Im sogenannten Museum Kaiser Rudolfs II., einer kaiserlichen Kunstkammer auf der Prager Burg, befindet sich, neben den Darstellungen seltener Tiere, auch das Gemälde einer überaus stark behaarten Familie mit dem edlen Wildmenschen Petrus Gonsalus oder Gonzalva als Vater, der von einer am Körper unbehaarten niederländischen Frau, die er um 1563 heiratete, je zwei ganz und gar behaarte Söhne und Töchter hatte; eines dieser Mädchen wurde 1543 und 1584 von dem italienischen Naturforscher Ulisse Aldrovandi in seiner *Monstrorum historia* beschrieben und als «Puella pilosa annorum duodecim» (zwölfjähriges haariges Mädchen) abgebildet (E. Irblich, 1996). Jusepe de Ribera malte 1631 die langbehaarte und männlich-grimmige Magdalena Ventura, wie sie ihrem Töchterchen die nackte rechte Brust zum Trinken reicht (N. Laneyrie-Dagen/J. Diebold: *L'Invention du corps,* 173 f.). Doch muß es noch andere Haar-Familien in der frühen Neuzeit gegeben haben. Der Löwener Arzt Peter Schuhmacher schrieb zum Beispiel im Sommer 1656 einen Brief an den Arzt Thomas Bartholinus (*Epistolarum medicinalium [...] centuria* II, 83 [1663, 667–670]), in welchem er ausführlich von einer «puella hirsuta» erzählt, die sich auf holländischen Jahrmärkten sehen ließ: Blond war sie und langbärtig, und ihre eigentliche mollige Schönheit war allüberall von halbfingerlangen Haaren bedeckt.

Heutzutage scheinen die Schönheitsindustrien von dem Alptraum geplagt, eine Mehrheit der Frauen gehöre der Truppe der Wild- und Waldweiber an, und die sei über ihren allzu haarigen Zustand höchst unglücklich. Schon seit Beginn dieses unseres Jahrhunderts und insbesondere nach dem Ersten Weltkrieg haben viele Frauen ja durch Abschneiden ihrer langen Haupthaare und mit einem Bubikopf ihren emanzipierten Status demonstrieren wollen. Heutzutage drängen die Trendsetter das weibliche Geschlecht (gemeint ist ‹gender!›) gar zu mehr oder weniger radikalen Akten der Enthaarung mit Hilfe von Salben oder diversen Instrumenten: Es scheint, daß die Frauen des 21. Jahrhunderts, wollen sie denn recht modern sein, möglichst haarlos erscheinen müssen. Doch sind auch die Depilations-Mittelchen ein alter Zopf: Gabriele Falloppio aus Padova liefert 1616 in seinen mehrfach aufgelegten *Secreten* (auch *Geheimnisse der Natur* betitelt) ein Rezept für die Befreiung des menschlichen Körpers von über-vließendem Haarbewuchs: «Fang fünff Flädermäuß, verbrenne sie zu Aschen, zerstosse dieselbige mit Ameissen, daß sie werden wie eine Salbe, schmiere den Orth damit: es bleibet kein Haar allda.» Doch woher sollten die Damen in Hamburg oder Bremen die fünf Fledermäuse nehmen?

2.

Kopf und Kragen

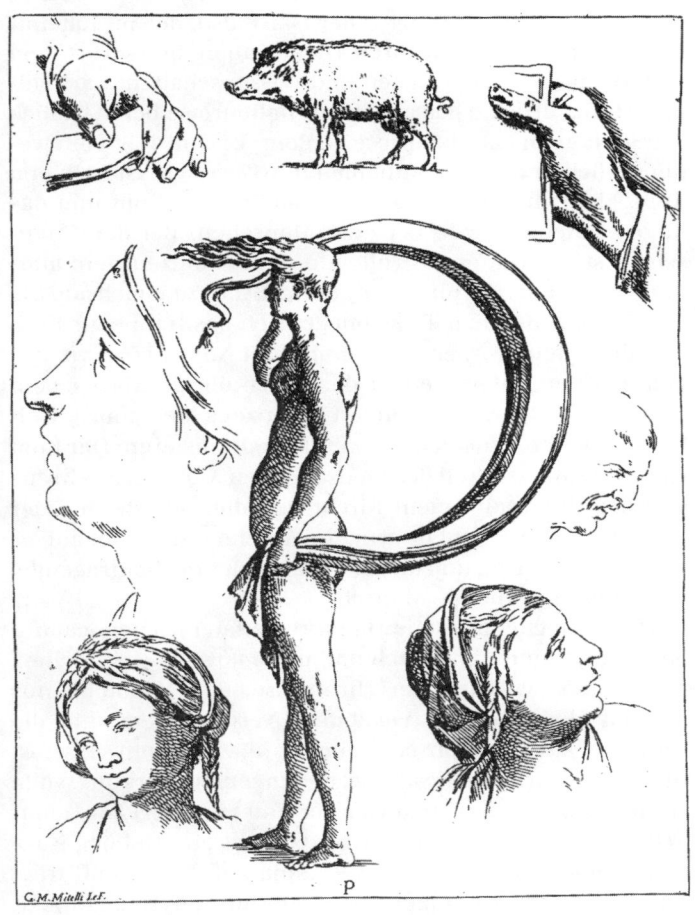

G. M. Mitelli in F.

P

DASS der Kopf des Menschen unter den menschlichen Gliedern den höchsten Ort (‹principem locum›) einnehme, wird so leicht niemand läugnen können.» So begann der Student Justus Lorenz am 8. November 1673 an der Philosophischen Fakultät der Universität Jena sein in lateinischer Sprache gehaltenes Doktorandenkolloquium über die Kopfbedeckungen des Mannes (*De velamine capitis virili*). Für diesen Kopf fand der junge Mann deshalb Metaphern wie ‹arx›, also Burg, ‹palatium›, Palast oder gar ‹propugnaculum›, also Bollwerk, und dort herrsche, so redete er weiter, die Königin ‹Mens› – der Geist also, der im Lateinischen weiblich ist, mit ihren Dienerinnen, den ‹artes› und den ‹scientiae›, den Künsten und Wissenschaften. Karl Philipp Moritz drückte das auf seiner Italienreise beim Anblick der Statuen im Palast Farnese zu Rom (24. Juli 1788) ein wenig schlichter aus: «Allenthalben [im Tierreich] ist Leib und Kopf, aber nirgends alles übrige so auf den Kopf und das Auge hindeutend wie bei dem Menschen. Bei dem Menschen ist das Haupt die Vollendung des Ganzen, und alles übrige weist darauf hin – alles übrige ist dazu gleichsam die Stufenleiter. Bei dem Tiere bücket sich das Haupt zur Erde und dient dem Körper nur, um ihn mit Nahrung zu versorgen. Bei dem Menschen ist der ganze übrige Körper dem Haupte dienstbar.» Wir können Lorenzens Metaphorik weiter ausdehnen und auch ein wenig modernisieren: Der Kopf ist der erhabenste Teil des menschlichen Körpers, das Kreuz und der Hahn auf einem Kirchturm, die Laterne und der Spiegel in einem Leuchtturm, die Antennenmuschel auf einem Fernsehturm, und dieser Turm ist der hochaufragende, weil aufrecht gehende Mensch.

Dieses hochgepriesene Haupt (vom lateinischen ‹caput›) beherbergt, nun unpoetisch und physiologisch gesprochen, neben und zwischen der Hirnmasse, den Hypothalamus (dessen Hormone das vegetative Nervensystem und die Hormone der Hypophyse steuern), die Hypophyse selbst (die kleine Hirnanhangsdrüse, die ungemein wirkungsvolle Hormone produziert) und vier der fünf Sinnesorgane, nämlich das Quartett Auge und Ohr (Gesicht und Gehör), Nase und Mund (Geruch und Geschmack). Der Kopf trägt schließlich, so behaupten jedenfalls die Physiognomiker,

mit dem nach vorne gerichteten Antlitz (das Entgegen-
blickende, auch Gesicht genannt) Geist und Seele des Menschen, das heißt seine im Grunde edle, feine und vornehme
Natur, mehr oder weniger nach außen. Nicht zu vergessen:
Hier am Kopf, sei er nun von der Form eines Balls, eines
Eies oder eines Zylinders mit abgerundeten Enden, haben
die Atemwege ihre Eingangstore, und hier beginnt der
lange Marsch aller Speisen durch den Verdauungstrakt. Der
Kopf ist also nicht nur der Höhepunkt des Körpers, sondern
auch sein Anfang, sein Prinzip.

Dickschädel und Schädelspalter

VOR allem aber umhüllt der Kopf mit seinen kräftigen
Knochenplatten, dem Schädel (Cranium), das Gehirn
(Cerebrum), diese Leitstelle aller unserer Körperfunktio-
nen, diesen weichen Speicher all unseres Wissens und aller
Erinnerungen, dieses Labyrinth unserer Lebensgeister, das
noch so viel Unbekanntes über seine Arbeitsweisen und
Leistungen mitsamt seinen links-rechts-Verwicklungen
(rinks-lechts, würde Ernst Jandl sagen) birgt. Das Hirn ist
Geheimnisträger und -krämer, obwohl seit den grenzüber-
schreitend phrenologischen Arbeiten von Franz Josef Gall
(Tiefenbronn 1758 – Montrouge 1828), dem ersten bedeutenden Erforscher von Schädelmaßen und Gehirnfunktionen, das Wissen um die menschlichen Zerebralwindungen
ungemein gewachsen ist. Der Schädel oder Hirnschädel
diente oft genug den Malern von Stilleben (im Französischen heißen sie sprechender ‹natures mortes›, Darstellungen toter Natur) als ‹Memento mori› (Denk-an-den-Tod),
manchen von ihnen lag der Vergleich zwischen eröffnetem
Schädel und aufgeknackter Walnuß nahe (N. Laneyrie-Dagen / J. Diebold: *L'Invention du corps*, 199–208); auch halten
es einige Intellektuelle oder ‹Grufties› für schick, Hamlet zu
spielen und sich ein solches hohles Todessouvenir vom
Friedhof auf den Schreibtisch zu holen.

Der Schädel heißt in den romanischen Sprachen übrigens ‹testa› oder ‹tête›, und das bedeutet ursprünglich soviel
wie Tonkrug, Gefäß oder Scherbe; gemeint ist vor allem die

Schädeldecke, die, umgedreht, die Form einer Schale hat. In der germanischen Sage von Wieland werden diesem Kunstschmied von König Nidung die Fußsehnen zerschnitten, damit er nicht entlaufen kann. Der so gefangengehaltene Künstler (andere nennen ihn einen Wüstling) übt jedoch bittere Rache: Er tötet Nidungs Söhne und verfertigt aus deren Hirnschalen prächtige Trinkgefäße.

Im Alltagsleben achten wir wenig auf die Verletzlichkeit dieses Dickschädels, den manche für einen soliden Holzkopf halten, sorgen uns nicht um seinen Inhalt, so als ob er wirklich nur aus Stroh bestünde, setzen höchstens auf unfallgefährdeten Baustellen oder beim Motorradfahren einen Helm auf und sind entsetzt, wenn wir das Wort Gehirnerschütterung oder gar Gehirnoperation hören. Schädelbruch, Austritt von Gehirnmasse – das klingt dann erst recht nach einer üblen Beschädigung mit Lähmungs-, wenn nicht gar Todesfolge. Es ist gut zu wissen, daß schon die Ärzte der frühen Neuzeit, bei all ihrer Ignoranz über die Bedeutung der einzelnen Gehirnfunktionen, Heilerfolge bei solchen Verletzungen erreichen konnten. Ambroise Paré und Peter Uffenbach bezeugen zum Beispiel 1601 in ihrer *WundtArtzney oder Artzneyspiegel* (431 f.) folgenden Kasus: «Anno 1538, als ich in des Herren Polemarchi Monteiani Diensten war, hatte ich einen der Seinigen in meiner Cur, welchem, als er sich mit andern in dem Werffen übete, die Hirnschal auf der rechten Seiten seines Förderhaupts dermassen verwundet und durchgeworffen ward, daß ihme auch das Hirn einer halben Haselnussen groß herauß und auff die Erde sprang, welches, nach dem es mir fürkommen, ich also bald für eine tödtliche Wunden gehalten.» Doch kommt Paré zunächst nicht dazu, einen Heilungsprozeß wenigstens zu versuchen. Ein Kollege behauptete nämlich, was da aus dem Kopf getreten sei, müsse als Fett, nicht als Gehirnmasse betrachtet werden. Der Meister läßt sich freilich nicht beirren: Fett sollte im Wasser oben schwimmen und in der Nähe des Feuers schmelzen; doch diese Materie senkte sich in einem Wassergefäß zu Boden, und auf einer heißen Platte schrumpfte es wie Leder. Also bitte, Herr Kollege: nicht Fett, sondern Hirn! Alle Umstehenden gaben dem Herrn Paré bei dieser Demonstration «mit lauter Stimme Beyfall». Und nicht nur das, denn es «ist dieser Edelmann geheylet worden und wiederumb, ohne daß er die übrige gantze Zeit seines Lebens daub blieben, zu seiner Gesundheit gelanget».

Und so weiß denn auch der Herr Chirurg Guillaume Loyseau aus Bergerac in einer seiner Geschichten aus den *Observations* (31) Tröstliches für Gehirnverletzte zu berichten (man beachte dabei die kleinen Übereinstimmungen [Werfen, Haselnuß] mit dem von Paré geschilderten Kasus!): «In der Stadt Bergerac saß ein kleines Mädchen von vier oder fünf Jahren auf der Straße. Ihre Mutter war gerade beim Kegeln [«aux quilles»!], und schmiß die Kugel so hoch, daß sie auf das Mädchen fiel und ihm das linke Os parietale [‹Wand-Bein› am Vorderkopf] zerschmetterte. Aus den großen Fissuren [Rissen] trat im selben Augenblick Gehirnsubstanz wie geronnener Käse in der Größe einer Haselnuß aus. Die lebte aber noch lange und hatte drei Ehemänner; sie war die Tochter des Kapitäns La Palanque.» Da die Frau mit Namen genannt wird und die Geschichte in der Gascogne spielt (deren Einwohner wegen ihrer Aufschneidereien bekannt sind), dürfen wir die Wahrheit dieses Berichts ebensowenig in Frage stellen wie die Glaubwürdigkeit einer modernen Sage.

Auf diesen Kopf zielen freilich auch die Schläge der Bösewichter: Da oben ist der Mensch am verletzlichsten, die Gerichtsmediziner stoßen dort bei ihren Obduktionen auf die scheußlichsten Verwüstungen (W. Dürwald, 1990). Am Kopfe treffen ihn, nicht selten tödlich, Faust, Axt und Besenstiel oder gar ein spitzer Pflock, wie in der Geschichte der Israelitin Jael, die den Kananiter-Feldhauptmann Sisera in ihr Zelt lockte, um ihm dann, als er schlief, mit dem Hammer «einen Nagel von ihrer Hütte», sprich einen Zelthering, durch die Schläfe bis in die Erde zu schlagen (Ri 4, 21), was die ebenso tapfere Prophetin Debora kurz darauf voll Freude besingt (Ri 5, 24–27): «wie er sich krümmte, so lag er verderbet.» So eine Schläfenverwundung muß freilich nicht immer so unglücklich ausgehen. Der Basler Arzt Felix Platter (1536–1614) erinnert sich in seinem *Tagebuch* 1536–1567 (56 f.) an ein Unheil, das seiner Schwester widerfuhr: «Item daß meiner Muter Magt, alß sie im Garten hackt, meiner Schwester, der älteren Margretlin, den Karst mit den Zincken unversehens, alß es darzwischen geloffen, uf den

Kopff geschlagen, daß sy es fir todt ins Haus gedragen, daruß ein groß Geschrey ervolgt, jedoch hernach ohn Schaden geheilet worden». Und der Augsburger Stadtchirurg Joseph Schmid erzählt 1656 in seinem *Spiegel der Wund-Artzney* (45): «Es wurde ein Griech mit Namen Sciveus in einer Belägerung mit einem Pfeil in den Schlaff geschossen und von den Türcken gefangen, auch geheilet. Nacher 20 Jahren im Sommer, als er begehrte, sein Maul mit kaltem Wasser außzuwäschen, hat er offtermalen geniesset und groß Jucken in der Nasen befunden. Endlich ist ihm ein groß Stuck eines halben Fingers lang vom Pfeil mit einem eisernen Spitz hervorkommen, und hat man kein Zeichen einiger Wunden mercken mögen. Das thut die Natur vor sich selbst.»

Mancherlei Schläge scheint also dieser Kopf gutmütig ertragen zu können, aber die Natur oder der ungemein geschickte Augsburger Chirurg, der Hunderte von Hauptwunden heilte, sind leider nicht immer gleich so hilfreich bei der Hand. In Giambattista Basiles neapolitanischem Märchen von der *Myrtenfrau* (*Pentamerone* I, 2) stürzen sich die sieben wüsten Weiber auf die schöne Fee, ihre Nebenbuhlerin, «und dann klopften sie der Fee eine Keule über den Kopf und zersäbelten sie prompt in hundert Stücke, und jede nahm sich ihren Teil». Die Brüder Grimm, auch nicht faul, wenn es um die Beschreibung von Kopfverletzungen aller Art geht, lassen zum Beispiel «eine rechte Hexe» im *Liebsten Roland* (KHM 56) nachts ins Schlafzimmer der Töchter schleichen, «und dann faßte sie die Axt mit beiden Händen, hieb und hieb ihrem eigenen Kinde den Kopf ab». Wird das Haupt gar durch einen Henker von dem sekundären Teil Mensch: dem Rumpf, getrennt, dann bleibt der gesamte Körper zernichtet – ohne Lenkung, Leitung und Lust, ohne Laut, Licht und Luft: ohne Leben.

Die leidigen Kopfschmerzen

DAS ganze Haupt, schreiben Ambroise Paré und Peter Uffenbach 1601 in ihrem *WundtArtzney oder Artzneyspiegel* (262), bestehe aus 60, meistens aber aus 63 «Beinen», also einzelnen Knochen: «deren die Hirnschal viertzehen, das Angesicht viertzehen [...], die Zähne zwey und dreissig in sich begreiffen; achte auß den Beinen der Hirnschal sind ausserhalb, als das Bein der Stirnen, des Hinterhaupts, die zwey Beine des Vorderhaupts, die zwey Felßechtige [die ossa petrosa oder lapidosa, d.h. Schläfenbeine], der Untersatz (Basilare [auch: Grundbein]) und das Spongiosum oder Schwammechtige [os cribrosum: das Siebbein]. Die ubrige sechse aber sind innerliche und von den außwendigen verfasset [eingefaßt] als in den Ohren der Amboß, das Hemmerlin und Stegreiff [Steigbügel].» Und so fährt Paré fort mit seinen vierzehn Gesichtsknochen, wobei er unterstreicht, daß die Kinnbacken, die doch bei den «unvernünftigen Tieren» aus einem linken und rechten Teil bestehen, sich «in den Menschen aber so selten unterscheiden und sehen lassen, daß mir dieselbige wahrzunemmen bis dato noch nie wiederfahren können». Immerhin sind diese Beiß- und Kau-Knochen, Kiefer oder ‹mandibula› genannt, etwas Großartiges: Die Bezeichnung ‹maxilla› (inferior und superior) deutet auf eine Maxi-Eigenschaft hin. Es soll einen antiken Helden namens Kynegeiros oder Kynaigeiros gegeben haben, der in der Schlacht von Marathon, als ihm beide Arme schon abgeschlagen waren, ein feindliches Schiff der Perser mit den Kinnbacken festhielt. Wenn wir das nicht glauben sollten, sehen wir doch mit eigenen Augen hie und da Zirkusleute, die mit ihren Maxillen gewaltige Lasten packen oder halten können.

Doch auch wenn wir die Zahl der Schädelknochen kennen: vom Kopf haben wir dann noch nicht viel begriffen. Kopflos muß es zunächst erscheinen, wenn der riesige *Larousse médical* und andere medizinische Lexika das Stichwort ‹tête› nicht kennen (‹Kopf› ist, medizinisch gesehen, ein kaum brauchbarer, unpräziser Begriff; mit ‹Schädel›, ‹Hirn› und ‹Gesicht› und mit dem Hals-Nasen-Ohren-[Otorhinopharyngo-]Bereich läßt sich eher operieren), aber dieses Lexikon verweist doch wenigstens auf das Kopfweh, das diesen Körperteil, entsprechend seiner Sensibilitäten oder Sinnenfähigkeiten, oft genug plagt. Diese Caphaleen, Cephalalgien (zu griech. ‹cephalos›, Kopf und ‹algia›, Schmerz) oder die Migräne (auch: ‹Hemikranie›, zu ‹hemi›, zur Hälfte und ‹kranion›, Schädel), die heutzutage der Pharmaindustrie mit ihren Massenproduktionen von Analgetica (Schmerzfrei-Machern) die Kassen füllen, bereitete seit jeher den Ärzten Kopfzerbrechen und ließ sie mancherlei Heilmittel erfinden. So empfahl der katalanische Alchimist, Astrologe und Medizinmann Arnau von Villanova (Arnaldus Villanovanus, 1238–1312) um das Jahr 1300 im 74. Kap. seines Rezeptbüchleins *Thesoro de pobres* (Schatz der Armen), das im 16. Jahrhundert mehrfach gedruckt wurde, folgendes Mittel «para el dolor de la cabeça», wider das Kopfweh: «Gegen die Kopfschmerzen machst du dir folgendes Mittel: Zur Hälfte Speiseessig und zur Hälfte Rosen- oder Veilchenessig; das nimmst du morgens, bevor es dich bedroht; wird gut nützen, und das Kopfweh wird vergehen.»

Oftmals ließen sich allerdings Kopfweh oder gar anhaltende Schwindelanfälle nicht so einfach vertreiben, vor allem dann nicht, wenn sich ein fremdes Wesen innerhalb der Hirnschale zu schaffen machte: «Meister Claude Du Port, Chirurg in Chambéry, Hauptstadt von Savoyen, hat mir erzählt, er habe den Schädel einer verstorbenen jungen Frau eröffnet, die während ihrer Krankheit oft in Zuckungen verfallen war, manchmal gar einen epileptischen Anfall erlitt. Und da fand er nun in ihrem Kopf einen großen, noch lebenden Wurm, der die Hirnschale durchfressen hatte, um das Blut aus den Kapillarvenen des Diploë [die schwammige Materie zwischen den beiden Tafeln der Hirnschale] zu saugen, um sich zu ernähren» (G. Loyseau: *Observations*, 16).

Würmer im Kopf? Wir werden ihnen bei der Nase wieder begegnen, finden aber auch noch andere Belege für solche Kopfweh-Verursacher. Ein bemerkenswertes Vorbild für die ‹moderne Sage› von den Würmern, die sich aus der Kopfhaut oder den Wangen hervorkratzen lassen, liefert der aus Hilden bei Düsseldorf stammende Berner Wundarzt Wilhelm Fabricius (Fabry) in seinen mehrfach gedruckten *Chirurgischen Beobachtungen* (*Opera omnia*, 19). Der Sohn seines Onkels Theodor auf der Koulen in Hilden habe unter langanhaltendem Kopfweh gelitten, das zunächst mit einer kleinen Schwellung an der linken Schläfe begonnen hätte. Nach einiger Zeit habe sich der Schmerz über den ganzen Kopf ausgebreitet, sei aber linksseitig besonders stark geblieben. Schmerzhafte und fiebrige Zustände hätten dann schließlich zu einem Niesen geführt, bei dem ein Abzeß beim ‹Os cribrosum› (Siebknochen) aufgebrochen sei, der einen stinkenden Eiter hervorbrachte, «und mit diesem kroch gleichzeitig ein Wurm hervor, dessen Größe und Aussehen hier abgebildet ist. Danach fanden das Kopfweh und die übrigen Symptome ihr Ende. Das Geschwür wurde hernach mit einem Mittel [das Rezept ist beigegeben; es enthält neben Alaunwasser und verbranntem Alaun auch gestoßene Hirschhornasche] geheilt, dergestalt daß der Knabe völlig genas und noch manche Jahre lebte» – bis ihn dann eine Darmverschlingung aus dem Diesseits riß. Zum Beweis der Sache haben wir noch heute den in Holz geschnittenen behaarten und zehnfach segmentierten fetten Wurm vor uns – er ist 34 Millimeter lang!

Enthauptungen

MAN darf es den alten Hinrichtungspraktiken, bei denen der Kopf eines Delinquenten oder einer Delinquentin mit einem scharfen Werkzeug – vom Schwert bis hin zur Guillotine – vom Rumpf getrennt wurde, und der öffentlichen Zurschaustellung solcher Teilungen des Körpers in zwei ungleiche Hälften zuschreiben, wenn der Kopf als vom Leibe seziertes Einzelstück immer wieder in volkstümlichen Vorstellungen und in literarischen Darstellungen auftaucht. Enthauptungen – als nicht ehrverletzende Strafen – wurden, wie Richard van Dülmen 1988 gezeigt hat, bis zum Ende des 18. Jahrhunderts in Gegenwart von Tausenden von Zuschauern und Zuschauerinnen als öffentliche Rituale zelebriert, die teilweise Volksfesten vergleichbar waren. Die Enthauptung einer so bedeutenden Persönlichkeit wie des englischen Königs Charles Stuart (Karl I.) und seiner Minister vor dem Banquet House (1649) konnten nicht nur die Londoner direkt sehen; den kontinentalen Europäern wurde dieses Schauspiel, über die Vermittlung eines niederländischen Journalisten, in Flugblättern nahegebracht, die von Peter Aubry in Straßburg illustriert worden waren. Da sieht man den Henker auf dem Blutgerüst, wie er das abgeschlagene Haupt des Königs in die Luft hebt!

Bei solchen Exekutionen hatte der Scharfrichter die nicht einfache und die von ihm nicht immer glücklich vollzogene Aufgabe, den Armen Sünder «mit dem Schwert vom Leben zum Tod hin[zu]richten, also daß er ihm soll abhauen sein Haubt und aus ihm in einem Schlag zwei Stücke machen, daß zwischen Haubt und Leib mag passiren frei ein Wagenrad». In Frankfurt am Main wurden zwischen 1562 und 1696 insgesamt 92 Männer und 16 Frauen, in Nürnberg im Laufe des 17. Jahrhunderts 122 Männer und 61 Frauen mit dem Schwert hingerichtet; das heißt: In einer großen Stadt konnten die Einwohner mindestens einmal pro Jahr einen vom Leibe getrennten Menschenkopf sehen oder doch wenigstens davon erzählen hören. Denn nicht immer war mit dem Enthauptungsschlag auch das Leben des zweigeteilten Delinquenten beendet. Der Protestant Caspar Goldwurm erzählt in seinem *Kirchenkalender* von 1559 unter dem 23. April von dem 1528 hingerichteten protestantischen Märtyrer Georg Schörer von Saalfelden: «Als er aber enthauptet ist worden und auf den Bauch gefallen, ist er so lang gelegen, bis einer hätt können ein Ei essen, hat sich der Körper erst gemach umgewandt auf den Rucken, den rechten Fuß über den linken geschlagen. Darüber hat sich jedermann, auch die Obrigkeit selbst verwundert und haben den toten Körper nicht verbrannt, sondern ehrlich begraben.»

Und solche Erzählungen blieben, unter dem Eindruck des Schrecklichen, sicherlich nicht beim bloß Faktischen, nämlich den Zuckungen des Körpers nach dem Abtrennen des Kopfes stehen. Bei einer Hinrichtung in Sées in der Normandie im November 1561, so berichtet 1564 der französische Prodigienschreiber Jean de Marconville, seien dem Geköpften Flammen und Rauch aus dem Schädel geschlagen. François Rosset, mit seinen *Histoires tragiques* (erstmals 1614, dann noch in mindestens 40 weiteren Auflagen erschienen) einer der Erfinder der Kriminalgeschichten, schildert die Hinrichtung der Marschallin D'Ancre (Eleonora Dori-Galigaï, bei Rosset: ‹Dragontine›), die im Zusammenhang mit der Liquidierung ihres Gatten Concino Concini D'Ancre (Paris 1617) der Hochstapelei und Zauberei angeklagt war, mit folgendem Detail: «[...] einige Leute stürzten sich, von heißer Vaterlandsliebe angestachelt, auf diesen von ihrem Leibe getrennten Kopf und spielten damit lange Zeit ‹à la pelote› [also wie mit einem Ball], während man die anderen Glieder auf einen großen brennenden Scheiterhaufen warf». Gewiß haben auch ältere Texte, die Bibel und die Heiligenlegenden, an dieser Popularität von vereinzelten Menschenköpfen mitgewirkt: Auf zahlreichen Bildern sah und sieht man/frau den Kopf des heiligen Johannes des Täufers: Die schöne und im Tanzen tüchtige Salome, Tochter der Herodias (der Schwägerin und Geliebten des Herodes) hatte ihn abtrennen und in eine Schau-Schale legen lassen, weil der Prophet ihrer sündhaften Mutter moralische Vorhaltungen gemacht hatte: «Und sein Haupt ward hergetragen in einer Schüssel, und dem Mägdlein gegeben; und sie brachte es ihrer Mutter.» (Mt 14, 11). Gegen Ende von Oscar Wildes Tragödie *Salomé* (1893) läßt sich (wenn der Regisseur denn so will) das Haupt des Jokanaan vom Henker auf einem silbernen Schild auf die Bühne tragen. Salome kann es dann bei den Haaren packen (Herodes verbirgt indessen sein Gesicht in seinem Mantel, Herodias lächelt und fächelt sich, die Nazarener fallen auf die Knie und beten) und sprechen: «Ha, du wolltest es nicht leiden, daß ich den Mund dir küßte, Jokanaan. Nun, denn, so küsse ich ihn jetzt. Mit meinen Zähnen will ich ihn beißen, wie frau in eine reife Frucht beißt. Ja, ich will deinen Mund küssen, Jokanaan. Ich sagte es – habe ich es nicht gesagt? Ich habe es gesagt! Ha!, so will ich ihn jetzt küssen!» Wie oft die nekro-erotische Szene je auf den Brettern vorgeführt wurde (und mit welcher Art von Wachskopf?), vermag der hier Schreibende nicht zu sagen.

Heilige Häupter! Insbesondere die Autoren von Heiligenlegenden wurden nicht müde, das An- und Abhacken von frommen Köpfen ausführlich zu schildern. So wandelte der Bischof Dionysius (Saint Denis) von Paris zu seiner letzten Ruhestätte im Norden der Stadt mit seinem Haupt unter dem Arm. Da der heilige Märtyrer (sein Namenstag ist der 9. Oktober) zu den Vierzehn Nothelfern gehört (er hilft dann konsequenterweise gegen Kopfweh, obwohl Halsweh passender wäre), ist ein abgeschlagener Kopf jedem braven Katholiken auch von dieser Seite her ein vertrauter Anblick. In Zürich trugen gleich drei Heilige: Felix, Regula und ihr Diener Exuperantius (11. September) ihre Köpfe fünfzig Schritte weit auf den nächsten Hügel über der Limmat. Wer mehr solcher Häupter in heiligen Händen sucht, findet sie in den Heiligenlexika und auf nicht wenigen katholischen Barockaltären: so Alban, Firmin, Just, Placidus (die Bündner verehren ihn noch heute), Valerian oder Victor (von Solothurn und Genf). Insgesamt soll es etwa achtzig heilige Kopfträger gegeben haben. Die Legendenforscher fassen diese unter dem entsprechenden Begriff der ‹Kephalophoren› zusammen.

Doch damit nicht genug. Die Heiligenlegenden des 19. Jahrhunderts liefern uns weitere Enthauptungsdetails. «Der Scharfrichter», so schreibt der badische Katholik Alban Stolz (1895, IV, 458) bei der Vita der heiligen Cäcilia (22. November), «führte drei Streiche in den Hals, ohne daß der Kopf ganz getrennt wurde. [...] Die Christen sammelten ihr Blut mit Tüchern und Schwämmen. Nach drei Tagen aber, während welcher Cäcilia nicht müde wurde, die zulaufende Menge zu lehren und im Glauben zu befestigen, gab sie betend ihre kostbare und heilige Seele in die Hand des lebendigen Gottes. Papst Urban begrub nachts ihren glorreichen Leib». Geköpft wird bei Stolz auch die heilige Katharina (25. November), «und die Sage geht, daß Milch statt Blut bei der Enthauptung geflossen sei» (IV, 481 f.); geköpft wird, in der Legende des heiligen Roman (18. November), ein Kind, das der Heilige zu seinem Glaubenszeugen erklärt; dieser kleine Junge wird gefoltert, gegeißelt bis aufs Blut; Roman und die Mutter des Kindes sehen das mit Freude an, und schließlich wurde «das Kind durch seine eigene Mutter hergetragen, und als der Henker es ihr abverlangte, reichte sie es hin, ohne zu weinen; sie gab ihm nur noch einen letzten Kuß [und] sang einige Psalmverse, dann breitete sie ihre Hände und ihre Schürze aus, um sein Blut und seinen Kopf aufzufassen.» (IV, 413 f.)

Stolzens heiliger Monat beschert uns noch einen vierten abgeschlagenen Kopf: den des heiligen Edmund (20. November), eines Märtyrers, der zunächst einmal tüchtig «geknebelt», «geschlagen», «an einen Baum gebunden», «auf das grausamste gegeißelt», «gestochen» und mit Pfeilen beschossen wird (er sah dann aus «wie ein Igel»), bis der «zerfleischte, halbtodte König» sich freudig gerade hinstellen darf, und dann «trennte der Scharfrichter mit einem einzi-

gen Hieb sein Haupt vom Leibe» (IV, 440f.). Brave deutsch-
katholische Kultur! Wenn man seine Novemberköpfe hoch-
rechnet, dann arbeitet Stolz in diesem Legendenbuch – einem Bestseller des späten 19. Jahrhunderts – mit einem
halben Hundert abgehauener Häupter.

Köpfe als Protagonisten

HEILIGENLEGENDEN sind Vorbildliteratur. So torkeln denn
die Köpfe lebhaft, um nicht zu sagen: lebendig, auch
durch die profanen europäischen Textsorten, und die kopflos gewordenen Menschen tun so, als seien sie ohne ihr
Haupt so tüchtig wie mit demselben. Einen weltlichen Kopfträger finden wir in der Sage von dem Seeräuber Klaus Stör-
tebecker, der nach seiner Enthauptung an seinen Kameraden vorbeiging, um sie vor derselben Strafe zu bewahren. In
dem abenteuerreichen Renaissance-Epos *Orlando furioso*
(XV, 84–87) des Ludovico Ariosto kann der Zauber-Räuber
Orrilo, der an der Nilmündung lebt, auch ohne diesen Körperteil herumlaufen, wenn es ihm abgeschlagen wird; er
sucht dann seinen Kopf und setzt ihn sich wieder auf. Mancher müde Mensch wünschte sich, er könnte sein unruhvol-
les Haupt des Nachts beiseitelegen, um es nach einem er-
quickenden Schlaf wieder aufzusetzen.

In den Schauerromanen des späten 18. und frühen
19. Jahrhunderts blühen dann die phantastischen Horror-
und Terrorvorstellungen von rollenden Köpfen richtig auf.
Dieses Haupt-Requisit der englischen Gothic Novels faszi-
nierte zum Beispiel auch den von Hinrichtungsszenen und
Justizopfern begeisterten Franzosen Jules Janin (1804–
1874), der uns in seinem *Ane mort* (‹Der tote Esel und die
guillotinierte Frau›, 1829) auch die *Memoiren eines Gehenkten* (Kap. 14) vorführt, worin der Held seine letzten Minuten
vor der Aufknüpfung (die selbstverständlich fehlschlägt) erzählt: «Ohne zu zittern ging ich auf die Leiter zu, und ich
wollte mich schon gänzlich ergeben, da ließ mich ein Blick
auf meinen Sarg zwei Schritte zurückweichen: Aber der
Sarg da ist doch nicht groß genug, um meinen ganzen Körper aufzunehmen, stieß ich hervor; ich lasse mich nicht

drankriegen, wenn nicht ein Sarg hergeschafft wird, der meine Maße hat! Und ich nahm einen so entschlossenen Blick an, daß der Hauptmann der Sbirren zu mir trat: Mein lieber Sohn, sagte er zu mir, Ihr hättet sicher Grund genug, Euch zu beklagen, wenn denn dieser Sarg Euren ganzen Leichnam fassen müßte. Aber weil man Euch im ganzen Land kennt, haben wir beschlossen, Euch nach Eurem Tode den Kopf abschneiden zu lassen und ihn auf dem höchsten Punkt unserer Festung zur Schau zu stellen.»

Die Schrecken der Französischen Revolution werden also literarisch auf Dauer gestellt und in ganz Europa ausgebreitet. Folglich kommen denn auch die deutschen Romantiker nicht ohne «Weg mit dem Kopf!» aus, wie die tyrannische Herz-Königin in Lewis Carrolls *Alice's Adventures in Wonderland* (1865) immer dann voller Wut schreit, wenn ihr jemand mißbehagt. In dem berüchtigten Märchen *Fitchers Vogel* der Brüder Grimm (KHM 46) ist es eine Art von Blaubart, der, als Bettler verkleidet, Mädchen stiehlt und sie dann in seinem Palast schlachtet, weil sie ein verbotenes Zimmer, die Blutkammer, betreten haben: ««Bist du gegen meinen Willen in die Kammer gegangen›, sprach er, ‹so sollst du gegen deinen Willen wieder hinein. Dein Leben ist zu Ende.› Er warf sie nieder, schleifte sie an den Haaren hin, schlug ihr das Haupt auf dem Blocke ab und zerhackte sie, daß ihr Blut auf dem Boden dahinfloß. Dann warf er sie zu den übrigen ins Becken.» Am Ende wird dann noch von der dritten Braut ein «Totenkopf mit grinsenden Zähnen» geschmückt und bekränzt und, wie oben bei Jules Janin schon gesehen, «zur Schau gestellt»: die junge Frau «trug ihn oben vors Bodenloch und ließ ihn da hinausschauen». Der in die Apfelkiste rollende Kinderkopf im Märchen *Von dem Machandelboom* (KHM 47) wird dem «lüttje Jung» von der Mördermutter mit einem Tuch wieder an den Hals gebunden, aber dann kriegt der Kleine von seiner Schwester eine Ohrfeige; so fällt denn «de Kopp» abermals herunter und wird mit dem zerhackten Körper in «Swartsuhr» (Schwarzsauer) gekocht. Was soll man zu solch grausigen Szenen sagen? Eine Generation später trafen sie schon nicht mehr den Geschmack des biedermeierlichen Publikums. Als Franz Grillparzer am 11. Oktober 1832 in dem Roman *Sous les Tilleuls*

(Unter den Linden) von dem damals viel beachteten Alphonse Karr (1808–1890) las, stieß er auf «Inkohärentes, Outriertes» und notierte weiter in sein Tagebuch: «Ohne Not abscheulich die Szene mit dem Sterbenden, der den Helden des Romans anfaßt und, von ihm zurückgeschleudert, den Kopf am Boden zerschmettert. Pfui!» Also noch einmal: Pfui!

Doch sind die Brüder Grimm nicht die einzigen deutschen Märchendichter mit Kopfjägerphantasien. In Wilhelm Hauffs *Geschichte von der abgehauenen Hand* (1826) erhält der Arzt Zaleukos aus Konstantinopel in Venedig von einem geheimnisvollen Fremden den seltsamen Auftrag, seiner soeben verstorbenen Schwester Bianca das Haupt vom Rumpfe zu trennen; er müsse diese Reliquie seinem Vater bringen. Lassen wir Hauff, weniger grobschlächtig als die Grimms, selbst erzählen: «Ich packte meine Messer, die ich als Arzt immer bei mir führte, aus und näherte mich dem Bette [der Toten]. Nur der Kopf war von der Leiche sichtbar, aber dieser war so schön, daß mich unwillkürlich das innigste Mitleiden ergriff. In langen Flechten hing das dunkle Haar herab, das Gesicht war bleich, die Augen geschlossen. Ich machte zuerst einen Einschnitt in die Haut, nach der Weise der Ärzte, wenn sie ein Glied abschneiden. Sodann nahm ich mein schärfstes Messer und schnitt mit *einem* Zug die Kehle durch. Aber welcher Schrecken! Die Todte schlug die Augen auf, schloß sie aber gleich wieder, und in einem tiefen Seufzer schien sie jetzt ihr Leben auszuhauchen. Zugleich schoß mir ein Strahl heißen Blutes aus der Wunde entgegen.» Zaleukos verliert nach dem darauffolgenden Mordprozeß zwar eine Hand und mit dieser Abschneidung eines Teils des eigenen Körpers die Möglichkeit, seinen Beruf auszuüben, gewinnt aber später in Konstantinopel durch den fremden Auftraggeber große Reichtümer. Die fesselnde Kriminalgeschichte bleibt letztlich ohne Auflösung ihres zentralen Geheimnisses.

In desselben Dichters *Zwerg Nase* (1827) verwandelt die alte Zauberin die auf dem Markt erstandenen und von Jakob in ihr Haus getragenen sechs Kohl-Köpfe (man beachte: ‹Kappes› oder ‹Kabis› gehört zu lateinisch ‹caput›, ‹capites› = Kopf, Köpfe!) in Menschenköpfe (sie «sind nicht so leicht, nicht so leicht», sagt die Alte – in der Tat, ein Menschenkopf wiegt seine sechs bis acht Kilo!), und weil ihr der Junge nicht gleich Glauben schenkt, «deckte [sie] den Deckel des Korbes auf und brachte einen Menschenkopf hervor, den sie am Schopf gefaßt hatte. Der Kleine war vor Schrecken außer sich, er konnte nicht fassen, wie dies alles zuging, aber er dachte an seine Mutter; wenn jemand von diesen Menschenköpfen etwas erfahren würde, dachte er bei sich, da würde man gewiß seine Mutter dafür anklagen.»

Menschenköpfe im Einkaufskorb – ein Fall für den Richter? Hauff hatte offenbar einen juristischen Kasus in seinem Kopf, der im 16. und 17. Jahrhundert in der Kriminalliteratur Furore machte. Pierre Camus, Bischof von Belley (einem freundlichen Städtchen im heutigen Département Ain) erzählt 1630 in seinen *Spectacles d'horreur* (Schauspiele des Schreckens) unter dem Titel *Les trois testes* (Die drei Köpfe) von einem seltsamen Mordfall aus «Osembruc». Ein Wegelagerer hatte bei Hamburg und Lübeck mehreren Leuten die Kehle durchschnitten. In Osnabrück kauft er in einer Metzgerei drei Kalbsköpfe und steckt sie in ein Einkaufsnetz. Die Leute auf der Straße erblicken jedoch in diesem Netz Menschenhäupter. Der Mörder wird «gefänglich eingezogen», man identifiziert die Köpfe, die je zu einem Ermordeten aus Osnabrück, Lübeck und Bremen gehören. Auf der Folter bekennt der Kerl seine Mordtaten, und er wird enthauptet. Doch kaum ist er tot, da verwandeln sich die drei Häupter wieder in Kalbsköpfe. Ein vergleichbarer Fall von Kopf-Verwandlung und -verwirrung findet sich mehrfach in der Exempelliteratur des 16. Jahrhunderts: Ein Wirt hatte einst einen reichen Gast seines Hauses wegen dessen Geld umgebracht. Später gelangte er in seiner Stadt zur Würde eines Ratsherrn. Eines Tages trägt ihm seine Frau einen zubereiteten Kalbskopf als Mahlzeit auf. Der Ratsherr erblickt in dem Tierkopf den Schädel seines früheren Opfers, geht in sich und klagt sich selbst vor dem Rat des Mordes an.

Rollende Köpfe

Es nimmt nicht wunder, daß die populäre Phantasie, die vor allem in Sagen und Märchen ihren Ausdruck findet,

immer wieder auf die abgeschnittenen Köpfe der Hinrich-
tungsfakten und der Legendenfiktionen zurückgreift, um
noch mehr Köpfe durch die Welt zu kugeln. Georg Büchner
läßt seinen *Woyzek*, wie er mit dem Andres im Gebüsch
Stöcke schneidet, ganz knapp ein solches Phantasie- und
Schreckstückchen andeuten: «Ja, Andres; den Streif da über
das Gras hin, da rollt Abends der Kopf, es hob ihn einmal einer auf, er meint' es wär' ein Igel. Drei Tag und drei Nächt –
und er lag auf den Hobelspänen. (*leise*) Andres, das waren
die Freimaurer, ich hab's, die Freimaurer, still!» (*Werke*. Hg.
R. Lehmann. München 1974, 168).

So rollt «es» denn auch nicht gerade selten und ganz ohne
Freimaurer durch die Gehölze des deutschen Märchens (es
muß in der Tat auffallen, daß Schädel oft in Zusammenhang
mit Holz und Holzverarbeitung genannt werden). In
Grimms *Märchen von einem, der auszog, das Fürchten zu ler-*
nen (KHM 4) wird in der zweiten Grusel-Nacht mit «neun
Totenbeinen und zwei Totenköpfen» Kegel gespielt; in der
dritten Nacht erscheinen sechs Männer, die eine Totenlade
mit einer Leiche hereintragen; und da ist dann auch von einer Drechselbank die Rede, auf welcher der Held Schädel zu
Kugeln dreht. Gleich im übernächsten Märchen vom *Treuen*
Johannes zieht der König «sein Schwert und hieb mit eigener Hand den [seinen!] Kindern den Kopf ab». Gut, daß der
Johannes als Wundertäter diese Kinderköpfe «mit ihrem
Blut» wieder ankleben kann! Ein ebenfalls bemerkenswertes Beispiel dieser Art wurde von den Brüdern Grimm nicht
in ihre *Kinder- und Hausmärchen* von 1812/15 aufgenommen; es findet sich unter ihren von Heinz Rölleke 1975 veröffentlichten Manuskripten unter dem Titel *Mährchen von*
Fanfreluschens Haupte, das wiederum auf einen romantischen, und dieser auf einen altfranzösischen Schauerroman
zurückgeht. Darin schlägt ein Ritter einem Zauberer den
Kopf ab und «so ergriff das Haupt die Flucht u. hüpfte u.
sprang vor dem Ritter her. Wenn er mit Steinen danach warf,
so parirte es aus, u. den Koth wischte es säuberlich von sich
ab. Sie kamen an einen Fluß [...]. Da fing das Haupt an zu
schwimmen u. zu rudern bis ans andere Ufer. Schon
während des ganzen Wegs hatte es große Flecken Blut auf
der Strase gelaßen, u. jetzt bezeichnete ein langer blutiger

Streif seinen Lauf durchs Waßer. Der Ritter überlegte also bei sich, daß er hieran als des Mordes Thäter leicht entdeckt werden [...] könnte, ließ es daher laufen u. kehrte um. Aber sogleich schwamm das Haupt herüber und setzte seinerseits, hüpfend und springend, dem Ritter nach.» Schließlich muß der Ritter, ach des Treibens müde, das tote Haupt umarmen, und dabei beißt es ihn in die Nase und klammert sich fest an ihn.

Welches deutsche Kind fürchtet sich nach so viel Grand-Guignol-Theater noch vor abgetrennten Köpfen? Vielleicht lassen sie sich ja auch wieder, wie beim *Treuen Johannes*, an den Rumpf heften? Mehrfach wird in Volkserzählungen von einem solchen Zauberwerk erzählt (Mot. E 783.1: *Head cut off and successfully replaced*), wie es in ähnlicher Form vor allem im 16. und 17. Jahrhundert als teuflisches Illusions-Kunststück von sich reden machte: In Deutschland erzählen unter anderen Augustin Lerchheimer (*Christlich Erinnerung und Bedenken von Zauberei*, 1585 und öfter) und nach ihm die *Historia von D. Johann Fausten* (1587) von Zauberern, die Köpfe abschneiden und wieder anheilen konnten. In Frankreich karikiert Philippe D'Alcripe (Le Picard) 1579 (und in Deutschland wiederum Hans Wilhelm Kirchhof in seinem *Wendunmuth*) das Thema: Ein von Räubern überfallener Kerl heftet sich bei starkem Frost den abgeschnittenen Kopf mit einer Nadel an, doch als er sich zu Hause schneuzt, reißt er sich sein aufgetautes Haupt wieder ab, wirft es ungewollt in das Kaminfeuer und stirbt dann, ohne es selbst zu merken.

Doch das Wiederanheften eines abgehauenen Hauptes hat seine Tücken! Das Motiv des umgekehrt aufgesetzten Kopfes (Mot. E 12.2; Mot. E 34), von der älteren Forschung (S. Singer, 1940) germanisch-einäugig auf «nordische Sagas» zurückgeführt, ist schon in der (auch in Italien wohlbekannten) mittelalterlichen lateinischen Exempelliteratur (z. B. der *Compilatio singularis exemplorum*) nachweisbar und taucht in der italienischen Märchenliteratur erstmals (und das schon 1550/53!) bei Gianfrancesco Straparola (IV, 5) auf: Flamminio zieht aus, den Tod (‹la morte› = die Tödin) zu suchen und findet schließlich eine alte, hagere, häßliche Frau, die sich ‹la vita› (das Leben) nennt und bereit ist, ihm den Kopf abzuschneiden und diesen mit Hilfe von Salben wieder aufzusetzen – aber das macht sie dann allerdings falsch herum. Als nun der Junge seinen scheußlichen Hintern sieht, bittet er, völlig verstört, die Alte, ihn noch einmal zu enthaupten, aber ihn anschließend in seinen ursprünglichen, rechten Zustand zu versetzen. Tod und Angst hat er nach seiner Wiederherstellung zur Genüge kennengelernt, und er kehrt, auch von seiner Todessucht vollständig geheilt, nach Hause zurück.

Diese Novelle findet sich dann wieder in einem toskanischen Märchen des 19. Jahrhunderts vom *Giovannino ohne Furcht* (R. Schenda: *Märchen aus der Toskana*), und da kommt abermals Holz zu Holze, allerdings bei einem zweiten Versuch ohne glückliches Ende: «Da sagte der älteste Schreiner: ‹Tüchtig, tüchtig! Aber ich möchte doch wetten, daß du diese Operation nicht ein zweites Mal mit dir machen läßt.› – ‹Doch!› – ‹Nein.› Na, schließlich legte Giovannino seinen Kopf noch einmal hin, und die schneiden ihn mit der Säge an derselben Stelle noch einmal ab. Aber anstatt ihn wieder nach vorne anzumachen, klebten sie ihm den Kopf, sei's aus Schabernack oder aus Versehen, mit dem Gesicht nach hinten an, so daß Giovannino seinen Arsch sehen konnte. Man sagt doch, daß wenn einer seinen Arsch sieht, daß er vor Angst sterben muß. Und so ging es auch unserem Giovannino, der doch nie vor nichts Angst gehabt hatte: Wie er in die verzwickte Lage kam, seinen Arsch sehen zu müssen, da stürzte er stocksteif und tot zu Boden, und so endeten alle seine Heldentaten in dieser Welt» (S. 165).

Bei einer solchen Masse von Rollköpfen und Köpferollern kann die Parodie auf dieses besondere Genre auch in der ‹hohen› Literatur nicht lange ausbleiben. Sie findet sich zum Beispiel 1836 in den *Pickwick Papers* des Charles Dickens (Kap. 2) in einer der verrückten Telegrammgeschichten des Mr. Jingle: «‹Köpfe, Köpfe, Achtung auf eure Köpfe›, schrie der beredte Fremde, als sie unter den niedrigen Torbogen gerieten, der zu der damaligen Zeit den Eingang zum Kutschenhof bildete. ‹Schrecklicher Platz – gefährliche Bauart – neulich fünf Kinder – Mutter – hochgewachsene Dame, aßen gerade Sandwiches – dachte nicht an den Torbogen – Krach – Schlag – Kinder drehn sich um – Mutters Kopf ab –

Sandwich noch in der Hand – kein Mund zum Reinstecken – Kopf einer ganzen Familie weg – shocking, shocking! –.»›

Vorbei ist nun heute die Zeit (zumindest in unseren Breiten – wenn es wahr ist!) der öffentlichen Enthauptungen, fast vergessen auch die abendlichen Zusammenkünfte, bei welchen solche Schauergeschichten von rollenden Köpfen erzählt wurden. Höchstens in Wachsfigurenkabinetten, sollte man meinen, spuken noch kopflose Gestalten herum. Doch nach wie vor werden über Menschen ohne Kopf die tollsten modernen Sagen veröffentlicht. Zwei Beispiele müssen genügen; das eine wurde dem Verfasser erst kürzlich bei einem Familienfest als eine wahre Begebenheit aus deutschen Landen erzählt: Da habe ein Motorradfahrer einen Laster überholen wollen; in diesem Augenblick rutscht eine Blechplatte von der Ladefläche und schneidet dem Motorradmann den Kopf ab. Doch habe dieser, so wird dabei glaubhaft versichert, den Überholvorgang noch ruhig, wenngleich kopflos, zu Ende gebracht und sei erst dann vor dem Lastwagen von seinem Zweirad gestürzt. Nun: Die Geschichte ist, wie alle modernen Sagen, international schon lange bekannt und mehrfach, zum Beispiel auch in Italien als echt italienisch (C. Bermani: *Il bambino è servito*, Bari 1991, 172), gedruckt worden. Und so darf man auch die zweite Erzählung dieser Art (mitgeteilt von Volker Knierim in: *Fabula* 26 [1985] 234 f.) als eine gut erfundene und deshalb weit verbreitete Horrorgeschichte bezeichnen: «Ein Paar fährt mit seinem ‹Käfer› durch die finnische Wildnis. Gegen Abend will [der Mann] aussteigen, um irgend etwas genauer sehen zu können. Vorher aber warnt er seine Freundin [...], das Auto fest verschlossen zu halten und es auf keinen Fall zu verlassen. Darauf verschwindet er [...] in der Wildnis. Die Frau wartet und fängt allmählich an, sich zu fürchten, zumal rund um das Auto und vom Wagendach herab seltsame Geräusche zu hören sind, die in ein monotones Klopfen übergehen. Irgendwann am nächsten Tag erscheint die rettende Polizei. Man bedeutet der verwirrten Frau, das Auto zu verlassen und sich dabei keinesfalls umzusehen. [Sie] blickt sich aber doch um und ist entsetzt: Auf dem Dach des ‹Käfers› sitzt ein verwilderter Waldmensch, der den abgerissenen Kopf ihres Freundes in Händen hält.

Der Waldmensch wird dann als entlaufener Irrer erklärt, dem der Freund des Mädchens nachgegangen war.» In einer anderen Variante passiert das Unheil in Pakistan, und das Opfer ist nicht der Mann, sondern die Partnerin: «Als er zurückkommt und die Wagentür öffnet, rollt ihm der abgeschlagene Kopf seiner Freundin entgegen».

«Da rollt Abends der Kopf», sagte Woyzek zum Andres. Er rollt also heute noch.

Kopf-Karikaturen und physiognomische Irrtümer

DIE Beschäftigung mit dem Gesicht des Menschen hat für die alten Ärzte zunächst einmal nichts mit Ästhetik oder Spuren der Geistigkeit zu tun. Das Gesicht ragt mit seiner verletzlichen Natur in die dräuende Kultur hinein oder hinauf; es trägt mit zunehmendem Lebensalter immer mehr Gerb- und Kerbspuren äußerer Einwirkungen, verrät dem Menschenkenner verdeckte Probleme oder muß bei Verletzungen von einem Heiler zu natürlicher Ordentlichkeit zurückgeführt werden.

So sollen, nach alten Berichten, an manchen Mannes Stirne, wie einst beim alten Moses, Hörner gewachsen sein. Man mag das bezweifeln; nicht zu leugnen ist jedoch, daß dieser Kopfteil ein beliebter Nährboden für Beulen ist, welche sich bilden, wenn das Haupt einen Schlag oder Stoß erleidet. Wir erinnern uns gerne, wie solche Beulen von der Mutter behandelt wurden: sei es mit Segenssprüchen, einem kalten Messerblatt oder mit beidem – das Unheil ging schnell vorüber. Herr Loyseau, unser Chirurg aus Bergerac, machte bei der Heilung einer apfelgroßen Beule, die ein François de Beauregard, Wirt zu den drei Kaninchen in Bergerac, lange mit sich herumgetragen hatte, eine seltsame Entdeckung: Er habe diesen Auswuchs gerne entfernt, doch dabei gedacht, es handle sich um ein Atheroma (Geschwulst unter der Kopfhaut) oder ein Steatoma (Speck-Gewächs), «aber ich fand daß es nur festes Fett war» (G. Loyseau: *Observations*, 1617, 38). Rasch zu heilen waren auch Verrenkungen der unteren Kinnlade, etwa so: «Wenn durch allzustarkes Jähnen oder unmässiges Lachen der innere Kinnbacken verrenckt wird, so gieb einem nur eine derbe Maultasche, damit wird ihm am besten gedient sein.» Das empfiehlt uns der Eisenacher Physicus Christian Frantz Paullini (1643–1712) in seinem schlagfertigen *Flagellum Salutis* (49), und er weiß auch gleich diese und jene passende Geschichte, etwa die aus Bevern von dem Jungen mit der ausgerenkten Kinnlade, dem der Bader Henning Kleinschmiedt aus Höxter «eine redliche Maulschelle» versetzte, so daß «alles seine Richtigkeit» bekam und der Heiler «seine Zeche verdient».

Zunächst einmal ist bei solchen medizinischen Beobachtungen weder von schönen hohen Stirnen, die Intelligenz verraten, noch von feisten Doppelkinnen die Rede, welche von fortgesetzt reichhaltigen Speisenfolgen und damit einer gewissen Lüsternheit Zeugnis geben sollen. Doch ist die Ableitung menschlicher Charaktereigenschaften aus den Gesichtszügen keineswegs eine Erfindung des empfindsamen Schweizer Pfarrers Johann Kaspar Lavater (1775/78). Schon um 1530 hatte der Bologneser Arzt Bartholomäus Coclitus (oder Cocles) ein Büchlein über die «Phisonomei» geschrieben und darin gezeigt, wie man «eines jeden Menschen Art, Natur und Komplexion aus Formierung und Gestalt des Angesichts, der Glieder und allen Gebärden» erlernen könne. Als Panurge, der heiratslüsterne, aber auch zögernde Held in François Rabelais' *Tiers Livre* (1546, Kap. XXV), beim «Her Trippa» (einem Gemisch aus den deutschen Gelehrten Trithemius und Agrippa von Nettesheim) vorstellig wird und ihn um Rat ersucht, da sagt ihm der deutsche Wahrsager weise ins Gesicht: «Du hast die Metoposkopie [der Stirne Aussehen] und die Physiognomie eines betrogenen Kuckucks [‹coqu›], ja ich möchte sagen, eines geschändeten und entehrten Hahnreis.» Diese ehrenrührige Antlitz-Analyse und düstere Prophetie (und andere prophetische Weisheiten aus Her Trippas Munde mehr) behagen dem Freier freilich ganz und gar nicht, und so zieht er zum Bruder Johann weiter, der ihm optimistischere Voraussagen auf das Eheleben liefert.

Die physiognomische (die [menschliche] Natur deutende) Abschilderung dient freilich zunächst einmal der Ka-

rikatur – insbesondere der überladenen Darstellung von Bösewichtern, wie wir sie von den gemalten Szenen der Geiße-
lung Christi aus dem Spätmittelalter mit ihren abscheulichen Folterknechten kennen; sie dient dann aber auch der
Kennzeichnung der Fastnachts- und anderer Narren und
Schelme. In seinem *Politischen Bratenwender* von 1682 (Hg.
D. Gutzen. München 1984, 146 f.) beschreibt etwa der Öster-
reicher Johann Beer (1655–1700) seinen Küchenlehrling-
Helden Schmutzküttel folgendermaßen: «[…] ich hatte eine
kurze Nase wie ein dänischer Wasserhund; mit einem Auge
sah ich gegen die Nasenspitze, mit dem andern auf den linken Ellenbogen. Die obere Lippe ging mir zwei gute Finger
über die untere, und ich war so pockengrübig, daß, wenn
man mir eine Kanne Bier ins Gesicht gegossen hätte, würde
ohne Zweifel ein gutes Nösel [Glaserl] darinnen sitzen geblieben sein. Über dieses hatte ich ein paar Nasenlöcher fast
größer als das Schreibzeug in der Hofkanzlei, aus welchem
meine Bestallung geschrieben worden, und was noch das
meiste, so konnte ich meine Gosche auf tausenderlei Art
und Manier wie eine Fuhrmannstasche hin- und herziehen.
Auf der linken Seite stunden mir zwei Zähne hervor wie einer wilden Sau, und meine Haare machten denjenigen, welcher mich noch nicht gesehen, leichtlich glauben, daß ich
eine Igelhaut statt eines ledernen Mützleins aufgesetzet.»
Bald wie ein Hund, bald wie ein Schwein oder ein Igel,
schielend, plattnasig, krummäulig, langzähnig, borstenhaa-
rig ist dieser Tölpel; fast sieht es so aus, als hätte sich Beer
die Physiognomie des Orco aus Giambattista Basiles *Pentamerone* (1632, Cunto I, 1) zum Vorbild genommen, denn da
heißt es: «Sein Kopf war dicker als ein indischer Kürbis, die
Stirn mit Höckern übersät; die Augenbrauen lagen dicht beisammen; er schielte mit beiden Augen, seine platte Nase
hatte Nüstern, die wie zwei Hauptabwasserkanäle aussa-
hen, sein Mund stand offen wie ein Kelterbottich, und da
ragten zwei Hauer heraus, die ihm bis an die Fußknöchel
reichten»; dennoch wissen die Leser sehr wohl, daß Basiles
Oger und Beers Schmutzküttel im Grunde kluge Kerlchen
sind: Noch schließen die barocken Autoren aus der Fratzen-
haftigkeit dieser Ungesichter nicht auf die moralische Ver-
dorbenheit ihrer Besitzer. Im Gegenteil: Solche häßlichen,

grotesken Übertreibungen schlagen, wie die bekannten «Schnabelköpfe» des 1783 verstorbenen Franz Xaver Messerschmidt (einige Prachtexemplare stehen im Wiener Belvedere-Museum), in ein liebenswertes Gegenteil um: Mit solch witzig-verschrobenen Menschen könnten wir uns durchaus anfreunden. Auch die Schreckschrauben-Figur der ‹Duchess› aus dem berühmten Kinderbuch *Alice's Adventures in Wonderland* von Lewis Carroll ist ja trotz ihres scharfknochigen Kinns, mit dem sie der Schulter des Mädchens zu nahe rückt, kein bösartiges, sondern ein geradezu moralisches Monstrum.

Johann Kaspar Lavater (1741–1801) nun zeigte seinen aufgeklärten Zeitgenossen keineswegs Karikaturen, sondern aus dem Leben gegriffene Abbildungen von zumeist männlichen Gesichtern, denen er Erklärungen beigesellte, um zu zeigen, wie eng der Zusammenhang zwischen Gesichtsbildungen, beziehungsweise Formierungen von Schädel, Stirn, Nase, Lippen und Kinn mit dem mehr oder weniger feinen und edlen Charakter und den mehr oder weniger sanften oder heftigen Affekten dieses oder jenes Zeitgenossen sei. Die Deutschen kamen dabei besser weg als die Ausländer, und Lavaters Freunde, insbesondere Johann Wolfgang von Goethe (im Sommer 1774 sein Reisekamerad, im Herbst jenes Jahres sein Förderer, im Juni 1775 sein Gast in Zürich) und Johann Gottfried Herder mit ihren schöngeistigen Feinsinnigkeiten, durften die ersten Ränge im Theater der Edelmenschen einnehmen.

Solche Überlegungen – eine ausgeklügelte Theorie liefert Lavater nicht – stießen schon zur Zeit ihrer Veröffentlichung auf herbe Kritik. Der Göttinger Professor Georg Christoph Lichtenberg war zwar der Meinung: «Die unterhaltendste Fläche auf der Erde für uns ist die vom menschlichen Gesicht» (so in einem seiner Aphorismenhefte, F 88). Doch er tadelte 1778 im *Göttingischen Taschenkalender* jeglichen an der Oberfläche des Menschen abgelesenen Begriff von Seelenadel und Geistesqualität und betonte, daß der Körper nicht nur mit seinem Innersten, sondern auch mit der «übrigen Welt» in Zusammenhang stehe, also auch Teil einer dynamischen Gemeinschaft sei; das Gesicht erzähle «nicht allein unsere Neigungen und Fähigkeiten, sondern auch die Peitschenschläge des Schicksals, Klima, Krankheit, Nahrung und tausend Ungemach, dem uns nicht immer unser eigener böser Entschluß, sondern oft Zufall und oft Pflicht aussetzen». Und um die falschen Gesichts-Interpretationen ad absurdum zu führen, erzählt Lichtenberg in diesem Essay *Über Physiognomik wider die Physiognomen* von einem umgekehrten empirischen Experiment: «Der Verfasser hat [...] einen Nachtwächter, der ihn einige Jahre hindurch aus dem Schlaf hornte und brüllte, um ihm zu sagen, wieviel Uhr es sei, nach der Stimme zu zeichnen versucht. Man höre den Erfolg. Seine Stimme erweckte in ihm [Lichtenberg] das Bild eines langen, hagern, übrigens aber gesunden Mannes mit länglichem Gesicht, in die Länge heruntergezogener Nase, starkem ungebundenem Haar und langsamem, säendem, gravitätischen Schritt. Er ward nach dieser Vorstellung begierig, den Mann am Tage zu sehen, wozu er bald Gelegenheit bekam. Die Abweichung der Zeichnung vom Original war unerhört groß, schlechterdings nichts war getroffen.»

Ohne jede Schärfe gegen Lavater und vielleicht auch ganz unbeeinflußt von dieser Diskussion liefert Johann Heinrich Jung-Stilling (1740–1817), diese Schöne Seele der deutschen autobiographischen Literatur, in seiner *Lebensgeschichte* (Hg. G. A. Benrath. Darmstadt 1976, 226–228) ein anderes Beispiel von physiognomischem ‹trompe-l'œil› in bezug auf einen Französisch-Sprachmeister zu Dornfeld bei Schönenthal. Diesen suchte er auf «und fand einen sehr seltsamen originellen Menschen, der sich Heesfeld schrieb. Er saß da in einem dunklen Stübchen, hatte einen schmutzigen Schlafrock von schlechtem Camelot an, mit einer Binde von demselben Zeug umgürtet; auf dem Kopf hatte er eine latzige Mütze; sein Gesicht war blaß, wie eines Menschen, der schon einige Tage im Grabe gelegen, und im Verhältniß gegen die Breite viel zu lang. Die Stirn war schön, aber unter pechschwarzen Augenbrauen lagen ein paar schwarze schmale kleine Augen tief im Kopf, die Nase war schmal lang, der Mund ordentlich, aber der Kinn stund platt und scharf vorwärts [...]. Stilling erschrak einigermaßen vor diesem seltsamen Gesichte, ließ sich aber doch nichts merken». Der düster-hagere Anschein trog auch in diesem Falle durchaus: Heesfeld sprach nicht nur das Französische aufs vollkommenste, er war ein «vortreflicher Lateiner», verstand sich ebensowohl aufs Zeichnen und Tanzen wie auf Physik und Chemie, und als Stilling einmal auf dem Klavier spielte, da tat er anfänglich so, «als wenn er in seinem Leben kein Clavier berührt hätte, aber in weniger als fünf Minuten fieng er so treflich melancholisch-fürchterlich an zu phantasiren, daß einem die Haare zu Berge stunden; allmählich schwung er sich zum melancholisch-zärtlichen, von da ins cholerisch-feurige, darauf ins gelassene ruhige, phantasirte eine phlegmatische Murqui [Murky, ein düsteres Tonstück], darauf in ein sanguinisch-zärtliches Adagio, dann ein Allegro, und nun schloß er mit einer lustigen Menuette aus D dur. Stilling hätte zerschmelzen mögen über seine empfindsame Art zu spielen, und bewunderte diesen Mann aus der Maassen.» Kurzum, der schmuddelige Heesfeld erwies sich, seiner fragwürdigen Physiognomie zum Trotz, als ein mit allen Humoren der klassischen Medizin gewaschener geist- und einfallsreicher reicher Mann und als ein kunstvoller Improvisator.

Immerhin muß man doch den Physiognomen zugute halten, daß sie die öffentliche Aufmerksamkeit überhaupt einmal auf die Lesbarkeit von Gesichtern hinwiesen. Die Massenmedien des 19. Jahrhunderts haben dann ihre Methode und Lichtenbergs Kritik vulgarisiert, in Karikaturen überhöht oder verspottet oder aber die ganze Diskussion in Mensch-Tier-Gesichtsverwandlungen zur Absurdität verzerrt. Und doch haben erst diese Illustrationen (und die Popularisierung des Glasspiegels als Haushaltsrequisit) dazu geführt, daß Menschen einander aufmerksam ins Gesicht schauten und auf ihr eigenes Aus-Sehen achteten. Lavater hat jedenfalls das Antlitz der Menschenwelt schöner gemacht.

Theorien von der raschen Lesbarkeit eines Gesichts und moralischen Urteilen aufgrund solcher physiologischer Äußerlichkeiten gelten allerdings heute fast überall als ganz und gar überholt, eben weil es wenig sinnvoll erscheint, die Konturen eines Gesichts einmal aus dem gesamten Körpergeflecht, zum anderen aber auch aus ihrem sozialen Situationszusammenhang zu reißen und ein für allemal unveränderlich als Schattenriß (oder als Fahndungsfoto!) festzufrieren. In der Tat läßt sich doch die Beschreibung von munteren Gesichtern als Teil eines lebenden Ganzen aufbauen und das ganz unabhängig von der Frage nach Tugend, Geist und Seele. Ernest Lavisse zum Beispiel erinnert sich 1912 (51), als schüchterner Knabe auf einem Dorffest die Mädchen beim Tanz beobachtet zu haben: «Die Jungen und Mädchen tanzten auf dem Platz um den Karren herum, den der Herr Bürgermeister den Musikanten zur Verfügung gestellt hatte. Auf den Hauben der Mädchen glänzten die Klunker mit Silberrosen und Goldtrauben. Aber nichtsdestoweniger war Ferdinande ein entzückendes Mädchen; ihre Sommersprossen, leicht über den Flaum ihrer Wange verstreut, schienen wie Sonnenflecken auf frischem Gras, und ihre kleinen Augen und feuchten Lippen lächelten.»

Leider fällt es gerade den sogenannten Dichtern schwer, die Schönheit eines Menschen zu beschreiben, ohne dabei mit physiognomischen Klischees, das heißt mit schon oft gebrauchten, ja vermoderten Gleichsetzungen von Gesichts- und Seelenadel und auch noch edler Männlichkeit zu operieren. Nehmen wir zum Beispiel Honoré de Balzac und das erste Kapitel seiner *Femme de trente ans* (1831/34), in welchem er eine Prachtparade zu Ehren des Kaisers Napoleon aus dem Frühjahr 1813 vor Beginn des Rußlandfeldzuges beschreibt. Da schaut der Epiker durch die Augen der Romanheldin voll Bewunderung auf einen jungen Offizier zu Pferde: «Da war es nun der jungen Frau gestattet, ihren Geliebten in seinem ganzen militärischen Glanz zu bewundern. Der Colonel Victor d'Aiglemont, kaum dreißig Jahre alt, war groß, gut gebaut, schlank, und seine glücklichen Proportionen kamen vor allem dann zur Geltung, wenn er seine Kraft dazu verwendete, ein Pferd zu lenken, dessen elegant geschwungener Rücken sich unter ihm zu beugen schien. Sein männliches und braunes Gesicht besaß jenen unerklärlichen Zauber, welchen das vollkommene Gleichmaß der Züge jungen Gesichtern verleiht. Seine Stirn war breit und hoch. Seine feurigen Augen, von dichten Augenbrauen überschattet und von langen Wimpern eingerahmt, hoben sich wie zwei weiße Ovale zwischen zwei schwarzen Linien ab. Seine Nase hatte die anmutige Rundung eines Adlerschnabels. Der Purpur seiner Lippen wurde hervorgehoben durch die Schwingungen des unvermeidlichen schwarzen Schnurrbartes. Seine breiten und kräftig gefärbten Wangen zeigten braune und gelbe Tönungen, die eine ungewöhnliche Manneskraft verrieten. Sein Antlitz war eines von denen, welchem der Mut sein Siegel aufgedrückt hat, und es gehörte zu der Art, welche heute ein Künstler sucht, wenn er einen der Helden des kaiserlichen Frankreich darzustellen wünscht.»

Wenigstens kann man nach diesem physiognomischen Muster- und Meisterstückchen den alten Lavater loben, daß er seine Gesichtsinterpretationskunst nicht zu nationalistischen Zwecken mißbrauchte. Die Verherrlichung von schönen Gesichtern zu ideologischen Zwecken ist freilich nach Balzac noch bei von so manchem Dichter und Maler – bis hin zu den modernen Fotografen – praktiziert worden. Und umgekehrt geschieht es noch heute, daß wir versucht sind, beim Anblick miserabel abgelichteter Personen, die physiognomischen Halbwahrheiten bestätigend, auszurufen: Ja, der dort sieht wirklich wie ein Verbrecher aus! Oder gar: Ja, der muß es doch gewesen sein! Solche Urteile sprechen nicht für Menschenkenntnis. Aus der jeweils unterschiedlichen Landschaft eines Gesichts läßt sich doch wahrhaftig Mehreres und Aufschlußreicheres und letztlich auch Positiveres ablesen!

Langer Hals, stolzer Nacken

D AS zylinderförmige Körperstück, das den Kopf des Menschen mit seinem Rumpf verbindet, wird Hals (etymologisch verwandt ist das lateinische ‹collum›; die Wortwurzel hat etwas mit drehen zu tun) genannt. Wir können ihn als einen Tunnel betrachten, der sowohl in horizontaler als auch in vertikaler Stellung die wichtigsten Pipelines des Menschen zwischen Kopf und Rumpf bündelt: kräftige Blutbahnen, lebenswichtige Nerven- und Sehnenstränge innerhalb und außerhalb der Wirbelsäule, die Luftröhre (Trachea) und die Speiseröhre (Oesophagus, das heißt etwa Freßkanal). Der Hals ist also das Rohr der Röhren. Von außen betrachtet erscheint sein vorderer Teil bald mager und sehnig, bald glatt und feist, und viele Männer tragen dort ihren Adamsapfel, welcher den oberen Teil des Kehlkopfes abzeichnet – dort soll dem paradiesischen Partner Evas ein Stück der Sündenfrucht steckengeblieben sein. Der rückwärtige Teil des Halses, mit Muskelsträngen bewehrt, welche die Last des Kopfes tragen und ihn beschränkt beweglich machen, wird Nacken oder Genick genannt. Ein schlanker Hals gilt bei Frauen als Zeichen der Schönheit; entsprechend sollen Männer mit einem kurzen ‹Stiernacken› stark oder brutal oder beides sein. Biblisch gesprochen trägt dieser kräftige Nacken das Joch der Knechtschaft; kulturhistorisch gesehen haben Frauen mit Hilfe ihres schlanken Halses und Nackens wahrscheinlich mehr Lasten getragen als die muskulösen Männer.

Hals und Nacken geben bei beiden Geschlechtern Anlaß zu mancherlei Schmerzempfindungen, die einerseits von den Nackenwirbeln (Wilhelm Fabricius nennt sie das ‹Gewerb›) und -muskeln, anderseits von den weiter vorn und innen liegenden Atmungsorganen ausgehen können: Nackenschläge können geradezu tödlich ausgehen, wie folgender Kasus beweist, den man unter die antifeudalen Sagen aus dem frühen 17. Jahrhundert reihen könnte: «Anno 1618 hat sich begeben, daß zu Weringen im Dorff, unfern von hier ein Herr Namens H. Hehl, einen armen Bauersmann in seinem Holz angetroffen, der ihm [sich] Reiffstecken abgeschnitten, dessen er aber nicht befugt war, worüber er ihm mit einer Gerten ein[en] Streich hinden an den Nacken geben. Der Bauersmann gehet heim, klaget seinem Weib, der Herr Hehl habe ihn über dem Holzschneiden erwischt, aber ihm nur einen Streich mit einer Spießruthen hinden an den Hals geben, warüber er in der Nacht übel auff ward, klagte den Kopff, dessen man aber nicht achtete, weilen er arm war [und keinen Arzt rufen lassen konnte]. Starb also am siebenden Tag hernach deß Streichs, warüber Herr Hehl sich in die Freyhung nacher Friedberg begeben mußte, [um] allda [zu] verbleiben, biß er mit der Herrschaft abkommen und sich mit dem Weib verglichen» (J. Schmid: *Spiegel der Wund-Artzney* 49; nach «Balthasar Schmid» erzählt).

Halsweh gehört zu den alltäglichsten kleinen Leiden; es

deutet eine Erkältung oder eine ausbrechende Grippe an: «Hab Ich nuhn ein paar Tag her Ich mich in Meinem Halß mitt Husten und fallenten Flüßen [Schnupfen, Schleim] übel uff befunden, und ist damitt nach Mittag dahin kommen, daß Mihr der Halß verschwollen und Ich nicht anderst vermeint, Ich müße ersticken, welche Schmertzen biß in Mitternacht gewehret, und allerhandt eilfertige Medicamenda brauchen müßen, biß Ich nuhr ein wenig Linderung erlanget, aber die gantze Nacht kein Schlaff haben können.» So schreibt der Hofer Apotheker Michael Walburger am 16. Oktober 1654 in sein Tagebuch, und am 27. Juli des darauffolgenden Jahres erzählt er von seinem Schwiegersohn: «Befindet sich der Herr Aydtman Michel Kretschman sehr unpäßlich, indeme Ihm die Flüß alzu starck fallen, dannenhero Ihm der Helß verschwollen, und grossen Schmerzen leidet, uhnd Ihme uff Einrathen Herrn Doctoris Jacobi Pancratii Brunonis am rechten Arm ein Ader öffnen laßen. Dergleichen Beschwerung hab Ich fast järlichen auch.» Jede erkältete Person mag sich an solchen schmerzerfüllten Worten trösten: Apotheker und Ärzte wußten nie so recht, wie sie diesem Halsweh und seinen ‹Beschwerungen› heilend begegnen sollten, und auch heute noch nützen ‹allerhand eilfertige Medikamente› höchstens lindernd, wenn es uns am inneren Kragen packt.

Der äußere ‹Kragen› (das ist ein altes Wort für den Hals) ist der Körperteil, an dem vorgeblich böse Menschen um ihr Leben gebracht werden: Die *Peinliche Halsgerichtsordnung* Kaiser Karls V. war jahrhundertelang für die Entscheidung maßgebend, ob es bei einem Verbrecher ‹um Kopf und Kragen›, das heißt um die Hinrichtung mit dem Schwert oder durch Erhängen ging oder nicht. Auch heute noch gebraucht man den Ausdruck ‹seinen Hals aus der Schlinge ziehen›, wenn es um die Errettung aus höchster Gefahr geht. ‹Der wird sich noch das Genick brechen!› bedeutet primär nicht, einer werde einen bösen Sturz machen, sondern: Dem wird einmal der dicke Seilknoten beim Hängen die Halswirbel brechen.

Von tödlichen und manchmal auch gut geheilten Verwundungen am Hals wissen vor allem die alten Chirurgen Schreckensvolles zu erzählen. So lesen wir bei dem wohlerfahrenen Stadtchirurgen Joseph Schmid (*Spiegel der Wund-Artzney,* 71) einmal von einem Suizid (der vielleicht doch ein Mord war?) in Augsburg: «Anno 1650 hat ihm [sich] ein Bleicherknecht auff der obern Bleich allhie zu Nachts mit einem Taschenmesser den Halß biß an die Knochen abgeschnitten, daß sich zu verwundern war und ihme das Messer am Morgen mit Gewalt auß der Hand gezogen, und er todt gefunden worden»; dann aber auch von einem solchen Kasus mit glücklichem Ausgang: «Anno 1631, als der Schwed das erste mal vor Augsburg kam und zu Oberhausen sich die Bauren zur Wehr stelleten, wurde ein Baur mit 4 Schuß durch den Hals geschossen. Der Hals lieff groß auff, er kundte nicht schlucken noch reden, aber ist dannoch von mir glücklich geheilet worden.»

Abschließend ist hier noch von einem Phänomen zu erzählen, das heute kaum noch Aufsehen erregt, das jedoch noch zu Beginn unseres Jahrhunderts vielfach zur Sprache kam. Der Kropf (Struma), eine bei nicht wenigen Personen auftretende starke Verdickung der vorderen Halspartie, mußte insbesondere nordeuropäischen Reisenden auffallen, wenn sie in die Alpenregionen kamen: «Es sind aber nicht in allen Landschafften solche Kröpff gemein, sondern werden in Teutschland meistentheils in Tyrol, Bayerlandt und in der Schweitz angetroffen und zwar bei den ersten in solcher Grösse, daß man sich dafür entsetzet, so auch machen solche den Leuten viel Sorge und Bekümmernis, theils wegen Versteckung der Lufftröhr und Athemhohlens [Erstickungsgefahr], theils auch wegen grosser Unbequemlichkeit und Hindernuß am Halß, am meisten aber besorgen solche [Kröpfe] das Frauen-Zimmer wegen ihrer Heßlichkeit und Ubelständigkeit, derohalben suchen solche auch dieselbe loß zu werden oder doch zu verhindern, daß sie nicht weiter anwachsen können» (J. J. Bräuner: *Thesaurus Sanitatis,* 1 [1712], 951). Da man sich solches Wuchern von Gewebe noch nicht mit mangelnder Jodzufuhr durch die Nahrung erklären konnte, glaubte man, solche Auswüchse müßten mit irgendwelchem Ungeziefer gefüllt sein. Christian Franz Paullini hat solche Fälle in seinem Wissenssack und löst sie, seiner Prügeltheorie entsprechend, mit Gewalteinwirkungen: Da habe ein Holländer einen Kropf in der

Größe eines Hühnereis mit sich herumgetragen. Bei einem Streit nun habe ihn ein Soldat am Hals verletzt, «und traff ihn eben an den Kropff, woraus unzähliche viele lebendige Läuse krochen». Oder auch so: «Im benachbarten Dorff Mosbach hatte ein Weib einen abscheulich grossen Kropff. Das stieg einst in die Höhe und wollte Heu vors Vieh herunter werffen, versahe es aber und fiel herab ins Haus (zu ihrem Glück) auf einen Rechen mit eisernen Zacken, welche den Kropff hin und wieder durchbohrte, woraus, samt garstiger eyterichter Materie, bey die hundert Würme mehrentheils röthlicht und haaricht mit vielen Beinen krochen, so daß die Bäurin hernach völlig genesen ist» (C. F. Paullini: *Flagellum Salutis*, 72; Quellenangabe: «P[art]. I. Zeitk.[ürzende erbauliche] Lust, them. 7»). Das erinnert ganz und gar an die vielen ‹contemporary legends› oder modernen Sagen über Leute, die sich irgendwo in der Kopfregion solche ekligen Würmer aus der Haut kratzten.

3.

Aug' und Ohr

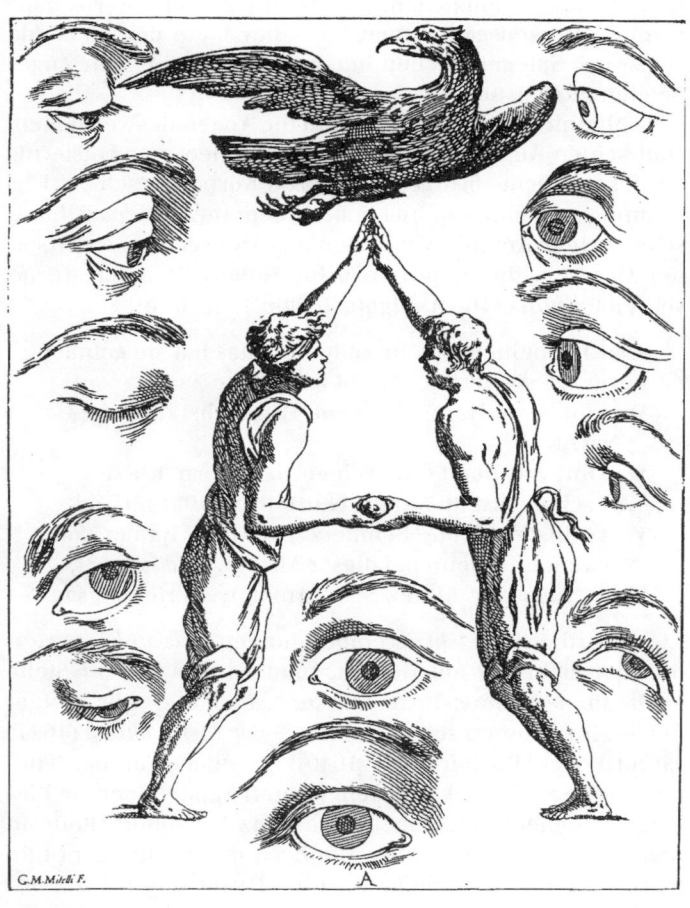

Ä̈UGLEIN nannten die alten Lateiner die beiden Gesichts-
organe, die in unseren allzu hoch erhobenen Häuptern
sitzen: Das Diminutiv ‹oculus› gehört zu einem nur in Zu-
sammensetzungen wie ‹atrox› und ‹ferox› (düster, wild
blickend) gebrauchten Grundwort ‹ocs›, das ebenso kurz
wie häßlich ist und deswegen zu einem Körperteil nicht
paßt, der vorzüglich mit Licht (im Griechischen ‹augè›) und
Liebe zu tun hat. Äuglein sollten also auch wir sagen: kleine
und liebe Sehfenster, in deren dunklem Zentrum, der Pu-
pilla, sich ein Mädchen spiegelt, was sich auch der alte deutsche Schlager «Püppchen, du bist mein Augenstern» sehr
wohl zu Herzen genommen hat – nur kann der Liebende
selbst das Spiegelbildchen der gegenüberstehenden Angebeteten nicht sehen.

Schlimmer ist es freilich, wenn die Augen des Verliebten,
statt seinen Augenstern aufgehen zu sehen, nur Düsternis
erblicken. Nichts bringe den ganzen Körper so sehr in Unordnung wie eine unglückliche Liebe, meint der siziliani-
sche Dichter Antonio Veneziano aus Monreale in einer seiner Oktaven, die er um 1580 für seine angebetete *Clelia*
schreibt (*Ottave*. Hg. A. Rigoli. Torino 1967, 61):

> «Mir bleibt nichts mehr zu hoffen, das hat sie gemacht;
> bevor ich sie verlor, verlebt ich ruh'ge Tage.
> Was fühlst du Herz? Nur Leid. Was siehst du Auge?
>   Nacht.
> Du Ohr, was hörst du? Weinen, Jammern, Klage.
> Was schmeckst du Mund? Nur bittres Gift und Tod.
> Was fühlst du Seele? Schmerz. Du Atem? Bange Not.
> Wie könnt ihr denn bei dieser Marter, seid gefragt,
> Herz, Aug', Ohr, Mund, Seel', Atem, weiterleben, sagt?»

Liebe wird also an Körperempfindungen und an Körperteilen und nicht nur am Herzen, sondern an vorderer Stelle
auch an den Sinnesinstrumenten Auge und Ohr festge-
macht. Im Rahmen seiner *Anatomie der Melancholie* (1621)
räumt Robert Burton (1577–1640), Geistlicher an der Tho-
maskirche zu Oxford, in einem breiten Kapitel über die Lie-
besmelancholie den Augen eine ganz besondere Rolle in
den Beziehungen zwischen Männern und Frauen zu (*Anatomy*, part 3, sect. 2, mem. 2, subs. 2); sie sind für ihn der

Liebe Vogelsteller und Angelhaken, Prüfsteine und Untersuchungsrichter, Blitzlichter und Lichtblitze – doch davon später!

Die Organe für das Sehen und das Hören sind immer wieder in engem Zusammenhang betrachtet worden, und alt ist die Frage, welche von diesen beiden Fähigkeiten die wichtigere sei, ob also zum Beispiel der Verlust der Augen oder des Gehörs, das Erblinden oder das Ertauben mehr zu beklagen wäre? Müssen wir nicht das Auge als ein aktives, das Ohr hingegen als ein passives Sinnenwerkzeug ansehen? Das Auge sei ein Herr, das Ohr ein Knecht, meinte der betagte Jacob Grimm 1860 in seiner *Rede über das Alter*, denn «jenes schaut um, wohin es will, dieses nimmt auf, was ihm zugeführt wird»; der Blick des Auges reiche sehr viel weiter (klares Wetter vorausgesetzt, lieber Grimm!) als die Hörkraft des Ohres, und ein Fernrohr gebe es zwar für die Augen, doch nicht für das Ohr. Das Ohr ist hörig, könnte man auch sagen, und es gehorcht; das Auge ist ein Aufsichtsrat oder gar der Oberaufseher Gott. Anderseits: Wie sollte das Wort dieses Herrn zu uns dringen, wenn nicht über das Ohr? Gewiß: Zum Betrachten der schönen Künste ist das Auge unerläßlich, doch was nützt, anderseits, dem Tauben die Musik, wenn er sie nicht hören kann? Zur Erkenntnis Gottes brauchen wir hier auf Erden zunächst das Ohr; die Anschauung des Allerhöchsten wird uns erst im Paradies vergönnt sein. Sollten wir also wirklich die Auge-Ohr-Hierarchie akzeptieren? Schauen wir diesem Herrn der Sinne zunächst einmal unvoreingenommen ins Gesicht.

Die durch verschiedene schräge und gerade Muskeln in einer knöchernen Höhle bewegliche helle Augenkugel (Augapfel) ist in der Tat ein Wunderwerk, dessen Baukunst und Einrichtung mehr als jene des starren, düstren Ohrenrohrs einzuleuchten vermögen. Der innere gallertartige Glaskörper ist hinten mit einer feinen (etwa 0,4 Millimeter dünnen) Netzhaut (Retina), einer Art Projektionswand, ausgekleidet und mit dem Weißen des Auges, der sogenannten Lederhaut (Sklerotika, das ist die Harte) umgeben; zur vorderen Augenöffnung, dem mandelförmigen Sehschlitz hin, schützt sie eine eher zarte als harte Hornhaut (Cornea), die zugleich zusammen mit einer wässrigen Schicht und einem

Kristallin eine doppelte Linse bildet, welche sich durch Akkomodation den Sehaufgaben anpassen kann. Das Licht dringt durch die von der Regenbogenhaut (Iris) umrandete schwarze Pupille in diese Linsenoptik und weiter durch den Glaskörper, und es wirft Bildeindrücke auf die hintere Netzwand, welche die Signale, vom Kopf auf die Füße gestellt, über den Sehnerv an bestimmte Stellen in den Hinterhauptslappen des Gehirns weiterleitet. Durch das Zusammenwirken des rechten wie des linken Auges entstehen zudem im Gehirn Vorstellungen von Entfernung und Plastizität dieses oder jenes anvisierten (ins Auge gefaßten) Objekts.

Das Sehen und Erkennen ist jedoch Resultat eines komplizierten Lernprozesses, zu welchem auch andere Körperteile – die den Raum erfassenden Beine, Arme, Hände und Finger – und Sinnesorgane: eben auch das Ohr und vor allem der Tastsinn Hilfestellungen leisten. Das hat uns der Neurologe Oliver Sacks in seinem so beeindruckenden Bericht (*To See and Not See*) über den seit früher Kindheit blinden, dann aber an beiden Augen am ‹grauen Star› (Katarakt) operierten und sehenden fünfzigjährigen Virgil gezeigt: Dessen Wahrnehmungen waren zunächst ein verworrenes Gemisch von Licht, Bewegung und Farbe, und er mußte erst nach und nach mit Hilfe anderer Körperorgane und anderer Menschen lernen, genaue Umrisse zu erfassen, Entfernungen zu schätzen, Dinge zu benennen, genauer gesagt: einen Hund von einer Katze zu unterscheiden, kurzum: so zu sehen wie wir sehen – oder wie wir eben doch nur glauben zu sehen. Denn die Realität, die Virgil sah, war nicht weniger eine wahre Welt als die unsere. Und warum sind wir eigentlich sicher, daß ein gesehenes Ding das ist, für das wir es halten und wie wir es nennen?

Nur der gesellschaftliche Konsens versichert uns einer gewissen Identität und Konstanz der geschauten Gegebenheiten. In einer Welt von Blinden zum Beispiel würden (um Oliver Sacksens «paradoxical tale» weiterzuphantasieren) die Enzyklopädien völlig anders geschrieben. Dasselbe Objekt wird von verschiedenen Personen immer wieder völlig anders wahrgenommen und eingeordnet. Charles Baudelaire (1821–1867) hat um die Mitte des vorigen Jahrhunderts ein Prosagedicht in Briefform mit dem Titel *Les yeux des pauvres* (*Die Augen der Armen*) geschrieben (*Le Spleen de Paris,* XXVI). Er erklärt darin seiner Korrespondentin, «warum ich Sie heute hasse», und erzählt zur Begründung von einem seinerzeit in Paris neu erbauten Kaffeehaus mit weißgolden-glänzender Ausstattung, das von der Straße aus von einem zerlumpten Mann und seinen beiden kleinen Kindern mit großen Augen bewundernd und begierig betrachtet wird. Der Dichter, der mit genannter Freundin in diesem Café sitzt, hat nun einerseits seinen eigenen Blick auf diesen Raum, anderseits einen positiven Eindruck von den Augen der Armen auf der Straße; doch gibt es von alledem noch eine dritte Ansicht – die der jungen Frau: «Nicht nur war ich gerührt von dieser Familie von Augen; ich schämte mich auch ein wenig unserer Gläser und Karaffen, die größer waren als unser Durst. Ich wandte meine Blicke den Ihren zu, meine Liebste, um dort *meinen* Gedanken zu lesen; ich tauchte in Ihre so schönen und verwirrend sanften Augen, in Ihre grünen Augen [...], als Sie mir sagten: ‹Ich finde die Leute dort unerträglich mit ihren Augen, die sie wie Torflügel aufreißen! Könnten Sie nicht den Oberkellner bitten, sie von hier zu entfernen?› So schwer also ist es, einander zu verstehen, mein lieber Engel, und so wenig können sich selbst Menschen, die sich lieben, ihre Gedanken mitteilen.»

Der Spruch, das Auge sei ein Herr, hat folglich sehr unterschiedliche Aspekte, und wir müssen ihn mit aller Vor- und Um-Sicht in verschiedenen Beleuchtungen und aus mehreren kritischen Gesichtswinkeln betrachten. Doch bleiben unseren irrenden Sehkugeln noch eine Reihe anderer Eigenschaften, die uns Aufmerksamkeit und Hochachtung abverlangen.

Augen-Wunder

KEIN anderes Sinnesorgan des Menschen hat so viele begeisterte Blicke auf sich gezogen und so viel poetisches Lob erfahren wie das Auge. Wenn fast alle Söhne der Schlangenfee Melusine mit Augenfehlern behaftet sind –

Urian hat ein rotes und ein grünes Auge, bei Veit steht das eine höher als das andere, Reinhold hat nur ein einziges Auge oben auf der Stirne, dafür hat der achte Sohn mit dem Namen Horrible drei fürchterliche Gucklöcher im Kopf –, dann sind sie irgendwie vom Teufel gekennzeichnet. Denn im Prinzip sind die von Gott geschaffenen Augen, nach seinem Ebenbilde, schön und hell und sitzen, symmetrisch angeordnet, just auf den richtigen Logenplätzen im Theater des Gesichts, um die Komödien auf der Weltbühne genießen zu können.

Der Pater Etienne Binet, ein Prediger und Wissens-Sammler des frühen 17. Jahrhunderts, nennt in seinem *Essay des Merveilles de la Nature* (Rouen 1621 und öfter) im Kapitel über den Menschen das Auge ein «wahres Wunder der Natur», einen «Spiegel der Seele», die «Pforte der Sonne» oder ein «Seelenfenster»: Man erblicke in diesem Spiegel die Liebe, den Haß, den Zorn und die Wut, das Mitleid und die Rache, die Freude und die Traurigkeit des Menschen. In der medizinischen Beschreibung der Sehorgane, die Binet diesem Lob folgen läßt, tauchen dann immer wieder die Metaphern Wasser, Glas und Kristall auf. Auch die Ärzte der frühen Neuzeit kommen bei ihrer Literarisierung des menschlichen Auges nicht ohne poetische Bilder aus.

«Hochzuehrende Herren», so eröffnete am 15. Juli 1686 Dr. Johannes von Muralt seine 24. Vorlesung (*Anatomisches Collegium,* 394–405) bei der Löblichen Gesellschaft zum Schwarzen Garten in Zürich, einer Chirurgenzunft, die aus 49 die Heilkünste ausübenden oder nach medizinischen Lehren begierigen älteren und jüngeren Männern bestand, und er begann seine Ausführungen mit einem Lob des Mikrokosmos Mensch, in welchem sich die große, von Gott so weise erschaffene Welt abermals in kleinerem Maßstabe zeige. Das Hirn des Menschen entspreche also dem Himmel, die Nerven den Lichtstrahlen, die Luft in den Lungen der Atmosphäre, die Blutbahnen den Wasserläufen, Magen und Darm den Höhlen der Erde, die Monatsreinigung den Gezeiten, die Gebärmutter den fruchtbaren Gefilden, der männliche Samen entspreche Regen und Tau – und so fort. Die Augen aber seien, so lehrte von Muralt, Abbilder und Widerspiegelungen der großen Himmelslichter: «Es haben die Augen ein angebohrnes Liecht und Klarheit, davon die eingeschlossene[n] Feuchtigkeiten und Häute [des Augapfels] ihren Glantz haben. Denn die astralische[n] Geister oder feurige[n] Puncte, ob sie gleich [obwohl sie], mit dem Lufft durch die Lungen in das Hertz gezogen, allen Gliedern in gewisser Maaß mitgetheilt werden, dennoch aber kommen sie in grosser Menge zu den Augen, allwo selbige also zu reden [sozusagen] die erste und vorige Klarheit von sich scheinen lassen, weil sie durch die marmorgläntzende Substantz deß Gehirns von aller entlehnten Farb aller Flüsse [Körpersäfte] entladen, gereiniget und Spiegel-klar durchsichtig gemachet worden.» In dieser Darstellung – ob sie klar und einleuchtend sei, bleibe dahingestellt – häufen sich Vokabeln aus dem Wortfeld Feuer und Farbe, Licht und Glanz, Schein und Sicht; an anderen Stellen dieser Vorlesung erscheinen Fackeln und Fenster, Kristall und Regenbogen. Die Augen sind Sonne, Mond und Sterne zugleich und, wie diese, hoch oben plaziert: «Sie sind gesetzt in einer starcken und erhabenen Höle der Hirnschale über alle andere[n] sinnliche[n] Glieder [Sinnesorgane], damit sie als Wächter den äusserlichen Zufällen vorbauen könnten.»

Nach-oben-Gesetzte, Allesbeherrschende, Präsidenten des Fünferrats der Sinne, vorausblickende Aufpasser: Symbolik und Metaphorik der Augen sind ungewöhnlich herrschaftlich und reich ausgeprägt, in den Schönen Künsten sicherlich noch mehr als in den medizinischen Diskursen. Gottfried Keller hat in seinem todesnahen *Abendlied* fast die ganze Augen-Bildwelt und Licht-Metaphorik der Dichter und auch die Gegenüberstellung von Mikro- und Makrokosmos untergebracht:

«Augen, meine lieben Fensterlein,
gebt mir schon so lange holden Schein,
lasset freundlich Bild um Bild herein:
Einmal werdet ihr verdunkelt sein!

Fallen einst die müden Lider zu,
löscht ihr aus, dann hat die arme Seele Ruh.
Tastend streift sie ab die Wanderschuh,
legt sich auch in ihre finstre Truh.

Noch zwei Fünklein sieht sie glimmend stehn,
wie zwei Sternlein innerlich zu sehn,
bis sie schwanken und dann auch vergehn,
wie von eines Falters Flügelwehn.

Doch noch wandl ich auf dem Abendfeld,
nur dem sinkenden Gestirn gestellt;
trinkt, o Augen, was die Wimper hält,
von dem goldnen Überfluß der Welt!»

Die Augen gehören zu des Menschen bestgehüteten Juwe-
len; kosmetikbegeisterte Personen widmen, wie jeder Blick
in eine Illustrierte zeigt, insbesondere jenen den Augäpfeln
nächstgelegenen Haut- und Haarpartien die meisten Stunden der Schönheits-Andacht, und doch sind dem Menschen
diese Sehkugeln nicht immer so vollkommen in die Wiege
gelegt und in den Kopf gesetzt, daß er damit jederzeit und
überallhin klar und scharf sehen könnte. Geräte, die in der
Hauptsache aus geschliffenen Glaslinsen bestehen, haben
seit der frühen Neuzeit geholfen, seine Sehmängel zu kom-
pensieren: Das Fernrohr (Erfindungen von Johannes Kepler,
1611, bis hin zu Joseph von Fraunhofer um 1820 und so fort)
hat in Richtung auf die große weite Welt, das Mikroskop (des
Engländers Robert Hooke, 1664 und des Niederländers An-
toni van Leeuwenhoek, um 1695) in bezug auf den Mikrokosmos in einer Weise neue Dimensionen erschlossen, daß
man von revolutionären Neuerungen sprechen kann. Und
doch ist die Entwicklung der simplen Augengläser, nach dem
Kristall Beryll Brillen genannt, von viel weitreichenderer Bedeutung für die Menschheit gewesen. Dieses Seh-Hilfsmittel
hat allerdings, wie alle Prothesen, lange Zeit den Spöttern als
Zielscheibe für die dummen und krummen Pfeile ihres Wit-
zes gedient. Selbst der Aufklärer Charles de Secondat, Baron
de Montesquieu (1689–1755) konnte sich in den *Lettres Persanes* (Lettre LXXVIII) nicht zurückhalten, den Brillenträ-
gern seiner Zeit Nasenstüber zu versetzen: «Die Brillen lassen demonstrativ erkennen, daß derjenige, der sie trägt, in
den Wissenschaften aufgeht und in sich in tiefe Lektüren vergräbt, dergestalt, daß dadurch seine Sehkraft nachgelassen
hat; und jede Nase, die damit geziert oder beladen ist, darf,
ohne Widerspruch, als die Nase eines Gelehrten gelten.»

Augenblicke, Augenspiele, Liebesflammen

G ANZ gleich wie Ärzte, Dichter oder Philosophen die Augen betrachten mögen: Das Sehen und das Blicken ist doch allemal auf der Ebene des Alltags ihre wichtigste Funktion, und das demonstrieren die Sprachen an den höchst variablen Möglichkeiten, die sie haben, um vom Sehen zu reden. Die Engländer können das Wort ‹look› gebrauchen, aber auch ‹gaze› sagen für ein festes, genaues Hinsehen; sie können ‹gape› verwenden für ein Starren mit offenem Mund, aber auch ‹stare› sagen, wenn der Blick ein baß erstaunter ist. Die Franzosen haben neben der ‹vue› (der Sehfähigkeit, dem Überblick und der Ansicht) einen ‹regard› und noch dazu den ‹coup d'œil›, den rasch hingeworfenen Blick. Die Deutschen sind um Ausdrücke des Sehens nicht verlegen: Sie sehen, schauen, lugen, gucken, blicken, blitzen, blinzeln, plinkern, äugen, ögeln, betrachten, beobachten, spähen, spitzeln, spicken, kieken, glotzen, glubschen, gaffen, starren, stieren, strahlen, lauern, luren, schielen, machen luckilucki, und wer nicht grad selbst ein Deutscher ist, der bekommt da wohl große Augen.

Die Bedeutung unserer Blicke tritt noch deutlicher hervor, wenn wir das weitere Sprachfeld des Sehens und Sichtens ins Auge fassen: Wir haben täglich unsere eigenen weitblickenden oder kurzsichtigen Ansichten, mehr und mehr trübe Aussichten und nur selten gute Einsichten; in mancher Hinsicht müssen wir unsere Anschauungen täglich ändern; immer wieder ist Vorsicht geboten, und allzu selten üben wir Nachsicht mit den Uneinsichtigen, vor allem mit denjenigen, die gar keinen Durchblick haben. Immer wieder auch müssen wir in unseren Geschäften nach dem rechten sehen, wenn wir mit der Welt nicht Blindekuh spielen und auch nicht zusehen wollen, wie unser Ansehen zusehends in falsches Licht gerät. Wer läßt sich schon gerne schief ansehen? Allzurasch guckt man da dumm aus der Wäsche – und so ließe sich dieses törichte Sprachspielchen weiterspielen. Wir kehren lieber noch einmal zu dem Thema zurück, das Antonio Veneziano in seinem sinnlichen Gedicht angesprochen hatte.

Spielt nicht auch in diesem Bereich menschlicher Beziehungen das Auge eine ganz beherrschende Rolle? Schon die antike lateinische Literatur kennt die Liebe auf den ersten Blick, und die Troubadours und Minnesänger des Spätmittelalters ließen die Augen der Liebhaber so hitzige Blicke werfen, daß sie tief in das Herz der Geliebten drangen. Doch: «in oculo visus est, in corde peccatum», hatte der Kirchenvater Ambrosius gewarnt: Blick im Auge (des Mannes) – Sünde im Herzen (der Frau); so ein Sündenfall war rasch geschehen (R. H. Cline, 1971/72).

Die Asketen und Moralisten des Spätmittelalters und der Frühen Neuzeit hatten folglich geradezu Angst, einer Dame in die Augen zu blicken, und den frommen Frauen rieten sie mit Beispielgeschichten aller Art, sie sollten ihre Augen hüten, um die Männer nicht zu verführen oder um nicht selbst in den Netzen sündhafter Liebe hängenzubleiben. Vor den verschlingenden Liebesflammen oder vor den Späherblicken, welche die Augen der Männer aussandten, um die Herzen der Angebeteten auszukundschaften, half den Frauen nur das züchtige Niederschlagen der Augendeckel, das Vermeiden von Blickkontakten, das Verschleiern des Gesichts. Ratschläge dieser Art gipfeln in dem häufig wiederholten Exemplum von der keuschen Nonne, die sich selbst die Augen ausstach und sie dem Fürsten schickte, der sie um eben dieser schönen Augen willen begehrte (vgl. AaTh 706 B), und so (schreibt zum Beispiel Jacques de Vitry im 13. Jahrhundert) «verlor sie zwar ihre fleischlichen Augen, rettete aber die ihrer Seele» («perditis oculis carnalibus, spirituales oculos servavit»). Tempi passati? Von der gewaltigen Macht der Blicke einer Frau, nämlich der Anna Mahler, fühlte sich noch der junge Elias Canetti völlig überwältigt, als er die Bildhauerin 1933 in Straßburg besuchte: «Ich hatte das Glashaus [!], das als Atelier diente, betreten, als sie sich mit einem plötzlichen Ruck umwandte und mir ins Gesicht sah. Ich stand nicht mehr weit von ihr und fühlte mich von ihrem Blick ergriffen. Von diesem Augenblick an ließen mich ihre Augen nicht los. Es war kein Überfall, denn ich hatte Zeit gehabt, mich zu nähern, aber es war eine Überraschung: eine Unerschöpflichkeit, auf die ich nicht gefaßt war. Sie bestand aus Augen, was immer sonst man in ihr sah, war Illusion. Man fühlte das auf der Stelle, aber wer hätte die Kraft und Einsicht gehabt, sich das zu sagen. Wie soll man dieses Ungeheuerliche wahrhaben: daß Augen geräumiger sind als der Mensch, dem sie zugehören. In ihrer Tiefe hat Platz, was man sich je gedacht hat und nun, da sich der Raum dafür anbietet, will es alles gesagt sein.»

Canetti spricht dann weiter von Augen, die «auf Zerfleischen aus sind», und von ihrer Beute; er schreibt von der «Starre des unerbittlichen Blicks», nennt jedoch weder die versteinernden Augen der Gorgo Medusa, welcher Perseus, ohne sie anblicken zu können, das Haupt abschlug, noch die fürchterliche Schlange, die ihr Opfer mit dem bloßen Blicke lähmt, doch weiß er wohl, daß er von «Mythen» redet und daß er seinen «Schrecken» und seine «Ergriffenheit» zu einem weiteren Blicke-Mythos überhöht, wenn er an die bodenlose Tiefe von Annas «See»-Auge [!] denkt, «das ihn dazu zwang, sich in ihm zu ertränken.» (E. Canetti: *Das Augenspiel.* Frankfurt/M. 1988, 72 f.)

Die Augen sind sonst Gegenstand zahlloser, aber weniger in die Tiefe gehender Liebesgedichte, und die Poeten preisen diese Leucht-Kugeln nicht wegen ihrer Sehschärfe oder Seetiefe, sondern vor allem deswegen, weil sie Liebes-Lichter auszusenden und anzuzünden vermögen:

«Ihr Augen fol von Gluht! Was Gluht? Karfunkel-
   Strahlen:
Auch nicht! Sie sein ein Bliz, der durch die Lüfte sprüht
und sich aus ihrem Aug bis in die meinen züht.
Nicht Blizze! Bolzen [Pfeile] sein's, damit sie pflägt zu
   prahlen,
damit sie pflägt den Zol der Libe bahr zu zahlen.
Nicht Bolzen! Sonnen sein's, damit sie sich bemüht
zu bländen andrer Lücht» –

so bemüht der Barockdichter Philipp von Zesen (1619–1689) in seinem Schäferroman *Adriatische Rosemund* (1645) abermals die ganze strahlende Mineralogie und Meteorologie, um zu dem Schluß zu gelangen, daß sich «die Augen seiner Lieben» mit keinem anderen leuchtenden Körper vergleichen lassen.

Auf einer niederen poetischen Ebene geht es eher um die Farbe, welche in diesen Leuchtkugeln der Geliebten vorherrschen: «Blaue Augen, schönste Zier, / braune hat fast jedes Tier», singt der sogenannte Volksmund. Freilich ist die Vorliebe für blaue Augen reine Geschmackssache, denn in einem weitverbreiteten Schnaderhüpfl heißt es auch:

> «Dirndel, geh her zum Zaun,
> laß dich mal recht anschaun,
> wie deine Äugerl sind,
> schwarz oder braun.»

Die Augen und ihr Blick fördern und reaktivieren auf jeden Fall das Verliebtsein. Der Historiker Ernest Lavisse erzählt in seinen *Souvenirs* (1912) von einem Trinklied: *Ce n'est pas ta dot, ma belle comtesse,* in welchem es ungefähr heißt: «Deine Mitgift brauch' ich nicht, was soll die Mitgift taugen? / Was ich will ist nicht dein Geld: Will deine schönen Augen!», und dann berichtet er von dem Sänger: «Dabei schaute er verliebt seine Frau an, die ebenso in ihn verliebt und schön war, und die Gesellschaft an der Tafel geriet in eine zärtliche Stimmung und spendete sanften Beifall.» Idyllische Augenblicke! Doch leider sind die so gepriesenen Augen oft auch der Ort, wo die Traurigkeit des Menschen mitleiderheischend nach außen dringt.

Tränenflüsse, Weinverbote

Heut früh hab ich Gevattern Doctorem Abraham Micheln besuchen wollen; alß ich vor die untere Stuben kommen, hab ich groß Heulen und Weinen vernehmen und erfahren müßen, daß ehrengedachter Herr Doctor gleich Todts verblichen, geschehen heut vor Mittag zwischen 7 und 8 Uhr.» Das schreibt der Apotheker Michael Walburger am 23. Oktober 1654 in sein *Hausbuch.* Geweint wird um den Verlust eines geliebten Menschen; sein Tod reißt eine Lücke in das soziale Netz einer Familie und ihres Verwandten- und Freundeskreises. Um diese Wunde zu heilen, bedarf es entlastender gemeinsamer Übungen und Verrichtungen. Zu diesen gehört zunächst einmal das laute Weinen; die Trauer wird in den meisten Fällen persönlich empfunden und mit bitteren Zähren (im Englischen: ‹tears›) benetzt; das «Heulen» kann aber auch rein rituellen Charakters sein und ohne Tränen (im Englischen: ‹drain›, entwässern) bleiben: In vielen Gesellschaften setzen die Hinterbliebenen zu diesem Behufe berufsmäßge Weinerinnen, Klageweiber genannt, ein. Mit den Worten, die sie in ihren schreienden Liedern gebrauchen, mehren sie das Ansehen der verstorbenen Person und erweitern den Schmerz der Angehörigen zu einer öffentlichen Aufforderung mitzuleiden.

Männer verbergen, wenn sie denn weinen, eine ‹stille Zähre› hinter der Hand oder, nachdem sie von der Tränendrüse über den Tränensack (im Augenwinkel, nicht unter dem Auge!) und den Tränenkanal in die Nase gekullert ist, säuberlich im Sacktuch; vom ‹schwachen Geschlecht› liest man jedoch immer wieder, es sei zum Vergießen von wahren Tränenströmen bereit. In der Rahmenerzählung zu Giambattista Basiles *Pentamerone* bekommt die nie lachende Prinzessin Zoza die Strafaufgabe, einen Krug mit Tränen zu füllen, bevor sie ihren Glücksprinzen zum Leben erwecken kann, und die verspottete alte Frau, welche Zoza auf diese Weise verflucht, meint, es sei ja «ganz unmöglich, daß zwei menschliche Augen so viel pieseln können, um ein so großes Gefäß von einem halben Scheffel Inhalt zu füllen, außer wenn sie, habe ich mir sagen lassen, jene Nymphe Egeria wäre, welche zu Rom in einen Tränenbrunnen verwandelt wurde». Doch die Prinzessin macht sich, von der Beispielgeschichte aus Ovids *Metamorphosen* unbeeindruckt, auf den Weg: «[In Camporotondo angekommen,] sah sie, bevor sie die Stadt betrat, ein Grabmal aus Marmor am Fuße einer Quelle, die kristallene Tränen weinte, weil sie sich in einem Gefängnis aus Porphyr eingefaßt sah. Dort nahm sie den Krug von seinem Haken, stellte ihn zwischen ihre Beine und begann, zusammen mit der Quelle das Stück *Die Doppelgängerinnen* zu spielen. Dabei hob sie ihren Kopf nicht eher vom Rand des Kruges, als bis sie ihn, nach Ablauf von knapp zwei Tagen, zwei Fingerbreit über den Halsansatz gefüllt hatte; es fehlten also nur zwei weitere Finger, und er wäre voll gewesen. Weil sie aber von der Plackerei ausgelaugt war, spielte ihr der Schlaf, ohne daß sie es wollte, einen Streich, dergestalt, daß sie sich für ein paar Stunden unter das Zelt ihrer Augenlider legen mußte.» Bekanntlich erscheint dann eine ränkevolle Mohrensklavin, die den Krug mit ein paar Krokodilstränen füllt und sich den auferweckten Prinzen Taddeo an die ruchlose Brust nimmt, womit die eigentlichen Verwicklungen des Märchens erst beginnen. Festzuhalten ist, daß Tränenkrug und weibliche Zährenfluten in der Märchenliteratur weiterleben, nicht zuletzt in Ludwig Bechsteins Geschichte vom *Tränenkrüglein* (AaTh 769) oder in der Brüder Grimm Märchen *Das Totenhemdchen* (KHM 109), in welchem das tote Kind (mit dem stets durchnäßten Leichengewand) die Mutter bitten muß, nicht gar so viele Tränen zu vergießen.

Das Weinen der Männer ist keineswegs immer verpönt gewesen. Der gute Prälat François Fénelon (1651–1715), Erzieher des jungen Herzogs von Burgund, läßt seinen Tugendhelden *Télémaque* (1699), der doch immerhin der Sohn des großen Odysseus ist, gerne und mutig weinen. Telemachs ‹larmes› (lateinisch ‹lacrimae›) fließen (im ersten Buch) seine Wangen hinab (was seiner Schönheit einen neuen Glanz verleiht), als er die Heldentaten seines Vaters besingen hört; er begießt (am Ende des 3. Buches) den wackeren Freund Narbal schweigend mit Abschiedstränen; nach dem beängstigenden Traum, sein Lehrer Mentor sei dahingeschieden (4. Buch), heult er abermals: «Dieser Gedanke ließ mich einen Strom von Zähren vergießen. Man fragte mich, warum ich weinte. Mehr Tränen noch als diese, antwortete ich, ziemen einem unglücklichen Fremden, der durch die Welt irrt ohne Hoffnung, sein Vaterland wiederzusehen.» Und beim Abschied von Kreta (Buch 6) und von dem guten Aristodemos «konnten wir, als wir uns bedankten, unsere Tränen nicht zurückhalten».

Ein Mann der frühen Neuzeit muß sich also nicht schämen, wenn er aus Elternliebe, Heimweh, Trennungsschmerz oder Gefühlen der Dankbarkeit bitterlich weint. Dichter und Denker lieben zudem das Motiv der geteilten Tränen: Weint das Weib, so darf auch der Mann Augenwasser vergießen: er tut's ja nicht aus Weichlichkeit, sondern aus zartem Mitgefühl mit dem schwachen Geschöpf. Als Doña Mencia, die von Lesages Pikaro, dem Schüler *Gil Blas*, aus der Räuberhöhle befreite junge Frau, ihrem Retter die Geschichte ihres wechselvollen Lebens (Kap. XI) erzählt hat, da bricht sie (erleichtert) in Tränen aus: «Ich war weit davon entfernt, sie mit Reden im Geschmack eines Seneca [des antiken Tragikers] trösten zu wollen, ich ließ sie gern ihren Seufzern freien Lauf geben, ja, ich weinte ebenfalls: Es ist doch nur natürlich, daß man sich der Armen annimmt, vor allem, wenn es sich um eine schöne Frau handelt, die Kummer hat.»

Aber wie oft wir auch in der älteren Literatur Männer-Tränen begegnen mögen: In der Neuzeit fanden sie immer weniger Bewunderer.

> «Ein Mann, der Tränen streng entwöhnt,
> Mag sich ein Held erscheinen;
> Doch wenns im Innern sehnt und dröhnt,
> Geb ihm ein Gott – zu weinen.»

So sieht es Goethe in seinen *Zahmen Xenien,* doch sagt er uns nicht, warum denn da ein Gott bemüht werden muß, um einem echten deutschen Mann auch einmal ein paar Tränen zu gönnen. Offenbar ist da, nach einer Periode des Freundschafts- und Empfindsamkeitskults, schon ein Zeitalter des Heroismus angebrochen, das dem Manne nur noch in Ausnahmezuständen ein erleichterndes Weinen zugesteht. Zwei Generationen später sind es vor allem patriotische Gefühle, die den Männern einige Tränen entlocken: Victor Hugo hört bei der Pariser Armeeparade vom 13. September 1870 (der Krieg ist schon verloren, Paris aber noch nicht eingenommen; Hugos Kommentar: «Der Sieg gehört Preußen, die Gloire [der Ruhm] Frankreich»), wie die Bataillone die Marseillaise singen und den Chant du Départ («Ein Franzose muß für Frankreich leben – Für Frankreich muß er auch sterben können!») und notiert in sein Tagebuch: «Ich höre zu und ich weine. Ja, auf, ihr Tapferen! ich gehe, wohin ihr geht.» (V. Hugo: *Choses vues,* 1870–1885. Paris 1972, 87).

Die Verbannung der Männer-Zähren hat dann im Zeitalter der großen internationalen Schlächtereien, also seit dem genannten «Sieg», immer strengere Formen angenommen. Soldaten der beiden Weltkriege weinten höchstens verhohlen, versteckt, verschämt; Millionen von Kriegerwitwen und Heldenmüttern um so reichlicher. Über Jahrzehnte hinweg hatte selbst der blauäugige deutsche Junge («hart wie Kruppstahl») nicht zu weinen; es läßt sich allerdings auch kaum behaupten, daß er etwas zu lachen hatte.

Gefährdungen und Verletzungen

DIE alte, wenngleich apokryphe, biblische Geschichte vom guten Tobit, der durch warmen Sperlingskot erblindete und durch seinen Sohn Tobia mit Fischgalle geheilt wurde (Tob, nach der neuen Zürcher Bibel 2, 9–10 und 10, 11–13), zeigt uns, daß schon im Altertum die unterschiedlichsten Tierprodukte, schädigend oder heilend, mit den Augen in Zusammenhang gebracht wurden. Das biblische Exempel gab auch in der frühen Neuzeit denjenigen Medizinern Auftrieb, welche Augenkrankheiten mit Tierkot zu heilen versuchten. Christian Franz Paullini, der streitbare Verfechter einer mit Kot und Urin operierenden *Dreck-Apotheke* (38 f.) erzählt entsprechend von einer Pfarrerin aus der Niederpfalz, die es mit «Kühdreck» versuchte: «Denn wie die von hefftigem lang-anhaltenden Augenweh fast blind worden und überall viel von Ärzten erlitten hatte, wiewohl ohne Linderung, nahm sie endlich aus höchster Ungeduldt einen frischen Kuhfladen, wickelte ihn in dopple Tücher und legte ihn also über die Augen. Gleich verlohr sich die wilde Hitze. Sie versuchte es mehrmals und kam zu völliger Genesung. Das Geschrey [Gerücht] hievon wanderte in die Nachbarschafft, so daß dieser Frau Pfarrerin Pflaster überall in hohen Werth geriet und hin und wieder gebraucht ward.»

Unterschiedliche Auffassungen gab es unter den Vertretern der Kot-Therapie nur in bezug auf die Frage, ob die Fladen einer schwarzen Kuh heilkräftiger seien als die einer roten; als Zutaten beim Aufkochen eines Kuhmist-Breis waren Essig und Salz allemal empfehlenswert. Gern wurde anstelle von Kuhmist auch der frische Urin junger Knaben oder Mädchen verwendet: «David Fleckener zu Schladem wusch seines dreyjährigen Söhnleins Augen Abends und Morgens mit seines andern achtjährigen Sohns Urin und muste bekennen, daß solch Haußmittel nicht uneben gewesen, doch bediente er sich andrer Artzney dabey» (ebenda, 41).

Von dem Verlust eines Auges oder beider Augen durch Gewalteinwirkung wurden in früheren Jahrhunderten (mehr als heute) zahlreiche schreckensvolle Geschichten erzählt. Drei Beispiele – aus heutiger Sicht zeichnet sich jedes durch seine eigene Absurdität aus – müssen genügen. Alt ist die Beispielgeschichte von den beiden neidischen oder habgierigen Brüdern oder Nachbarn, von denen der erste die Gunst erhielt, er dürfe begehren, was er wolle, aber der andere sollte dann jeweils das Doppelte erhalten. Da wünscht sich der ruchlose Bursche, daß ihm ein Auge ausgestochen werde, damit sein Feind beide verliere (AaTh 1331). Die Geschichte erinnert an ein antikes Exemplum, das ebenso grausam erscheint, aber doch eine bessere Moral enthält: König Zaleucos sah sich bei der seinerzeit herrschenden Gesetzgebung gezwungen, seinen verbrecherischen Sohn zum Verlust von zwei Augen zu verurteilen; er opferte aber eines von seinen eigenen, damit der Junge wenigstens ein Sehinstrument behalten konnte (Tubach, Nr. 1944). Edel handelte auch die treue Frau, die sich freiwillig ein Auge ausstach, um ihren Mann wiederzugewinnen: Der Ritter hatte im Turnier ein Auge verloren und wäre aus Scham über seine Einäugigkeit nicht mehr zu ihr zurückgekehrt (Mot. T 215.4).

Augen waren auch bei gewalttätigen Streitereien unter Männern höchst gefährdete Körperteile. Giambattista Basile läßt in seiner ersten Ekloge der *Neapolitanischen Musen* einen zornigen Kartenspieler zu seinem Partner sagen: «Te caccio n'uecchio e po'nce piscio dintro»: Ich reiß dir ein Aug' raus, und dann piss' ich dir rein! Oder hätte der Drohende seiner Körperverletzung gleich die Paullinische Heilungstechnik folgen lassen? Der Augsburger Stadt- und Kriegs-Chirurg Joseph Schmid erzählt im Jahre 1656 (*Spiegel der Wund-Artzney*, 64) von einer noch schlimmeren, kriegsbedingten Augenverletzung und ihrer unverhofften Heilung: «Anno 1648, den 19. Tag May habe ich in meine Cur auffgenommen einen Soldaten vom Ranfftischen Regiment, Kays.[erlicher] Armada, Namens Hans Lentz von Kutzenhausen aus dem Elsaß, unter Hauptmann Kielmanns Comp.[anie], [dem] ward von einer Musqueten Kugel von dem Kinn an biß zu öberst der Stirnen alles daselbsten entzwey geschlagen, gieng zugleich durchs Aug und hatte eines Fingersbreit keine Hirnschalen. Der Jest [eitrig-gelblich sickernde Flüssigkeit] gieng häuffig [in großer Menge] von dem Hirn zur Wunden herauß, und sahe man das Hirn bloß liegen; der Schuß gieng durch das Maul, wie es ihm auch zwey Zähn außgeschlagen. Es war abscheulich anzusehen, und wiewohl anfangs eine schlechte Hoffnung deß Auges halben zu erhalten war, ist doch dasselbige wieder zu recht kommen und glücklich geheilet worden, hat aber eine tieffe Masen [Narbe] über der Stirn herab behalten.»

Solche Heilungsgeschichten – auch die Kompilatoren der Kuriositätenliteratur halten davon einen Vorrat in ihren Zettelkästen – grenzen in der Tat ans Wunderbare, denn oft genug war ein schwer verletztes Auge ein für allemal verloren. Nur mit grimmigem Humor konnten die Menschen ihre Angst vor Augenverlusten überwinden, denn von solchen Unfällen und auch vom Augen-Ausstechen als Körperstrafe hatten sie alle schon erfahren. So erzählt der Schwanksammler des frühen 18. Jahrhunderts, der sich Le Sieur d'Ouville nannte, von einem Mann, der sich beim Ballspiel schwer verletzte und den Wundarzt ängstlich fragte, ob sein Auge verloren sei? «Keine Angst», meinte der Chirurg, «ich halte es in der Hand.» (*Les contes du Sieur d'Ouville.* Amsterdam 1732, II, 80).

Seit dem 18. Jahrhundert war es allerdings möglich, halb oder ganz am grauen Star erblindeten Menschen «den Star zu stechen», das heißt, die ‹starre› getrübte Linse ganz aus dem Auge zu entfernen und durch eine starke Brillenlinse zu ersetzen. Bekannt ist, daß der aus ärmlichen und pietistischen Verhältnissen stammende Johann Heinrich Jung-Stilling, als Medizinstudent in Straßburg ein Freund Goethes, in dieser Kunst von dem katholischen Pfarrer Molitor (auch hier wieder ein Geistlicher als Arzt!) unterwiesen wurde und sich zuerst in Elberfeld, dann in Heidelberg und Marburg und wo immer er sonst sich aufhielt, einen großen Ruf als Augenoperateur erwarb. In Jungs *Lebensgeschichte* (Hg. G. A. Benrath. Darmstadt 1976) findet sich denn auch manche Passage von glücklichem Gelingen und zufriedenen Patienten, so etwa diese aus der Zeit von Jungs Schweizerreise (S. 541): «Stilling blieb bis Osterdienstag in Schaffhausen; er machte etliche glückliche Staaroperationen, unter welchen eine besonders merkwürdig war: ein blindgeborenener Jüngling von 15 Jahren, ein Sohn frommer, christlicher Eltern, des Professor Altorfer, wurde auf Ostermontag Morgen in Gegenwart vieler Personen operirt; als ihm der erste Lichtstrahl in das nunmehr vom Star befreyte rechte Auge hineinblitzte, so fuhr er auf und rief: Ich sehe die Majestät Gottes! Dieser Ausdruck rührte alle Anwesende bis zu den Thränen». Die fromme Umgebung, in der sich Jung-Stilling allemal bewegt, konnte freilich auch andere Reaktionen gegenüber seinem geschickten Tun zeitigen (S. 455): «In Darmstadt operirte Stilling auch verschiedene Personen; hier traf er einen Mann an, der noch bis dahin der einzige Staarpatient ist, der Gott zu Ehren blind bleiben wollte: denn als ihm Stillings Ankunft gemeldet, und ihm gesagt wurde, er könne nun mit der Hülfe Gottes wieder sehend werden, so gab er ganz gelassen zur Antwort: der Herr hat mir dies Kreuz aufgelegt, Ihm zu Ehren will ichs auch tragen!» «Welch ein Mißbegriff!», kommentiert der Arzt. Jung-Stilling fand, diese Auffassung von Gottes Willen (wir würden sie heute noch bei so manchen Sektengläubigen wiederfinden, die ihre Krankheiten ausschließlich in Gottes Hände legen) gehe dann doch zu weit; er war überzeugt, daß der Segen Gottes, der ja selbst ein Retter oder Heiland (griechisch ‹Sotér›, lateinisch ‹Salvator›) ist, auf seinem heilenden ärztlichen Tun lag.

Blinde Seher

MAN kann, bei einem Diskurs über die Augen, nicht nur von Licht und Liebe, von Herzen und Heilung reden, ohne auch an die vielen Menschen zu denken, denen die Fähigkeit, mit den Augen zu sehen, verwehrt war und ist. «They also serve who only stand and wait», so beschließt John Milton sein Sonett *On His Blindness* (um 1655), und er setzt die Ruhe des Blinden gegen die Geschäftigkeit der Tausenden, die rastlos über Land und Meer eilen. Viele stellen sich die Blinden gerne als Menschen vor, die, da ihnen das «Licht verweigert» blieb (so Milton), geduldig ihr «mildes

Joch» tragen und «in dieser weiten dunklen Welt» tatenlos in einer Ecke hocken. Doch dies ist ein Vorurteil, und die Meinung des Dichters wird auch widerlegt durch die vielen Exempel von aktiven und erfolgreichen Blinden, die wir in der Literatur und in der Wirklichkeit finden. Ein Engadiner Sprichwort sagt zwar: «L'orb disch: eu vuless vair» – Der Blinde sagt: Ach, könnte ich doch sehen! –, doch Sprichwörter sind oft nur Halbwahrheiten. Man kann dem Satz entgegenhalten, daß die Blinden mit den anderen vier Sinnen, vor allem dem Gehör und dem Gefühl (und auch mit dem Geruchssinn, wie wir aus Kriminalgeschichten wissen) auch nicht weniger Durchblick haben als die angeblich Sehenden. Einige Blinde üben heutzutage hohe Ämter aus; so ist etwa David Blunkett, britischer Erziehungsminister der Labour-Regierung, ein Blinder, der sich nicht nur von seinem Hund führen läßt, sondern auch Neuerungen im Erziehungssystem einführt (*Spiegel*, 26. Mai 1997). Oder ist das auch nur Trost-Gerede?

Der Blindentrost darf als eine eigene literarische Gattung gelten. Er besteht darin, den Nicht-Sehenden zu zeigen, daß eine Vielzahl von Menschen auch ohne ihr Augenlicht tüchtige Glieder der Gesellschaft gewesen sind, ja, daß ihnen der Blick nach innen eine höhere Ein-Sicht und damit Weisheit verleiht, die bei den Sehenden nicht immer gegeben ist. Rudolph Huber aus Schaffhausen war nicht der einzige Geschichtensammler, der mit zahlreichen Beipielen «Gelehrte und Kunstliche [künstlerisch begabte] Blinde» lobte (*Florilegium historicum.* Schaffhausen 1665, 60–68). Beispielsweise erzählt uns Wilhelm Fabricius, der Berner Stadtarzt, in seiner *Fürtrefflichkeit der Anatomy* (92–94.): «In der Freudenstat, in dem Fürstenthumb Würtenberg, wird eine überauß schöne Orgel in der Kirchen gesehen, welche einer, der vom siebenden Jahr seines Alters blind ist gewesen, gemacht hat, also überauß scharpff und volkomlich hat[te] er die übrige[n] Sinne. An der Orglen aber ist die Bildnuß nach dem Leben des Maisters, welcher sie ins Werck gerichtet und auff das zierligst alles von Holtz außgeputzet und gebauet hat, mit dieser Überschrifft zu sehen: Dies Orgelwerck macht Conrad Schott, Die Gnad hat er allein von Gott [...] Anno Domini 1604. Dazumal seines Alters 43 Jahr.» Im

Kloster zu Dorberg, so erzählt der Arzt weiter, lebte seinerzeit der 36jährige Heinrich Baumann aus Ligertz/Gleresse am Bieler See, der im ersten Lebensjahr an den Blattern erblindete. Um ihn zu sehen, ritt Fabricius 1624 zu diesem Kloster und bewunderte die «Vogelkretzen oder Körbe», die «so artig und zierlich zusammen und ineinander gearbeitet sind, daß sie ein Tischmacher oder Schreiner kaum zierlicher oder ordentlicher würde machen können.»

Mehr noch als auf dem Gebiet der Handwerkskunst finden wir allerdings die Blinden als Erzähler und Sänger in den Gassen und auf den Marktplätzen. Doch wurden solche Geschichten zum Lobe der augenlosen, aber gedächtnisstarken Kommunikatoren, späte Nachfahren des blinden Sehers Tiresias und des Sängers Homer, schon an anderer Stelle ausgebreitet (R. Schenda: *Von Mund zu Ohr*, 131–138). Nachzutragen bliebe dieser Darstellung noch das Faktum, daß seit George Shearing nicht wenige blinde Musiker – Pianisten und Gitarristen – Millionen von Zuhörerinnen und Zuhörern (über deren Ohren!) begeistern konnten. Denn die Finger können auch ohne Augen Meister sein; sie brauchen allerdings zum Herrschen ein Instrument.

Ohrenschmaus und Ohrenschmuck

NACH einer so wohlgefälligen Betrachtung der Augen und gar der Blinden wird es schwierig sein, den Ohren ein ebensolches Loblied vorzublasen. Immerhin meinen der Arzt Christoph Wirsung und sein Herausgeber Peter Uffenbach im Jahre 1605 (*Ein Neues Artzney-Buch,* 1619, Bl. 39v°), die Ohren seien «fürwahr herrliche und nothwendige Glieder, welche die Natur als Instrument und Werckzeug zu Auffängern und Urtheilern der Stimmen und anderem Gethön verordnet; deren sind so wol am Vieh als Menschen zwey, an jeder Seiten des Haupts eins, die zu aller Zeit offen gebildet, weil wir des Gehörs schlaffend so wohl als wachend bedörfen.» Dieses Lob des allezeit wachen Ohres erinnert an eine der ältesten Detektivgeschichten der europäischen Literatur. Sie geht auf den französischen Rechtsgelehrten Etienne Pasquier (1529–1615) zurück und findet sich in zahlreichen Kuriositätensammlungen des 17. Jahrhunderts. Ein Diener ermordete seinen Herrn, einen Kaufmann aus Lucca, in der Gegend von Argenteuil; kein Auge hatte den Überfall gesehen, doch ein Blinder wurde zufällig Ohrenzeuge der Tat. Als man man die Leiche findet, rätseln die Behörden hilflos herum. Nur der Blinde kann den Mörder, der sich durch das Eröffnen eines Geschäftes ein wenig verdächtig gemacht hat, überführen, denn er erkennt, mit mehreren Personen konfrontiert, ausgerechnet ihn an seiner Stimme. Das knechtische Ohr ist also doch zu herrlichen Taten fähig.

«Ohr» (Auris) ist eine der Lieblingsvokabeln der Bibel; es erscheint rund achtzig Male, zumeist in Wendungen wie «neige dein Ohr zu mir» oder «die Ohren öffnen»; da ist also das Zuhören, die Aufmerksamkeit, die liebevolle Zuwendung gemeint. Zu den Wundern weitentfernter Länder gehörten im Mittelalter auch die ‹Panotii›, Leute, die ganz und gar aus Ohren bestanden, oder andere, denen die Ohren bis zu den Füßen hinabreichten. So sagen wir noch heute scherzhaft: «Ich bin ganz Ohr», wenn wir einen Redenden versichern wollen, daß wir ihm gerne lauschen. Ohr steht also zunächst einmal als Zeichen für die Fähigkeit, akustische Signale zu empfangen. Wer einen anderen Menschen hört, der weiß, daß er nicht alleine ist und daß er zumindest Kontakt aufnehmen, wenn nicht gar Gedanken austauschen kann.

In Körpergeschichten geht es freilich häufiger um die materiellen äußeren Ohren, diese knorpeligen und fleischigen Schalltrichter, die Ohrmuscheln oder Ohrwascheln mit ihren Falten und Höhlungen, mit ihren eingekrempelten Rändern, mit den Höckern, die sich vor die äußeren Gehörgange drücken lassen, wenn der Lärm die Trommelfelle bedroht, und den Läppchen, die Frauen wie Männern dazu dienen, sich Ohrringe und Ohrgehänge aller Art anzuheften.

Eben um diesen Schmuck beider Geschlechter handelt es sich schon im Buche *Exodus*, wenn Aaron, der vom zuchtlosen Volke Israel gedrängt wird, Götterbilder zu schaffen, und der nun unbedingt ein goldenes Kalb gießen will, ruft: «Reißet ab die goldenen Ohrenringe an den Ohren Eurer

Weiber, eurer Söhne und eurer Töchter und bringet sie zu mir.» (2. Mose, 32, 2). Nicht auszudenken, wie viele Ohrläppchen damals zu Schaden kamen, und die schmucklosen Frauen wird es auch nicht getröstet haben, daß sie ihre Ohrringe später aus des Moses Hand als Goldwasser (2. Mose 32, 20) zu trinken bekamen. Der Hauptzweck unserer äußeren Ohren ist, trotz zunehmender Frequenz auch des Männerohrrings, heutzutage allerdings nicht, Schmuck zu tragen, sondern den Druck von Telefonhörern auszuhalten. Es gibt zunehmend Leute, die sogar im Café, auf der Parkbank oder im Zugabteil nicht darauf verzichten können, ein solches Kommunikationsgerät (das vielleicht auch Elektro-Smog in die Ohren pustet und «Hitzewallungen im Hirn» verursacht; siehe den *Spiegel* vom 12. Mai 1997) an sich zu pressen und auf dasselbe einzureden, als müßten sie alle Welt davon überzeugen, daß sie sprechen können.

Ohrenschmerz und Ohrenschwank

UND noch einmal geht es dann, im Neuen Testament, um ein stark verletztes Ohr: Die vier Evangelisten Matthäus (26, 51), Markus (14, 47), Lukas (22, 50) und Johannes (18, 10) berichten ohne Ausnahme, daß bei der Gefangennahme Jesu einer seiner Jünger sein Schwert zog und einem Knecht des Hohepriesters eine Ohrmuschel abschlug. Johannes weiß mehr: Der Täter sei Simon Petrus gewesen, und der Verletzte habe Malchus geheißen. Lukas erzählt zudem von einem kleinen Wunder: Jesus habe das abgeschlagene Ohr dem Kriegsmanne wieder angeheftet: «und heilte ihn».

Nicht ohne diesen biblischen Hintergrund greift Theophrast von Hohenheim (1493–1541) aus Einsiedeln im Kanton Schwyz, dieser so bedeutende Arzt und Naturphilosoph, der sich Paracelsus nannte, in seinem *Wund- und Artzney Buch* (S. II) zu einem mißglückten Ohren-Mirakel, um die Rolle eines modernen Arztes (im frühen 16. Jahrhundert!) zu umreißen: «Ich hab wol im Veriul [Friuli, Friaul] gesehen, ward einem ein Ohr abgehauen, und ein Bader nam es und satzt es widerumb hinan, mit Steinmetzen Kuet [Kitt],

Keßleim [Käseleim] etc. Er behielt [erntete] das Lob und ein groß Wundergeschrey. Am andern [nächsten] Tag fiel es wider herab, da es der Eyter underfressen hette.» Der Augsburger Joseph Schmid, der dieses Exempel auch gelesen hatte und es mit seinen eigenen Ohr-Heilungskünsten verglich, kommentierte dazu 1656 (S. 67): «Das muß ja ein gelehrter Bader gewesen seyn, und seyn [gibt es] dero geschickten Brüder heutigen Tages noch viel.» Ärzte, und schon gar nicht die niederen Bader, sollen sich demnach nicht anmaßen, Jesus-Wunder imitieren zu können: Hier gilt es, die Natur dabei zu unterstützen, ihren «Balsam» (modern gesagt: die Koagulationsfähigkeit des Blutes mit Hilfe der Blutplättchen, die Säuberungsfunktion der Lymphe mit den Lymphozyten) zur Heilung der Wunde einzusetzen, nicht aber, so ein Glied (als andere Beispiele nennt Paracelsus abgeschnittene Nasen oder Finger) anzuleimen, das sich, nach Wissensstand der Chirurgie seiner Zeit, nicht mehr anheften läßt: Der Arzt sei ehrlich zu sich selbst und zu seinen Patienten!

Das Abtrennen der Ohrmuscheln gehörte in der frühen Neuzeit zu den empfindlichen Körperstrafen; die *Peinliche Gerichtsordnung* Kaiser Karls V. von 1530/32 sieht «Oren abschneiden» unter den Strafen vor, die nicht zum Tode führen. Insbesondere Diebe sollten auf diese Weise ein immerwährendes Schandmal erhalten. Das Kollektivgedächtnis konserviert solche Ur- und Ohrgeschichten so dauerhaft wie gesalzene Ohrfeigen und schafft ständig neue Erzählungen dieser Art, sei es in Märchen, Sagen oder Schwänken, sei es in der autobiographischen Literatur. In Giambattista Basiles Märchen von der schönen *Viola* (II,3) wird das Mädchen, das bei ihrer Tante das Nähen erlernen soll, mehrmals in eine Kammer geschickt, um Nähzeug zu bringen; doch in diesem Raum hält sich, mit Wissen der Tante, der verliebte Prinz versteckt, der sie gerne küssen (und auch mehr) möchte. Dreimal entschlüpft Viola der ihr gestellten Falle; zuletzt, als sie eine Schere holen soll, ist sie böse auf die Tante und schneidet ihr die Ohren ab: «Da hast du ein hübsches Trinkgeld für deine Kuppelei›, schrie sie, ‹jede Arbeit ist ihres Lohnes wert! Ehre verloren, schnipp mit den Ohren! Und wenn ich dir nicht auch noch die Nase abschneide, dann nur, damit du den üblen Geruch deiner Schande schmecken kannst, du Kuppelweib, du Mädchenfängerin, Hühnchenhändlerin, Kinderschänderin!› Und dann eilte sie in drei Sprüngen heim zu ihrem Vater und ließ die Tante ohne ihre Ohren und den Prinzen voll mit seiner Wut zurück.»

Immer wieder verdrängen die Teilnehmer an «lustigen Gesellschaften» (E. Moser-Rath) ihre Schrecken vor solchen Ohrenverlusten mit nicht immer spaßigen Unterhaltungen. Die Angst, auch irgendeinmal das Schicksal des biblischen Malchus oder das der erwischten Beutelschneider erleiden zu müssen, ist offenbar in vielen Köpfen hängen geblieben: In einer Novelle (*Les nouvelles récréations*, 1558, Nr. 56) des Bonaventure Des Périers (1500–1544) haut ein Edelmann einem solchen «coupeur de bourses», der ihn in der Kirche bestohlen hatte, ein Ohr ab und bietet ihm höhnisch an, das Ohrläppchen gegen die abgeschnittenen Goldknöpfe zurückzugeben. Der genannte d'Ouville (*Les contes*. Amsterdam 1732, II, 306 f.) malt diese Geschichte von einer Ohrenstrafe weiter aus und bringt sie zu einem lächerlichen Ende: Ein Normanne wird von einem Beutelschneider, dem in Paris zur Strafe ein Ohr abgetrennt worden war, gewarnt: er solle in der Hauptstadt auf seine Ohren achten. Auf dem Faubourg St. Honoré hört nun dieser Paris-Tourist eine Marktfrau ihren Sauerampfer ausrufen: «Ah, ma belle oseille», er versteht aber «oreille», meint nun, man hätte es auf seine Ohren abgesehen und kehrt schleunigst in die Normandie zurück.

Eine solche Geschichte aus dem Umkreis der lustigen Mißverständnisse erinnert dann wieder an das Märchen der Brüder Grimm von der *Klugen Gretel* (KHM 77). Diese Variante des altfranzösischen Fabliaus (Schwanks) von den gebratenen Rebhühnern (*Les deux perdrix*) zeigt uns einen furchtsamen Gast, der den Hausherrn ein Messer wetzen hört und dann auch gleich der Köchin glaubt, hier habe man «nichts anders im Sinn, als Euch beide Ohren abzuschneiden». So rennt er denn fort und liefert der klugen Köchin, die ja doch die beiden gebratenen Hühnchen längst verdrückt hat, eine Erklärung für das verschwundene Abendessen: Der Gast habe sie gestohlen. So rennt der Herr hinter dem

Gast her und schreit: «Nur eins!, nur eins!», meinend, er wolle ja nur ein einziges Brathendl wiederhaben; der andere aber denkt, ein abgeschnittenes Ohr sei auch schon zu viel. In der Tat: das wäre, wie gezeigt, nicht so einfach wieder an Ort und Stelle zu bringen.

Ein in der deutschen Barockliteratur verbreiteter Schwank erzählt von einem Dieb, der zum Verlust seiner Ohren verurteilt wird, doch die Strafe kann gar nicht vollzogen werden, weil der Mann schon lange keine Ohrmuscheln mehr hat. In der von Elfriede Moser-Rath herausgegebenen *Burger-Lust* von 1663 (in: *Lustige Gesellschaft*. Stuttgart 1984, 381) geht die Geschichte so (Text modernisiert, R. S.): «Einem Übeltäter war das Urteil gesprochen, daß ihm sollten beide Ohren abgeschnitten werden. Wie er an den Richtplatz kam, suchte der Henker mit Fleiß unter den langen Haaren, konnte aber kein Ohr finden, war derowegen unwillig und schmählete. Der Übeltäter sprach aus Unmut: Man kann ja vor euch Schelmen kein Ohr mehr behalten!» Nach einer anderen Version meint der Dieb, da nütze das Fluchen des Henkers nichts, er könne sich schließlich nicht jeden Monat neue Ohren wachsen lassen.

Hinter dem halben Lachen, das die Zuhörer solcher Geschichten seinerzeit von sich gaben, steckte doch allemal die Angst vor solchen ehrverletzenden und qualvollen Körperstrafen oder doch wenigstens, der schmerzhaften Ohrfeigen eingedenk, die so mancher in seinem Leben eingesteckt hatte, die Furcht vor einem schlimmeren Ohren-Geschick. So findet sich die Erinnerung an ein (allerdings nur halb) abgerissenes Ohr mit anschließender Heilung in den *Mémoires d'Outre-Tombe* (I, 1973 [Livre de Poche, 1327], 74) des François René de Chateaubriand (1768–1848), der in seiner in Saint-Malo verbrachten Kindheit ein wilder Knabe war. Bei einer Prügelei mit Schiffsjungen «traf mich ein Stein so heftig, daß mein linkes Ohr, halb abgerissen, auf meine Schulter herabhing». Nicht die Schmerzen und das Blut waren bei dieser Verletzung das eigentliche Problem, sondern die Angst vor den Eltern, und in der Tat: Der Vater schwieg, die Mutter schrie, und dann gab es, neben dem Heilverband, tüchtig Schimpfe für den kleinen Helden. Und wie oft ist nicht dieses so verletzliche Ohr eines Jungen

(aber doch auch so manchen Mädchens) von groben Fingern angepackt und gequält worden? Maxim Gorki liefert
uns 1902 in seinem Roman *Drei Menschen* (Übers. H. Burck.
München 1977, 68) ein Beispiel von einer solchen Ohr-
Tortur: «‹Na warte, du eigensinniger Schlingel!› drohte der
Chef. Als die Kunden hinaus waren, rief er Ilja heran, faßte
mit dicken, festen Fingern sein Ohr, zerrte es hin und her
und knurrte: ‹Heißt man dich suchen, such, heißt man dich
suchen, such!› Beide Hände stemmte Ilja gegen den
Schmerbauch des Chefs, stieß sich kräftig zurück, entriß das
Ohr seinen Fingern. Vor Kränkung flog er am ganzen Leibe.
Laut, zornig, schrie er: ‹Was zausen Sie mein Ohr! Das Geld
hat Michail Ignatjitsch.»»

Ohrenmirakel

DIESE abenteuerreiche Ohrmuschel ist aber auch ohne
solche alttradierten dramatischen Ereignisse eine
Wunderschöpfung der Natur; Wilhelm Fabricius führt uns
das in der *Fürtrefflichkeit der Anatomy* (121) mit treffenden
Worten vor: «Das äußerste Theil des Ohres ist weder beinig
noch fleischig, sondern etwas zwischen beiden, das ist: von
Krospelbein [Knorpel] erschaffen; zu dem Ende [Zweck],
daß sich das Ohr zu einer und andern Seiten könne biegen,
drehen und wenden. Dann wenn die Ohren beinig wären,
würden sie leichtlich und durch geringe Zufäll brechen.
Wären sie dann lauter fleischig, so könnten sie sich nicht
aufrecht halten und ihr Ampt verrichten [...], sondern würden immerdar undersich [nach unten] hängen und schlam-
pen.»

Die Bedeutung, die wir den Ohrmuscheln beimessen,
hängt nun freilich aufs engste mit dem so wichtigen Sinn
des Gehörs zusammen. Die Ohrmuschel (Auricula, abermals ein Diminutiv: Öhrchen!)) dient bekanntlich dazu,
Schallwellen über den äußeren Gehörgang (Meatus acusti-
cus externus) in das innere Ohr zum vibrierenden Trom-
melfell oder Tympanon (Membrana tympani) zu leiten,
hinter dem sich die geheimnisvollen Knöchelchen des In-
nenohrs verstecken: ein Hammer (Malleus), ein Amboß (In-

cus) und ein Steigbügel (Stapes), welche die Schallsignale über eine zweite schwingende Membran an die Flüssigkeit in der Schnecke und von dort zum Hörnerv (Nervus cochlearis) im Gehirn weiterleiten.

Diese Einrichtungen und Vorgänge sind, obwohl die Anatomie der ‹Auris interna› (des Innen-Ohrs) Ärzten wie Thomas Bartholinus (*Epistolarum medicinalium [...] centuria* I, 63 [1663, 255–263]) schon bekannt war, ungemein kompliziert, und wir können wohl begreifen, daß sie für unsere Urahnen weitgehend unvertraut und unheimlich blieben: Ihre Ohr-Entdeckungen drangen, vielleicht mit Hilfe des lang und spitz gehaltenen Nagels des kleinen Fingers, bis zum Ohrenschmalz vor, und dann glaubten sie, da müsse irgendeine Verbindung zum Rachen sein: Unerwünschtes Gerede geht ja bekanntlich zum einen Ohr hinein und zum anderen wieder hinaus. In der Mitte des 17. Jahrhunderts machte sich ein Marktschreier solche Ignoranz zunutze: In Weißenstadt, so erzählt uns der Hofer Apotheker Michael Walburger in seinem *Hausbuch* (1, 1988, 169 f.), sei 1654 ein «Fantast» aufgetreten, und der habe «ein Erbeß [eine Erbse] zum Ohr hinein gelaßen und zum Mund wider herauß gethan, welches nicht natürlich sein können. Das haben andere Buben nachthun wollen, und ist [meines Verwalters] Hogers Söhnlein, bei sechs Jahren alt, auch ein Erbeß ins Ohr gethun worden, welche aber steckent blieben.» Da war nun guter Rat teuer: Der Apotheker versuchte es einmal mit Niespulver und dann wieder mit Zugpflaster, und er gab schließlich dem besorgten Vater ein «Kornzänglein» mit, eine Pinzette, mit der er vielleicht später die verlorene Erbse aus des Knaben Ohr hätte ziehen können. Wir dürfen annehmen, daß das so verachtete Ohrenschmalz den Rettungsvorgang befördert hat.

Und schließlich besitzt das Ohr eine Fähigkeit, die dem Déjà-vu der Augen, dem Sich-Erinnern an bereits Gesehenes, durchaus ebenbürtig ist. Über das Phänomen der Geruch-Memoiren ist – im Dunst der ‹madeleines› eines Marcel Proust – viel geschrieben worden; von Klang-Erinnerungen liest man weniger. Und doch gibt es eine Reihe von Autobiographen, die sich als sehr erinnerungsstark in bezug auf Geräusche erweisen: So Ernest Lavisse in seinen

Souvenirs aus der Picardie um die Mitte des 19. Jahrhunderts: Er hat noch 1911, als er sie niederschreibt, den Horn-Ton des Kuhhirten im Ohr, die Glocken der Dörfer der Thiérache, die alle zu verschiedenen Zeiten das Angelus läuten, «das Rattern der Pflüge und der Eggen und der Walzen, die auf die Felder fuhren», oder gar «das Geräusch, das die Pferde mit ihren Füßen machten, wenn sie das Wasser der Furt durchschritten». Die Ohren vieler anderer Menschen erinnern sich freilich weniger an ländlich-sittliches Lärmen als vielmehr an brutale Kriegszeiten, und das Probe-Heulen einer Sirene läßt sie so zusammenfahren, als werde der nächste Bombenangriff angekündigt.

Andere wieder erinnern sich nicht ohne Schmunzeln an das Vokabular des einstmals ausgetauschten oder weiterhin mitteilbaren Liebesgeflüsters. Denn auch die Ohren sind, wie die Augen, nicht frei von erotischen Nebenbedeutungen. Eine Person kann bekanntlich bis über beide Ohren verliebt sein; die naive Agnès in Molières (1622–1673) *Schule der Frauen* (*L'Ecole des femmes*, 1662, I. Akt, 1. Szene) hat, wie uns ihr Vormund Arnolphe erklärt, ihre besonderen Vorstellungen von der Funktion ihrer Ohren:

> «Erst neulich, stellen Sie sich das doch einmal vor!
> Da war sie ganz verlegen, und da kam sie her,
> und fragt' mit einer Unschuld, so was gibt's nicht mehr!,
> ob Frau die Kinder, die man macht, bekommt durch's
> Ohr!»

Und wenn des Rabelais' Panurge, der gerne eine Frau kriegen möchte, im Dritten Buch des Pantagruel (*Le Tiers Livre*, 1546, Kap. VII) zu Pantagruel sagt: «Ich hab' den Floh im Ohr; ich will mich verheiraten», dann redet er von dem sexuellen Kitzel in seinem berühmten Hosenlatz, der ‹braguette›. In einem Schlager der dreißiger Jahre hieß es:

> «Komm mein Schatz, wir trinken ein Likörchen,
> und dann flüstre ich dir leise was ins Öhrchen,
> von der Liebe und des Lebens Mai
> und ein ganzes kleines bißchen [Bißchen!] noch dabei.»

Musik mag der Ohren Schmaus sein, gewisse getuschelte und gemuschelte Worte sind ihr Aphrodisiakum.

Behinderungen und Altes Eisen

EINGRIFFE in das innere Ohrgefüge bei Schwerhörigkeit oder gar Taubheit waren in der frühen Neuzeit noch kaum denkbar. Ein kurioses Exempel von Gehörverbesserung erzählt uns Paracelsus in seinem *Wund- und Artzney Buch* (XXIX): «Ich habe einen Bauren gesehen, der ubel höret, hat lange Jar an [bei] ihm geweret, und in einem Stubenfechten warde ihm das ein Ohr abgehauen mit sampt einem breyten Bletz [Fetzen], genaß also [dergestalt] am selbigen Ohr, daß er baß [besser] höret, dann [als zu der Zeit] da ihm nichts gebrosten [gefehlt] hat.»

Wenn in alten Büchern oftmals von Blinden die Rede ist, so hängt das sicher mit den sozialen Problemen zusammen, die ihre Behinderung mit sich brachte. Um die Tauben brauchte sich die Gemeinschaft weniger zu kümmern; das schlechte Gewissen, das die glücklichen Hörenden und Sehenden gegenüber den Sinnesbehinderten hatten, fand zudem ein Ventil in einer Reihe von verbreiteten Spottgeschichten, und die Schwerhörigen oder gar Tauben kamen dabei nicht besser weg als andere vermeintliche Krüppel. Statt auf solche billigen Schwänke einzugehen, sei hier – wenn wir einmal die Leistungen tauber Künstler wie Francisco de Goya oder Ludwig van Beethoven beiseitelassen wollen – der schönen Erzählung gedacht, die Adolf Muschg 1982 in seinem Buch *Leib und Leben* einer alten taubstummen Frau gewidmet hat (*Der Zweitsitz oder Unterlassene Anwesenheit*): In dem uralten Bauernsitz, den der Erzähler kaufen möchte, haust noch dieses sprach- und gehörlose Wesen, das ihm zunächst Unbehagen und Berührungsängste einflößt. Doch dann lernt er, mit dieser Frau Gedanken auszutauschen, und er versteht, daß die Alte sich freut, bald einen Hausbewohner neben sich zu haben: «Die alte Frau machte sich jetzt die Mühe nicht mehr, den Strom ihrer Erleichterung zu unterbrechen, Kehle und Lippen zu schließen, scheinbare Wörter und Sätze zu bilden. Sie leierte ungehemmt und wiegte sich dazu vorwärts und zurück, hin und her, auch ich stimmte kräftig in das merkwürdige Gelöbnis ein. Wir hatten eine Sprache gewonnen, in der kein Wort mehr übrig war, das einer von uns hätte brechen können. [...] Und ich ging zu ihr hin, bevor ich mich abwenden konnte, drückte ihr diese beiden Hände, ließ sie's nochmals fassen, hielt fest, als der Rotz auf meinen Handrücken tropfte.» Doch als der Erzähler dann im Herbst aus der Stadt zurückkommt, um in das Haus einzuziehen, ist die alte Frau verschwunden: Ihre Verwandten haben sie in ein Altersheim geschafft, und Erinnerungen an ihre frühere Existenz sind ebenfalls beiseitegeräumt worden: «Den kleinen Eisenherd, der an dieser Stelle stand, hat der Neffe, oder wer immer, nicht weit unter dem Wasserfall in den Bach gekippt.» Alter Ofen, rostiges Eisen, Strom des Vergessens: Wir kennen diese Symbole aus der Welt von Mythen und Märchen. Aber Muschg erzählt eine Geschichte, die von der aktuellen Ausgrenzung von Behinderten und Greisen Zeugnis gibt. Sie ist nicht weniger schrecklich als Berichte von physischer Gewaltanwendung gegen den menschlichen Körper, aber sie läßt Gedankenspielraum für die Hoffnung, daß es einmal mehr Achtung für Sinnesbehinderte geben möge.

4.

Mund und Nase

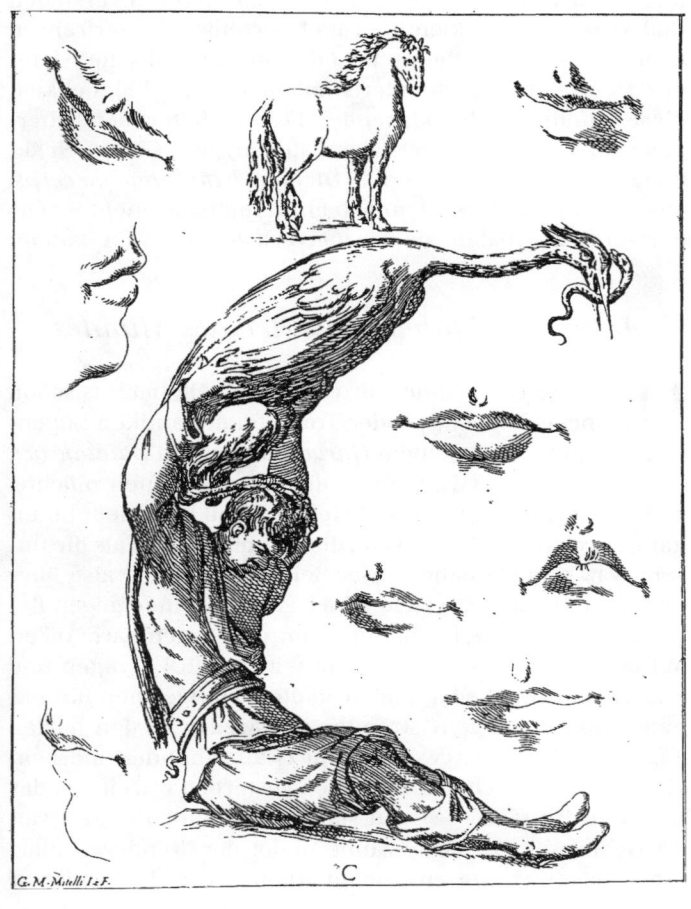

DIE humanbiologische Bedeutung dieser größten Kavität unseres Kopfes wird schon dadurch deutlich, daß wir hier gleich zu Anfang der Mundgeschichten Sonderbereiche für die Lippen, die Zähne und die Zunge sowie für den hinteren Ausgang dieser Spelunke, den Rachen, einrichten müssen, um den Artikel nicht gleich am Anfang wie mit Pustebacken aufzublasen. Der Mund dient ja nicht nur der Speisenaufnahme, er ist auch das Instrument, mit dem wir schwätzen oder schweigen, atmen oder blasen, gähnen und gurgeln, singen und lachen, schmollen und schmatzen. Auf unendlich vielfältige Weise läßt er sich mimisch verstellen und verziehen, verklemmen und verreißen, ja zerfransen oder verfratzen. Italienische oder niederländische Maler des 15. und 16. Jahrhunderts haben von der Möglichkeit, diese Mundspiele bei klagenden Frauen, folternden Schergen oder törichten Gaffern darzustellen, gern Gebrauch gemacht (N. Laneyrie-Dagen / J. Diebold: *L'Invention du corps*, 66–78). Der Mund ist demnach ein Hauptinstrument im Orchester der verbalen wie der nonverbalen Kommunikation.

Außen- und Innenansichten des Mundes

DASS diese Höhle eine ganze Welt enthält, hat uns schon François Rabelais (in der Tradition des antiken Lügendichters Lukian) in seinem *Gargantua* gezeigt (*Pantagruel*, Livre II, Kap. XXXII), wo uns der Autor eröffnen möchte, was Alcofrybas in des Riesen-Helden Maul bei einem Rundgang durch diese ‹Neue Welt›, die eigentlich älter als die unsere war, erblickt habe. Unser Reisender gelangt also über Pantagruels Zunge, welche einer ganzen Armee gegen Regengüsse Schutz geben kann, dann über fruchtbare Äcker, auf denen Kappeskohl angebaut wird, nach Láryngen und Pháryngen, zwei bedeutenden Städten, aus welchen «krankhafte Ausdünstungen» strömten, weswegen in den letzten Tagen, wie bei einer Pest, zweiundzwanzighundertundsechzigtausendundsechzehn Personen gestorben waren und das nur, weil Pantagruel so ein starker Knoblauchfresser war. Im Gebiet seiner Backenzähne findet der Wanderer allerdings so etwas wie ein Alpenparadies; von dort steigt er hinab in die hinteren Rachengebiete, wo viel geschlafen und geschnarcht wird. Das scheint nun auf der einen Seite eine ebenso groteske wie utopische Nirgendwo-Landschaft zu sein, und doch ist sie, andersherum, das Hier-und-Jetzt unserer eigenen Alten Welt mit ihrem Wechsel von Arbeit und Ruhe, von Wohlleben und Krankheitsepidemien, von Sonne und Regen, Krieg und Frieden: Sprich: wir brauchen nicht des Gargantua Mund oder sonst ein wohlfeiles Ticket zu einem fremden Land, um das uns schon Bekannte (das ja alle Touristen auch immer wieder suchen) wiederzufinden und wiederzuentdecken.

Reden und Schweigen

DER Mund hat also in der Kulturgeschichte nicht nur eine biologische Bedeutung. Da er als das Symbol der menschlichen Rede betrachtet wird – ‹lingua› bedeutet ja sowohl Zunge als auch Sprache –, gewinnt er in geistlichen Texten immer wieder eine transzendente, auf eine andere Welt verweisende Bedeutung. Für die Bibel etwa ist der Mund das Instrument der Rede: «Des Gerechten Mund ist ein Brunnen des Lebens; aber den Mund der Gottlosen wird ihr Frevel überfallen» (Spr 10,11). Der so gepriesene Mund der Gerechten muß auch mitreden «für die Stummen und für die Sache aller, die verlassen sind» (31,8); er trägt also gesellschaftliche Verantwortung. Der weise Salomon kann es auf der anderen Seite nicht oft genug sagen, daß Narrenmund Unsinn schwätzt und daß der Kluge dem Narren die Rute über den Rücken ziehen, wenn nicht gar ihn gleich in einem Mörser zu Grütze zerstampfen (27,22) soll. Denn «Narren reden tyrannisch; aber die Weisen bewahren ihren Mund» (14,3). Oder: «Die Lippen des Narren bringen Zank, und sein Mund ringt nach Schlägen» (18,6). Und so fort und fort.

Georg Vogler, ein pädagogisch geschickter Religionslehrer des frühen 17. Jahrhunderts, nennt in seinem *Catechismus in auserlesenen Exempeln* (Würzburg 1625) den Mund einen Boten der Seele; er bringe Sinn und Gemüt des Menschen zum hörbaren Ausdruck. Die «Leffzen» und die Zähne

betrachtet Vogler metaphorisch als einen Zaun, der gleichsam wie eine Zensurschranke die unerwünschten und un-
bedachten Äußerungen des menschlichen Geistes zurückhalten könne. Mit der Zunge ließen sich die Worte
zurechtfeilen, dann solle man sie langsam durch die Hechel
der Zähne ziehen und mit den weichen Lippen noch be-
sänftigen. Das diplomatische Gerede, das man heute ‹politically correct› nennt, wurde demnach schon vor Jahrhunderten gepflegt.

Ja, dieser Mund ist schon seit biblischen Zeiten eines
der meistbeschimpften, -geschlagenen, -gezügelten und in
Zaum gehaltenen Organe des Menschen; auch ähnelt er in
seinem ruchlosen oder auch schlechte Gerüche ausströ-
menden Ruf einigen anderen Öffnungen des menschlichen
Körpers. Zahlreiche Möglichkeiten bietet die Sprache an,
ein Gegenüber aufzufordern, er/sie möge seine Rede been-
den, seine/ihre Zunge zähmen: ‹Halt's Maul!›, ‹ferme-la
[gueule]!›, ‹shut up!› sind nur die alltäglichsten. Wenn etwa
der eine nicht aufs Maul gefallen ist, zeigt sich der andere
gern bereit, ihm die Fresse zu polieren. Heinz Küppers Wör-
terbücher wissen noch viele andere Varianten, die gar nicht
so lustig klingen wie die Mund-Synonyme, welche zum Beispiel die schwäbischen Dialekte kennen. Der 1839 geborene
Rieser Mundartdichter Gottfried Jakob hat sich zu diesem
Phänomen einen treffenden Vierzeiler ausgedacht, den er
1893 *Entgegnung* überschreibt (in: *Allerloi*, 1960, 23):

> «*En'gegne*
> Du sagsch zu meim Maul nimme Lad';
> mit dei^{n}ra^n Gosch bischt schtill!
> Weil i doch o zu dei^{n}ra^n Schluap
> net Rüäßel sagä will!»

Der im Laufe der Zivilisierungsgeschichte oftmals verfei-
nerte ‹Mund des Volkes› hat in der ‹Schnauze› eine tierisch-
derbe und dralle und weniger verzärtelte Schwester. Doch
diese freche und freie Ausdrucksweise und das Recht, so zu
reden, wie einem der Schnabel gewachsen ist, haben sich
immer wieder von Moralisten und Pädagogen rügen lassen
müssen. Es nützt auch wenig, heißt es da, nur gähnend her-
umzustehen (zumal Gähnen ansteckend ist), Maulaffen feil-

zuhalten, sich mit dummem Geschwätz das Maul zu verbrennen, anderen ständig nach dem Munde zu reden oder
auch: ihnen über den Mund zu fahren oder noch schlimmer:
den Mund in den Staub zu stecken. Manchen kann man es
eben auch mit dem Munde niemals recht machen.

Lippen und Liebe

Doch da gibt es auch den gelobten Mund der Geliebten,
und der soll hier nicht ungefeiert bleiben:

«Ein Mündchen, so ein wahres Zuckermäulchen,
das unaufhörlich: küßmich, küßmich flüstert,
des Sparschweins Spalt, in den die guten Feen
die Glücksgeschenke reichlich steckten» –

so preist ihn 1635 Giambattista Basile in der fünften Ekloge
seiner *Neapolitanischen Musen*. Und in Deutschland lobt
zehn Jahre später Philipp von Zesen in seinem Roman *Adriatische Rosemund* «den Mund seiner Schönen»:

«Ist das der Rosenmund! was Rosen!, welche bleichen,
Wan sie der Wind anhaucht; da dieser schöner würd,
wan mein verliebter Hauch den seinen kan erreichen
und in däm Rosen-Tahl der lieben Lippen irrt.
Wie ist er dan, Rubin? Rubin muß eher weichen;
er ist zu blaß, zu bleich und hat nicht solche Kraft.»

Auch die Koralle läßt sich nicht zum Vergleich mit der Lieb-
sten Mund heranziehen, der ist «vihl währter als Rubin, als
Rosen und Korallen» – er ist vor allem wärmer!
Diese mehr oder weniger fleischigen Ränder des äußeren
Mundes prägen zu einem kräftigen Teil die liebenswerten
Gesichtszüge und die erotische Ausstrahlungskraft der
Menschen. Um diese Bedeutung zu unterstreichen, helfen
nicht wenige Frauen, aber auch einige Männer, der Farbgebung ihrer Mundgrenzen mit kräftigen Lippenstiften nach.
Umgekehrt warnte noch vor hundert Jahren Alban Stolz in
seiner *Legende oder Der christliche Sternhimmel* (IV, 1895,
441) vor sündiger Lippenlust, wenn er im Leben des heiligen Edmund erzählt: «In einem Frauenkloster schnitten

sich alle Nonnen auf Anrathen der Aebtissin die Nase und Oberlippe ab, um dem abscheulichen Kriegsvolk selber ein Abscheu zu werden und dadurch vor Schlimmerem bewahrt zu werden.» Denn rot und reizend ist die Farbe der Lippen, und sie kontrastiert, nach einem alten Schönheitsideal, mit der Weiße der Haut und der Schwärze der Haare.

Die malerische ist nicht die einzige Kunst dieser Mundwülste: Mit gerundeten Lippen und bei einer bestimmten Stellung der Zunge lassen sich mit Hilfe eines aus der Lunge geholten Luftstroms musikalische Töne hervorbringen. Der Mensch kann Melodien pfeifen, der (schlecht erzogene) Mann pfeift hinter schönen Frauen her, um eine Beziehung anzubahnen; Frauen sollten diese üble Angewohnheit besser nicht imitieren, denn, so sagt der Volksmund, der (im Gegensatz zu den Schauspielern) kein Blatt vor den Mund nimmt: «Mädchen, die pfeifen, und Hennen, die kräh'n, / denen soll man beizeiten die Hälse umdrehn.»

Kisses for me, kisses for you

BERÜHRUNG mit den Lippen gilt als freundschaftliche oder auch liebende Begrüßung und, beim Abschied, als eine Versicherung, daß diese positive Beziehung auf Dauer gestellt ist. Erotische Kontakte beginnen oftmals, nach einem Spitzen der Lippen (mit Aufforderungscharakter), mit sanften oder auch heftigen Küssen, und ‹Der erste Kuß› gehört zu den Standardthemen der autobiographischen Literatur. Auch Franz Michael Felder (1839–1869), der Bauernjunge und Volksschriftsteller aus dem Bregenzerwald, erzählt von diesem Ereignis (*Aus meinem Leben* [1868]. Salzburg/Wien 1985, 247), und bei ihm steht es in Zusammenhang mit den Motiven Einsamkeit, Verlorenheit, Suizidgedanken, bedrückende Natur, Erhebung und Gemeinsamkeit: «Ich erzählte meinem Mädchen, wie ich da [als Ziegenhirt ...] tropfnaß im Nebel auf einem Felsen saß. Wie unter allen Gedanken mir der liebste der geworden, daß ich jeden Augenblick Herr über Leben und Tod wäre. Das Mädchen erfaßte mich erschrocken und hielt mich fest. Ich schaute ihm ins klare Auge. Schweigend standen wir auf des Fel-

sens höchster Spitze und hielten uns umschlungen. [...]
Das hätte ich nie geglaubt, daß einst aus dem fruchtlosen
Herbst jener Nebeltage heraus mir die Seligkeit des ersten
Kusses erwachsen würde.» Die Poeten fühlten sich immer
wieder gedrängt, solche zärtlichen Begegnungen in Versen
festzuhalten. Der schwäbische Lyriker und Erzähler
Eduard Mörike (1804–1875) ist zum Beispiel so ein kußbe-
sessener Dichter und schreibt in dem Liedchen *Nimmer-
satte Liebe*:

> «Die Lieb', die Lieb' hat alle Stund'
> neu wunderlich Gelüsten:
> Wir bissen uns die Lippen wund,
> da wir uns heute küßten.
> Das Mädchen hielt in guter Ruh'
> Wie's Lämmlein unterm Messer;
> ihr Auge bat: Nur immer zu!
> Je weher, desto besser!»

Wenn von Lippen die Rede ist, steht in der Tat die Assoziation mit dem Küssen im Vordergrund:

> «Busserln geben, Busserln geben,
> dös is kei Sünd,
> dös hat mi mei Mutter g'lehrt
> als e klei's Kind»,

meint ein von Otto Holzapfel mitgeteiltes bayerisches
Schnaderhüpfel oder Lust-Liedchen. So gesehen muß der
Kuß, in den Lexika gewöhnlich auch ganz prosaisch als
‹Berührung mit dem Mund› bezeichnet, als ein unspekta-
kulärer alltäglicher Austausch von Zeichen der Zu-Neigung
mit Hilfe der Lippen und/oder der Zunge erscheinen. Die
Folklore verschiedener Völker kennt freilich, auf der einen
Seite, auch gefährliche Küsse von todbringenden Märchen-
heldinnen; auf der anderen Seite sind die Busserln auf
Hinterteile von Menschen oder anderen Eseln seit Geoffrey
Chaucers (um 1340–1400) *Miller's Tale* in den *Canterbury
Tales* (Vers 3732–3738) und in zahlreichen späteren
Schwanksammlungen Anlässe zu nicht enden wollendem
Gelächter:

«Da wischt der Absalon sich lüstern schon das Maul.
Derweil die Alison durchs Fenster schiebt ihr Loch.
Bedenkt: die Nacht war schwarz wie Pech und Kohle
                                                   doch.
Der Junge meint, jetzt endlich wird das Glück er packen:
Küßt mit dem Mund des Mädchens splitternackte Backen
so richtig herzhaft, merkt zuerst nichts vor Verlangen.
Doch plötzlich heißt's: Zurück! Da ist was schiefge-
                                                   gangen!»

Die Liebeslyrik aller Länder und aller Jahrhunderte spart
indes, wie gezeigt, nicht mit der Verherrlichung des Zusam-
menführens von Mundpartien, die für Sinnlichkeiten besonders empfänglich und reichlich ergiebig sind. So schreibt
der Barockdichter Paul Fleming (1609–1640) auf die an sich
selbst gestellte Frage «Wie Er wolle geküsset sein»:

> «Nirgends hin als auf den Mund,
> da sinkts in des Herzen Grund.
> Nicht zu frei, nicht zu gezwungen,
> nicht mit gar zu fauler Zungen.
>
> [...]
>
> Nicht zu harte, nicht zu weich.
> Bald zugleich, bald nicht zugleich.
> Nicht zu langsam, nicht zu schnelle.
> Nicht ohn Unterscheid der Stelle.
>
> Halb gebissen, halb gehaucht.
> Halb die Lippen eingetaucht.
> Nicht ohn Unterscheid der Zeiten,
> Mehr alleine, denn bei Leuten.»

Es ist eben mit dem Küssen «bei Leuten», also in Gegenwart
Dritter, nicht so einfach; das hat auch Sigismund von Radecky (1891–1970) einmal in einem Essay über Öffentliche
Küsse gezeigt. In Monreale / Sizilien, so meldete *El País* am
20. Juni 1997, verbot der Stadtrat noch im Frühjahr 1997 öffentliche Küsse bei einer Strafe von 200 000 Lire; darauf versammelten sich die Jugendlichen vor dem berühmten Dom
zu einer umarmungsreichen Kuß-Demonstration. In der Ru-

brik «Geschichte des Tages» (*L'Histoire*) stand am 27. September 1996 in *La Libération,* Jonathan Prevette, ein Sechsjähriger aus Lexington/North Carolina, habe in der Schule ein gleichaltriges Mädchen auf die Wange geküßt und sei deswegen für 24 Stunden wegen «sexueller Belästigung» aus der hochanständigen Kinderbewahranstalt verbannt worden. Die Franzosen amüsieren sich über solche Meldungen, denn bei ihnen ist doch der dreifache Wangenkuß im Bekanntenkreis allerorten als liebenswürdige Begrüßung akzeptiert, er gehört unter ‹copains› und ‹copines› (Kumpeln) im Café geradewegs zum guten Ton.

Küsse sind aber offenbar nicht in jedem Land Teil des schulischen Alltagsrituals, sind keine Waren für den Wochenmarkt, noch Nummern in einem Variété. Tausendmal mehr Küsse (und nicht nur die mit der Zunge ausgeübten) bleiben ins Verborgene «eingetaucht», so als müßten sie eine Zensur fürchten, sie sind Aktionen des erotischen Untergrunds. Wenn einer wie der französische Dichter Victor Hugo (1802–1885) in seinem Tagebuch darüber schreibt (*Choses vues*, 1870–1885. Paris 1972, 189, 196 f., 204, 224–228), benützt er Siglen oder eine fremde Sprache: Der Name einer Demoiselle wird genannt (und das, wenn es geht, zweimal die Woche), dann folgt «Osc.», was ohne Zweifel mit lateinischen ‹oscula›, ‹Küßchen›, zu tun hat, oder (am 14. August 1871; Hugo ist 69 Jahre alt) bei der verheirateten Madame Philippe André, einer Französin aus Trier, nach einem nächtlichen Abschied an der Grenzbrücke von Roth nach Vianden: «Osc. mano. boca. pié» – Küsse, [auf Spanisch:] Hand, Mund, Fuß, und eine Woche später wieder: «M.me Ph. A. Osc. [...] Boca. Pié. Mano». Weil die Dame dann verreisen muß, tröstet sich Hugo im September mit einer gewissen Maria (Marie Mercier, verwitwete Garreau, der Mann wurde im Zusammenhang mit der Commune erschossen) und macht mit ihr «Poële» und «Suisse» (nein, nein, für heutige Begriffe gar nichts Zuweitgehendes), und die junge Frau ist dabei «n.», auf Deutsch: sie ist nackt, und der alte Herr küßt sie überall, und das nun «todos los dias y a toda hora», täglich und zu jeder Tageszeit. Die Entschädigung für die Liebesbeweise nennt der Dichter «Sec.» – Hilfeleistungen. An Geld fehlte es ihm nicht; er war ein feiner Herr.

Mit dem Grüßen und dem Küssen sind die Tätigkeitsbereiche der Lippen keineswegs erschöpft:

> «Zwei Röslein sind die Lippen dort,
> die lieblichen, die frischen;
> doch manches häßlich bittre Wort
> schleicht tückisch oft dazwischen.
> Drum gleicht dies Mündlein gar genau
> den hübschen Rosenbüschen,
> wo giftge Schlangen wunderschlau
> im dunklen Laube zischen.»

Heinrich Heine legt uns in seinem *Liedchen von der Reue* (im *Buch der Lieder*) die Lippen einer «holden Mädchengestalt» als «blühende, glühende» Verlockung aus, die jedoch auch bittere Bosheit verbirgt: Brennende Küsse mögen diese Lippen schenken, aber sie können auch böse Rede von sich geben, Falsches lispeln, lügen und trügen. Männer riskieren oft eine große Lippe: sie reden zu viel und geben sich dabei Blößen. Manchmal ist es besser, man beißt sich auf die Lippe und hält den Mund. Anderseits hängt mancher Mensch gern an den Lippen des anderen, das heißt er lauscht vergnügt dessen Worten. Schlaffe oder schlapp herabhängende Lippen werden geringschätzig als Lefzen bezeichnet; ein Gourmand, der gut und feist gespeist und fleißig die Zähne hat mahlen lassen, leckt und schleckt sich nach dem Mahl lüstern die fetten Lefzen.

Zahn um Zahn

MIT dem Namen Zähne [Dens, Dentes] bezeichnet man kleine, sehr harte, in den Zahnfächern der beiden Kinnladen sitzende Knochen, die dazu bestimmt sind, die Nahrungsmittel zu erfassen, zu zertheilen und zu zermalmen.» So definiert, schlicht und schlecht, das *Universal-Lexicon der practischen Medizin* (4, 1837, 608) unsere 32 kleinen Kauwerkzeuge, doch dann geht dieses hervorragende Nachschlagewerk des Vormärz (dessen Stichwörter schon ganz und gar für die Insider lateinisch geschrieben sind) auf mehr als hundert Spalten in die allerfeinsten und oft schmerzerfüllten Details, wobei ein «Hygienischer oder diätetischer Theil» (S. 608–618) bereits eine wichtige Rolle spielt; empfohlen wird unter anderem der tägliche Gebrauch einer Zahnbürste und die gelegentliche Anwendung eines Zahnpulvers aus Kohle, Ruß, präparierten Korallen und klar geriebenem weißen Fischbein.

Für das Zahnen der Kinder hat dieses Lexikon einen besonderen Artikel unter dem Stichwort ‹Dentitio›. Diese Milchzähne spielen ja in Sitte und Brauch eine nicht geringe Rolle; teilweise werden sie wie Reliquien aus vergangenen Lebzeiten verehrt (A. B. Rooth, 1982); im 19. Jahrhundert, berichtete der Volkskundler Ignaz Vinzenz Zingerle aus Tirol (*Sitten, Bräuche und Meinungen*, 1871, Nr. 206), habe man ausgefallene Zähne auf dem Friedhof vergraben, um sie am Jüngsten Tage (oder zum Zähneknirschen in der Hölle?) wiederauffinden zu können.

Am 25. Juli 1870 schreibt Victor Hugo in sein Tagebuch (*Choses vues*, 1870–1885. Paris 1972, 69): «Jeanne [die neun Monate alte Tochter seines Sohnes Charles] hat ihren ersten Zahn. Entschädigung an die Säugamme [Mariette, 31 Jahre alt]: 5 frs.» Das Ereignis steht gleich neben der Erinnerung an Wäschespenden für die zu erwartenden Verwundeten des eine Woche zuvor ausgebrochenen deutsch-französischen Krieges: Im Elsaß sterben die Soldaten in unsinnigen Schlachten; hier in Guernsey bekommt ein Kind seinen ersten Zahn und zwickt damit der Amme in die Brust. Ein wichtiges Ereignis im Menschenleben, dieser erste Zahn. Oder das erste Wort: «Papa» am 10. August. Und Jeanne wird, da ist Hugo sicher, so wie die Eiche, die er in diesen Tagen gepflanzt hat, den Krieg überleben und auch diesen Papst, der soeben seine Unfehlbarkeit erklärt hat. Große Geschichte – kleine Geschichte: Was ist von Bedeutung?

Und auch hier: Wunder über Wunder!

IN bezug auf die Zähne kommt es auch auf deren Materialbeschaffenheit, Zahl, Form und Farbe an. Ein schlesischer Knabe namens Christoph Müller aus Weigelsdorf soll – ein Dutzend Autoren der Zeit behaupten es! – 1593 oder

1595 anstelle eines Milchzahns einen goldenen Backenzahn bekommen haben; wegen dieses Goldmolars (da ganz hinten, links unten!) wurde um mehr als einen Gulden Tinte verspritzt; schließlich brachte ein Dr. Christoph Rumbaum den Betrug (mit ein paar Goldblättchen bewerkstelligt) ans Tageslicht.

Weltruhm erlangten die schon erwähnten Söhne der Ahnfrau von Lusignan, sprich der Fee Melusine. Einer von ihnen heißt ‹Geoffroy à la Grand Dent›, Gottfried mit dem großen Zahn, und, so erzählt der Versroman eines gewissen Coudrette (nach 1401), «er hatte einen einzigen Zahn im Mund, und der ragte auf wunderbare Weise daraus hervor» – ein Zorneszahn fürwahr, denn Geoffroy verbrennt ein ganzes Kloster samt seinem Abt und hundert Fratres, nur weil sein Bruder Fromund Mönch geworden war. Andere Männer hatten auf jeden Fall eiserne Zähne, mit denen sie Funken schlagen konnten – so berichtet es Thomas Bartholinus in seinen *Historiae anatomicae* (centuria II, 24; 1654, 210), und so wird es zumindest in der schottischen Folklore des 20. Jahrhunderts weitertradiert (S. Hobbs / D. Cornwell, 1988).

Frauenzähne zeigen, so meinen die Männer, weniger Stärke: «Die Zähne des weiblichen Geschlechts sind im Allgemeinen weißer, schwächer, zarter, empfindlicher und kleiner als die des männlichen», sagt das *Lexicon* von 1837 (IV, 609). Schwarze und weiße Zähne, Schreckbild und Wunschbild insbesondere der Frauen, nahm schon der Dichter Valerius Martialis mit einem Epigramm in die Zange seines Spotts: «Thais hat sie schwarz, Laecania schneeweiß ihre Zähne. Warum? / Diese hat neu sie gekauft, jene indes trägt die ihren.»

Offenbar fehlte den römischen Damen ein Wunderrezept wie dieses: «Um die Zähne weiß zu machen, nimmst du zwei Unzen Starkwasser [verdünnte Salpetersäure] und eine Unze [rund 31 Gramm] starken weißen Essig, und da tust du eine halbe Unze Drachenblut [rotes Harz eines asiatischen Palmbaums], zu gleichen Teilen in Tropfen und in Körnern hinein, und damit bestreichst du die Zähne, ohne dabei das Zahnfleisch zu berühren.» Seit etwa dem Jahre 1300 hörte man es so von dem katalanischen Arzt Arnald von Villanova, und so las man es im 16. Jahrhundert im 72. Kapitel seines mehrfach gedruckten *Thesoro de pobres*, dem Schatz der Armen. Der Wunsch nach weißen Zähnen war, wie dieses Rezept beweist, schon im Spätmittelalter auch in unteren Schichten der Bevölkerung bekannt. Von einer allgemein verbreiteten Zahnhygiene konnte indes noch keine Rede sein, und so verloren die Menschen bis ins 19. Jahrhundert hinein gewöhnlich schon in den mittleren Lebensjahren ihre Kauwerkzeuge. Sophie von Hannover (1630–1714) sei doch «noch in keinem Alter, daß Ihnen das Gesicht [Sehvermögen] vergehen sollte», schreibt die 1652 geborene Herzogin Elisabeth Charlotte von Orléans (‹Madame›, ‹Liselotte›) am 3. Februar 1695 aus Versailles an ihre Tante, die Kurfürstin, «daß Sie aber die Zähne behalten, ist etwas Rares; ma tante von Maubisson hat auch noch alle ihre Zähne, seind aber sehr verschlissen, sie geht aber auch noch besser als ich» (L. v. Ranke: *Französische Geschichte [...]*, Band 6: *Briefe der Herzogin von Orléans*. Leipzig 1877, 118).

In diesem Zusammenhang ist es dann nicht mehr erstaunlich zu erfahren, Johann Heinrich Pestalozzi habe im Alter von 60 Jahren nur noch einen Zahn im Mund gehabt. Nun soll man aber nicht meinen, mit den blendend-blankgeputzten und strahlendweißen Kauwerkzeugen unserer Zeitgenossen sei immer alles in Ordnung. Aus Zeitungsberichten gewinnt man hie und da erschreckende Einblicke in die Mundhöhlen selbst der berühmtesten Stars: «Peinlich, peinlich: Während eines Konzerts im Hotel Bally in Las Vegas flog Paul Anka eine Zahnkrone aus dem Mund; der Star konnte nicht mehr weitersingen. Jetzt klagte er seinen Zahnarzt Frederick Glassmann wegen schlampiger Arbeit auf 1,4 Millionen Schilling» (*Neue Kronen-Zeitung*, 7. November 1996). Zähne sind also offenbar nicht nur zum Zusammenbeißen, sondern auch zum Singen nützlich.

Herzhaftes, Schmerzhaftes

Nicht immer werden die Zähne als Werkzeuge für das Zerkleinern von alltäglicher tierischer oder pflanzlicher Nahrung eingesetzt. Oft, scheint es, bricht im Menschen eine ursprüngliche Wildheit durch, eine Wolfs- oder Löwennatur: Rasend geworden, beißt einer – oft im Rahmen einer Rauferei – einen anderen in die Hand oder in die Nase. Oder noch saftiger so: «Während einer Kneipenschlägerei in Fort Wayne [...] hat ein 32jähriger Mann seinem Gegner das Ohr abgebissen und es schließlich heruntergeschluckt. Als die Polizei in der Bar eintraf, kaute Stevon [sic!] Sutton noch auf dem Ohr herum. Er habe sich aber geweigert, das Ohr auszuspucken, und es kurzerhand verschluckt, berichtete die Polizei über den Vorfall. Der 32jährige soll nun wegen Körperverletzung und krimineller Rücksichtslosigkeit vor Gericht gestellt werden – den Klagepunkt *Kannibalismus* suchte die Polizei vergeblich in den Rechtsbüchern.» (*Zürcher Oberländer*, 9. Dezember 1995).

Der Geschädigte wird, mangels Wundertätern in unserer Welt, auf die integrale Auferstehung seines Körpers im Jenseits zu warten haben, um seine im Diesseits von einem anderen Kerl zerkauten und verdauten Knorpel wiederzusehen. Die Gazetten machen sich mit solchen Berichten Konkurrenz, zumal ja in punkto Menschenfresserei eine Gesetzeslücke zu bestehen scheint. «Kaminfeger biß Wirt in Wade» hieß es am 11. Dezember 1995 in einer Schlagzeile des schweizerischen *Blick*. Aber warum, um aller Zähne willen, sollte er das getan haben? Da mag sich nun jeder seine eigene Geschichte ausdenken!

Doch dürfen wir das abenteurreiche Gehege der Zähne nicht verlassen, ohne eines durchaus ernstzunehmenden Phänomens zu gedenken: der Zahnschmerzen nämlich. In dem je sechzehnköpfigen Ober- und Unterhaus des Mund-Parlaments arbeiten zwar ungemein starke, aber auch sensible und nervöse Funktionäre; sie sind knirschende, oft unzufriedene und daher aufbegehrende Redner mit Lautverstärkern, und so gibt es kaum Mann oder Frau (und vor allem kein Baby), der, die oder das solche Aufschreie in seiner/ihrer persönlichen Zahnversammlung nicht schon störend, oft sogar schmerzhaft empfunden hätte. Philippe le Picard, der verrückte Lügenerzähler aus der Normandie, treibt 1579 (*La Nouvelle Fabrique*; Nr. 34) die Schmerzen einer jungen Frau auf die Spitze ihres Eckzahns, der im Französischen ‹dent canine›, also Hundszahn heißt. Ein Armbrustschütze will ihr helfen, bindet ihren Zahn an eine Schnur und diese an das Geschoß seiner Waffe, und dann schießt er die Armbrust ab. Aber nicht der Zahn fliegt davon, sondern die ganze junge Frau, und sie landet in einem Fischteich. Zahnschmerzen sind eben zum In-die-Luft-Gehen!

Zahllos sind die älteren populären Bilderbogen und die neueren Karikaturen, die solche Schreck- und Schreizustände drastisch darstellen (E. Heinrich, 1963), obwohl heutzutage die Klientel der Dentisten kaum noch fürchten muß, bei den Hantierungen der Meister und Meisterinnen noch irgendwelche wirklichen Schmerzen zu empfinden. Da ging es früher, vor allem bei den Eingriffen, welche die zangenbewaffneten Zahnbrecher auf den Marktplätzen öffentlich zelebrierten, doch schmerzzerreißender zu. Denn auch die heilige Nothelferin Apollonia, welche doch, selbst eine Dental-Märtyrerin (ihr Festtag ist der 9. Februar), für solches Ach und Weh zuständig war, konnte nicht immer helfen. Deshalb dürfen wir uns vorstellen, daß die zahnwehleidenden Christen zu allen nur denkbaren Mitteln griffen, um sich Linderung zu verschaffen; etwa so: «Wie Herr Erasmus Vinding, mein ehmahls liebwerthester Lehrer auff der Königlichen hohen Schul zu Copenhagen Tag und Nacht unleidliche Zahnweh hatte, dawider nicht das geringste anschlagen wollte, stieg er in der Mitternacht allein auff, legte ein Küssen unter die Füsse und sprang an seinem Tisch auff und nieder, wodurch er die Schmertzen, oder doch die Ursach derselben vertrieb, legte sich hierauff wieder nieder und wußte von keiner Qual mehr.» So lesen wir es beim Eisenacher Doktor Paullini (*Flagellum Salutis,* 45). Dieser leidenschaftliche Bejaher von Schlägen aller Art, ob sie nun vom Schicksal, von Fürsten, von Pädagogen oder Medizinern ausgeteilt werden, erzählt gleich darauf von einem versoffenen Jäger «an der Weser», der seiner an Zahnweh leidenden Frau, die ihm die Branntweinflasche umwarf, «ziemliche Backenstreiche» gab, «worauff eine grosse Menge blutgefärbten Wassers herauß lieff, doch mit baldiger Nachlassung ihrer Pein.»

Wie bei Pierre Jean Du Monchaux (*Medicinische Anekdoten,* II, Nr. 145) zu lesen, suchten andere Patienten sich ohne

Gewaltanwendung zu erleichtern: «Ein Soldat hatte so heftige Zahnschmerzen, daß er bisweilen ganz rasend davon wurde. Die allergeschicktesten Mittel konnten die Heftigkeit seiner Schmerzen nicht im geringsten mindern. Er thate Opium in den Zahn, aber auch dieses verschaffte ihm keine Linderung. Endlich verschaffte ihm ein glücklicher Zufall eine Ruhe, auf welche in kurzem eine gänzliche Genesung erfolgte. Da er aus Versehen ein wenig Schnee, in welchem man seine Getränke abkühlte, in dem Mund behielte, so empfande er augenblicklich eine merkliche Besserung, daß er zu wiederholtenmal sich dieses Mittels bediente, [...] wodurch er sich in kurzer Zeit von allen Schmerzen befreyet fande.»

Es ist bekannt, daß Zahn- oder auch andere Schmerzen in dem Augenblick, wo Patienten nun wirklich vor dem Arzt ihres Vertrauens sitzen, um Ort, Intensität und Ausformung ihrer Schmerzempfindungen eindringlich zu schildern, plötzlich wie weggeblasen sind, dergestalt, daß sie sich fast schämen, die Konsultation gesucht zu haben. Auch dieses Phänomen ist in Geschichten festgehalten worden, und wir dürfen noch einmal Paullini und seine *Dreck-Apotheke* (65) zitieren: «Wie ich einst durch die Stadt Worbis [Thüringen] reiste, war unter andern ein Weib im Wirthshause, so sich Anna Hanenkorbin nennte, mit überauß grosser Zahnpein überfallen. Der striech ein Fuhrmann aus frischen Pferdekütteln [Roßäpfeln] ein Pflaster auff grob Linnwad [Leintuch]. Wie sie aber das sahe, äckelte sie's dergestalt, daß sie gleich anhub zu speyen, und von der Gewalt des Brechens fieng ihr die Nase über eine halbe Stunde an zu bluten, worauff alle Schmertzen verschwunden. Ich bin einst zu einer siebenzehnjährigen Weibs-Person im Wolffenbüttelischen Lande geruffen worden. Als ich kam, formirte ich Pillen [man darf vermuten: aus Tierkot], so in die Höhle der Zähne gelegt werden solten. So bald sie dies sahe, fieng der gantze Leib an zu zittern mit einem schrecklichen Brechen, und in dem Augenblick war alles Weh und Ach dahin, so daß sie meine Pillen hernach in [den] Hof schmieß.» Hier wird allerdings nicht nur der Effekt der ängstlichen Einbildung – Ekel zunächst, dann Analgie – geschildert; Paullini, der Mann, macht sich auch lustig über die Wehleidigkeit der

Weiber, deren Schmerzen sich letztlich, wenn man ihnen nur richtig daherkommt, als nichtig herausstellen.

Gefährliche und gefährdete Zunge

VIELE vortreffliche Qualitäten zeichnen dieses von den Zähnen des Unterkiefers eingezäunte Mundorgan aus: Kraft und Beweglichkeit, die durch Muskeln wie den Gaumen- und den Kinn-Zungenmuskel sowie den Griffelfortsatz- und den Zungenbein-Zungenmuskel gewährleistet werden; eine differenzierte Oberflächenstruktur, die mit verschiedenen Papillen, (Wall- und Blätterpapillen, faden- und pilzförmige Papillen) das heißt warzenartigen Erhebungen, ausgestattet ist und die Zunge zu einem Instrument des Fühlens und Tastens sowie des Schmeckens und Geschmack-Unterscheidens (süß, sauer, salzig, bitter) machen; nicht zuletzt aber hat die Zunge eine wichtige Kooperationsfunktion bei der Bildung von Lauten (Phonemen), welche die Sprache ergeben. Johann von Beverwyck, ein Mediziner des 17. Jahrhunderts, schildert den Sachverhalt so (*Allgemeine Artzney.* Frankfurt/M. 1674, II, 251): «Der Mensch hat unter allen Tieren die vollkommenste Zunge, [um] sie auszustrecken und einzuziehen, weil sie zu zweierlei Gebrauch dienen mußte: nämlich zum Sprechen, welches ihm [allein] eigen ist, und zum Kosten oder Schmecken, welches er mit andern Tieren gemein hat. Sie bestehet aus einem weichen und schwämmichten Fleische, welches mit einem dünnen Fellchen bekleidet wird, das der Gaumen auch eben also hat, darum er auch mitschmecket.»

Die Kenntnisse der Feinstruktur der Zungenoberfläche mit ihren verborgenen Geschmacksknospen waren seinerzeit noch nicht weit gediehen, aber ‹Zunge› hat, wie das französische ‹langue›, in der Tat eine doppelte Bedeutung: Das Wort bezeichnet einmal das Hauptorgan der Mundhöhle, das fühlt, tastet, schmeckt, ja sogar am Riechen teilhat; die Zunge ist aber gleichzeitig Sprechorgan, und wirkt zusammen mit Stimmbändern, Zähnen, Lippen und/oder Gaumen an der Hervorbringung von Lauten. Doch eben weil sie sprechen kann, und weil das Schweigen oftmals höher bewertet wurde als das Reden, gilt dieses Organ zunächst als Läster- und erst in zweiter Linie, wegen seiner Nasch- und Genußsucht, auch als Lasterzunge. Schwätzer und Schwätzerinnen wurden mit Schlangen verglichen, die sich ja durch ihr Züngeln hervortun (V. Roloff, 1973, 40f.). Einem, der zuviel redet, wird geraten, er solle seine Zunge im Zaum halten oder sich gar auf die Zunge beißen, anstatt Dummheiten auszuplaudern. Moralische Traktate der Frühen Neuzeit stellen einen ‹Geistlichen Zungenschleifer› vor, der empfiehlt, mit sieben nützlichen Steinen die Sprechwerkzeuge der Ehrabschneider und Verleumder zu «schleifen, polieren und reinigen».

Und so ist denn auch hier wieder von der schmerzhaften Verletzlichkeit des menschlichen Körpers und insbesondere dieser Zunge zu reden. Eines von den «Geheimen Leiden» unseres Herrn Jesu Christi soll ja dieses gewesen sein: daß ihm die Henker einen Dorn durch die Zunge bohrten. Alban Stolz, der schon öfter genannte Verehrer aller Heiligen und aller Grausamkeiten, schreibt im Leben des heiligen Roman (18. November; *Legende*, IV, 1895, 415): «Asklepiades […] befahl nun, dem hl. Roman die Zunge auszuschneiden, weil er beleidigende Reden geführt habe. […] Es war ein Christ in der Stadt, [der] war Wundarzt und hatte gerade die Instrumente seiner Kunst bei sich […]. Der Richter […] befahl ihm, die Zunge des Martyrers, und zwar bis auf die Wurzel, auszuschneiden. So ungern der unglückselige Christ diesen ruchlosen Befehl ausführte, so zeigte er sich doch […] zu schwach, dem Richter unbotmäßig zu sein. Der Heilige streckte mit Freuden seine Zunge heraus und bemühte sich, während der ganzen Execution nie den Mund zu schließen. Der Wundarzt warf die Zunge nicht hinweg, sondern bewahrte sie als Reliquie.»

Zungenstrafen wurden bis in die Frühe Neuzeit praktiziert. In der *Peinlichen Gerichtsordnung* Kaiser Karls V. von 1530/32 (Hg. H. Zoepfl, 1842) wird unter den Leibesstrafen, die nicht zum Tode führen, die «Abschneidung der Zungen» unter dem Artikel CXCVIII (S. 253) so beschrieben: «[Das Urteil laute, daß der Delinquent] Offentlich inn branger oder halsseisen gestellt, die zungen abgeschnitten, und darzu biss auff kundtlich erlaubung der oberkeyt auss dem landt verwisen werden soll.» Mit der Strafe des Zungenabschneidens konnten Verleumder oder unliebsame Zeugen mundtot gemacht werden; ein Mann soll sich einmal selbst die Zunge abgeschnitten haben, um in einem Gerichtsprozeß nicht aussagen zu müssen (M. Abele von Lilienberg: *Ander Theil selzamer Gerichts-Händel*, 1705, 165 [Casus 72]). Umgekehrt erzählt der mittelalterliche Exempelsammler Caesarius von Heisterbach (*Dialogus miraculorum* VII, 23), einem Pfarrer sei von den ketzerischen Albigensern die Zunge ausgerissen worden, doch die heilige Maria habe ihm eine neue eingesetzt. Einige Märtyrer der frühchristlichen Zeit konnten übrigens auch ohne Zunge reden, um ihren Glauben zu bezeugen (Gregor: *Dialogi*, III, Kap. 32). Der heilige Johannes Nepomuk ließ sich bekanntlich lieber martern und in die Moldau werfen, als daß er ein Beichtgeheimnis über seine Königin ausgeplaudert hätte; als man 1719 sein Grab öffnete, fand man seine Zunge gänzlich unverwest. Nepomuk teilt übrigens diese Auszeichnung mit anderen heiligen Predigern, deren frische Zungen weit über ihren Tod hinaus Zeugnis gaben von der Bedeutung ihrer Reden.

Zungenlähmung, Zungenschwellung

UNSERE Zunge ist noch weiteren Gefahren ausgesetzt. Auch durch das Anschwellen eines Zungenmuskels kann ein Mensch seine Sprache verlieren; ein Gefühl des Erstickens gesellt sich diesem Krankheitsbild bei. Im *Spiegel der Wund-Artzney* (68) erzählt der Augsburger Joseph Schmid von seinen Erfahrungen aus dem Dreißigjährigen Krieg: «Anno 1641, den 27. April wurd ich zu Herrn Wolff Christoffen erfordert, [...] lag drey Stund von Nördlingen in einem Dorff im Quartier, der bekam eine grosse Hitze im Mund, die Zung geschwulle auff, daß man nicht anderst vermeynte, es wäre ein groß Stück Fleisch im Munde; er kundte nicht reden noch schlucken und [es] sahe einem üblen Außgang gleich. Ich verordnete ihm Mundwasser, offt und viel [sehr] warm zugebrauchen. Da brach die Zung endlich auff und lieff ein grosser übler Gestanck darvon herauß, und kahm bald wieder zurecht.»

Und damit nicht genug: Bei Gelegenheit der Warnung vor Abkühlung des erhitzten Körpers in kaltem Wasser (1601 waren in Lausanne mehrere Studenten während der Hundstage ertrunken), berichtet der schon öfter zitierte Wilhelm Fabricius (Fabry) in seinen *Chirurgischen Beobachtungen* (in den *Opera omnia* 72) aus seiner eigenen Kindheit: «Als ich ein Knabe von etwa zwölf Jahren war, da ging auch ich zur heißen Sommerszeit ganz unpassend in kalten Flüssen zum Schwimmen, und einmal zog ich mir dabei eine Lähmung der Zunge zu; die lästigen Folgen spürte ich dann noch mehrere Jahre lang.» Von solchen Zungenlähmungen liest man auch öfter in der katholischen Mirakelliteratur, und solche Fälle haben oft einen doppelten Sinn: Gott schlägt die Sünder mit Sprachlosigkeit, um sie zu einer Umkehr in ihrem Leben zu bewegen, oder aber er gibt ihnen die Rede zurück, damit sie um so lauter seine Allmacht verkünden. So steht etwa in einem Mirakelbuch aus dem 16. Jahrhundert über den Heiligen Domingo de la Calzada in der Rioja (am Jakobspilgerweg, just in der Kathedrale, wo sich das Wunder mit den fliegenden Brathendeln ereignet haben soll) zu lesen, eine gewisse Catalina habe von einem Unwetter während der Erntearbeit eine Zungenlähmung davongetragen; doch eine Wallfahrt zu dem Lokalheiligen und gewisse Bußübungen in seiner Kirche hätten ihr den Sprachgebrauch wieder verliehen (L. M. Calvo Salgado, 1998, Kap. 7). Heinrich Heine greift das Motiv von der vor Schrecken starr gewordenen Zunge in seinem *Don Ramiro* (im *Buch der Lieder*) auf: Da hat nun die Donna Clara einen anderen geheiratet, der Nebenbuhler Don Ramiro wird von Don Fernando aus dem Wege geräumt, der Geliebte erscheint jedoch zu einem letzten Tanz und verschwindet wie ein Schatten; als Donna Clara aus ihrer Ohnmacht erwacht, fragt Fernando:

> «‹Sprich, was bleichet deine Wangen?
> Warum wird dein Aug so dunkel? →
> ‹Und Ramiro – – –› stottert Clara,
> und Entsetzen lähmt die Zunge»,

und dann erfährt sie, daß ihr Ramiro schon mittags gestorben war. An welchen Heiligen wird Donna Clara sich wenden, um ihre Zunge wieder zu lösen? Doch lassen wir die (würde eine italienische Märchenerzählerin sagen) und kommen wir zu einem zweiten Geschmacksorgan im Munde des Menschen, das einen Teil der Zungenfunktionen zu ersetzen vermag.

Haut-Goût und Gaumenfreuden

DER Gaumen ist, als der Himmel des Mundes, mit Fleisch an den Knochen überzogen und hülft der Zunge, den Trank und die Speise kosten» – so beschreibt diesen Teil des Mundes der niederländische Arzt Johann von Beverwyck (1594–1647) in seiner *Allgemeinen Artzney* (Frankfurt/M. 1674, II, 255). Diese einfache Feststellung, der Gaumen sei zum Kosten der köstlichen Nahrungsmittel da, wurde bekanntlich zu Beginn des 19. Jahrhunderts zu einer Theorie des feineren Geschmacks ausgebaut.

Der größte Kenner dieses Haut-Goût, Jean-Anthelme Brillat-Savarin (1755–1826), definiert 1826 (in der 2. Meditation seiner *Physiologie du goût*) mit einer gewissen Umständlichkeit: «Geschmack ist derjenige unserer Sinne, der uns in Beziehung setzt zu den Körpern mit Geschmacksgehalten [les corps sapides]; um diese zu erkennen und zu genießen besitzen wir besondere Organe. [...] Der Geschmack scheint zwei Hauptfunktionen zu haben: 1. Er lädt uns lustvoll ein, die fortwährenden Verluste zu ersetzen, welche wir durch die Lebenstätigkeiten erleiden. 2. Er hilft uns, unter den verschiedenen Substanzen, welche die Natur uns anbietet, diejenigen auszuwählen, die für uns als Lebensmittel geeignet sind.» Bei Verlust der Zunge bleiben doch die Geschmackssensoren des Gaumensegels und der Rachenwände intakt; zudem funktioniert ja auch die Geschmacksempfindung in enger Zusammenarbeit mit dem Geruchsorgan. Daher kann Brillat-Savarin fortfahren und freudig und ausführlich, aber vielleicht doch nicht ganz korrekt, von einem armen Kerl in Amsterdam erzählen, dem die bösen Algerier zur Strafe für einen Fluchtversuch die Zunge abgeschnitten hatten (und der Advokat aus Belley hält diese Körperstrafe für eine afrikanische Erfindung, die erst durch die Kreuzzüge nach Europa gelangte): «Ich fragte ihn, ob er noch an dem, was er esse, irgendeinen Geschmack [saveur] finde, und ob die Geschmacksempfindung die schreckliche Operation überlebt habe, die man ihm zugefügt. Er antwortete [schriftlich, denn er hatte «einige Bildung genossen»], was ihn am meisten anstrenge, das sei das Schlucken [...], aber den Geschmack habe er ganz gut bewahrt, ihm schmecke noch alles Essen, das milde und angenehm zubereitet sei, aber die stark sauren oder bitteren Sachen verursachten ihm unerträgliche Schmerzen.»

Rachen und Schluckbeschwerden

WIR gelangen mit den Schluckbeschwerden des ehemaligen Algeriensklaven in die hintere Landschaft des Mundes oder, um es mit Rabelais zu sagen, in die Städtchen Faringen und Laringen, medizinisch gesprochen zum Pharynx, dem Rachen oder Schlund, einem Abschnitt der oberen Luftwege, der sich zwischen Mund und Speiseröhre (Oesophagus) befindet, und zum Larynx, dem Kehlkopf, dem in die Atmungswege eingebauten knorpeligen Stimmorgan. Das deutsche Wort Rachen könnte ein Schallwort sein, das sowohl an krächzen wie auch an röcheln erinnert; Schlund hängt selbstverständlich mit dem Ver-Schlingen und Schlucken der Speisen (und manchmal auch anderer Gegenstände) zusammen. Gerät ein Fremdkörper in die Trachea statt in das Speiserohr, so spricht man vom Sich-Verschlucken, gegen das sich die Flimmerhaare des Atmungskanals heftig wehren. Da dieser Gegenstand nicht in die Lunge gehört, muß er irgendwie nach oben getrieben werden. Und alles, was in der Speiseröhre landet, gehört auch nicht immer dorthin. «Raus damit!, sagte der Vater zu seinem Kinde, das den Pfennig verschluckt hatte.» Das ist eines von den berühmten Sagte-Wörtern des Samuel Weller aus Charles Dickens *Pickwick Papers* (1836), welche man seinetwegen auch ‹Wellerismen› nennt.

Zähne, Zunge und Speicheldrüsen (Glandulae) arbeiten zusammen, um einen Mundvoll Speise zu einem transportierbaren Bissen (Bolus) zerkleinerter Nahrung herzurichten. Die Zunge drückt nach oben gegen den Gaumen (das Palátum), der in diesem Augenblick den Nasenrachenraum nach oben versperrt, und drängt den Bissen ein Stück abwärts in den Rachen gegen den Kehldeckel (Epiglottis), welcher seinerseits schützend vor dem Eingang der Luftröhre liegt, so daß ein Verschlucken vermieden wird. Die Speiseröhre macht sich nun mit wellenförmigem Zusammenziehen ihrer Wandmuskeln (Peristaltik) daran, den Bissen weiter und weiter hinab gegen und in den Magen zu drängen. Essen und Trinken stellen also keine Fallbewegungen dar; wären wir Kopfsteh-Künstler, könnten wir auch von unten nach oben schlucken.

Der erfahrungshungrige Mensch begnügt sich allerdings nicht damit, sein täglich Brot in den Magen zu schaffen; er ist neugierig auf alles, was sich eben den Ösophagus hinunterwürgen läßt. Jedenfalls wissen die Sammlungen medizinischer Kuriositäten von mancherlei ungewöhnlichen Eßgewohnheiten zu berichten. Antoine Mizauld (um 1510 bis 1578) hat bei einem Deutschen namens Johann Lang («*Epistolae medicinal.*, epistola 38») gelesen und in seine *Memorabilium [...] centuriæ novem* (Bl. 74 = Nr. VI, 1) aufgenommen, da sei 1539 bei Eichstätt ein Bauersmann namens Ulrich Neusesser an schrecklichen Schmerzen gestorben, und als die Ärzte seinen Leib eröffneten, fanden sie darin («res mira & prodigiosa» – eine höchst wunderbare Sache!) ein rundlich-längliches Holz und vier Messer aus Stahl und noch zwei andere Eisenwerkzeuge. Joseph Schmid erzählt 1656 in einem Kapitel über Magenverwundungen, sein Schwager Georg Baumgartner, ein Kupferstecher zu Augsburg, habe einen Dukaten verschluckt, «welcher ihm ohngefähr [unversehens] hinunder wischte und am dritten Tag in seinem Nachtstuhl wieder gefunden worden ist.»

In der Flugblatt- und Zeitungs-Literatur des 16. und 17. Jahrhunderts machten mehrere Messerschlucker von sich reden; der berühmteste war der Ostpreuße Andreas Grünheide. Dessen Kasus hatte schon 1635 der Doktor Georg Loth von Königsberg beschrieben; von dessen Amtsbruder Daniel Becker wurde er abermals ausgeschlachtet (*Historische Beschreibung [...]*. Königsberg 1643). Becker zitiert zunächst mehrere Exempel von Leuten, die Haarbüschel,

Holz, Kohlen, Glas, Nägel, Nadeln, Fleischstücke, Schlangen, Kröten, Eidechsen oder gar einen Hundeschwanz, aber auch Kugeln, Büchsenpulver oder Knochen von sich gespien hatten. Viele seiner Kollegen, schreibt der Arzt, seien der Meinung, der Teufel hätte den Menschen diese Dinge mit seinen Zauberkräften in die Leiber praktiziert (fol. D3v°): «Schliesse derowegen, daß grosse Macht und viel List des Satans Rüstung ist, und er entweder selbst oder durch seine Werckzeug viel Böses auch in den Leib des Menschen hineinbringen kann.» Becker schließt allerdings die Erklärung nicht aus, es handle sich dabei um melancholische Einbildungen (Imaginationes). Auf die für uns Rationalisten naheliegende Idee, diese Menschen könnten die genannten Gegenstände entweder wirklich verschluckt oder aber damit Unfug getrieben haben – denn ein Spei-Erfolg steckt gerne den anderen an –, kommt er allerdings nicht.

Allerdings ist Beckers Hypothese, manche dieser Schluck-abenteuer könnten auf dem Phänomen der melancholischen ‹Imaginationen› beruhen, nicht ganz von der Hand zu weisen. Thomas Bartholinus berichtete 1654 von solchen Fällen in seinen *Historiae anatomicae rariores* (I, 79: *Melancholicorum figmenta*); darunter findet sich die Geschichte von dem Mann, der sich unter dem Wahn, einen Nagel verschlungen zu haben, so lange krümmt, bis ihm ein Arzt ein solches Ding in das ‹vomitorium›, sprich den Spei- oder Spucknapf praktiziert. Auch Grimmelshausen läßt 1668 seinen Simplicius (*Simplicissimus*, II, 13) von Menschen erzählen, die unter solchen Wahnvorstellungen litten, also etwa glaubten, ein Hahn oder gar ein irdener Krug zu sein, und entsprechend närrisch agierten. Man müsse solchen irren Vorstellungen, hieß es in der damaligen medizinischen Literatur, mit ebenso irren Praktiken begegnen. «Auf solche Weis ist einem andern geholfen worden, der sich eingebildet, er habe allerhand Pferdgezeug, Zäum und sonst Sachen im Leib; demselben gab sein Doktor eine Purgation ein und legte dergleichen Ding untern Nachtstuhl, also daß der Kerl glauben mußte, solches sei durch den Stuhlgang von ihm kommen.» Die Geschichte, schon von Grimmelshausen aus der älteren Kuriositätenliteratur übernommen, behält – dank ihres skatologischen Hauptelements – eine erstaunliche Tradierungskraft. Der Nürnberger (später: Nördlinger) Arzt Friedrich Wilhelm von Hoven (1759–1838) erzählt in seiner *Biographie* (1840, 120 f.) von der jungen Gesellschaftsdame der Gräfin Lubinska in Ludwigsburg, einem Fräulein von Keller, die habe sich eingebildet, eine Stecknadel verschluckt zu haben, und sie sei von diesem «Wahn» nicht abzubringen gewesen, solange Hoven ihr nicht demonstrieren konnte, daß der vermeintliche Fremdkörper «nicht abgegangen war». Der älteren Geschichten eingedenk, befiehlt Hoven einer verschwiegenen Dienstmagd, «am folgenden Morgen dem Fräulein eine Stecknadel vorzuzeigen, welche sie in dem Leibstuhl gefunden hätte. Natürlich war nun alle Furcht verschwunden, und ich erhielt für diese glückliche Kur von der Gräfin eine Remuneration [Entschädigung] von acht Dukaten.» Belesenheit muß doch auch einmal belohnt werden!

Aber hat nicht auch das Nadelschlucken seine Tradition? Der genannte Augsburger Chirurg Joseph Schmid kennt aus eigener Erfahrung und aus der medizinischen Literatur eine ganze Reihe von einschlägigen Fällen (*Spiegel der Wund-Artzney*, 101–103). Thomas Bartholinus schildert wenig später in seinen medizinischen Briefen (*Epistolarum medicinalium [...] centuria* III, 60 [1667, 238–244]) den Fall eines vierzehnjährigen Knaben aus Bergen, der Knöchelchen, Gräten, Fingernägel, krumme Nädelchen, eiserne Kügelchen oder mit den Buchstaben S. M. P. D. beschriftete Holzstückchen unter fürchterlichen Zuckungen und Körperverrenkungen von sich gab, was die Norweger seinerzeit als Zauberwerk auslegen wollten.

Unübertroffen nadelreich ist jedoch der Kasus eines jungen Mädchens aus der Eidgenossenschaft. Bei dem letzten in der Schweiz durchgeführten Hexenprozeß, der 1782 in Glarus mit dem absurden Todesurteil gegen eine Dienstmagd namens Anna Göldi endete, spielte ein Mädchen, das Töchterchen Anne-Miggeli des Glarner Arztes und Gemeinderats Johann Jakob Tschudi, eine beweiskräftige Rolle: Das Kind, welches mehrfach ‹Gufen›, sprich Nadeln, ausspie, behauptete, die Göldi hätte ihr diese mit einem verzauberten Leckerli in den Magen praktiziert. Bei der Durchsicht der zeitgenössischen medizinischen Literatur stellt sich aber heraus, daß mutwillige Kinder mehrfach diesen Trick mit dem Nadelschlucken oder -speien anwendeten, sei es um Aufmerksamkeit zu erregen, sei es, um eine verhaßte Person zu schädigen. Die pädagogische Literatur um 1800, die starke Vorlieben für «Kinderunglücks-Geschichten» (Dieter Richter) zeigt, baute dann auch gerne Nadelschlucker-Exempel nach dem wirkungsvollen Schema Warnung – Unglück – Strafe (nicht selten muß das Opfer zur Abschreckung den Tod erleiden!) auf, die offenbar nicht ohne angsterregende Wirkung blieben.

Sensationsgeschichten wie die von Messer- oder Nadelschluckern haben nicht nur ansteckenden Erfolg, sondern auch die Tendenz zur kontinuierlichen Steigerung der erregenden Inhalte und Effekte. So findet sich in der französischen Wochenzeitschrift *Les Annales politiques et littéraires* im Jahrgang 1896 ein Artikel mit dem Titel *Steinefresser*. Darin wird zunächst einmal von einer offenbar damals weithin bekannten Frau im Spital von Odessa – sie stammte aus Yalta – erzählt, welche siebenunddreißig Gegenstände verschluckt hatte, darunter eine Gabel, zwei Kaffeelöffel, Glasscherben, Knöpfe und Schlüssel; jedenfalls holte man all dieses Zeug aus den Tiefen ihres kräftigen Magens. Dann heißt es weiter: «Herr Pick hat neulich der Gesellschaft Deutscher Ärzte zu Prag einen Kerl von neunzehn Jahren vorgestellt, der in der Öffentlichkeit mit folgendem Kunststück auftrat: Er verschluckte zunächst eine Handvoll Sägemehl, dann Porzellan- und Glasscherben, die er kaute, dann Kohle, Schwefel, Ziegelstückchen, Leder, Zündhölzer und noch einmal mit Alkohol und Petroleum übergossene Sägespäne, die er anzündete. Er erhielt tosenden Beifall! Arme Arbeitslose!» Die Jahrmarktserfolge hielten freilich nicht lange an. Ins Krankenhaus eingeliefert, heilte Dr. Pick den Steinefresser mit Kartoffelpüree, das, besser noch als die Sägespäne, die Härte der verschluckten Splitter abpufferte und die verletzten Magenwände heilte. Die *Annales* warnten trotzdem vor solchen gefährlichen Dummheiten, die man weder im Ausland noch in Frankreich tolerieren dürfe.

Unversehens sind wir beim Erzählen dieser Schluck-Geschichten vom Mund bis hinunter zum Magen geraten; wir

werden diese ebenso aufregende und geschichtenreiche
Höhle des Menschen erst in einem späteren Abschnitt visi-
tieren.

Nasenwunder, Wundernasen

EIN seltsames Gebilde fürwahr, diese Nase (im Lateinischen männlich: nasus!, aber auch im Spanischen weiblich: la nariz), höchstens noch die Ohrmuscheln übertreffen
sie an Skurrilität und an Karikaturfähigkeit. Gesichtserker
hat man sie genannt, weil sie so nach außen lugt oder, fast
wie der Schnabel eines Vogels, nach vorne springt, und der
Barockmaler Charles Le Brun hat solche Vogelnasenmen-
schen auch gerne gezeichnet. Die Nase ließe sich auch als
Abzugshaube der Gesichtsküche bezeichnen oder, bei eili-
gen Menschen, als Gegenwindzerteiler. Dabei ist ihr Außen-
teil, der über den Oberkiefer und die Oberlippe vorragt und
aus Haut, Knorpel und den beiden Nasenbeinen besteht, ein
recht schlichtes und harmloses Gebilde. Unheimlich wird
dieses Organ erst in seinen inneren Höhlungen, Windungen
und Verbindungen mit schrulligen Knochenformationen
(Gaumenbein, Siebbein, Keilbein), mit Muscheln und Über-
gängen zu Nebenhöhlen und nicht zuletzt mit einer gut
durchbluteten und Flimmerhärchen tragenden Schleim-
haut, welche die Atemluft wärmt und reinigt, und eine Flüssigkeit absondert, die gemeinhin Rotz (Mucus) genannt wird,
samt einer weiteren feuchten Innenhaut, die mit Geruchsre-
zeptoren ausgestattet ist und Duftsignale an das Gehirn weiterleitet. Die Kenntnis dieser Höhlen und ihrer Verbindungen, ihrer gesunden und kranken Irrungen und Wirrungen
erfordert ein Spezialwissen, das von Hals-Nasen-Ohren-Ärz-
ten oder in der sogenannten HNO-Klinik angewendet wird;
in Italien nennt man einen solchen Fachmann scherzhaft
‹Otorino› nach der lateinischen Bezeichnung für die Oh-
ren/Nasen/Rachen-Wissenschaft: ‹Oto/rhino/laringo/logie›.

Doch das Volk beschränkt sich in seinen Nasen-Weishei-
ten gern auf die äußerlichen Aspekte des Riechorgans. In
Redensarten trägt mancher seine Nase hoch oder er hat sie
vorn, andere haben eine gute Nase oder stecken sie auch in

alles hinein, mancher rät dem Nachbarn, er solle sich bei der eigenen Nase packen, und die allermeisten haben überhaupt von alledem die Nase voll, vielleicht, weil sie gerade eins auf die Nase bekommen haben oder weil ein Bösewicht sie an der Nase herumgeführt hat. In Alltagsgesprächen reden die Leute gern über die seltsamen Nasen der anderen. An den Theken von Pariser Bars hat Jean-Marie Gourio Gesprächsfetzen wie diese aufgezeichnet (*Brèves de comptoir*, 3, 1994, 85): «Früher hatte der mal 'ne spitze Nase, aber dann hat er eine Boule-Kugel draufgekriegt.» Oder: «Der hat 'ne falsche Nase aus Plastik, ist operiert worden. Auf jeden Fall sind die Öffnungen aus Plastik.» [Frage des Nachbarn:] «Stinkt das nicht ständig nach Plastik?»

So wimmelt es denn auch in der Geschichte der schönen und der häßlichen Literatur von bemerkenswerten Nasen. Allein durch die Lektüren in Kindheit und Jugend sind einigen von uns seit langem vertraut:

1. *Die lange Nase* in der Urfassung der Kinder- und Hausmärchen der Brüder Grimm (Hg. Friedrich Panzer, 2. Teil [1913]. Wiesbaden /Berlin o. J., 453–457). Da geht es um drei abgedankte Soldaten, denen eine listige Prinzessin drei Zaubergaben – Mantel, Beutel und Horn – ablistet, so daß sie wieder betteln gehen müssen. Nun ißt der eine von ihnen unterwegs einen Apfel, und der macht ihm seine Nase wachsen: «und wächst und wird so lang, daß er nicht mehr aufstehen kann; und wächst durch den Wald und sechzig Meilen noch hinaus. Seine Kameraden aber gingen auch in der Welt herum und suchten ihn, weil er doch besser in Gesellschaft war, sie konnten ihn aber nicht finden. Auf einmal stieß einer an etwas und trat auf was Weiches; ei!, was soll das seyn, dachte er, da regte es sich und war es eine Nase. Da sprachen sie, wir wollen der Nase nachgehen und kamen endlich in den Wald zu ihrem Kameraden, der lag da, konnt' sich nicht rühren noch regen. Da nahmen sie eine Stange und wickelten die Nase darum und wollten sie in die Höhe heben, und ihn forttragen, aber es war zu schwer. Da suchten sie im Wald einen Esel, darauf legten sie ihn und die lange Nase auf zwei Stangen und führten ihn also fort, und wie sie ein Eckchen weit gezogen waren, war er so schwer, daß sie ruhen mußten.» Nun, es findet sich dann der

rettende Birnbaum, eine gegessene Birne läßt die Nase wieder verschwinden, und die drei Kameraden bereiten aus den so unerwartet entdeckten Zauberfrüchten Pülverchen, mit deren Hilfe sie die betrügerische Prinzessin ordentlich bestrafen können. Wie oben im Haut-Kapitel gesehen, erzählen die Sizilianer dieses Schwankmärchen nicht mit dem grotesken Element der Riesennase, sondern mit Hörnern, weil solche Auswüchse für Südländer eben sehr viel witziger sind als deutsche Nasen; erotische Konnotationen kleben allerdings an der Nase ebenso wie an den anderen Protuberanzen des Kopfes.

2. Die Nase des gleichnamigen Zwerges aus einem Märchen (1827) des Schwaben Wilhelm Hauff. Sie gehört dem Schusterssohn Jakob, der, seiner Mutter, einer Gemüsehändlerin, auf dem Markte beistehend, eine alte häßliche Kundin, die ihre Nase allzutief in die feilgebotenen duftenden Kräuter steckt, ein unverschämtes und garstiges Weib nennt; und das bewegt die Beschimpfte zu den Worten: «Söhnchen, Söhnchen! also gefällt dir meine Nase, meine schöne lange Nase, sollst auch eine haben, mitten im Gesicht bis übers Kinn herab.» Mit einem Zaubersüppchen wird dann dem Jakob die besagte Nase und auch ein allzu kurzer Hals angehext, so daß die Leute sieben Jahre später, als der Junge aus dem Dienst der Alten heimkehrt, rufen: «Ei, sehet den häßlichen Zwerg! wo kommt der Zwerg her? Ei, was hat er doch für eine lange Nase, und wie ihm der Kopf in den Schultern steckt, und die braunen häßlichen Hände!» Mit solchen Attributen ist der arme Jakob zu einer «häßlichen Mißgeburt» geworden.

3. Die Nase des Westmannes Sam Hawkens, alias Falke aus Sachsen, dieser witzigen Gestalt aus Karl Mays Wildwest-Phantasien, ein herausragendes Roman-Requisit, über welches es etwa im *Ölprinz* (1893/94) heißt: «[Hawkens] war ein kleines, sehr dickes Kerlchen. Unter der wehmütig herabhängenden Krempe eines Filzhutes [...] blickte zwischen einem Walde von verworrenen, schwarzen Barthaaren eine Nase hervor, welche von fast erschreckenden Dimensionen war und jeder beliebigen Sonnenuhr als Schattenwerfer hätte dienen können. Infolge des gewaltsamen [sic] Bartwuchses waren außer diesem so verschwenderisch ausge-

statteten Riechorgane von den andern Gesichtsteilen nur zwei kleine, kluge Augen zu bemerken».

So ließen sich die literarischen Nasen – wie die von Hans Sachs, Heinrich Zschokke oder Nicolai Gogol beschriebenen oder das überaus lange hölzerne Lügen-Näslein des Pinocchio – weiter aufzählen; doch das haben fleißige Sammler wie der lachende Philosoph Karl Julius Weber, der Nasenliebhaber Michael Schulte oder der Kulturwissenschaftler Utz Jeggle bereits getan. Hier wollen wir noch von ein paar medizinisch anrüchigen Nasen handeln.

Immer wieder ist die Nase in Gefahr, zertrümmert, an- oder abgebissen oder gar abgeschnitten zu werden. So erzählt Joseph Schmid, erfahrener Feldscher des Dreißigjährigen Krieges im *Spiegel der Wund-Artzney* (67 f.): «Anno 1648 verbandt ich einen Reuter von Rittmeister Clements Comp.[agnie] unter dem Wittenbergischen Regiment, so allhie [in Augsburg] in der Quarnison lag; der war(d) von Ebermergen hinder Thona[u]werth zu Hauß, lag bey Mattheus Eiseln, Bierbrauer, im Quartier. Deme ward von einem Reuter die Nasen völlig entzwey gehawen, daß sie gleichsam gehangen, aber ist zwar wol geheilet worden. Jedoch machte ich von Federkihlen, mit Wachs überzogen, die Röhrlein, so ich in die Nasenlöcher schube, damit es inwendig nicht verwachse und er den Lufft dardurch desto baß [besser] zu sich ziehen köndte.»

Wäre man ein Käseblatt-Verehrer, wie weiland Thomas Bernhard einer war, weil er dort angeblich die wirklich wahren dramatischen Geschichten des Lebens fand, würde man wohl auch heute noch jede Woche eine Nasenbißstory finden, wie diese aus der großen Turiner Tageszeitung *La Stampa* vom 24. August 1996: «Padua. Der algerische Einwanderer Abel Mounir sollte verhaftet werden, und als ihm der Carabiniere gerade die Handschellen anlegen wollte, hat ihm der Gefangene Teile der Nase abgebissen und dann verschluckt. Der Beamte, Diego Torrente, wurde sofort in das Krankenhaus verbracht, wo man ihn einem Eingriff in plastischer Chirurgie unterzog. Sein Zustand soll nicht besorgniserregend sein». Das ist wirklich ein hübsches Beispiel von nationalistischer Viktimologie. Denn, so müssen wir doch fragen dürfen, was wird denn aus dem algerischen

Täter mit seinen Handschellen und vor allem: Hat dieser Kannibale die Nase des Polizisten gut verdaut? Der Ausländer wird auch hier (wie unten bei der Geschichte vom abgebissenen Finger) in die Ecke gedrängt.

Doch es muß nicht immer Nasenragout sein. Lustig klingt die Erinnerungsgeschichte im *Tagebuch* des Felix Platter, der sich, als er (um 1546) noch ein Knabe in Basel war, des Winters gern mit Schneeballwerfen vergnügte und sich bei solchem Treiben einmal versteckte, um seine Kameraden mit unerwarteten Schneegeschossen zu überfallen. Doch wer kam da die Treppe des Holzschuppens herauf? Nicht ein Spielgefährte war's, sondern der strenge Herr Vater, «an dem ich nur die Nasen anfangs sach, und warf ich ihn, vermeinend, meiner Gesellen einen zedreffen, uf die Nasen, daß sie anfieng schweißen [zu bluten]. Er sagt: Das ist fin, mein Sun, drang hinuf gegen mir, schlug nach mir, ich aber entran» (S. 90 f.). Für solche und schlimmere Unfälle kannten schon die alten Ärzte, wie bei Joseph Schmid gesehen, wirksame Heiltechniken. Wilhelm Fabricius erzählt in einer seiner Observationen (*Wundt-Artzney*, 1293), im Jahre 1590 sei im Krieg der Savoyarden gegen die Genfer ein braves Mädchen namens Susanna – er habe sie später selbst kennengelernt – von wüsten Soldaten überfallen worden; sie behielt zwar ihre Jungfernehre, doch die Kerle schnitten ihr die Nase ab. «Nach zweyen Jahren kombt sie nach Losanna [Lausanne], wo damahlen Herr Johann Griffonius, ein scharpfsinniger und zugleich in der Practic sehr glücklicher Wundtartzt, gewohnt, welcher, als er sie zu heylen und die Naß wieder zurecht zu bringen angenommen, seinem Versprechen also ein Genüge geleistet und die Nasen dergestalten wieder erstattet, daß man's solcher Nasen mit jedermänniglichs Verwunderung kaum angesehen, daß sie durch die Kunst zuwege gebracht oder gemacht [worden] sey.»

Nasenbluten, Nasenwürmer

DIE Nase ist – leider – auch ein Zielobjekt für bösartige Faustschläge, und als schwächliche und ängstliche Kinder sangen wir gerne das Drohlied:

«Und wer das tut,
den hau' ich auf die Schnut,
den hau ich auf die Nase,
daß sie blut'»!

Freilich sind die Blutgefäße in unserem Riechorgan so empfindlich, daß die Nase zur Ablaufrinne dicker roter Tropfen
wird. Für diesen Notfall wissen die Hausmütter von mancherlei Mitteln und Stöpseln, und die Ärzte der Vergangenheit griffen gar zu abenteuerlichen Mittelchen: «Ziegenhaar
gebrennt und mit Essig vermischet, stillet das Nasenbluten»,
heißt es 1575 beim sogenannten Sextus Platonicus; Antoine
Mizauld hingegen hält in seiner Sammlung von neunhun-
dert nützlichen und erfreulichen Denkwürdigkeiten folgendes Rezept parat (*Memorabilium [...] centuriæ novem [...],*
Bl. 32 = Nr. III, 14): «Wenn aus den Nasenlöchern [Nares]
unaufhörlich das Blut fließt, dann stillst du es gleich, wenn
du mit ebendemselben Blut auf die Stirne dessen, der an
solchem Blutfluß [Hæmorrhagia] leidet folgende Worte
schreibst: Consummatum est [Es ist vollbracht]. Die Sache
ist von vielen erprobt [‹Res multis probata›].» Magisches
mischt sich hier, auf geradezu blasphemische Weise, mit Re-
ligiösem: Jesu Worte am Kreuze werden mißbraucht, um
ein Ende des Nasenblutens herbeizuführen.

Wilhelm Fabricius benützt einige scheußliche Exempel
von Blutungen dazu, um den älteren Kollegen Paracelsus zu
schmähen, welcher die Meinung vertreten hatte, man
müsse zuerst die Hauptursache des starken Blutens, etwa
Zorn, Geilheit oder Trunkenheit beseitigen, bevor man konkret an das Blut-‹Stellen› gehe. So ein Unsinn, meint Fabricius, da könne ja ein stark ‹schweißender› Patient gar rasch
verblutet sein, wenn man ihm erst eine Moralpredigt über
seinen Lebenswandel halten wolle! Und in diesem Argu-
mentationszusammenhang erzählt er auch ein «trauriges
Exempel vom Nasenschweißen» (*Wund-Artzney,* 613 f.), welches den adligen Soldaten Adam von Litzko überfallen
hatte. Ein dummer Barbier setzte ihn ausgerechnet in ein
Schwitzbad und schröpfte ihn, um das Bluten zu stillen.
Doch das Bluten nimmt nur zu; Fabricius wird zu spät her-
gerufen. «Das Blut hab ich zwar gestillt, aber er hat ein solch

Menge Bluts in 24 Stunden verlohren, daß er dieselbe Nacht sanfft und seelig entschlaffen.»

Weithin bekannt ist die auf schweigsame Gesprächspartner gemünzte Redensart «einem/einer die Würmer aus der Nase ziehen (müssen)». Ist diese Kur nur metaphorisch zu verstehen? Wir könnten uns gut eine moderne Sage vorstellen, in welcher einer geplagten Touristin nach der Heimkehr aus dem Orient, vielleicht nach Anwendung eines exotischen Nasensprays, irgendwelches Ungeziefer aus der Nase kriecht. Aber die Geschichte ist wiederum alt. Thomas Bartholinus weiß in seinen *Epistolae medicinales* (centuria II, 74 [1663, 640–642]: *De verme ex naribus*) anläßlich eines Briefes, den er 1656 vom Doktor Johann Langelott aus Gottorf erhalten, von einer Bauersfrau in Dithmarschen zu berichten, die lange Zeit an üblem Kopfweh litt. Als sie die Schmerzen nicht länger habe ertragen können, sei sie zum Pfarrer von Neukirchen gegangen, dessen Heilkünste im Lande berühmt waren, und habe ihn um Hilfe angefleht. Der Herr Pastor habe ihr darauf ein Niespulver verabreicht, so daß sie heftig den Kopf schütteln mußte, und dabei sei ein fingerlanger Wurm ans Licht gekommen, und das Kopfweh habe auch gleich aufgehört. Unglaublich, oder? Doch es gibt noch mehr Geschichten dieser Art.

Wilhelm Fabricius erzählt eine in seinen *Observationen* einmal ausführlich und dann noch einmal ein bißchen anders (*Opera omnia,* 381 f.): Er erinnere sich an den Fall eines Knaben aus Hilden, der an Kopfweh litt; dem sei dann ein Wurm aus der Nase herausgekrochen, und dann sei er auch von allen Symptomen befreit gewesen. Als Wahrheitsbeweis fügt der Arzt die Abbildung eines geringelten Würmleins mit Rückenborsten, sieben Füßchen und einem wohlausgebildeten Köpfchen bei.

Bei einer nächsten Welterschaffung (wäre ja denkbar, nicht?) würde der Menschenschöpfer bei seiner Konstruktion des Kopfes und insbesondere der höhlenreichen Nase sicherlich einige Vereinfachungen oder Einsparungen ins Werk setzen; die Ärzte und Patienten der schönen neuen Welt würden ihn deswegen nicht weniger verehren.

Rotznasen, Schleimiges

Zum Teufel ist der Spiritus, / das Phlegma ist geblieben», heißt es in Friedrich von Schillers (1759–1805) mannesstolzem Gedicht *Männerwürde*, und der Lehrer Georg Büchmann, der Sammler der *Geflügelten Worte* der Deutschen, meint, das habe mit dem Destillieren von Alkohol zu tun. Nun ja, mag sein, aber hier könnten doch auch medizinische Assoziationen gefragt sein: Der Mann Schiller hat, vielleicht im Winter 1781/82, einen Schnupfenanfall, trinkt eine Menge Grog oder andere Verarbeitungsformen des Weingeists, und als er morgens aufwacht, ist seine Dichternase noch immer verschleimt. Nur war es zu Büchmanns Zeiten (1864) nicht vorstellbar, dieser unser aller Schiller hätte auch mal gerotzt und gekotzt. Um welches Phlegma geht es also? «Der Schleim [‹phlegma›] im Menschen nimmt im Winter zu, denn er ist von den Körpersäften als der kälteste dem Winter am engsten verwandt. Beweis für die Kälte des Schleims: wenn du Schleim und Galle und Blut berührst, wirst du den Schleim am kältesten finden. Ist er doch auch der zähflüssigste; nächst der Galle bedarf es zu seiner Purgierung am meisten Gewalt.» So lehrte es der alte Hippokrates in seiner Schrift *Über die Natur des Menschen* (Müri, W.: *Der Arzt im Altertum,* 195), und Teile seiner Beobachtungen gelten gewiß noch heute: Unsere Lebenswinter sind schleimiger als die Sommer, und um dieses zähe Zeug aus der Luftröhre zu husten (expektorieren) oder aus der Nasenhöhle zu pusten, brauchen wir Kraft, machen Lärm, stören die Mitmenschen. Phlegma ist in der antiken Humoralpathologie neben dem Blut und der gelben und schwarzen Galle einer der vier Grundsäfte, und es bestimmt die kalte Veranlagung eines der vier menschlichen Temperamente: des phlegmatischen Gemüts. Der Phlegmatiker gilt (im Gegensatz zu dem feurig-trockenen Choleriker, dem luftwarm-feuchten Sanguiniker und dem erdig-kalt-drögen Melancholiker) als wässerig-kühl (um nicht zu sagen schleimig), abweisend, zurückhaltend, langsam, schleppend bis träge wie der Held *Oblomov* (1859) des russischen Schriftstellers Ivan A. Gontscharow. Heute würde man so eine Person als Null-Bock-Typen bezeichnen.

Im 16. Jahrhundert glaubten einige Ärzte, wie J. B. von Helmout (1577–1644), der Rotz «sey, wenn nicht eine von den vier Feuchtigkeiten, [so] doch zum wenigsten ein Unflath von der Verdauung des Gehirnes». *(Aufgang der Artzney-Kunst*, 793), und er beschrieb auch, wie es ihm selbst mit dem Nasenschleim erging: «Denn ich pflege gar leicht den Schnupffen zu bekommen, weil mir der Kopf von vielem Destillieren gar schwach worden und gar eine ungleiche Krafft hat gegen den [die] andern Gliedern. Der Schnupfen aber, wie ich befinde, ist dieses: wenn die in die Irr gerathene Wacht-Krafft (custos errans) [Abwehrkräfte] einen Rotz um oder in dem Schwamm-Knochen (os ethmeides oder spongiosum [Siebbein]) anleget. Wenn ich nun den Schnupfen empfinde, und denselben Abend noch ein Niese-Pulver von schwartzer Niese-Wurtz [Helleborus niger] und ebenso viel Zucker einschnupfe, so befind ich mich folgenden Morgen mehrentheils besser. Wenn ich aber zu einem alten Schnupfen dieses brauche, so will er so leicht nicht weichen. [...] Da fleußt nun der Rotz anfänglich wie ein gesaltzenes Wasser durch die Nase und gegen den Hals. [...] Der Hals aber, der diesen ungewöhnlichen Rotz nicht wohl vertragen kann, pfleget dahero sambt den nah dran gelegenen Gliedern sich sobalden zu erhitzen und roth zu werden und zu geschwellen. Hernach wird der Rotz dick und gelbe». Das Fließen solchen Schleims wird Katarrh (Catarrhus, der Herabfließende) genannt; solche ‹kalten› Flüsse, erklärt 1737 der Königsberger Professor Johann Jacob Woyt (1671–1709) in seiner *Schatz-Kammer* (177), «bringen im Anfang eine Trägheit und beschwerenden Schmertz des Haupts, einen Schauer in der Gegend der Lenden, zu welchen sich endlich ein Fiebergen, vornehmlich gegen Abend, oder Geschwülste der Füße und Schmertz finden».

Den tropfenden Nasenschleim nicht fein säuberlich mit dem Sacktuch abzuwischen, galt schon früh als unfein, und die Lehrbücher aller Art erzählten lustige Exempel, um die Schmutzfinken zu einem feineren Benehmen zu erziehen. So lesen wir 1728 bei T. A. Hellwig in seinem *Klugen und lustigen Medicus* (180), einem gewissen Pyrophilus sei der Wein so sehr zu Kopf gestiegen, daß er sich kaum noch gerade halten konnte: «Ja, der gute Mann, welcher einen ziemlichen Juden-Bart hatte, schneitzte seine Nase, da ihm denn ohngefehr ein wenig von dem Nasen-Fette in dem Barte hangen blieb, welches er denn, weil alle Sinne von dem lieben Wein eingeschläffert, ohnmöglich mercken kunte, weßwegen Philander, welcher nicht gerne den Wein [den sie gemeinsam aus einem Krug tranken] also geschmeltzet [geschmälzt] haben wolte, ihn höflich erinnerte und sagte: ‹Mons[ieur] Pyrophile, es ist ein Federchen in Seinem Barte.› Pyrophilus, welcher solches abwischete und sahe, daß es vielmehr was heßlichers [war], sagte es lieber gleich raus mit folgendem ernstlichen Verweise an Philandern: ‹Ein Dreck auf Eure Nase ist's ein Federchen! Es ist ein Rotz-Schneckel (s. v. [mit Verlaub]), Ihr blinder Teuffel!›» Über diesen Trunkenbold-Scherz zu lachen, war erlaubt («Worüber sich Philander hertzlich zerlachte», geht es im Text weiter), doch war die Botschaft klar: Rotz-Reste gehören nicht in den Bart und überhaupt nicht an die Öffentlichkeit, sondern jeder anständige Mensch hat sie in seinem Taschentuch zu verbergen. Im Schwäbischen fügt man dem bekannten Liedchen von den Hasen, welche auf dem Wasen grasen und von dem Verliebten, der lieber so frei sein möchte wie die Fische im Wässerle, bevor er einen solchen «Flederwisch» heiratet, gerne die Strophe hinzu:

«Hab i amol ins Tischtuch g'schnieze,
Hot mei Mueter grausig tau^n:
‹Saubue, hosch denn gar koin A^{n}stand,
ka^{n}sch dein Rotz net hange lau^n?›»

Das ist nicht nur einfach lustig, sondern ein raffiniertes Disziplinierungsliedchen, das uns hintenherum eine der wichtigsten Sauberkeitsregeln der frühen Zivilisierungswelle beibringt: Ein Sacktuch muß her, aber ein bißchen Beeilung! In diesem Zusammenhang ist allerdings auch an ein galizisches Rätsel zu erinnern: Was trägt der Reiche immer bei sich, und was wirft der Arme immer weg? Nun, was wohl?

Wohl oder übel: Riechen und (alemannisch) Schmecken

Die Nase sei in die Höhe gesetzt, schreiben die Doctores Wirsung und Uffenbach 1619 (*Ein Newes Artzney-Buch*, Bl. 36r°), damit sie durch das Einziehen der frischen Luft den ganzen Körper von oben bis unten über Herz und Lungen mit Kräften versorge. «Zu diesem hat sie folgende Kraft: den Geruch der Speisen zu [be]urtheilen. Ist nahend bey und uber den Mundt gesetzt, damit sie alles Liebliche und Abscheuliche, Nützliche und Schädliche eher als der Mundt empfähet [empfängt], gleichsam credentze und urtheile. Also stehet sie mitten im Angesicht, nicht allein zu einer Zierde, sondern auch als eine Scheidwand zwischen beyden Augen, die [um sie] zu beschützen». Die Ärzte denken hier vornehmlich an den Alltagszweck der Nase, leckere Küchendünste von üblen Straßendüften zu unterscheiden. Wohlgeruch und Gestank haben in der frühen Neuzeit allerdings immer auch moralische Beibedeutungen. Der wunderbare ‹Geruch der Heiligkeit› wurde oftmals an den Leichen von längst dahingeschiedenen, aber als heilig geltenden Personen bemerkt.

Umgekehrt zeichnen sich Sünder durch penetrantes Stinken aus, und ihnen stinkt auch alles, was die Frommen hoch und heilig halten. Aegidius Albertinus (1560–1620), Hofsekretär Herzog Maximilians I. in München und Verfasser bilderreicher Erziehungs- und Ermahnungsschriften, schimpft in seinem Sündentraktat *Lucifers Königreich und Seelengejaidt* (Hg. R. v. Liliencron, o. J., 282; Text modernisiert): «Ferner ist der Geruch [der Reinheit] dem Menschen fast [sehr] annehmlich, denn er stärket und erquicket ihn, aber der Schlangen ist der Geruch zuwider und tötet sie. Also und ebner [gleicher] Gestalt ist die Wahrheit den Unkeuschen zuwider, aber den Keuschen lieb und angenehm, denn wenn man den Unkeuschen viel sagt vom Geruch der Reinigkeit und Keuschheit, und wenn man ihnen sagt, daß sie ihre Anhänge [unsittlichen Umgang] verlassen sollen, alsdann wird an ihnen erfüllt, was geschrieben stehet: ‹Es höret's der Unkeusche, und es mißfällt ihm›: Denn viel lieber liegen sie wie die Schwein und Schlangen im Kot der Geilheit als im Geruch der Reinigkeit.»

Die Duftpalette der Barockautoren scheint freilich noch nicht alle die Farben zu kennen, die uns zu Beginn unseres Jahrhunderts Christian Morgenstern (1871–1914) in seinen *Palmström*-Liedern (1910) einmal mit der *Geruchs-Orgel* und dann noch einmal mit seinem *Aromaten* vorführt:

> «Palmström baut sich eine Geruchs-Orgel
> und spielt drauf v. Korfs Nieswurz-Sonate.
> Diese beginnt mit Alpenkräuter-Triolen
> und erfreut durch eine Akazien-Arie.
> Doch im Scherzo, plötzlich und unerwartet,
> zwischen Tuberosen und Eukalyptus,
> folgen die drei berühmten Nieswurz-Stellen.
> welche der Sonate den Namen geben»,

und welche fast umwerfende Folgen für den Organisten zeitigen, was den Komponisten an seinem «sichern Schreibtisch» gar nicht zu stören scheint, so als sei ein Künstler – wie ein Physiker – für die Folgen seiner Erfindungen nicht verantwortlich. Morgensterns Aromat hingegen nährt die Gäste eines Duftraumes gegen den Einwurf von Kleingeld mit Wohlgerüchen: «Und zugleich erscheint auf einem Schild / des Gerichtes wohlgetroffnes Bild».

Prophetische Reime fürwahr, denn just die modernen Fast-Food-Abspeisungsstätten arbeiten ja heute mit solchen Abbildern und Vorausbildern der dann rasch servierten vollen Pappteller! Auch die Getränkeindustrie diktiert uns auf herrlich leuchtenden Anzeigen die Aromen, die wir beim Genuß dieses und jenes Weins zu riechen und zu schmecken haben: Da zeigt zum Beispiel die Spitze eines riesigen Korkenziehers auf einen noch verschlossenen, mit königlichem Wappen gezierten Flaschenhals, und auf den Windungen des Flaschenöffners stecken eine Him-, eine Brom- und eine Erdbeere: Dieser Wein aus dem Anjou, sagt der dazu gehörige Slogan, sei «ungewöhnlich fruchtig» (*L'Evénement du jeudi*, 10./16. April 1997). Morgensterns Version erinnert auch an die alten Schwänke von dem arglistigen Koch, der von einem Gast für das bloße Einatmen seiner Küchengerüche Geld verlangt, dem aber der schlaue Geruch-Schlucker die richtige Lehre erteilt: Er läßt für den Koch die Münzen in seinem Beutel scheppern und sagt, jetzt habe er ebenso mit dem Klang des Geldes bezahlt.

Mit dem Gedanken, jemand könne sich von Speise-Gerüchen ernähren, haben arme und reiche Schriftsteller mehrfach gespielt. Honoré de Balzacs *Père Goriot* (1834 und öfter, am Ende des Teil 1: *Une pension bourgeoise*) riecht am Brot der Madame Vauquer, und die meint spöttisch: «Sie werden mit der Zeit so sparsam, daß sie noch ein Mittel finden werden, sich mit dem Schnuppern der Küchenluft zu ernähren!» Daß ein Pariser Clochard oftmals gezwungen ist, sich in Lebensmittelläden mit dem Duft von «Rollmops, Sauerkraut, an den Pfoten aufgehängten Räucherschinken, riesigen Roggenbroten, in Öl eingelegten Heringen» zu ernähren, hat uns Jean-Paul Clébert in seinem 1952 geschriebenen Buch *Paris insolite* (in der Taschenbuchausgabe 1972, 91) auf geradezu olfaktorische Weise gezeigt.

Manche Geruchserlebnisse der Kindheit prägen sich auf Lebenszeit in das Gedächtnis ein. Schon Adam Bernd hatte sich in seiner *Eigenen Lebens-Beschreibung* (Hg. V. Hoffmann, 1973, 155) Gedanken darüber gemacht, wie die Seele «so viel tausend Merkmale und Eindrücke», darunter auch «stark riechende oder auch stinckende Dinge [...], welche in unsere Nase fahren», festhalten, und ob sie diese Erinnerungen vielleicht sogar über den Tod hinaus behalten könne: Wird es im Paradies wenigstens Wohlgerüche geben? Unter Literaturwissenschaftlern und Kennern der Erinnerungsromane von Marcel Proust ist das Beispiel von dem Duft des Madeleine-Gebäcks bestens bekannt. Aber auch Karl Philipp Moritz liefert 1785 in seinem *Anton Reiser* (Hg. J. Jahn, 1977, 60) ein kräftiges Beispiel dieser, jedoch sehr viel kleinbürgerlicheren Art: «Während der Zeit wurden die ganz verblichenen [Darstellungen der] fünf Sinne an dem schwarzen Getäfel der Wand [in der Wohnung des Braunschweiger Hutmachermeisters] wieder neu überfirnißt – die Erinnerung an den Geruch davon, welcher einige Wochen dauerte, war bei Anton nachher beständig mit der Idee von seinem damaligen Zustand vergesellschaftet. Sooft er einen Firnisgeruch empfand, stiegen unwillkürlich alle die unangenehmen Bilder [der Lehrzeit] aus jener Zeit in seiner Seele auf; und umgekehrt, wenn er zuweilen in eine

Lage kam, die mit jener einige zufällige Ähnlichkeiten hatte, glaubte er auch, einen Firnisgeruch zu empfinden.»

Geruchserinnerungen können auch komplexer sein und zudem Assoziationsketten bilden. Der 1918 geborene französische Romancier Maurice Druon erzählt in seiner epischen Trilogie vom Untergang französischer Familien zwischen den beiden Weltkriegen (*La Fin des Hommes*, II: *La chute des corps*, 1969, Kap. 1/5), wie Simon Lachaume, ein arrivierter Lokalpolitiker, zu seiner armselig auf einem verfallenen Bauernhof lebenden Mutter zurückkehrt und die Küche betritt: «In dem großen düsteren Raum wurde Simon alsbald von dem Geruch abgestandenen Weins, von Sauermilch, Rauch und Spülwasser gepackt, der schon seine ganze Kindheit eingewickelt hatte, dann der Geruch, den seine Mutter an sich trug und der alles durchsetzte: die Gerätschaften, die Stoffe, die Speisen, die Erinnerungen. Verschwunden war bloß der stechende Schweißgeruch, den früher sein Vater beizusteuern pflegte.» Botho Strauß schreibt, völlig andere Erinnerungs-Requisiten in Szene setzend, in seiner Erzählung *Die Widmung* (1977, 108): «Ich habe Hannahs Föhn benutzt, auf Kaltstufe, um mir etwas frische Luft auf die Stirn zu blasen. In der Düse hatte sich ein Haar von ihr verfangen, das nun schon zur Hälfte versengt war. Der Geruch zog Todesbilder an, Hannah [wie die hl. Johanna d'Arc] auf dem Scheiterhaufen, Hexenverbrennung, dann ein Gedanke an [Jules] Michelets Buch über die Hexe, die progressive Frauengestalt des späten Mittelalters, von dort zurück zu H. [...] Und so weiter. Längst war der kleine Reiz vorbei, ich roch nichts mehr, das Gedächtnis aber hatte wieder eine Logik, in der es hin und her rasen konnte.»

Gerüche können in der Tat, so als seien sie gasförmige Placebo-Pillen, starke positive Empfindungen, aber auch verschiedene lästige Körperreaktionen hervorrufen, bevor noch die Speise oder der Trank in den Mund gelangt. Guillaume Loyseau erzählt 1617 (*Observations*, 123) folgenden Kasus besonderer Geruchsempfindlichkeit: «In Périgueux lebte ein Kirchenmann, den man Monsieur le Chantre [Herrn Kantor] nannte. Wenn der nun Leibschmerzen bekam, dann ließ er sich Abführmittel holen, und wenn man dann die Pulver in Wasser auflöste, schnupperte er nur und roch daran, und das erzielte bei ihm eine ebenso gute Wirkung, wie wenn er die Medizin eingenommen hätte.»

Wenigstens dieses Mal steht der Arzt aus der Gascogne nicht in Verdacht, aufgeschnitten zu haben. Denn auch Johann Baptist von Helmont war davon überzeugt, daß Krankheiten (heute ‹allergische Reaktionen› genannt) wie «Kopfweh, Grauen, Brechen, Husten, Schlucken, Schwindel, hinfallender Schlag, rote Ruhr und dergleichen» durch Gerüche provoziert werden könnten; so glaubte er umgekehrt auch, er könne mancherlei Beschwerden durch den Wohlgeruch bestimmter Salben heilen (*Aufgang der Artzney-Kunst*, 155/22): «Ich erinnere mich auch, daß einer vor großem Magenweh einstens schier vergangen. Denn vier Stunden nach dem Essen schrie und heulete er und krümmte sich zusammen, es wäre denn, daß er sich an den Tisch steuerte und denselbigen Platz starck dagegen druckte. [...] Der Ort war alldorten, wo die unrechten Rippen sich gegen den Magen wollten zunahen. Ich habe diesen aber in wenig Stunden geheilet gesehen: durch ein wohlriechendes Pflaster, so kaum eine Hand breit war.»

Die Pharma-Industrie weiß seitdem sehr wohl, wie sie uns mit wohlriechenden Chemikalien an der Nase herumführen kann.

5.

Herz und Nieren

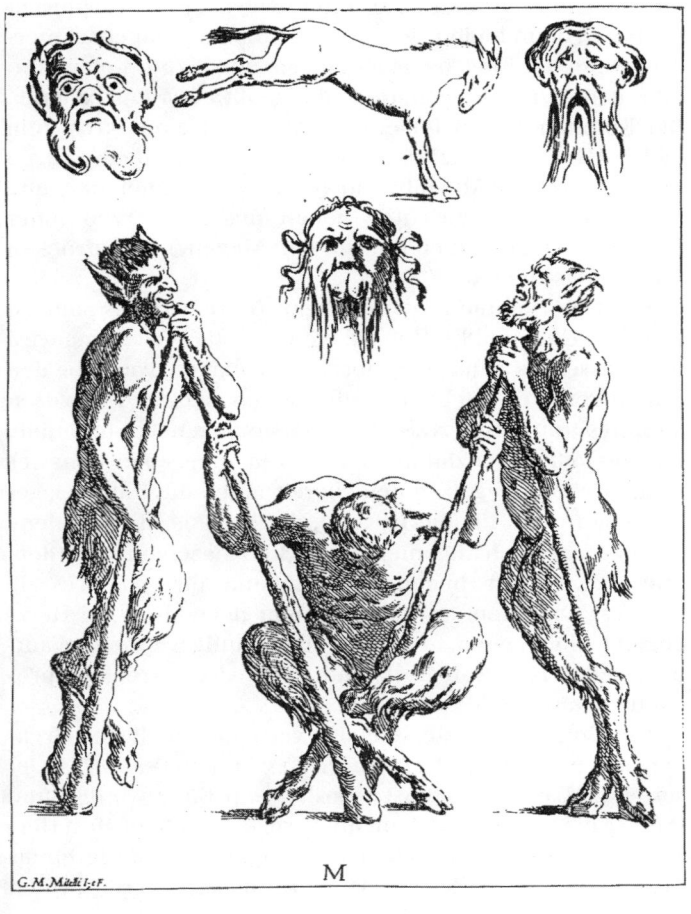

G.M.Mitdli;eF.

M

Für viele Völker bedeuten sowohl das Herz (das deutsche Wort ist eng mit dem lateinischen ‹cor› und der griechischen Wortwurzel ‹kard-› verwandt) als auch die beiden Nieren (ren, renes) Körperstellen, in denen die geballte Kraft des Leibes sitzt. Doch wüßten die medizinisch ungebildeten Laien bis ins 18. Jahrhundert (wenn nicht gar bis heute) nicht so genau, wo sie denn das Herz und insbesondere diese Nieren zu suchen hätten, und welche Hauptaufgaben alle diese Oberbeamten im Körperbüro wahrnehmen. Wenn die Franzosen sagen, sie hätten ‹mal au cœur› oder ‹le cœur barbouillé›, also Herzweh oder ein ‹verpfuschtes Herz›, dann leiden sie in Wirklichkeit an Magenschmerzen; wenn der Ekel sie packt und sie etwas zum Kotzen finden, dann sind sie ‹écœurés›, das heißt etwa ‹ausgeherzt›. Bei Kummer haben unsere Nachbarn ‹le cœur gros› (ein dickes Herz), in französischen wie deutschen Herzen sitzen mal Wut und mal Mut, aber auch Liebe und Zuneigung, und viele traurige Nachrichten gehen uns zu Herzen (oder schlagen sie dann auch uns auf den Magen?) oder drücken uns gar das Herz ab.

Ein Unternehmen mit ‹kräftigen Nieren› (reins solides) steht mit Geld und Einfluß da; die noch stärkere Firma wird ihm ‹casser les reins›, die Nieren zerschlagen, wenn sie den Konkurrenten ausschalten will. Fühlen sich die Franzosen ‹éreintés› (ausge-niert), dann sind sie abgehetzt, todmüde, lenden- oder kreuzlahm und spüren ‹une épée dans les reins› – einen Degen in den Nieren. Auch die Italiener gebrauchen ‹reni› für die Gegend, die bei uns mit ‹Lenden›, ‹Kreuz› oder noch allgemeiner ‹Rücken› bezeichnet werden, und die Spanier haben entsprechend ihre ‹dolores de riñones›. Da erkennen wir also, mehr noch als in der Herzgegend, eine Region, in der nur allzu häufig Schmerzen auftreten; das ist, strategisch und politically correct gesprochen, eine sensible Zone.

Der Gott der Christen hat sich vorbehalten, diesen Organen sein besonderes Augenmerk zu widmen: Psalm 7, 10 lesen wir: «Laß der Gottlosen Bosheit ein Ende werden und fördere die Gerechten; denn du, gerechter Gott, prüfest Herzen und Nieren», und «Ich, der HErr», heißt es bei Jeremias 17, 10, «kann das Herz ergründen und die Nieren prüfen [‹scrutinare›] und gebe einem jeglichen nach seinem Tun, nach den Früchten seiner Werke». Heißt das nicht auch, der Herr werde die Gottlosen an diesen entscheidenden Stellen ihres Körpers, sei es vorne oder hinten, mit Plagen schlagen? Jedenfalls lohnt es sich nachzuprüfen, warum er just diese Organe für so wichtig hält. Wir wollen zuerst das Herz – über einen kleinen Umweg – skrutinieren, durchstöbern oder durchleuchten.

Muskelmassen

JETZT schöne harte Muskeln», verspricht eine Zeitungsanzeige und erläutert: «Millionen Männer wollen einen athletischen Körper – einen Superbody, von dem Frauen träumen. Mit MUSCULA [Name verändert] schaffst Du es! Denn MUSCULA hat den Muskelwirkstoff L-Carnitin. Damit baust Du in kurzer Zeit Deine Muskeln zu enormer Größe auf. Du siehst super aus und wirst zum Hit am Strand und im Freibad. Hol Dir jetzt Deine Packung MUSCULA (Apotheke). Denn soviel Power ist apothekenpflichtig, aber rezeptfrei.» Jeder vernünftige Mensch, der einmal die anatomischen Zeichnungen eines Leonardo da Vinci und insbesondere seine Studien zur Muskulatur männlicher Arme und Beine betrachtet hat (bei den Frauen schaut Leonardo, neugierig, lieber in die Leiber), weiß, daß eine solche Anzeige eine Ausgeburt verschlissener und verschluderter Männerzeiten sein muß: Kräftige ‹musculi› (Mäuschen) hatte im 15. Jahrhundert selbstverständlich nahezu jeder normale Mann, gleich ob jung oder alt, weil eine Mehrheit der Kerle körperlichen, muskelfordernden Tätigkeiten nachging und weil sie alle ihre Mäuschen tagtäglich arbeiten und spielen ließen – ohne die Kraft-Spielzeuge, die uns Fernsehen und Illustrierte heutzutage ständig anpreisen. Nein ehrlich: Wozu braucht's ein Leistungstrimmertretrad mit elektronischem Energiemesser im Keller, wenn das gute alte Fahrrad an frischer Luft sehr viel bessere Dienste leisten würde?

Johann Jacob Woyt gibt uns nicht nur eine Funktionsbeschreibung der Muskeln («dienen vornehmlich, die Bewegung zu machen»), sondern liefert auch eine Erklärung für den Tiernamen all dieser vielen Körperteile (*Schatz-Kammer*, 600): «Jedes Mäuslein wird insgemein in drey Theile getheilet: nemlich in den Kopff, Caput, welches das Theil ist, da sich die Maus zusammen ziehet; den Schwantz, Caudam, so das andere Ende nach dem Theil, das da soll beweget werden; und in den Bauch, Ventrem, welcher das fleyschichte Theil zwischen beyden Enden ist.» Und bei der Unterscheidung der Hunderten von unterschiedlichen Kraft-Päckchen haben die Ärzte auch sonst mancherlei poetische Phantasie walten lassen: Woyt nennt, unter anderen, das Flügel-Mäuslein des Kinnbackens (Musculus alaris), die verliebten Mäuslein (Musculi amatorii) an den Augen, das Arsch-kratzende Mäuslein (M. aniscalptor) am Rücken, das Sauf-Mäuslein (M. bibitorius), ebenfalls am Auge, das Mönchskappen-förmige Mäuslein (M. cucullaris) oder die Stopf-Mäuslein (M. obturatores) an der Hüfte – und so fort; da tut sich eine ungeheuer vielfältige und munter herumspringende Menschenmäusewelt auf. Das Herzmäuschen nennt Doktor Woyt allerdings nicht.

Noch seltsamer muß es erscheinen, wenn die Kraftmänner und -frauen immer nur ihre Muskeln an Armen, Beinen, Brust und Rücken vorführen. Das läßt uns abermals beinahe vergessen, daß der beachtenswerteste Muskel des Menschen, etwa faustgroß, im Innern der Brusthöhle zwischen den Lungen liegt: Er läßt sich nicht veräußern und nur in extremen Fällen vermarkten, nennt sich schlicht und einfach ‹Cor› und hat doch sehr viel mehr Bedeutungen als unsere anderen Kraftzentren.

Wo das Herz schlägt

DIESES Herz sitzt nicht so pünktlich und offensichtlich wie der Nabel im Zentrum des Menschen, es liegt innen; aber doch auch nicht auf der linken Seite des Thorax, wie der bei der linken Brust spürbare Herzschlag vermuten lassen könnte, sondern, leicht linkslastig, in seiner Mitte. Das wußten die Ärzte schon seit langem, und Sir Thomas Browne (1605–1682), der englische Arzt, Physiker und Philosoph, hat diese Tatsache in seiner *Pseudodoxia epidemica* (Krankhafte

Irrlehre) in einem besonderen Kapitel über das Herz (*Of the heart*, 295) dargetan: «Der Grund für diesen Irrtum ist die allgemeine Beobachtung des Pulsschlags oder der Herzbewegung, die auf der linken Seite stärker spürbar ist. Die Ursache dafür darf aber nicht in der Lage des Herzens gesucht werden, sondern in der Lage der linken Herzklappe, von welcher die Lebensgeister [das Blut] angetrieben werden, und auch der großen Arterie, welche sie hinausbefördert; beide liegen nämlich auf der linken Seite. Aus diesem Grunde werden Epitheme oder feuchte Herzumschläge ganz zu Recht auf der linken Brustseite appliziert, und Verletzungen unterhalb der fünften Rippe können umso zerstörerischer sein, je mehr sie auf der linken Seite angebracht werden, und der Lanzenstich des Soldaten, der unseren Heiland durchbohrte, wird nicht ungenau dargestellt, wenn die Maler die Wunde ein wenig nach links verlegen.»

Wenn es freilich darum geht, die kleine Welt des Menschen in Beziehung zu setzen zu der großen des Weltalls, dann rückt das Herz doch wieder mehr in die Körpermitte, denn es läßt sich dem Zentrum des alten Kosmos, der Sonne nämlich, an die Seite stellen. Wilhelm Fabricius führt diesen Vergleich etwa so aus (*Fürtrefflichkeit der Anatomy*, 150 f.): «Nun ist die Sonne in stäter und immerwerender Bewegung und Lauff, vom Auffgang bis zum Nidergang, und wird solches währen, solang bis der Schöpffer aller Dingen sie wird heißen stillstehen; also ist auch das Hertz die Sonne der kleinen Welt [des Mikrokosmos], das ist des Menschen; ist das erste, wie Aristoteles bezeugt, welches sich bey dem Menschen bewegt und lebt und das letzte, so da stirbt. [...] Zu gleicher Weis wie die Sonne, obwol sie am obern Firmament ist, dennoch ihre Stralen über den gantzen Erdkreis außspreit, also auch des Menschen Hertz, obwol es in der Brust ligt, schickt es dennoch seine *radios* und Stralen, das ist, lebendige Geister, durch die *Arterias* in den gantzen Leib, und ist kein Gliedmaß so klein, daß das Hertz nicht seine lebendige Geister und natürliche Wärme nach Noturfft [Bedarf] hinschicke, ja auch bis in den Marck des Gebeins.» Und dazu erzählt der Berner Stadtarzt vom Niederrhein wieder einmal ein «Exempel» aus seiner Praxis: Der Sohn des Pfarrers von Petterlingen (heute: Payerne/Vaud) erlitt am

Schienbein einen offenen Schaden, der sich entzündete; Fabry habe ein Stück des angefaulten Knochens «eines halben Reichsthalers breit» wegnehmen müssen, «und sind unzälig viel kleiner Beinlein [Knochensplitter] durch mich und die Meine [Fabrys Ehefrau, die oft als Assistentin diente] heraußgezogen worden». Und dabei habe er «die Bewegung der Hertzadern in dem Marck des Schienbeins augenscheinlich sehen können». Knochen- und Beinwunde des jungen Mannes seien bald darauf – kraft der «lebendigen Geister» des Herzens! – verheilt. Absurd ist folglich der biedere Spruch: «Hab' Sonne im Herzen!» – unser Zentralradiator ist bereits die Sonne unseres Körpers!

Mit der «Bewegung der Herzadern» hatte Fabry ein Phänomen zwar nicht erkannt, aber doch erspürt: den vom Herzmuskel (Myokard) durch ‹Systolen› (pressende Zusammenziehungen) und ‹Diastolen› (Erschlaffungen) vorangetriebenen Kreislauf des Blutes durch den gesamten Körper. Es war der englische Anatom und Chirurg William Harvey (1578–1657), welcher den Bewegungen des roten Lebenssaftes in allen seinen Gefäßen (Vasa sanguinis) nachging und den auf diesen Wegen stattfindenden kleinen und großen Blutkreislauf zu unterscheiden lehrte: Großer Kreislauf: das meinte den Weg des sauerstoffreichen Blutes von der linken Herzhälfte (mit einem ‹Atrium› [Vorhof] und einem ‹Ventrikel› [Kammer]) über die Aorta zu den Extremitäten samt Kopf und Bauch und, nunmehr mit Kohlendioxyd belastet, über die beiden Hohlvenen zurück zu den rechten Höhlen (wiederum Atrium und Ventrikel) der zentralen Blutpumpe; kleiner Kreislauf: die von der rechten Herzhälfte besorgte Durchblutung der Lunge und den dort stattfindenden Austausch zwischen dem Kohlendioxyd aus dem venösen Blut und dem just eingeatmeten Sauerstoff, der das nun erfrischte Blut hellrot werden läßt, so daß es, nach Rückkehr in die linke Herzkammer, wieder in den großen Blutkreislauf eingeschleust werden kann. Ein System von verschiedenen Ventilen (Valvulae = Herzklappen) bewirkt, daß die Blutströme jeweils in der erforderlichen Richtung fließen. Das Herz selbst, innen vom Endokard ausgekleidet, außen vom Perikard umhüllt, wird durch die Kranzgefäße (Koronarien) mit Blut versorgt.

Alle Pumpvorgänge wiederholen sich bei einem jeden lebenden Menschen, dessen Puls etwa 70 Male pro Minute klopft, viertausendzweihundert Male in der Stunde und rund hunderttausendmal am Tag; das läßt sich wirklich repetitive Arbeit nennen! Und diese Leistung wäre dann, für das Leben eines Menschen mit dreihundertfünfundsechzig (Tagen im Jahr) und noch einmal mit fünfundsiebzig (Jahren durchschnittlicher Lebenserwartung eines Erwachsenen) zu multiplizieren. Das ergibt eine zehnstellige Zahl, die man auf etwa 2,75 Milliarden Herzschläge für den gesunden Menschen in seiner Lebenszeit berechnen kann.

Die alten Anatomen hatten offenbar noch wenig Lust, die komplizierte innere Beschaffenheit der Herzen, die ihnen auf den Seziertisch gelegt wurden (meist handelte es sich um die Organe von hingerichteten Menschen), genau zu analysieren; um so öfter fanden sie ganz kuriose Besonderheiten an oder in diesem oder jenem Herzpaket. Simon Goulart (1543–1628), französischer Hugenotten-Emigrant aus Senlis, reformierter Geistlicher in Genf und Exempelsammler, hat in seinem *Thrésor d'histoires admirables et mémorables* (*Schatzkasten bewundernswerter Geschichten*, 1. Genf 1610, 108–113) nach älteren Autoren, vor allem aber nach dem Freiburger Arzt Johannes Schenck, von einigen Menschen berichtet, die Haare auf den Herzen hatten: Die Organe sahen jedenfalls behaart oder pelzig aus; ihre Besitzer sollen sich zu Lebzeiten durch Tapferkeit, Draufgängertum oder Gewalttätigkeit ausgezeichnet haben. Einige Ärzte entdeckten Knorpel oder gar Knöchelchen in eröffneten Herzen, nicht zu reden von einem muskatnußgroßen Stein, der sich etwa 1547 zu Paris im Herzen des Hieronymus Schreiber fand. Und auch Würmer sollen, laut Goulart, hie und da der Grund für das Ableben eines Mannes gewesen sein: «Es ist noch nicht lange her, da hörte sich ein Florentiner beim Palast des Großherzogs von Toscana die unterhaltsamen Geschichten eines Schaustellers an, und dabei starb er plötzlich an einem Herzschlag. Die Umstehenden und seine Freunde waren darob sehr erstaunt, und um die Sache aufzuklären, ließen sie den Mann, nachdem sein Tod als sicher festgestellt war, eröffnen. Als Ursache seines Todes konnten die Anatomen nur dies feststellen: einen Wurm, der lebendig innerhalb des Beutels oder der Außenwand [taye, Pericard] des Herzens herumkroch.»

Herz und fromme Seele

HERZINFARKT, Herzmuskelinsuffizienz, Angina pectoris und andere Fehl- und Falschreaktionen der Blutpumpe blieben den Ärzten indes bis ins späte 18. Jahrhundert hinein verborgen, aber Herzkrankheiten traten selbstverständlich immer und überall auf. Von kardiologischen Problemen vieler Menschen in den vergangenen Jahrhunderten zeugen zum Beispiel die aus Wachs oder Silberblech nachgebildeten Votiv-Herzen in alten Wallfahrtskapellen (oder jetzt in den Volkskunde-Museen in der Abteilung ‹Volksfrömmigkeit›). Auf seinen Visitationsreisen in den Gemeinden der Diözese Grenoble notierte der Bischof Monsignore Le Camus in der Gemeinde Bassens im Jahre 1673: «Am Festtage des hl. Bartholomäus wird ein Ablaß von sieben Jahren gewährt. Man sagt, daß es an diesem Tage große Heilungen von Fieberkrankheiten gibt, und vor seinem Bild hängen zahlreiche aus Wachs gebildete Herzen.» (*Le Monde alpin et rhodanien* 5 [1977] 81). Aber die mannigfachen Votivgaben dieser Art, die in den katholischen Gnadenstätten zu finden waren und dort zum Teil noch heute aufbewahrt werden, deuten gewiß auch noch auf andere als physische Herz-Probleme. Nach theologischer Tradition erscheint das Herz als der Sitz unserer mehr oder weniger frommen Seele, und so möchten insbesondere die katholischen Gläubigen mit einer solchen Votivgabe auch ihre Seele dem Heiligtum und damit wiederum Gott opfern. Solche und ähnliche Rituale stehen auch im Zusammenhang mit einer seit dem 14. und 15. Jahrhundert überlieferten Verehrung des Herzens Jesu, wobei nicht das leibliche Organ des Gottessohnes, sondern symbolisch dessen innerstes Wesen und seine ganze religiöse Bedeutung (Gottmensch-Natur, Aufopferung, Erlösung der Menschheit) gemeint sind.

Die sich vom Spätmittelalter durch die frühe Neuzeit bis in unser Jahrhundert hinziehende Herz-Jesu-Mystik und die sich daran anschließende Herz-Mariae-Verehrung (um nicht -Anbetung zu sagen) ist ein weites und breites Kapitel der katholisch-europäischen Kulturgeschichte, das in zahlreichen speziellen Darstellungen ausgeleuchtet worden ist. Neuen Auftrieb erhielt der Herzenskult durch die Gründung von Männer- und, stärker noch, Frauen-Kongregationen (sie entwickelten sich in Frankreich am Ende des 18. Jahrhunderts aus dem unterdrückten Jesuitenorden), die sich der Verehrung des Herzens Jesu Christi als dem Sinnbild einer sich aufopfernden und brennenden Liebe widmeten. Ein diesem Herzen Jesu geweihtes Fest wird am 3. Freitag nach Pfingsten gefeiert, und jedermann kennt den gewaltigen Bau der 1910 fertiggestellten Basilika ‹Sacré-Cœur› auf dem Montmartre (dem Märtyrer-Berg!) in Paris. Das Herz Jesu ist aber auch in Abermillionen von populären Verehrungsbüchlein, frommen (und nicht selten kitschigen) Bilderbogen und kleinen Andachtsbildchen dem gläubigen Volke vorgestellt worden; selbstverständlich gab es auch einen jährlich erscheinenden *Herz-Jesu-Kalender*, und in Italien mußten die Mädchen noch vor hundert Jahren im Handarbeitsunterricht Jesus-Herzchen sticken. Kurzum (die Angelegenheit läßt sich hier nur in Andeutungen darstellen): Vorbilder höchstheiliger frommer Herzen waren immer und überall präsent.

Doch nun zurück zum Thema! Eben das Herz der Christenmenschen soll durch solche Glaubenspropaganda zur Imitation des reinen Herzens Jesu (und/oder Mariae) aufgefordert und erzogen werden. Das lehrt zum Beispiel ein 1775 in Palermo zum Gebrauch der dortigen Benediktinerinnen von einem Priester namens Ignazio Capizzi geschriebenes und mit neunzehn Kupferbildchen illustriertes Andachtsbüchlein mit dem Titel *Lavoro della Divina Grazia* (Das Werk der Göttlichen Gnade). Hier ist es das Jesuskind selbst (die Jesuskind-Mystik war seit den schwärmerischen Aktivitäten einer Jeanne Marie Bouvier de la Mothe Guyon [1648–1717] zur Blüte gelangt), das sich um das Herz des Menschen im Sinne einer ‹Repuerescentia›, das heißt einer Rückkehr zu (Jesus-)kindlicher Frömmigkeit, bemüht: Das Herz der frommen Christin oder des Christen wird in Bild und Wort durch das ‹Bambino Gesù› zum Heil vorbereitet, das heißt zunächst einmal von Welt, Fleisch und Teufel (mondo, carne, demonio) befreit. Das Jesuskind, in einen hellen Mönchshabit (abitino) gekleidet, klopft kräftig an die hölzerne Türe des Herzens, erschrickt vor dem dort herr- schenden abscheulichen Gestank (orrida puzza), entdeckt den Unrat und das Ungeziefer im Hause, reinigt die Herz- kammer, putzt sie eigenhändig zu seinem Tempel heraus und sühnt der Seele Sünden, errichtet seinen Thron, schmückt den renovierten Herzensraum mit seinen Lei- denswerkzeugen (den Arma Christi) und Darstellungen der Vier letzten Dinge, das sind Tod, Jüngstes Gericht, Hölle und Paradies, lehrt darauf die acht Seligkeiten (beatitudini), schießt von außen glühende Pfeile auf das Herz ab und setzt es in Liebesbrand, schläft dann ruhig in dieser warmen Wohnstatt, während draußen Gewitterstürme toben, stärkt das Herz und freut sich an seiner Gottgefälligkeit und setzt ihm schließlich die Krone der Seligkeit auf. Zu den genann- ten acht Seligkeiten (Mt 5, 3–11) zählt neben der Reinheit des Herzens auch die Armut im Geiste.

Das Phänomen ist, zumal im Lichte katholischer Fröm- migkeitsgeschichte, weniger kurios, als es hier erscheinen mag. Der protestantischen Bilderwelt sind ähnliche Darstel- lungen (Christus pflügt den Acker des Herzens, jätet das Un- kraut und sät heilende Kräuter) nicht unbekannt; das Wort Ezechiel 11, 19 (und 36, 26): «Und ich will euch ein ein- trächtig (neu) Herz geben und einen neuen Geist in euch geben, und will das steinerne Herz aus eurem Leibe (aus eurem Fleisch) wegnehmen und (euch) ein fleischern Herz geben» regte die Phantasien der Katecheten an, passende Meditationsvorlagen auszuarbeiten. Bilderreiche Herzme- taphorik (in Worten) und Herzemblematik (in Wort und Fi- guren) feiern im Barock Freudenfeste.

Der Jesuit Nicolas Caussin (1583–1651) zum Beispiel, ein vielgelesener Verfasser eines an moralisierenden Geschich- ten reichen Fürstenspiegels, beschreibt in seiner *Heiligen Hofhaltung* (*La Cour saincte ou institution chrestienne des grands [...],*4. Lyon 1649, 216) das Herz als ein Schiff, das im Meer des Lebens über Abgründen schwimmt; Prudentia, die Klugheit, steuert es durch die Stürme der Leidenschaft, doch es erleidet zunächst einmal Schiffbruch an den vielen Bosheiten, bis es in der ‹tranquillité›, der Seelenruhe, einen sicheren Port findet. Aegidius Albertinus, der bayerische Hofmoralist, bringt in seinem *Hirnschleiffer* (Hg. L. S. Larsen, 1977, 344 f.) das Emblem *Ein kleines Hertz stehet oben auff der Spitz eines hohen Bergs* (das bedeutet etwa: der Geist des Lebens oder die Gottesliebe sei nur mit großen Anstrengungen und Entbehrungen zu gewinnen) und erzählt dazu in einer seiner zahlreichen Beispielgeschichten, der Teufel sei einem frommen Einsiedler in Gestalt eines Engels erschienen und habe ihm folgende Aufgabe gestellt, damit er selig werden könne: Er müsse drei Dinge seiner Sünden wegen opfern, «nemblich einen neuen Mon[d], den Zirckel der Sonnen und den vierdten Thail eines Rads, wofern nun du alle dise drey Ding zusammen bringen und Gott dem Herrn auffopfferen kanst, so wirstu selig werden.» Gut, daß dann doch ein wirklicher Engel kam, um dem Eremiten dieses geistliche Rätsel oder Rebus aufzulösen und ihm Mut zu machen, «denn der neue Mon werde bedeutet durch den Buchstaben C, der Zirckel der Sonnen durch den Buchstaben O, und der vierdte Theil des Rads durch den Buchstaben R. Diese drey Buchstaben, wann sie zusammen gebracht werden, machen ein *Cor*, oder ein Hertz, und wann dasselbig Gott dem Herrn gantz aufgeopffert wird, so wird man ohne Zweiffel selig.»

Beliebt waren auch fromme Geschichten, etwa von unversehrten Herzen, die man bei im Prinzip vermoderten heiligen Leichen entdeckte; von Märtyrer-Herzen, die sich nach deren Feuertod als unverbrannte Reliquien fanden, oder von Jesuskind-Verehrerinnen, denen vor lauter Liebe nicht nur metaphorisch, sondern physisch das Herz zersprang; so geschehen etwa mit einem vierzehnjährigen «Fräulein», dem Jesus aus dem Arm der Maria vom Altare entgegen kam, dergestalt, daß das Mädchen vor Entzücken starb: «Wie man aber [...] ihren Leib öffnet, da fande man das Hertz von einander gesprungen; in dessen Mitte aber mit goldenen Buchstaben geschrieben [...]: O mein JEsu, ich liebe dich, weil du mein HErr und Heyland bist.» (Dominicus Wenz: *Lehrreiches Exempelbuch*, 4. Aufl. 1793, Nr. I, 6 – nach Johannes Herolt) Und im Herzen der hl. Chiara da Montefalco fanden die Gläubigen, als sie den Leichnam ebenso neu- wie wundergierig öffneten, in der Tat das Kreuz des Herrn Jesus Christus und seine Passionswerkzeuge (P. Camporesi: *La carne impassibile*, 1983, 12–14).

Seit dem Reformationszeitalter war in beiden Konfessionen eine Darstellung in Wort und Bild verbreitet, die in Deutschland etwa die Bezeichnung *Das Herz des Menschen als Tempel Gottes oder Werkstatt des Satans*, in Frankreich den Titel *Le Miroir du pécheur* (Der Spiegel des Sünders) trug. Da konnten die Bilder- und Textemacher nun auf der einen Seite alle Paradiesesfreuden in das Herz des Gerechten packen, während sich im Pfuhl des Sünderherzens ein Wust von Lust anhäufte – die Gläubigen betrachteten das alles mit Wohlgefallen. Wer sich in der heutigen Traktatliteratur insbesondere der frommen Sekten ein wenig umsieht, wird dieses traditionelle katechetische Motiv, gekoppelt mit dem vergleichbaren vom *Tod des Sünders/Tod des Gerechten* noch immer finden.

Gewiß: Die Säkularisierungswelle hat seit dem Zeitalter der Aufklärung viele von den religiösen Bedeutungen des Herzens und von mirakulösen Herzgeschichten verdrängt; doch tauchen in der Neuzeit noch so manche der alten Bilder in verweltlichten Zusammenhängen wieder auf. Die Herzen waren und bleiben Schauplätze höchst dramatischer Wechselfälle des Lebens und vor allem, nicht nur «um des Reimes willen» (C. Morgenstern), die eigentlichen Tummel- und Rummelplätze der aufwühlendsten Schmerzen. Anders gesagt: Die profane Liebesdichtung zieht viele ihrer Herzbilder aus der alten religiösen Literatur.

Herz und Schmerz

W ENN in der deutschen Dichtung – selbst bei Goethe und vor allem bei Heinrich Heine – neben Lust und Brust Herz(en) mit Schmerz(en) gereimt wird oder werden, so liegt das an einem gewissen Reimemangel, der in dieser unserer Sprache herrscht. Die Franzosen könnten zwar ‹cœur› auch auf ‹douleur› reimen, tun es aber selten. Paul Verlaine wählt stattdessen ‹langueur› (*Il pleure dans mon cœur.* [...] und *Chanson d'automne*) und macht mit seinem ‹Schmachten› die Sache nur noch schmalziger; andere Dichterinnen und Dichter reimen mit ‹Sauveur› (Heiland; Lamartine), ‹peur› (Angst; Maeterlinck) oder ‹odeur› (Duft; de Noailles); zur Verfügung stehen auch ‹sœur› (Schwester), ‹meurt› (stirbt) und die zahlreichen Wörter mit dem Sufix -eur (vom lateinischen -or). Den Deutschen bleibt kaum anderes als ‹März› (gut für eine Vorfrühlings-Liebeserklärung), ‹Nerz› (ein bißchen frivol), ‹Scherz› (für ernste Dichtung wenig geeignet); Goethe reimt auch «Kerzchen» mit «Herzchen» (*Stirbt der Fuchs, so gilt der Balg*). So wird denn mit dem bekannten Reimwort immer wieder das Herz als der Ort benannt, der die Liebespein zu fühlen bekommt:

> «Mir am Herzen hat's gewehet
> alle Wonnen, allen Schmerz,
> wie ein Kinderseelchen flehet
> unter süßem Mutterherz.»
> (C. Brentano: *Hast du nicht mein Glück gesehen?*)

Oder gar:

> «Ja, deine süße Liebe,
> die tröstet mir den Schmerz,
> ja, deine süße Liebe,
> die stillet mir das Herz.»
> (E. M. Arndt: *Abendlied*)

Doch muß um der Wahrheit willen auch bemerkt werden, daß Friedrich von Hardenberg (Novalis) in seinem *Lied der Toten* auf den Schmerz verzichtet und das Herz schlicht mit Herz reimt:

> «Uns ward erst die Liebe Leben;
> innig wie die Elemente
> mischen wir des Daseins Fluten,
> brausend Herz mit Herz.
> Lüstern scheiden sich die Fluten,
> denn der Kampf der Elemente
> ist der Liebe höchstes Leben
> und des Herzens eignes Herz.»

Aber auch ohne den berühmten Reim bleibt das Herz ein Ort weher und herber Empfindungen:

«Mein Herz muß ein' Fehler haben,
das ist ganz gewiß,
sobald ich mein Schatzerl sieh,
gibt's mir ein' Riß»,

heißt es in einem beliebten österreichischen Liedchen, und
wir erinnern uns an die älteren Exempel von den zersprun-
genen Herzen der Jesus-Verehrerinnen. Ebenso verbreitet
war das Bild von dem verschlossenen Herzen, das durch den
Schlüssel des Liebenden geöffnet wird:

«Mein Herzerl ist klein,
ist ein Schlüssel dabei,
und ein einziger Bua
hat den Schlüssel dazua.»

Sollte mit dem Herzbuben das Jesuskind gemeint sein? Die
Literaturwissenschaftler wissen allerdings, daß dieses
volkstümliche Bild vom Herzensschlüssel (in einem von
O. Holzapfel mitgeteilten Gstanzl) ein sehr altes ist, und sie
zitieren dann das Anthologie-bekannte anonyme mittel-
hochdeutsche Liebesliedlein, das sehr wohl auch ‹mystisch›
verstanden werden kann:

«Du bist mîn, ich bin dîn:
des solt du gewis sîn.
Du bist beslozzen
in mînem herzen:
Verloren ist daz slüzzelîn,
du muost immer drinne sîn.»

Läßt sich soviel herzliche Liebe noch steigern? Ja, das Herz
der Geliebten oder auch des Liebhabers kann schließlich,
dem Leibe entrissen (die erwähnte Aufbereitung von heiligen Leichnamen geben dabei das Vorbild ab), zum Objekt
der Liebe über den Tod des ehemaligen Besitzers hinaus
werden; ja, es mag sogar zur Speise dienen, wie schon der
im *Tristanroman* (um 1170) zitierte altfranzösische ‹Lai›
(ein erzählendes Gedicht) von *Guirun* zeigt: Ein eifersüchti-
ger Graf, heißt es da, habe den Liebhaber seiner Frau,
Guirun, ermordet und ihr dessen Herz zu essen gegeben.

Von gegessenen Herzen

DIESER makabre Stoff (Mot. Q 478.1: *The Eaten Heart*) findet sich mehrfach wieder in der altfranzösischen und altprovenzalischen Literatur und weiter in Boccaccios *Decamerone*: In der Novelle von *Ghismonda und Guiscardo* (IV, 1) schickt Tancredi seiner Tochter das Herz ihres geliebten Guiscardo in einer goldenen Schale; sie küßt es, begießt es mit ihren Tränen, schüttet giftige Säfte darüber, trinkt davon, legt sich auf ihr Bett und «drückte das Herz des toten Geliebten an das ihre und erwartete wortlos den Tod». In der Erzählung von Guglielmo Rossiglione (*Decamerone* IV, 9) stürzt sich die Frau, die unwissend das Herz ihres Geliebten Guardastagno gegessen hat und dann die Wahrheit erfährt, aus dem Fenster und stirbt. Schließlich verkommt das Thema im 18. Jahrhundert zur Sensation der Kriminalgeschichten. So erzählt der französische Glasergeselle Jacques-Louis Ménétra in seinem *Journal de ma vie* (Hg. D. Roche, 1982, 109): «Dieses Monstrum von Duhamel [ein 1763 verurteilter Mörder], hatte seine Mätresse umgebracht und besaß die Grausamkeit, ihr Herz zu essen, nachdem er es gebraten hatte. Und dann hatte er noch die Kühnheit, dem Untersuchungsrichter bei seinem Verhör zu sagen: ‹Monsieur, wenn Sie das nur einmal gekostet hätten, könnten Sie nie genug davon kriegen!»

Vorbild für solche tragischen Liebes- (und Ehebruch-)geschichten war der hochgeschätzte altfranzösische Versroman vom *Kastellan von Coucy und der Dame von Fayel* aus dem 13./14. Jahrhundert. Noch Ludwig Uhland hat diesen Stoff zu einer schaurig-schönen Ballade verarbeitet; sie erzählt, wie der Kastellan auf einem Kreuzzug tödlich verwundet wird und sein Herz der Geliebten nach Frankreich schicken läßt:

> «‹Hörst du mich, getreuer Knappe?
> Wann dies Herz nun ausgeschlagen,
> zu der Dame von Fayel
> sollst du es hinübertragen!›
> In geweihter, kühler Erde
> wird der edle Leib begraben;

nur das Herz, das müde Herz,
soll noch keine Ruhe haben.»

Denn das tote Herz wird vom Ritter von Fayel abgefangen;
er bringt es nach Hause in die Schloßküche und läßt es zu-
bereiten:

> «Dann, mit Blumen reich bestecket,
> bringt man es auf goldner Schale,
> als der Ritter von Fayel
> mit der Dame sitzt am Mahle.
> Zierlich reicht er es der Schönen,
> sprechend mit verliebtem Scherze [!]:
> ‹Was ich immer mag erjagen,
> Euch gehört davon das Herze.»»

Nun, die Dame ißt das Herz und schwört dann, das sei ihre
letzte Speise gewesen; ihr Hungerstreik bringt sie zu dem
toten Geliebten in das Reich des ew'gen Richters, und Uhland schließt: «Dieses alles ist geschehen / mit dem Herzen
eines Dichters.»

Bei so starker Beliebtheit eines Stoffes der Weltliteratur
nimmt es nicht wunder, daß auch europäische Märchen Erinnerungen an des Thema vom *Gegessenen Herzen* bewahren. Die Schweizerin Laura Gonzenbach, Märchensammle-
rin in Messina, läßt eine ihrer Gewährsfrauen erzählen
(*Sicilianische Märchen*, 2. Leipzig 1870, 165–170), zwei Jäger
hätten einst in einer Waldhütte unter einem brennenden
Kaminfeuer «ein großes, schönes Herz» gefunden, das wun-
dersam (wie der aus Legenden bekannte ‹Geruch der Heiligkeit›) duftete. Die Männer nahmen es in ein Gasthaus mit,
und des Wirtes Töchterlein nahm dort das Herz an sich und
mit sich in seine Kammer. «Eines Tages nun, da sie es wieder anschaute, ergriff sie ein heftiges Verlangen, es zu essen, und so aß sie es. Nicht lange aber, so ward sie guter
Hoffnung. Als ihr Vater es merkte, ward er sehr zornig und
wollte sie todtschlagen. [...] Ach Vater, weinte das Mädchen,
ich habe ja kein Unrecht gethan. Er aber wollte es ihr nicht
glauben und schlug und mißhandelte sie jeden Tag.» Gut,
daß es da eine fromme Patentante nach Art einer guten Fee
gibt. Der erscheint nachts zweimal ein Traum-Heiliger mit

dem sprechenden Namen ‹Sant Onirià› (Oneiros ist ein griechischer Gott der Träume), der sich zum Besitzer des Herzens erklärt und meint, er werde im Leib der Wirtstochter, die übrigens durchaus noch Jungfrau sei, wiedergeboren. Nun, trotz aller Proteste und Wutanfälle des Wirts kommt dann ein schöner Knabe zur Welt, der seinem bösen Großvater mancherlei düstere Vorhersagen macht, bevor er sich in den Himmel begibt. Doch von dort kehrt er, als der Wirt eines Mordes in seinem Hause bezichtigt wird, zurück, um den Ermordeten auferstehen zu lassen, damit er die Unschuld des Wirtes bezeuge. Resultat: «Seine Mutter aber und seine Großeltern führten ein heiliges Leben und thaten den Armen viel Gutes, und als sie starben, kamen sie auch in den Himmel.» Manche Märchen entpuppen sich so als Predigtexempel ebenso gebildeter wie katechetisch herzbesessener Geistlicher.

Hier geht es an die Nieren (und noch weiter)

DIE Nieren (Ren, Plural: Renes) seien «röthlichte Theile», erklärt Johann Jacob Woyt 1737 in seiner *Schatz-Kammer*, «so an beyden Seiten unter der Leber und Miltz auf den Lenden-Mäuslein liegen und das wäßrige Theil vom Blut sondern» (S. 793). Die rechte Niere liege tiefer als die linke, heißt es da, und man könne ihre Form mit denen der Bohnen vergleichen. Ihre Aufgabe sei es, durch die Filterfunktion ihres «drüsichten Wesens» das Salzwasser vom Blut zu scheiden und es über die «Harn-Gänge» in die Blase (und dann weiter über die Harnröhre [Urethra]) abzuführen. Den Begriff Dialyse für diesen Vorgang kennt Woyt noch nicht; das aufwendige künstliche Verfahren der Blutwäsche, das eine mangelhafte Nierentätigkeit ersetzt, wurde erst in unserem Jahrhundert aus der physikalischen Chemie übernommen. Die Auffassung, der gesamte Harn (und nicht nur die Schlacken des Eiweißstoffwechsels wie Harnstoff, Harnsäure und Kreatinin) werde von der Niere aus der Blutflüssigkeit herausgezogen, wurde noch von dem barocken niederländischen Arzt Johann Baptist von Helmont geteilt, der als Beweis folgendes Exempel anführt (*Aufgang der Artzney-*

Kunst, 463): «Es war in unser[er] Stadt ein Pfarrer, der von Sinnen kommen war, welcher gantzer 17 Tage vor seinem Tod ohn alles Trincken und Essen zubrachte, und gleichwol mangelte es ihm nie gäntzlich an dem täglichen Urin, wiewol derselbige etwas weniger und nach und nach röther von ihm gieng. Woraus ich urtheile, daß in den Nieren eine Krafft seyn müsse, das Blut in Harn zu verwandeln [...], gleichwie eine Wunde aus dem Blute gar geschwind und häuffig ein Glied-[Gelenk-]Wasser (Synovia, sive glarealis aqua) macht.»

Man sieht, daß im 17. Jahrhundert über die verschiedenen Leibesflüssigkeiten wie Blutserum, Lymphe, Gelenkflüssigkeit und den gesamten Wasserhaushalt des Körpers noch sehr ungenaue Vorstellungen herrschten. Das Problem der damaligen Ärzte bestand auch nicht in der Analyse der Körpergewässer und ihrer Funktionen, sondern, speziell in bezug auf die Niere, in der ebenso lästigen und schmerzhaften Existenz der Nierensteine (Renum calculi), ihren Ursachen, ihrer Beschaffenheit und ihrer Beseitigung. Die alten Medizinbücher bringen mehrfach einschlägige Histörchen und erzählen von Kunststücken, mit welchen die Ärzte sich jeweils selbst loben. Wenn Wilhelm Fabricius einmal von einem Mißerfolg auf dem Gebiet der Nierensteine schreibt (*Wund-Artzney,* 731), dann zitiert er den Leibarzt zu Zweibrücken, Lucas Justus, der ihm von einem adligen Fräulein berichtet: Die Patientin hatte mit etwa 30 Jahren durch eine Feuersbrunst einen Schock erlitten, welcher ihre Menstruationen hatte stillstehen lassen; mit den Jahren litt sie immer mehr unter Rückenschmerzen: «Als aber sechtzehen Jahr fürüber nach dem verstandenen [nicht mehr eingetretenen] Monathsfluß, haben besagte Schmertzen je mehr und mehr zugelegt, also daß der Todt endlich darauff erfolget. Als wir den Leib balsamirt, haben wir gesehen, daß der Ruckgrad gestaltet gewesen wie der Buchstab S; auch zween Stein an der Farb und Grösse, wie sie hier abgemahlet sind, in der lincken Nieren gefunden; siehe wie die Natur zu spielen pfleget. [Es folgen zwei Holzschnitte von unregelmäßig geformten Gebilden, 44 und 32 mm hoch].»

Die Rückgratverkrümmung wird kaum die Todesursache gewesen sein; die Existenz der Nierensteine hatte der Leibarzt nicht erkannt, die Schmerzen fälschlich der Wirbelsäule zugeschrieben; ein Bedauern über den frühzeitigen Tod der Frau wird in dieser (der 643.) «Observation» weder von Justus noch von Fabricius ausgedrückt – siehe, wie manche Ärzte der Zeit zu denken und zu fühlen pflegten!

Heutzutage hat sich das Interesse an den Nieren abermals auf ein anderes Problem verschoben: das der Nierentransplantation. «Keine Nieren für Asylbewerber» lautete zum Beispiel eine Schlagzeile auf dem Werbeblatt einer Zürcher Tageszeitung am 2. September 1995. Noch eine halbe Generation zuvor wäre diese Forderung kaum verständlich gewesen: Es gab damals weder eine rassistische Stimmungsmache gegen arbeitsuchende Fremde, noch eine Diskussion um die Verteilung von Organspenden; man hätte beim Überfliegen der Zeitungstitel vielleicht vermutet, ein geiziger Wirt habe einem armen Gastarbeiter keine teuren Nierchen servieren wollen. ‹Niere› evoziert heute weder ein schmackhaftes Gericht, noch eine Körpergegend, die man sich beim Motorradfahren verkühlt hat, noch ein tiefinneres Schmerzzentrum, das auf Bosheiten reagiert, sondern ein zu Höchstpreisen gehandeltes und keineswegs allen Menschen zur Verfügung stehendes Ersatzorgan, das im internationalen Körper-«Ersatzteillager» (A. Kimbrell, 1994) seinen bestimmten Wert hat.

Was kostet so eine Niere? Das ZEITmagazin vom 3. November 1995 berichtete, ein Lüneburger Autohändler hätte sich in Bombay eine Niere für 35000 Dollar beschafft, doch seine Krankenkasse habe sie ihm nicht bezahlt – der neue Paragraph 298 des deutschen Strafgesetzbuches schiebe dem freien Organhandel einen Riegel vor. In Südostasien oder Südamerika koste eine Niere samt Transplantation zwischen 25000 und 100000 Mark; die Spender allerdings erhielten für ihr Organ etwa zwei Prozent des Handelswertes. Von Ethik oder Moral liest man im Zusammenhang mit solchen Ausbeutungspraktiken, von denen nicht zuletzt auch Kinder betroffen sind, wenig.

Harnwege, Hindernisse

D IE von den beiden Nieren ausgeschiedene, mit den Schlacken des Eiweißabbaus und den verschiedensten Salzen angereicherte Flüssigkeit, ‹Urina› (weiblich!) genannt und volksetymologisch mit ‹(aqua) aurina›, ‹Goldwasser› in Verbindung gebracht, wird über die beiden oberen Harnleiter (Ureteres, mit einem Durchmesser von etwa einem Zentimeter und einer Länge von 25 bis 30 cm) zunächst dem Sammelbecken der Harnblase (Vesica urinaria), einem birnenförmigen, häutigen und muskulösen Sack, zugeführt. Diese Blase scheidet dann den Urin über die Harnröhre (Urethra) und somit bei der Frau durch die Vagina, beim Mann durch den Penis, aus. Das Prinzip des Wasser-Ansammelns und -Lösens scheint ein einfaches zu sein, und doch weiß jeder, wie krankheitsanfällig dieses urinäre System ist.

Sehr stolz war der Leib- und Wundarzt des französischen Königs Henri IV, Guillaume Loyseau, daß er dem hohen Herrn einmal bei Schwierigkeiten des Wasserlassens aus der Klemme helfen konnte: Er berichtet von diesem Kasus ausführlich in seiner 1617 in Bordeaux erschienenen Sammlung von medizinischen Beobachtungen (*Observations*, 1–9): Seine Majestät habe im Jahre 1598 während einer Reise durch die Provinz Franche Comté in seinem Harnleiter nahe bei den Parastatae (sie wurden seinerzeit in Deutschland ‹Beisteher› oder ‹Ober-Hödlein› genannt) eine fleischige Verdickung gehabt, die auf eine sieben oder acht Jahre zuvor durchgemachte Gonorrhöe (Tripper) zurückgegangen sei und ihm böse Schmerzen beim Urinieren verursacht habe. Eines Tages hätte auch die Applikation einer Silbersonde (eines Katheters) nicht mehr geholfen; so habe Loyseau dem König eine Operation vorgeschlagen, die dann im Juni durchgeführt wurde. Der Arzt benützte dazu «ein Pulver, das ich [zu Hause] in Bergerac zusammengestellt hatte, und ein Instrument, das ich erfand und welches die Form einer Kanüle hatte, welches das Pulver an Ort und Stelle bringen sollte». Das geheimnisvolle Pulver wurde in frischer Butter aufgelöst und jeden Abend, «nachdem ich den König hatte pissen lassen», an die Geschwulst gebracht;

jeweils morgens wurde dann die (offenbar geätzte) Stelle mit kühlenden Injektionen behandelt, dabei trat abermals die Metallkanüle oder eine «bougie», also ein flexibles Röhrchen, oder eine Bleisonde in Aktion, welch letztere «mit meiner Salbe oder aber mit reinem Quecksilber eingerieben war». Der 45jährige König muß ein robuster und schmerzgeduldiger Patient gewesen sein: «Nach fünf Wochen war der abgeschiedene König [Henri IV wurde 1610 Opfer des Ravaillac-Attentats] mit Gottes Hilfe geheilt»; freilich war es, der Arzt gibt es zu, bei der Roßkur nicht ohne anhaltendes Fieber und zweimaliges Erbrechen abgegangen.

Harnblase und Harnröhre zeigen, und das nicht nur bei der Infektion mit einer Geschlechtskrankheit, vor allem bei Männern eine lästige Anfälligkeit für dieses oder jenes Gebrechen, schon allein deswegen, weil der Zugang über den Penis zur Blase ein langwieriger ist: «Die Länge der [unteren] Harn-Röhre ist nach dem Unterscheid des Geschlechts unterschiedlich. Bey den Männern erstrecket sich solche auf 8, 9 und mehr quer Finger [sprich: etwa 12 cm], beym Weibs-Volck aber sind sie kaum 2 quer Finger [3 bis 4 cm] lang, aber breiter, und kann auch leichter ausgedehnet werden, dahero die Steine von ihnen leichter fortgehen.»

Diese von Johann Jacob Woyt (*Schatz-Kammer*, 980) angesprochenen Blasensteine mußten in vergangenen Jahrhunderten die Patienten (dazu gehörte auch Martin Luther!; vgl. P. Assion, 1971) um so mehr verstören, als ein helfender Eingriff knifflig und schmerzhaft war. Wilhelm Fabricius widmet dem Problem («Angst, Noth und Schmertzen» und noch einmal: «Schmertz, Angst und Noth»!) des ‹Steinschneidens› ein breites Kapitel unter dem Titel *Lithotomia vesicae* (in der *Wund-Artzney*, 919–999) und urteilt, «der Stein» sei nicht nur für Patienten eine der schlimmsten – freilich von Gott mit guter Absicht geschickten – Krankheiten, sondern es «könte auch dem Wundartzte keine grössere noch beschwerlichere Operation und Schnitt fürfallen, als eben der Schnitt des Steins» (S. 920).

Meister François Thévenin († 1656), ordentlicher Chirurg des französischen Königs Louis XIII, Okulist und ‹Lithotomist›, beschreibt in seinem *Traktat von den chirurgischen Eingriffen* (*Œuvres*. Hg. G. Parthon. Paris 1669, Kap. 48 und

49) die Techniken der Steinentfernung mit einem «großen Apparat» bei einem erwachsenen Mann (mit einer Sonde, einem ‹Ableiter› und einem ‹Erweiterer›, die durch den Penis und mithilfe eines Einschnitts in den Damm [das Perineum] in die Blase vorgeschoben werden) und mit einem «kleinen Apparat» bei Kindern bis zu 16 Jahren (S. 66): «Man läßt sie erst ein paarmal hochspringen, damit der Stein auf den Blasenhals heruntersteigt; dann setzt man sie auf die Knie eines starken Mannes, der in einem Stuhl sitzt und ihnen die Hände unter den Schenkeln festhält, dann entleert man den Urin mithilfe der ‹algalie› [arab. Hohlsonde], damit sich die Blase leichter zusammenzieht. Wenn der Operateur sich die Nägel abgekaut und Zeige- wie Mittelfinger mit Rosenöl eingefettet hat, führt er sie in den ‹podex› [so im Original] ein, wartet auf das Ausatmen und drückt mit einem Wattebausch auf den Bauch, um das Zusammendrücken zu befördern, und hält den nach unten gedrückten Stein [außerhalb der Blase] mit den Fingern fest; dann macht er eine Inzision an derselben Stelle [durch das Perineum!] wie beim großen Apparat und achtet dabei darauf, daß er nicht den Mastdarm anschneidet. Hat man den Stein dann gut aufgedeckt, läßt man ihn mithilfe eines Hakens herausspringen; dann verbindet man die Wunde». Über das Verhalten des Kindes – ob es nun ein Junge oder ein Mädchen war – sagt der Chirurg nichts; die Heilungschancen hält er offenbar für gut: Die Natur wird ihr gutes und richtiges Werk tun.

Dr. Du Monchaux erzählt gar in seinen *Medicinischen Anecdoten* (II, Nr. 173) von einem dreißigjährigen Handwerker aus Amsterdam namens Jansson von Dort, der am 5. April 1651 an so unerträglichen Steinschmerzen litt, daß er sich, unter Assistenz eines Kameraden, selbst den Leib öffnete und sich glücklich von einem vier Unzen (125 Gramm) schweren Kiesel befreite; der Mann habe später einen mit einem Gedicht verzierten Kupferstich von diesem Stein herausgegeben. Zu melden weiß Du Monchaux aber auch (II, Nr. 140), daß solche Steine manchmal von diesem oder jenem irrenden Arzt nicht erkannt oder falsch behandelt wurden: «Ein Edelmann aus der Normandie, der an einer Beschwerlichkeit bey dem Urinlassen litte und [...] auch mit dem Urin Eiter von sich gabe, gieng in der Absicht nach Paris, den seligen Herrn [Guillaume] Lamy deswegen um Rath zu fragen. Dieser Arzt glaubte aus allen diesen Zufällen ein Geschwür in dem Gang der Harnröhre zu erkennen, und der berühmte [königliche] Wundarzt [Jean] Mery [1645–1722] war ebenfalls dieser Meynung. Sie gaben den Rath, diesen Gang bey der Gegend des Geschwürs zu öffnen [...] Man nahm diese Operation vor, allein wie erstaunten nicht diese beyden geschickten Männer, da sie in der Harnröhre weder ein Geschwür noch einige Verletzung fanden, sondern alles in dem vollkommensten gesunden Zustand antrafen. Nachdem der Kranke fünf oder sechs Tage nach dieser Operation gestorben war, ließ Herr Lamy den Unterleib öffnen [und schließlich] zeigte sich [das Übel] in den Nieren, in denen man nicht nur unterschiedliche Steine von einer merklichen Größe, sondern auch mehr als ein ganzes Laßbeck [Aderlaßbecken] voll Eiter fande, der heraus gienge.»

Unser tägliches Wasser

NICHTS ist alltäglicher (und täglich mehrmals!) als das: nämlich das Wasser aus der Harnblase fließen zu lassen oder, um es bairisch zu sagen: zu ‹bisln›, zu ‹bruntzn›, zu ‹schiffa›, zu ‹soacha› oder zu ‹zinsln› – je nachdem es sich um ein stärkeres oder schwächeres Wasserabschlagen oder um einen ältere oder eine jüngere urinierende Person handelt (R. Aman, in: *Maledicta* 12 [1996] 147). Und trotzdem geschieht das alles zwar lockerer als das Defäkieren, aber doch nicht ohne eine gewisse Tabuierung und an einem zumindest halb abgesonderten Ort (man erinnere sich der herrlichen dunkelgrünen Pissoirs in den Straßen von Paris; Frauen mußten und müssen zu bewußter Verrichtung einen verschwiegeneren Raum aufsuchen), und es ist auch nicht selten mit physiologischen Komplikationen verbunden.

Nicht wenige Menschen – und nicht nur die älteren – leiden unter Beschwerden, die mit der Entzündung der Harnwege, mit der Ablagerung von Harnsäurekristallen, mit der Verengung der Harnröhre oder mit Harnverhaltung (Ischurie, zu griechisch ‹iskhein›, anhalten) zu tun haben. Thomas Bartholinus, dem 1662 ein 44 Jahre alter Patient namens Daniel Pfeiffius nach vierzehn Tage lang währender Harnwegverstopfung dahinstarb, führt in diesem Zusammenhang eine ganze Liste vom Ischurie-Fällen an, deren Dauer sich über vier, fünf, sieben, elf oder gar zwölf Tage erstreckte (*Epistolarum medicinalium [...] centuria* VI, 21 [1667, 91–96). Dr. [Johann Georg] Schenck, so schreibt Bartholinus, habe von achtzehn und Carolus Piso gar von neunzehn Tagen berichtet, und «Fonseca hält in seinen Cons. Med. im zweiten Band, 96 einen Fall von Urinverhaltung (suppressam urinam) von sechs Monaten Dauer fest». Und wie es halt bei solchen Statistiken der alten Ärzte üblich ist, steigert unser Mann aus Kopenhagen seine Rekordliste, sich auf «Ruffus Ephesius de Ves.[icae] Aff.[ectione] c.[ap.] 8» berufend, auf zwölf Jahre eines urinfreien Menschenlebens: Es gibt auch in der Medizingeschichte kein Unheil, das sich nicht noch überbieten ließe!

Schon seit der Antike haben die Ärzte versucht, durch die sogenannte Urinschau zu ermitteln, ob sie an der Beschaffenheit des Goldwassers eine Krankheit der Harnwege oder ganz allgemein der inneren Organe erkennen könnten. Standessymbol des Arztes ist daher auf vielen alten Abbildungen das Uringlas, welches der Heiler vor seine kundigen Augen hält. Patienten und Patientinnen richteten an die Ärzte dementsprechende Erwartungen oder beurteilten sie nach den auf die Untersuchung des Wassers folgenden Diagnosen und Ratschlägen.

Als Felix Platter im Jahre 1563 zusammen mit seinem Vater eine Reise in dessen Heimat, das Wallis, machte, kamen sie zu Verwandten und übernachteten dort. «Am morgen früe kamen viel Meidlin, brachten mit Waßer in of[f]en Kachlen, ich solte es beschauwen und sagen, waß ihnen anlege» (*Tagebuch*, 1976, 414). Was ist gemeint? Die jungen Frauen brachten nicht etwa Wasser zum Waschen, sondern ihren jeweiligen Urin in ihren ‹Brunzkacheln› oder Nachttöpfen daher und wollten von dem Arzt wissen, ob er mit seiner Urinschau etwas Gutes oder Schlechtes über ihre Leibesbeschaffenheit zu sagen wisse.

Eine Urinanalyse ist in einem modernen Labor schnell

und eindeutig mit Hilfe einer Zentrifuge und verschiedener vorfabrizierter chemischer Reaktionstests durchführbar. Die Uroskopie (Harnschau) ist indes in früheren Jahrhunderten eine nicht so leicht erlernbare und sehr unterschiedlich gehandhabte Kunst gewesen. Schon das Wort ‹handhaben› paßt auf dieses Verfahren schlecht: Der Medicus hat zwar ein Urinfläschchen in der Hand, gebraucht aber für die Analyse auch seine Augen; er betrachtet Zustand, Menge und Farbe der Flüssigkeit und der darin befindlichen Teilchen. Die Farbe allein läßt sich nicht nur als gelblich bezeichnen, sondern differenzieren in pellucida, turbida, flava, citrina, pallida, albicans, rubicunda, crocea, nigra oder sanguinea (ungefähr: klar, trüb, gelb, zitronenfarben, blaß, milchig, rot, safrangelb, schwarz oder blutig), der Urinschauer sieht aber auch Bläschen, Nebelchen, Wölkchen oder einen weißen Zirkel (corona) und Ablagerungen am Glasboden: Körnchen, Sändchen, Blutteilchen, Eiter, Samen, Schleimfäden. Als unangebracht gilt der Einsatz des Geruchssinns, und: «Jener Marktschreyer kostete sogar den Urin, aber ich bedanke mich davor, prosit die Mahlzeit!» – so 1728 unser Hiatrophilus Hellwig (*Kluger und lustiger Medicus*, 59–62).

Den Abscheu vor dem Genuß von Urin teilen freilich nicht alle Menschen. Abermals sind hier nicht einschlägige Sexualpraktiken gemeint, sondern die Einnahme oder das Injizieren von Urin zu heilenden Zwecken, wie das auch heute wieder von Anhängern und Anhängerinnen der Urintherapie empfohlen wird. Solche Anwendung des Harnsaftes geht bekanntlich auf den Dr. Christian Franz Paullini und seine *Heilsame Dreck-Apotheke* zurück, und nach der Lektüre eines solchen Buches ist die Vorstellung von einer oralen Einnahme zumindest des eigenen Urins zwar keineswegs einleuchtend, aber schon nicht mehr so abstoßend. Dr. Du Monchaux erzählt übrigens in seinen *Medicinischen Anecdoten* (II, Nr. 187), der Minister [des Königs Franz I.] Kardinal [Antoine] Duprat [1463–1535] habe, um aus dem Gefängnis zu kommen, folgenden Trick angewendet: «Er gab vor, daß er von einer Verstopfung des Urins geplaget wäre und trank heimlich allen den, welchen er von sich gabe.» Paullini selbst berichtet von einem Brunnenmacher, der verschüttet wurde und sieben Tage hinter einem mit ihm herabgestürzten Brett überlebte: «Sein ein[z]iger Labsal war sein Urin, womit er sich behalff, und endlich wunderbarlich heraußgezogen worden» (*Dreck-Apotheke*, 113). Auf jeden Fall wurde Urin, vornehmlich der von jungen Knaben und Mädchen, in breiten Kreisen der unteren Medikal-Hierarchie als vielverprechendes Heilmittel eingesetzt (S. 42): «Alexander Pedemontanus hielt es für ein unbetrieglich Mittel zu allen Augen-Fällen dißfals [nämlich rote, triefende Augen], wenn er einer unbefleckten Jungfer (aber wo sind die anjetzo?) Urin mit Wein vermischet in einem neuen glasurten Topff auffsieden ließ, wo vorhin was [ein wenig] Rauten und klein zerschnittene Fenchelwurtz gethan war, so daß alles miteinander kochte: Dieß legte er hernach über die preßhaffte [bresthaften] Augen.» Aber wozu so viele Umstände, woher auch gleich Fenchelwurz und Gartenraute nehmen? Eine moderne Vertreterin der Urin-Therapie empfiehlt den Blasensaft unverfälscht; der *Spiegel* nennt das «*Rückfall ins Mittelalter*» (19. Mai 1997) und schüttelt dazu mißbilligend den Kopf: «Eigenharn, behauptet sie, helfe – aufgetupft oder getrunken – unter anderem gegen Arthrose, Allergien, Migräne und heile vereiterte Ohren ebenso wie Halsentzündungen. Das Publikum glaubt ihr. Innerhalb weniger Monate hat sie über eine viertel Million Exemplare verkauft.» Da haben die Offiziellen (deren Position das Magazin offensichtlich vertritt) mal wieder Verständnisschwierigkeiten mit den Alternativen. Fragt sich bloß, warum so viele Patienten und Patientinnen, die an Arthrosen, Allergien und Migräne leiden, in solche Schwierigkeiten mit dem offiziellen Medikalsystem geraten?

6.

Saft und Kraft

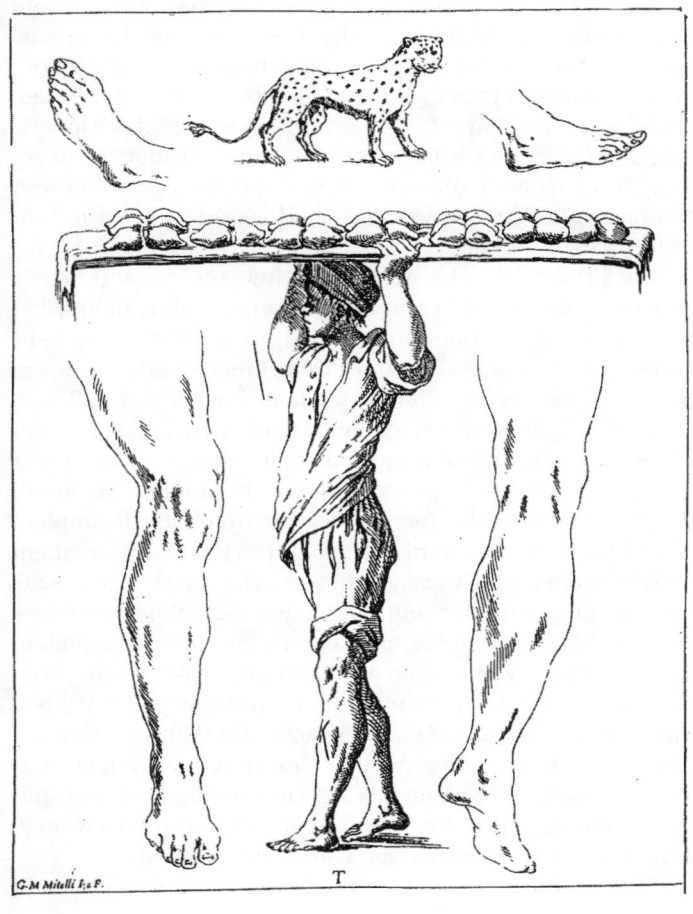

G.M Mitelli f.a F.   T

EIN großer Teil des menschlichen Körpers – etwa sieben Zehntel – besteht aus dem Grundstoff Wasser, doch läuft nach alten Vorstellungen diese Flüssigkeit in unterschiedlichen Erscheinungsformen und auf mannigfachen Wegen kreuz und quer durch diesen Leib. Der Basler Wundarzt Felix Wirtz behandelte 1590 eine «ehrliche Matrona», die sich mit einem Rebmesser eine schlimme Handverletzung zugezogen hatte (*Wundartzney-Buch*, 475–479). Die herbeigerufenen Barbiere und Doktoren hatten sich monatelang bemüht, Blut und Gliedwasser (Gelenkflüssigkeit, die sie dort zu erkennen glaubten) zu stillen. Da diese Kuren nicht helfen wollten, trat Wirtz auf den Plan, fragte nach den ausgebliebenen Menses der Frau und wußte gleich: die waren in die Handverletzung gestiegen und traten an der falschen Stelle aus. Die Wundflüsse hörten auf, sobald das Monatsblut mit Hilfe von Christwurz-Zäpfchen (‹per matricem› gebraucht) wieder an die richtige Stelle verlagert worden war, wodurch die Patientin «zu rechter Heylung kame». Ein Einzelfall? Sicher nicht!

Die Frauen, welche der Eisenacher Arzt Johann Storch am Ende des 18. Jahrhunderts in seine Obhut nahm, berichteten ihm – schon durch Lektüren gewitzt? – von sehr unterschiedlichen Flüssen in ihrem Inneren und an ihrem Äußeren, und sie fürchteten sich bald vor einem Fließen in zu großer Menge oder an einen falschen Ort, bald vor einem Stocken und Sich-Zusammenballen dieser oder jener Flüssigkeit, insbesondere der Monatsblutungen (menses). Solche Fließ-Ungleichgewichte führten zu Krämpfen, Schwellungen, Lähmungen, Verhärtungen und vor allem Furchtsamkeiten, Angstzuständen. Der Arzt seinerseits war – gleichsam als ein Regulator von Wildwassern – bemüht, die ungenau definierten Ströme in Fluß zu halten, sie nach außen zu drängen oder abzuleiten, Rückstaue, Wirbelbildungen, Verschlammungen zu verhindern (B. Duden: *Geschichte unter der Haut*, 145–162). Die Wahrnehmungen der Patientinnen – aber auch die des Arztes – lassen vermuten, daß mehr oder weniger vage Vorrstellungen der bis dahin geltenden Säftelehre des antiken Arztes Galenus weiterhin kollektiv oder individuell Gültigkeit besaßen.

Vier ‹Humore› bestimmten nach dieser Lehre weitgehend

Wohl und Wehe des menschlichen Körpers. Von diesen Säften soll hier im einzelnen berichtet werden.

Lebenssaft, Seelenplatz

ETWA vier bis fünf Liter Blut [Sanguis] eilen, als dickquicker Saft hell- oder dunkelroter Farbe, vom Herzmuskel unablässig neu angetrieben, bis in die letzten feinsten Gewebe hinein durch den menschlichen Körper. Basis der Flüssigkeit ist, grob gesagt, das gelbliche, wässrige, aus dem Serum und dem Blutfaserstoff Fibrin zusammengerührte Plasma; dieses schleppt vor allem rote, aus Hämoglobin bestehende (Erythrozyten), und weiße Blutkörperchen (Leucozyten; griechisch etwa ‹Rot-› und ‹Weiß-Behälter›) mit sich herum – viereinhalb bis fünf Millionen rote, beidseitig in der Mitte eingebeulte Plättchen dieser Art gehen auf einen Kubikmillimeter; ein bis zwei weiße oder farblose kommen auf etwa tausend rote –; dann aber transportiert das Blut auch die Gase Sauerstoff und Kohlendioxyd sowie Nährstoffe (verschiedene Zucker, Fette, Aminosäuren, Mineralien, Vitamine) und Kampfkörperchen gegen Bakterien, Parasiten und Viren. Blutanalysen in den medizinischen Labors erlauben feine und feinste Inventar-Kontrollen dieser höchst kompliziert zusammengesetzten Flüssigkeit. Ihre Hauptaufgaben bestehen in dem durch den doppelten Kreislauf bewirkten Gasaustausch sowie in der Versorgung der unterschiedlichen Körperorgane mit Nährstoffen beziehungsweise der Entsorgung von Abfallstoffen, etwa über die Leber und das Nieren-Harnwegsystem.

So weit, und so vereinfacht, so gut. Aber daß unserem Blut auch zahlreiche kulturale und emotionale Bedeutungen zugerechnet werden, das zeigen Redensarten wie ‹Blut vergießen›, ‹bis zum letzten Blutstropfen verteidigen› oder ‹Blut schwitzen›. Französische Krieger können (rein lexikalisch-theoretisch gesprochen) Dörfer ‹en feu et en sang›, in Feuer und Blut stecken, also dem Erdboden gleichmachen, aber auch ‹donner leur sang pour la patrie›, ihr Blut für's Vaterland vergießen (sagt der *Petit Larousse* noch 1976, aber nicht mehr 1995!). Da geht es also offenbar um Patriotisch-

Heroisches und um Leben und Tod vor allem im Kriege. In Friedenszeiten sollte man bei Schwierigkeiten ‹ruhig Blut bewahren›; doch Bedrohungen können ‹blutig ernst› gemeint sein und dem Bedrohten ‹das Blut in den Adern gefrieren› lassen. Ungerechtigkeiten ‹machen böses Blut›; wenn man so etwas nicht mitansehen kann, ‹blutet einem das Herz›, und in extremer Erregung kann einer, dem ‹das Blut zum Kopf steigt›, ‹Blut sehen›, während viele andere ‹kein Blut sehen können›. Mit solchen Ausdrücken werden also unterschiedliche, nicht selten angsterfüllte Gemütslagen drastisch beschrieben. Auch Flüche können viel Blut enthalten und bekommen dadurch besonderes Gewicht; wenn Briten richtig schimpfen, darf das Wort ‹bloody› nicht fehlen, und Bayern verstärken mit der Silbe ‹Bluat-› ihre Verwünschungen, die, gut christlich, aus dem Bereich der Kreuzigung des Herrn oder des Marienlebens genommen sind. Ein blutig-frommer Wortschatz fürwahr, ‹sangue di Dio›!

«Des Leibes Leben ist im Blut», meint das biblische Buch *Leviticus* (3. Mose 17, 11), und das *Deuteronomium* (5. Mose 12, 23) erklärt es noch deutlicher: «Allein merke, daß du das Blut nicht essest; denn das Blut ist die Seele, darum sollst du die Seele nicht mit dem Fleisch essen.» Das Blut Abels ruft, nachdem sein Bruder Kain ihn erschlagen hat, die Mordtat zum Himmel (1. Mose 4, 10). Das tote Opfer kann nicht mehr reden, aber auch bei der ‹Bahrprobe› spricht sein Blut gleichsam für ihn und gibt Zeugnis gegen den Täter. Im Jahre 1503 wurde zum Beispiel der Gattinnenmörder Hans Spiess in Bern durch die Tatsache überführt, daß die Leiche seiner Frau zu bluten anfing, als man ihn an die Bahre treten ließ. Der Chronist Valerius Anshelm Rüd (1475–1547) kommentiert den Fall: «Mord, wie man spricht, blibt nit verborgen, noch ungerochen, wan [denn] das Bluot Abels schrigt [schreit] vom Ertrich uf zuo Got.»

Die Teufelsbündler verschreiben mit ihrem Blut die Seele dem Gottseibeiuns. Auch bei anderen existentiellen Angelegenheiten rinnt mit dem fließenden Blut die Seele mehr und mehr dahin; positiv gewendet: Wo sich Blutspuren finden, darf man noch mit pulsierendem Leben und einer lebenden Seele rechnen. In vielen Volkserzählungen Europas und oft auch im Schauerroman des 18. Jahrhunderts bezeugt das Blut, das aus Pflanzen, Knochen oder Steinen hervorquillt, eine Bluttat, nach der sich aber vielleicht noch Leben retten läßt. Im toskanischen Märchen von der *Düsteren Wolke* (R. Schenda: *Märchen aus der Toskana*) schenkt ein Fischer einem dicken Fisch, als der ein erstes Mal ins Netz geht, das Leben, doch als der Fisch abermals zum Gefangenen wird, spricht er: «‹Ich sehe wohl, daß ich sterben muß, also schlag mich jetzt tot und schneide mich in Stücke; die Hälfte sollst du dem König geben, ein Stück deiner Frau, eines der Hündin und eines der Stute [die dann alle drei schwanger werden]; die Gräte aber bindest du an einen Balken in der Küche. Du wirst Söhne haben, und wenn diesen Söhnen irgendetwas geschieht, wird die Gräte Blut schwitzen.» Und in der Tat gerät der erste Sohn auf seiner Abenteuerfahrt durch böse Feen in höchste Gefahr: «Am nächsten Morgen fanden der Vater und die Brüder die Küche ganz mit Blut überschwemmt; das tropfte von der Fischgräte herunter. ‹Dem muß etwas passiert sein›, sagten sie, und der zweite Bruder machte sich auf die Reise mit einem Hund und einem Pferd, um ihn zu suchen.» (131 f., 137 f.) Ganz ähnlich blutet die Fischgräte, als dem zweiten Buder das gleiche Unheil bei den bösen Damen der düsteren Wolke widerfährt, doch dann werden die Helden selbstverständlich durch den jüngsten Bruder gerettet.

Auch in einem sizilianischen Märchen vom *Schönen Mädchen* übermittelt das Blut eines Fisches die Nachricht von der lebensgefährlichen Verletzung des Helden (Pitrè / Schenda / Senn: *Märchen aus Sizilien*, 282 f.): «Als es dann Zeit war zu gehen, geht der junge König durchs Fenster hinaus und stößt sich das ganze Glas ins Fleisch, und er kommt ganz blutig zum Palast zurück. Als der König ihn sah, schlug er die Hände über dem Kopf zusammen: ‹Mein Sohn, und wie ist dieses große Unglück geschehen?› Er erläßt einen Aufruf: Wer den jungen König wieder gesund macht, der kriegt eine große Belohnung. Lassen wir den kranken jungen König und nehmen wir die junge Frau. Als es Zeit zum Essen war, und man den Fisch brachte, da wollte sie ihn aufschneiden und sah, daß Blut herauskam. Sie erschrickt, ruft die Kammerzofen (die waren Feen) und fragt sie, was das

Blut bedeuten soll? Die Kammerzofen erzählten ihr die Sache. Da weint sie und verkleidet sich als Arzt, kocht ein gewisses Kraut und stellt sich unter das Fenster des Königspalastes.»

Blut lebt und wirkt, wie die Seele, länger als der Körper und das vor allem außerhalb des Menschen, dem dieses Blut gehört hat: Die Blutstropfen eines Erschlagenen oder eines getöteten Kindes lassen sich nicht mehr fortwischen oder abwaschen. Im europäischen Volksmärchen genügen ein paar Blutstropfen einer Person, um eine andere zu schützen. Alte Heldensagen lassen da mehr Blut fließen, wenn die Männer den Lebenssaft der getöteten Feinde trinken, um sich auch deren Kraft einzuverleiben. Und nicht nur im Mythos von den Vampiren wie Graf Dracula brauchen Dämonen das Blut von Menschen, um selbst existieren zu können. Nicht zuletzt ist daran zu erinnern, daß Fleisch und Blut Jesu Christi, sei es in wirklicher oder in symbolischer Gestalt, bei der Kommunion der Katholiken und beim Abendmahl der Protestanten von den Gläubigen in Form der Hostie, beziehungsweise von Brot und Wein zu ihrer geistigen Stärkung verzehrt werden.

Heilendes Blut

DA uns das Blut Christi (des ‹Heilands› oder ‹Salvators›) erlöst, errettet, stärkt und heilt, liegt der Schluß nicht ferne, daß ein irgendwie gesegnetes oder geweihtes Blut gesundmachende Kraft besitzt, ganz abgesehen davon, daß wir ja selbst beobachten können, wie das aus einer kleinen Verletzung hervorquellende Blut die Wunde schließt und nach ein paar Tagen verheilen läßt. Wenn noch heute zahlreiche Heiler und Heilerinnen bei ihren magischen Handlungen Blutstropfen auf dem Körper eines Patienten verstreichen, dann tun sie das (oft unbewußt) in der Tradition einer langen Kette von Blutheilungsgeschichten.

Da sind einmal die zahlreichen katholischen Wallfahrten, die bei den Gläubigen durch den bloßen Anblick alter Blutreliquien in ihren kostbar verzierten Ampullen oder Monstranzen oder blasser Blutflecken in sorgfältig aufbewahrten brüchigen Textilien Heilungen aller möglichen Krankheiten bewirken; erinnert sei nur an einige angeblich echte Blutstropfen Christi: Im 17. Jahrhundert verehrten die Venezianer in ihrer Markuskirche am Gründonnerstag und am Vorabend von Himmelfahrt ein Fläschchen, welches Blutstropfen enthielt, die aus einem von Nikodemus hergestellten Kruzifix in ‹Baruti› geflossen sein sollten. Aber die Kapuziner dortselbst behaupteten sogar, echte Blutstropfen Christi zu besitzen und zeigten sie am ‹Lazarus-Sonntag› vor (L. Baldacchini: *Bibliografia delle stampe popolari religiose*, 1980, Nr. 17, 218). Erinnert sei an die ‹Santa Sindone›, das in Turin verehrte Grabtuch Christi, oder an den in verschiedenen Städten aufbewahrten ‹Volto Santo› (Heiliges Antlitz) oder die ‹Vera Icon› (Wahres Abbild), sprich das Schweißtuch der Veronika; alle diese Reliquien sollen ja Blutspuren des Herrn enthalten. Zu nennen ist etwa das berühmte eucharistische (zum Altarssakrament gehörige) Heilig-Blut-Wunder von Bolsena in Italien, wo im Jahre 1263 einem an der Transsubstantiation (der Verwandlung von Brot und Wein in Christi Fleisch und Blut) zweifelnden Priester Blut aus der heiligen Hostie auf das Corporale (heute in Orvieto verehrt) tropfte (LMA 2, 388); Vergleichbares geschah in Walldürn in Nordbaden, wo sich das Blut Christi ebenfalls auf dem den Meßkelch begleitenden Tüchlein fand (W. Brückner in LMA 2, 292 f.); nicht vergessen sei das Blut des ‹San Gennaro›, des heiligen Januarius zu Neapel, das sich jedes Jahr an seinem Festtag in seinem Fläschchen verflüssigt. Kurzum: Heiliges Blut besitzt therapeutische Kräfte, und wenn das Blut nicht heilig ist, genügen Segenssprüche oder eine fromme Meinung, um es heilkräftig zu machen.

Insbesondere im Mittelalter hielt man das Blut unberührter Frauen oder unschuldiger Kinder für eine spezielle Medizin gegen den Aussatz. Freilich brauchte es da eine größere Menge von reinem Lebenssaft, um dem Aussätzigen eine Art von Blut-Bad (die antike Mythologie lieferte Vorbilder) zu ermöglichen. Nach einer seit dem 11. Jahrhundert weit verbreiteten Legende soll ein gewisser Amelius seine beiden Söhnlein getötet haben, um den an dieser Krankheit leidenden Freund Amicus gesund zu machen (AaTh 516 C). Als Lohn für des Vaters Opfertat (wenn man den Mord denn so heißen mag) erweckte Gott die Kinder wieder zum Leben, und ihre Mutter sah mit Freude, wie sie mit roten Äpfeln spielten. Im *Armen Heinrich* des Hartmann von Aue (um 1200) will ein jungfräuliches Bauernmädchen ihr ganzes Herzblut opfern, um den Herrn Ritter vom Aussatz zu befreien, doch Heinrich schlägt das Angebot großzügig aus, und wieder belohnt der Himmel die gute Tat mit Heilung.

Solche Geschichten gab es, wie der Märchen-Enzyklopädist Kurt Ranke (1908–1985) in seinem reichen *Blut*-Artikel zeigt, in der frühen Neuzeit zuhauf, und die Märchenerzählerinnen des 19. Jahrhunderts ließen sich den spannenden Stoff keineswegs entgehen. So lesen wir im *Getreuen Johannes* der Brüder Grimm (KHM 6; Beiträgerin war wohl Dorothea Viehmann): «Der König erschrak, als er hörte, daß er seine liebsten Kinder selbst töten sollte, doch dachte er an die große Treue, und daß der getreue Johannes für ihn gestorben war, zog sein Schwert und hieb mit eigener Hand den Kindern den Kopf ab. Und als er mit ihrem Blute den Stein bestrichen hatte, so kehrte das Leben zurück, und der getreue Johannes stand wieder frisch und gesund vor ihm.» Doch keine Angst – auch die liebsten Kinder (es sind übrigens Knaben!) kommen wieder zu Köpfen und Atem.

In dem sizilianischen und folglich katholischen Märchen *Die Geschichte von San Japicu alla Lizia* (dem hl. Jacobus von Galizien) der Laura Gonzenbach (1870, Nr. 90) muß ebenfalls ein Kindchen (hier aber wohlgemerkt ein Mädchen!) herhalten, um einen Wallfahrtsbruder zu retten: «Der Königssohn erschrak freilich, als er hörte, er müsse sein liebes Töchterchen selbst umbringen, aber er antwortete: ‹Ich habe meinem Freunde gelobt, ihn als meinen Bruder zu behandeln, und wenn es kein anderes Mittel giebt, so will ich mein Kind zum Opfer bringen.› Als es nun Abend wurde, nahmen sie das Kindlein und schnitten ihm die Adern auf und bestrichen mit dem Blut die Wunden des Kranken, und alsbald genas er von dem bösen Aussatz. Das Kindlein aber wurde ganz weiß und matt und sah aus, als wäre es tot.» Nun denn, Santiago (Sankt Jakob) von Compostela erweckt das Mädchen selbstverständlich wieder zum Leben, und der Kindermord wird damit zum zweiten Male gerechtfertigt.

Völlig anders indes verläuft die Errettung des (hier männlichen!) Opfers in Laura Gonzenbachs Märchen Nr. 55, der
Geschichte von Feledico und Epomata. Da wird dem Prinzen
Feledico (Federico) vorausgesagt, daß er mit achtzehn Jahren sterben werde. Fatale Feen haben nämlich den jungen
Mann dazu bestimmt, mit seinem Blut einen Türkenkönig
von seinem Aussatz zu heilen. Aber muß das – bei einem
Heiden statt bei einem Jakobswallfahrer! – denn wirklich
sein? Die schöne Heidenprinzessin Epomata rettet den jungen Mann vor allen Machenschaften der bösen Zauberin-
nen, und über allen Abenteuern der beiden Liebenden gerät
das eigentlich geplante Blutopfer samt dem zu heilenden
Aussätzigen gänzlich in Vergessenheit.

Lassen wir die Spötteleien über dieses und jenes kultur-
spezifische Textdetail solcher Heilungsgeschichten beiseite,
so tritt doch unbestreitbar ein ernster Kern hervor: die
Grausamkeit einer Geißel der Menschheit, der Aussatz oder
Lepra genannten Infektionskrankheit, von der noch heute
mehr als zehn Millionen Menschen, übrigens mehr ‹Heiden›
als Christen!, befallen sind.

Giftiges Blut? Menstruationsmythen

DER Monath-Fluß oder Monathliche Reinigung, auch
weibliche Blum genannt, ist ein Zustand, von welchem
keine eintzige gesunde Weibs-Persohn, wann solche ihre
mannbare[n] Jahre erreicht, verschonet bleibt, und die Ma-
teria, wovon solcher Fluß entstehet, ist die gantze Massa
Sanguinis oder das anlauffende Geblüt, von welchem die
Alten fabuliert und dafür gehalten [angenommen haben],
daß solches Blut ansteckend und vergifftet sey, so [welches]
aber keinen Grund hat. Die Zeit, in welcher solche Reinigung bey den Weibs-Persohnen ihren Anfang nimmet, ist
gemeiniglich das 14te Jahr, wann solche [die junge Frau]
beginnet, mannbar zu werden und zum Kinder-Zeugen
tauglich wird, und wenn dieser Fluß einmahl angefangen,
hält er seine richtige Ordnung und kommt alle vier Wochen
wieder, nicht aber, wie einige sagen, nach dem Monds-
Licht, sondern die Erfahrung zeiget, daß solcher bey vielen

just an dem Tage kommet, an welchem er sich für [vor] vier Wochen auch angemeldet hat.» Damit umreißt der Arzt und Historienerzähler Johann Jacob Bräuner (im ersten Drittel des 18. Jahrhunderts in Frankfurt aktiv) in seinem *Thesaurus Sanitatis* (233 f.) knapp ein Thema, das vor allem die Männer – sei's aus nichtsnutzigem Neid, sei's aus Neugierde, sei's aus Zu- oder Abneigung – angezogen oder abgestoßen hat. Häufig wurde diese Besonderheit weiblicher Natur aber nicht zu ruhiger Betrachtung und Diskussion der Tatsachen und der darüberhinaus gebildeten Meinungen und Einstellungen, sondern zur Herabwürdigung der Frau benützt. Christian Franz Paullini etwa (*Flagellum Salutis*, 93 f.), beruft sich, wie andere Männer, in dieser seiner Attitüde auf die Bibel: «Wenn ein Mann beym Weibe schläfft zur Zeit ihrer Kranckheit und entblösset ihre Scham und decket ihren Brunn [Blutfluß] auff, und sie entblöst den Brunn ihres Bluts, die sollen beyde aus dem Volck gerottet werden [3. Mose 20, 18]. *Targum Jonathanis* nennets *fontem sanguinis immunditiei*, den Brunn unreinen Bluts. Solchen Brunn auffdecken ist nichts anders als [in der Zeit] währenden Flusses sich mit ihr vermischen. Wird auch genennet der Blutgang. Diese Schwachheit [der Menstruation] wird vom Evangelisten Marco [Mk 5, 34: bei der Heilung des blutflüssigen Weibes] *flagellum*, eine Plage genennt, wie's die siebentzig Dollmetscher [die Septuaginta] geben, nicht nur wegen der grossen Beschwerden, so das weibliche Geschlecht deßwegen offt aushalten muß, sondern auch, weil Gott der Herr sie hiedurch ihrer Nascherey [Eva mit dem Apfel im Paradies] erinnern und mit dieser Plage gleichsam als mit einer Peitsche [‹flagellum›] zur Busse locken will.» Die «Plage» der von Jesus geheilten Frau (das geschah ohne seine Einwilligung; sie berührte einfach sein Kleid, und erst da spürte er, wie eine «Kraft» von ihm ging) war allerdings nicht die Menstruation, sondern ein zwölf Jahre lang währender Blutfluß gewesen. Macht nichts (denkt der Flagellum-besessene Paullini), und anderen Kollegen kommt es auch nicht auf solche Details des Heilungswunders an, sondern um Schlagwörter wie diese: Fluß (die Frau ist feucht-kalt im Gegensatz zum trocken-heißen Mann), Unreinigkeit, Beschwerden, Schwäche, Untätigkeit, Naschhaftigkeit, Strafe – die Begriffe tauchen im Zusammenhang der Menstruation und dann später bei der Hysterie in den medizinischen Traktaten der frühen Neuzeit immer wieder auf.

Bei Ambroise Paré und Peter Uffenbach lesen wir es 1601 folgendermaßen (*WundtArtzney oder Artzneyspiegel*, 1029 f.): «Dieweil die Weiber in gemein einer kalten Complexion und Natur und derowegen auch im Vertauen etwas schwach und langsam sind, geschicht es gemeiniglich, daß sie sich zu mehr Speisen gelüsten lassen und dieselbig auch in grösserer Mänge zu sich nehmen, denn sie nachmals vertauen können: Daher denn nothwendiglich ein grosser Hauff der uberflüssigen Feuchtigkeiten und Unraths erfolgen muß. Also daß die Natur verursacht wird, denselbigen [Schmutz], dieweil die Weiber keine sonderbare [besondere] Leibsbewegung [außerhalb des Hauses] haben [...], durch die Blut-Adern der Gebärmutter mit Hülff und Beystand jrer außtreibenden Krafft zu gewisser Zeit außzuführen und auß dem Leibe zuverweysen.» Doch dient solche Beseitigung überflüssiger und unreiner Feuchtigkeiten auch einem positiven Zweck: «Ohne diesen Fluß kann kein Kind im Mutter-Leibe formieret oder auch ernehret werden und wachsen, welches denn die andere Ursach und fürnemstes Ende dieses monatlichen Flusses ist.» Und damit die Leser ja nicht auf den Gedanken kommen möchten, die Frauen hätte also mit ihrem Mehr-Blut einen Vorteil vor den Männern, präzisiert der Chirurg: Das wenige Blut der Männer habe dafür eine «fürtreffliche Qualitet und Eygenschafft», es sei «viel vollkommener und eigentlicher außbreitet [verteilt]» und habe «eine viel grössere Mänge Geister in sich», dergestalt daß die männliche Verdauung viel besser funktioniere. Kurzum: «ein ein[z]ig Quintlein ihres Bluts» sei «viel besser und kräfftiger denn zwey Pfund deß Geblüts der Weiber».

Bei so viel Fürtrefflichkeit der Männer erstaunt es nicht, daß sie hie und da selbst Monatsblutungen haben. Dr. Du Monchaux berichtet 1767 in seinen *Medicinischen Anekdoten* (II, Nr. 133) in der Tat «Von einem Menschen, der alle Monat wie eine Weibsperson seine ordentliche Reinigung hatte». Es handelte sich – als Zeuge wird Zacutus Lusitanus (der portugiesische Jude Abraham Zacuto, 1575–1642) aufgerufen – um einen bartlosen Mann, der «spürte alle Monat vier bis fünf Tage lang einen sehr beträchtlichen Abgang des Geblütes, und zwar durch einen solchen Theil seines Leibes, der gar nicht zum Ablauf des Blutes geschaffen ist».

Der Kasus war um so pikanter, als doch gerade das Menstrualblut immer wieder dazu herhalten mußte, den Frauen ihre grundnatürliche Giftigkeit nachzuweisen und vorzuhalten. Als Zeuge für diese Theorie wurde der alte Plinius Secundus zitiert (das tut etwa Daniel Sennert, Leibarzt des Kurfürsten von Sachsen und Medizinprofessor an der Universität Wittenberg, im sechsten Buch seiner *Medicina practica* 1654, Teil 8, Kap. 32), der in seiner *Naturgeschichte* (Buch 7, Kap. 15: *De menstruis mulierum*) geschrieben hatte, kaum etwas anderes sei so ‹monstrificum›, so seltsam und merkwürdig, als der Ausfluß der Frauen: Er verdorre Saaten, Samen, Keimlinge, lasse Früchte von den Bäumen fallen, mache Spiegel blind, stumpfe blanken Stahl ab, töte Bienen in den Waben und mache die Hunde toll. Sennert fügt dem aus eigener Erfahrung bei: «Wenn Männer Monatsblut aufnehmen, werden sie vergeßlich, melancholisch, geistesabwesend (amentes) und fast irrsinnig (quasi lunaticos), ja manche behaupteten sogar, sie würden dadurch aussätzig (leprosos).» Als Heilmittel empfiehlt er Wein mit Melissenaufguß und häufige Bäder, und wenigstens in diesem Punkte kann man Sennert nicht nachsagen, er habe etwas völlig Nutzloses verschrieben.

Falsche Urteile sind zählebig. Christoph Wilhelm Hufeland erklärt 1836 (*Enchiridion*, 678 f.) «Schwangerschaft, Kindbett, Säugen» bedeuteten «die [gesunde] Bestimmung» und den «naturgemäßen, normalen Zustand» des Weibes; die Menstruation sei folglich «ein vikariierender [als Ersatz dienender] oder Surrogat-Zustand, Krankheit.» Diese Auffassung mag vielleicht einer Ethnologin noch einleuchten, wenn wir einmal davon absehen, daß dann die «normale», gesunde Frau, mit ungefähr achtzehn Jahren zum erstenmal geschwängert, um die «Krankheit» der Menstruation zu vermeiden, ihr ganzes Leben nur mit Gebären und Stillen des jeweils Neugeboren und mit dem Versorgen der stetig anwachsenden Nachkommenschaft (nicht zu reden vom Ehemann) beschäftigt sein müßte; nach etwa der fünfzehnten Geburt und mit etwa 35 oder 40 Jahren wäre sie dann allerdings nicht durch ihre Monatsblutungen, aber doch wohl durch ihre Arbeit als Gebär- und Ernähr-Maschine völlig erschöpft.

Doch Hufeland fährt fort: Menstruation sei die monatliche «Reinigung», gereinigt werde nicht nur der Uterus, sondern der ganze Organismus. Die «vollkommene monatliche Krise» zeige sich äußerlich auch «durch veränderten Geruch des Athems, trübe Augen, kleine Hautausschläge, Aufregung, Verstimmung des Nervensystems und Gemüths». Diese Beschreibung weckt abermals die Assoziation der Unreinheit, der Unreinlichkeit, ja – wenn es um den Atem geht – der Übertragbarkeit einer üblen Feuchtigkeit vom Weibe auf ein Objekt. Zudem wird die Tatsache, daß es sich hier um einen negativ zu bewertenden Körperzustand handelt, gleich dazu benützt, um die Verursacherin dieses Mißstandes sozial zu disziplinieren: «Man [gemeint ist: die Frau!] vermeide dabei jede Erhitzung (besonders Tanzen) und Erkältung, schwere Mehlspeisen, besonders frisch gebackenes Brot, heftige Gemüthsaffekte, den Coitus, Arzneimittel [...], Bäder.» Hat eine Frau ihre Krise, dann soll sie auch keine Lustempfindungen haben und schmutzig bleiben. «Aus dem Volk gerottet» solle das blutende und dabei den Geschlechtsverkehr praktizierende Weib sein, hieß es in der Bibel: Bei Hufeland wird ihr noch immer der gesellschaftliche Umgang untersagt.

Nach soviel Gerede der Männer über ein rein weibliches physiologisches Phänomen ist zu fragen, wie denn etwa Dr. Anna Fischer-Dückelmann diese Angelegenheit vor rund hundert Jahren zu betrachten pflegte. In ihrer *Frau als Hausärztin* (228–234) wird die ältere Auffassung von der Menstruation als einem «Zustand der Krankheit» auf jeden Fall zurückgewiesen: Die bürgerliche Frau sehe doch am Beispiel der Land- und Dienstmädchen, daß Frauen auch in diesen «Tagen» arbeiten können. Die Neigung zu Erkältungen komme nicht von der Monatsblutung, sondern von falscher Kleidung (Frau Dr. Fischer ist gegen das Korsett, für Luftbäder und für Spaziergänge in leichten Sandalen) und von einem untrainierten, verweichlichten Körper. Und jetzt wird nicht mehr von Unreinheit gesprochen, wohl aber reinliche Körperpflege mit Hilfe eines Bidets (mit Abbildungen) und der richtigen «Periodenbinde» (dito) empfohlen, und die Ärztin stellt fest: «Bei gesunden und reinlichen Frauen wird man niemals durch den Geruch erraten, in welchem Zustand sie sich gerade befinden.» Indirekt wird hier auch dem verbreiteten Aberglauben widersprochen, die Menstruations-Ausstrahlungen hätten verderbliche Auswirkungen auf das Brotbacken, auf die Pflanzenpflege oder gar auf den Glanz der Spiegel. Freilich bleiben auch bei Fischer-Dückelmann die Warnungen vor erhitzendem Tanzen und Singen, vor Alkoholgenuß oder sexueller Betätigung bestehen: Die Menstruation hat um 1900 nach wie vor mit gedämpfter Lebenslaune einherzugehen.

Der Betrachter der modernen Illustrierten- und Fernsehreklamen, welche sich auf die angeblich sorgenfreie Körperhygiene der Frau beziehen (wobei gewisse Vokabeln, die hier frei ausgesprochen wurden, insbesondere aber das Wort Blut peinlichst vermieden werden) und deren hüpfende Protagonistinnen («Oh, du klarblauer Himmel!») gar nicht mehr wissen, was sie mit all ihrer bunten und munteren Lebensfreude in pastellfarbenen Umgebungen anfangen sollen, fragt sich freilich, ob die heute gängige und gängelnde öffentliche Meinung zum Phänomen der Menstruation nicht ihrerseits revisionsbedürftig ist. Die von Gershon Legman überlieferte amerikanische Redensart, ein Mann habe mit seiner täglichen Rasur mehr Ärger als eine Frau mit ihren «monthlies», zeugt auch nicht gerade von einem vertieften Verständnis für die besondere Konstitution der Frau.

Adern und Pulsschläge

Doch sollten wir nach so vielen phantastischen Blutgeschichten und Meinungen über das besondere Blut der Frauen zur realen Physiologie des menschlichen Körpers zurückkehren. Es geht abermals um die beiden Blutkreisläufe, die des Herzens Arbeitgeber sind; doch muß in diesem Zusammenhang einmal von den Wegen gesprochen werden, die das Blut nimmt, dann aber auch um das Energiesystem, welches der Lebenssaft für seine Leistungen braucht; kurz: es geht um Adern und Atem. Beide Begriffe leiten sich übrigens von einem indogermanischen Wortstamm ab, der auf etwas Innenliegendes wie Herz oder Eingeweide oder auf etwas Warmes wie den Atem hinweist. Adern und Odem dürfen wir also wohl in einem Atemzug nennen.

Unter den Transportwegen, welche Tausende von Kilometern weit durch die Länder unseres Leibes ziehen, sind die Blutgefäße, in der Umgangssprache Adern und Äderchen genannt, sicherlich nicht nur die längsten, die glattesten und hurtigsten, sondern auch die edelsten. Die Mediziner reden freilich nicht von Adern, sondern von zwei hierarchischen Systemen: Da gibt es einmal die kräftigen Arterien (Schlagadern, Pulsadern) mit den sich mehr und mehr verengenden und verzweigenden Arteriolen, Metarteriolen und dann den mikroskopisch kleinen Kapillaren (Haargefäßen); diese führen das frische, mit Sauerstoff angereicherte Blut von der Pumpzentrale zu den Zellen der einzelnen Organe. Zum zweiten sind da (jetzt umgekehrt vom kleineren zum größeren Gefäß betrachtet) dieselben Kapillaren, dann aber Venolen und Venen, welche das verbrauchte und mit Kohlendioxyd sowie Gewebsschlacken beladene Blut wieder zum Herzen zurückschaffen. Die Fürstinnen in diesem System heißen: Hauptschlagader (Aorta, oberhalb des Herzens gelegen), Halsschlagader (Karotis oder Karotide) und Bauchschlagader (Aorta abdominalis); auch die Oberarmschlagadern und Oberschenkelschlagadern nehmen wichtige Positionen ein. Und auf der anderen Seite führen die Mächtigen recht poetische Namen: Obere Hohlvene (Vena cava superior), Schlüsselbeinvene (V. subclavia), Drosselvene (V. jugularis, am Hals), Armhautvene (V. cephalica) und Oberschenkelvene (V. femoralis).

Adern sind weiblichen Geschlechts und lassen sich, so gesehen und nach alter Macho-Manier, als Innen-Wesen betrachten: Wir bekommen sie selten zu Gesicht, außer wenn sie ans Fenster ihres Hauses treten. Wenn wir unsere Hand auf die Tischplatte pressen oder wenn wir eine Faust ballen und dabei den Unterarm anschauen, treten einige von diesen Blutbahnen unter der Haut kräftig hervor: In unserem medizinischen Unverstand nennen wir sie alle Adern und

denken nicht über das ungemein verzweigte und ver-
wickelte Haushaltssystem nach, in dem sie zusammenhän-
gend wirken. Störend ist das Hervortreten von Venen, sei es
als Krampfadern (Varizen) an den Beinen, sei es in der Gestalt von inneren oder äußeren Hämorrhoiden (‹Blut-
fließern›), die auch ‹goldene Adern› genannt werden, im Bereich des Afters. Doch ist die moderne Medizin nicht davon
überzeugt, daß im Falle der Krampfadern ein Eingriff nützt,
welcher für den großen Theophrast von Hohenheim, genannt Paracelsus, als unbedingt hilfreich galt: «Es gibt sich
wol etlich mal auch, daß etlich Adern, sonder mehr bluot-
reich dann die andern, etwan auffgeschwollen wie die Vari-
ces. So solche Adern begegnen, so muost du die bluoten lassen und kein Scheuen darob haben. Dann Ursach, es reinigt
sich viel Unflats damit hinweg» (*Wund- und Artzney Buch*,
LXV).

Auch Marcello Donati, Hofarzt der Gonzaga in Mantova,
hält das Ausblutenlassen von Krampfadern für einen nützlichen Gesundungsvorgang, und er läßt sich in diesem Zusammenhang die Gelegenheit nicht entgehen, einen ver-
achtenswerten ‹empiricus›, sprich Quacksalber, wegen
eines falschen Eingriffs zu tadeln (*De medica historia mirabili libri sex.* Venedig 1588, fol. 190 v°): «Marcus Gatinari erzählt in seiner Praktik im Kapitel über die Heilung von
Krampfadern (‹in sua prac. c. de cur. varicum›) folgende Geschichte: ‹Ich erinnere mich an einen sehr hübschen deutschen Studenten, der an Krampfadern litt und der sich ohne
vorherige Entleerungen und andere Vorkehrungen in die
Hände eines Quacksalbers begab, welcher ihm Blut ab-
zapfte und die Venen verschloß. Und weil sein Körper nicht
ordentlich gereinigt (mundificatum) worden war, bekam er
wenige Tage danach ein unheilvolles (pestilentem) Quar-
tanfieber und starb, und das lag daran, daß es die Natur gewohnt war, die überflüssigen Stoffe (superfluitates) an jene
Stellen [die offenen Beine] zu schaffen, und wie sie nun dort
zurückgehalten wurden und faulten, trat die genannte Wirkung ein.» Don Juan von Österreich, der natürliche Sohn
Karls V., soll freilich – wenn wir den *Medicinischen Anekdoten* (II, Nr. 147) Glauben schenken wollen – im Alter von nur
32 Jahren nach einem also ungescheuten Schnitt in seine

Goldene Ader an einer unstillbaren Hämorrhagie (Blut-Fluß) gestorben sein: «Das Blut kam in so häuffiger Menge, und der Blutfluß war den Hülfsmitteln so sehr überlegen, daß dieser durchlauchtige Kranke innerhalb vier Stunden seinen Geist aufgabe.» (Wir werden noch öfter sehen, daß die Durchlauchtigkeit nicht immer gegen die An- und Zufälle der Natur schützt.) Über den Nutzen einer modern-medizinischen Venenentfernung (Extraktion einer varikös veränderten Vene, Venenstripping) oder einer Venenverödung (Sklerosisierung von Varizen) sind die Meinungen bei den Patientinnen und Patienten allerdings ebenso geteilt.

Ader (die Romanen und die Englischsprechenden ziehen das andere Wort für Blutbahn, nämlich ‹vena›, ‹vein›, ‹veine› vor) wird in übertragenem Sinne auf mancherlei Materialien angewendet: Wir sprechen von Wasseradern unter der Erde, von Gold- oder Silber-, Blei- oder Schwefeladern im Gestein, von Adern und Äderchen in einem Blatt oder von geädertem Marmor. Der Begriff Ader besitzt in populären Redensarten und Vorstellungen – ohne daß ein besonderes Wissen von Komplexität und Leistung der Blutbahnen dahintersteckte – verschiedene, zumeist positive Bedeutungen. Das Blut kann einem in den Adern kochen (vor Wut) oder auch gerinnen (vor Angst), der Puls ‹fliegt› bei höchster Erregung; die Adern können demnach, wie das Blut, als Sitz menschlicher Emotionen erscheinen. So berichtet etwa der Florentiner Dante Alighieri (1265–1321) im ersten Gesang seines etwa zwischen 1310 und 1315 entstandenen *Inferno* (I, 88–90), wie er sich auf der Mitte seines Lebensweges in einem düsteren Wald drei grimmigen Tieren (das heißt moralischen und politischen Gefahren) gegenübergestellt sah, die ihm so sehr Angst einjagten, daß er den ihm entgegentretenden Schatten, den Dichter Virgil, um Hilfe anflehen mußte:

«Siehst du das wilde Tier, vor dem ich weggelaufen,
hilf vor der Wölfin mir, du ruhmbedeckter Weiser,
sie macht die Venen mir und meine Pulse zittern.»

Die *Medicinischen Anecdoten* von 1767 (Nr. 91) wissen gar von einem verliebten jungen Mann zu berichten, den «die Nähe des Gegenstands seiner Liebe» – gemeint ist eine hübsche junge Witwe – so aufregte, «daß ihm das Blut plötzlich und mit vieler Heftigkeit aus einer Ader an der Stirne spritzte». Ein gewisser Cornax («lib. 1 consult. med. cap 3», gemeint ist wohl der Leibarzt Ferdinands I. in Wien, Mathias Cornax) will dies selbst gesehen haben – wir waren allerdings nicht dabei!

Ein Franzose sagt oft von diesem oder jenem Mitbürger: «Il a de la veine», und er meint damit, der habe nicht nur eine gut funktionierende Ader, sondern eben Glück oder beim Spiel gar eine Glückssträhne. Die Italiener sagen von einem vollmundigen, kräftigen, nicht ganz trockenen Wein, der habe ‹vena›. Die Engländer können ein Gespräch in einer ernsten Ader (in a serious vein) führen und von einem melancholischen Bekannten sagen, der verberge eine pessimistische Ader (a vein of pessimism). Begabten Menschen schreiben wir eine musikalische oder eine poetische Ader zu. Den Fürsten fließt angeblich adliges, ‹blaues› Blut in den Adern (obwohl das blaue Blut doch gar nicht das kräftigste ist!). Die Nationalsozialisten, die das «Volk ans Gewehr!» (so der Refrain eines Propagandaliedes) rufen wollten, behaupteten: «Warum denn noch zweifeln, hört auf mit dem Hadern / Noch fließt uns deutsches Blut in den Adern!» Das menschliche und vor allem das deutsche Gemüt sitzt also offenbar nicht nur im Herzen oder im Hirn – es steckt im Blut, und das deutsche Einheitsblut, so behaupten die Ideologen, fließt irgendwie, das Volk einigend, in Arterien und Venen. Ein nicht einheimischer und unzuverlässiger Mitmensch kann dann freilich auch eine leichte oder gar eine falsche Ader haben; manchmal ist angeblich gar keine gute oder aufrichtige Ader an ihm; er hat vielleicht keine Ader von seinem Vater, der doch wahrscheinlich ein rechtschaffener Mensch war! Wie man sieht, lassen sich Adel, Charakter, Geist, Nation, Temperament allein über die Adern definieren; das zeigt, welche Bedeutung diesen Körperteilen zugeschrieben wird, auch wenn solche Urteile keinen überprüfbaren Wahrheitsgehalt besitzen.

Richtig ist indes, daß die Pulsader mancherlei Urteile über den Gesundheitszustand eines Menschen erlaubt. «Pulsus, der Pulsschlag, ist die Bewegung des Puls-ädrigen [arteriellen] Bluts, welche von der Schlagung des Hertzens

fortgetrieben und vermöge des Fühlens [Abtastens] ange-
merckt wird. Er ist eines von den vornehmsten Signis [Zei-
chen], welche zur Untersuchung der Kranckheiten gebrau-
chet werden. Der Ort, wo man nach dem Puls greift, ist
ordinär [gewöhnlich] in der Gegend des Carpi [der Vorder-
hand, des Handgelenks]; außer diesem sind noch andere Ör-
ter, als zwischen dem Daumen und dem Zeiger [Zeigefin-
ger], an den Schläfen und am Fuß, nicht weit von der andern
[zweiten] Zehe.» Besser als es Professor Johann Jacob Woyt
1737 in seiner vielfach nachgedruckten *Schatz-Kammer* erklärte, kann man den Begriff ‹pulsus› (Schlag, Stoß) auch
heute kaum umschreiben; vor allem aber gilt, daß der geschickte Finger-Griff um das Handgelenk (oder gleichzeitig
beide Handgelenke) des Patienten oder der Patientin nach
wie vor zu den wichtigsten Handhabungen eines besorgten
Arztes gehört. Christoph Wilhelm Hufeland spricht 1836 von
der «Kunst des Pulsfühlens», von einer «eigenen Kultur des
Gefühls», einem «Takt in den Fingerspitzen» und behauptet:
«Der Arzt muß den Puls behandeln, wie der Virtuos sein Instrument, er muß ihn ebenso gut spielen lernen und damit
vertraut werden, wie dieser mit dem Seinigen.» Diese sanfte
Berührung der Puls-Saite durch den Musikus Arzt hat dann
nicht nur diagnostische Funktion, sondern gleich auch
dämpfende Wirkung auf die Vibrationen seiner Patienten.

Vom Aderlaß zum Blutspenden

WENN die Frankfurter von einer schreckensbleichen
Frau erzählen, dann können sie wohl hinzufügen:
«Wenn merr err e Ader geschlage hätt, so hätt se kää Blut
gewe» (*Frankfurter Wörterbuch* 1, 1971, 141). Die witzige
Beobachtung spielt auf eine in der frühen Neuzeit weitverbreitete Heilpraxis an: Der aus dem Elsaß stammende
Amsterdamer Chirurg Paul Barbette (um 1623 – vor 1675)
empfiehlt in seiner *Praxis medica* immer wieder eine
‹venaesectio›, wenn es um die Heilung von Infektionen und
Geschwülsten geht, so etwa gegen eine Brustfellentzün-
dung (Pleuritis): «Man lasse den Kranken am ersten Tage
zwei- bis dreimal zur Ader.» Oder bei anhaltendem Fieber:

«Ein mit Vorsicht praktizierter Aderlaß ist angebracht.» (1683, 56 und 82). Die solche Krankheiten verursachenden Schadstoffe sollten mit dem Blut aus dem Körper entfernt werden, gewöhnlich auf der dem vermuteten Krankheitsherd gegenüber liegenden Seite des Körpers. Die einzelnen Patienten waren sich dabei kaum bewußt, daß es im Verlauf des 16. Jahrhunderts heftige Streitereien zwischen den Medizintheoretikern gab, die sich um die Frage drehten, ob der Aderlaß nah oder ferne von der Krankheitsquelle im Körper praktiziert und ob dabei das Blut in die eine oder die andere Richtung zu fließen veranlaßt werden sollte.

Noch im 19. Jahrhundert wurden Aderlässe insbesondere gegen fiebrige Anfälle praktiziert; immer mehr wurden auch Blutegel zur Verminderung des roten Körpersaftes eingesetzt. Bis in unsere jüngere Vergangenheit hinein ließen sich Menschen gegen körperliches Unwohlsein von einem Barbier oder Bader zur Ader lassen (oder ‹die Ader schlagen›): Bis heute hat so mancher Friseur oder Coiffeur, obwohl er keine medizinischen Hilfen mehr leistet, einen silbrigen Teller als eine Art von Baderschüssel vor seinem Laden hängen. So ein Eingriff (Venensektion oder Phlebotomie genannt) ähnelte in den einfachsten und gutartig verlaufenden Fällen der heute in einem Spital praktizierten Blutentnahme: Der Oberarm wurde abgebunden, die Vena mediana in der Armbeuge mit einer Lanzette (Hohlnadeln gab es noch nicht) eröffnet, das quellende Blut aufgefangen und weggeschüttet. Um solche Praktiken rankte sich auch viel Aberglaube, es gab zum Thema Aderlaß mancherlei Gerüchte und auch nicht wenig Gelächter.

Ein altfranzösischer Versschwank (fabliau) erzählt zu der schon im Spätmittelalter weitverbreiteten Praxis des Blutabzapfens folgende erotische Geschichte von *La Saineresse*, einer Aderlaßfrau: Diese wandernde Baderin sei zu einer Bürgersfrau gekommen, habe sich jedoch bald als ein verkleideter Liebhaber entpuppt. Und was der nun im Obergeschoß mit der angeblich nierenkranken Dame anstellt, während der Gatte unten geduldig wartet, wird in Metaphern des Aderlassens beschrieben, die keinen Zweifel an dem wirklichen amoureusen Geschehen lassen: es geht um Stöße und um eine offene Wunde, die schließlich mit einem köstlichen Balsam aus einem Schlauch geheilt wird. Und, so schließt der Dichter:

«In unsrem Lande gibt's, du weißt,
wohl keinen Mann mit soviel Geist,
der stets es zu verhindern wüßte,
daß seine Frau 'nen andern küßte.»

In einem deutschen Schwank des 16. Jahrhunderts, der noch nach dem Dreißigjährigen Krieg in Form eines illustrierten Flugblattes (Nürnberg: Paulus Fürst) verbreitet wurde, wird eine «Jungfrau Aderlässerin», die hofft, sie könne durch einen Blutverlust vielleicht ihrer Schwangerschaft und der damit verbundenen Schande ledig werden, von einem listigen Barbier zu einem «Schuldbekäntniß» gezwungen. Der Bader erklärt ihr nämlich, er müsse für Jungfrauen und Frauen unterschiedliche Messerchen verwenden, ein falsches Instrument könne beim Aderlaß Schaden anrichten; ob er nun ein Weiber- oder ein Jungfrau-Eisen nehmen solle?

«Er sprach: darumb muß ich fragen,
liebe Aderlässerin,
schämt Euch nicht, was wahr zu sagen,
denn, betrügt ihr meinen Sinn,
könnt' ich Euch den Arm verderben,
daß Ihr dürfftet gar dran sterben.

Sie sprach: Nehmt das Weiber-Eisen,
weil es so ist der Gebrauch.
Es wird sich schon selber weisen,
was mir fehlet in dem Bauch.
Das wär mir ein schöner Frommen [Nutzen],
wenn ich umb den Arm sollt kommen.»

So wird denn der Zustand der jungen Frau doch ruchbar, und die Moral von der Geschicht lautet: «Das Blut lassen bringt kein Frommen,/wenn die Jungfraun doppelt kommen.»

Wieso überhaupt zum Bader gehen und eine ‹Ader springen› oder sich eine ‹Ader schlagen› lassen? Vom Nutzen einer solchen Prozedur schreibt einer der beliebtesten, wenngleich nicht glaubwürdigsten Ärzte des 16. Jahrhunderts, Gabriele Falloppio, dessen *Geheimnisse der Natur* in mehrere Sprachen übersetzt und von vielen Heilpraktikern gelesen wurden (*Secreti diversi.* Venezia 1565, 136): «Dies sind die Tugenden des Aderlassens. Die erste besteht darin, daß er einen klaren und starken Geist schafft und ein gutes Gedächtnis; er reinigt die Blase, besänftigt das Gehirn, kräftigt das Mark, macht gutes Gehör, unterbindet die Tränen bei denen, die an triefenden Augen leiden, bringt den verdorbenen Magen in Ordnung, nimmt die Müdigkeit weg, beseitigt den brennenden Durst, kräftigt und nährt das gute Blut, verschafft eine gute Verdauung, bringt eine gute und leichte Stimme, schärft den [...] Verstand und verlängert das Leben.»

Solche Auffassungen, die vielleicht auf einem alten Glauben vom Nutzen eines Blutopfers für die Götter beruhen (noch heute gibt es in Südeuropa katholische Schauprozessionen mit halbnackten Mut-Männern, die sich zu Ehren eines Heiligen blutig schlagen), machten im 17. und 18. Jahrhundert geradezu Furore. Spezielle Aderlaßbüchlein und Aderlaßzettel, so etwa jener «gedruckt zu Heylbrunn bey Christoff Krausen, 1632», unterrichteten, als Einblattdrucke verkauft, die Käufer über «Aderlassen, Schröpffen und Artzneyen, auch Haar, Baart und Negel abschneiden». Es gab zudem kaum einen Jahreskalender, der ohne die Abbildung eines ‹Aderlaßmännchens› auskam. Dabei handelte es sich um den Holzschnitt von einer nackten, freilich geschlechtslosen menschlichen Figur, deren Glieder Sternzeichen trugen, und diese sollten anzeigen, an welchen Tagen (an ‹Laßtagen› wie Martini, 11. November; Stephan, 26. Dezember; oder Valentin, 14. Februar) es gut sei, sich zum Nutzen dieses oder jenes Körperteils zur Ader zu lassen.

Der hier schon oft zitierte französische Hofchirurg Ambroise Paré soll, so berichtet der Genfer Pfarrer Simon Goulart 1601, einem am Wundfieber erkrankten Klienten 27 Paletten (zu je drei Unzen [die Unze zu rund 31 Gramm]), das heißt also mehr als zweieinhalb Liter Blut abgezapft haben. Die *Medizinischen Anekdoten* bringen 1767 (Nr. 26) in kritischer Absicht einen Fall von einem Mädchen, «welche in einem Jahr vier tausendmal zur Ader gelassen wurde»; aber der Autor rechnet nach und kommt zu dem Schluß, daß es sich hier um einen Kasus handelt, dessen Unwahrheit allzu rasch aufgedeckt werden kann.

Das alles war also offenbar des Faloppischen Guten zuviel. Kritische Äußerungen gegen das Aderlassen mehrten sich in der Nachfolge der paracelsischen Auffassung von den Heilkräften der Natur; so war der in chemischen Wissenschaften bewanderte Belgier Johann Baptist van Helmont ein erbitterter Gegner dieser Venensektionen, und Wilhelm Fabricius von Hilden warnt mit abschreckenden Beispielen vor allem gegen den doppelten Aderlaß, der gleichzeitig an einem linken und einem rechten Körperglied ausgeführt wurde. Seine Fälle enden tödlich – außer wenn schließlich er gerufen wird, um den hoffnungslosen Fall doch zu einem guten Ende zu führen (*Opera omnia*, 625 [= cent. VI, obs. 92]): «Anno 1626 lebte zu Bern ein Eisenschmied namens Johann Stahl, ein bärenstarker Mann von bester körperlicher Konstitution. Der wurde im Februar an beiden Armen gleichzeitig und zudem ohne vorherige Leibesentleerung zur Ader gelassen. In der folgenden Nacht wurde ihm schlecht, und gegen Morgen packte ihn eine Starre an allen Gliedern; kurz darauf trat eine Entzündung der Leber mit hitzigem Fieber ein. Am vierten Tage der Krankheit sind die Schadstoffe [materia peccans] durch eine kritische Verschiebung [expulsio] in die rechte Seite des Hodensackes hinuntergedrückt worden, und dort entstand ein riesiger Abszeß. Von diesem wurde er endlich mit Gottes Beistand von mir glücklich befreit und wiederhergestellt, und er lebt noch heute.»

Einflußreicher als die widerstreitenden Meinungen der Mediziner waren literarische Satiren auf Ärzte, die mit dem Blutzapfen allzu rasch bei der Hand waren. Alain-René Lesage liefert eine solche bissige Kritik in seinem Schelmen- und Gesellschaftsroman *Histoire de Gil Blas de Santillane* (1715; Paris 1973, 1995. 2. Buch, Kap. 2–3): Der Held der Erzählung tritt in Valladolid in die Dienste des Doktors Sangrado (was soviel wie ‹zur Ader gelassen› bedeutet). Dessen Methode, seine Patienten rasch unter die Erde zu bringen, besteht darin, den Kranken möglichst viel Blut wegzunehmen und es durch unablässiges Trinken von warmem Wasser zu ersetzen. Die Sangrado-Theorie lautet: «Es ist ein Irrtum zu glauben, das Blut sei zur Erhaltung des Lebens notwendig. Man kann einen Patienten nie genug zur Ader lassen. Er braucht ja keine besonderen Bewegungen oder Anstrengungen auszuführen, seine einzige Aufgabe besteht darin, nicht zu sterben, also benötigt er zum Leben nicht mehr Blut als ein Mensch, der schläft. Beide, der Kranke und der Schlafende, kommen, um weiterzuleben, nur mit Puls und Atem aus» (S. 132).

Der mit starkem magischen Aberglauben (siehe HDA 1, 1927, 172–174) und auf Seiten der niederen medizinischen Handhabungen mit viel Gewinn verbundene Blut-Unfug führte Ende des 18. Jahrhunderts bei den Volksaufklärern zu heftigen Auseinandersetzungen, welche teilweise Verbote des Aderlaß-Kalenderteils, ja ganzer Volks-Almanache zur Folge hatten. Die Praxis des Aderschlagens selbst, von allerorts niedergelassenen Handwerkschirurgen ebenso wie von mancherlei Kurpfuschern ausgeführt, ließ sich freilich erst im Laufe des industriellen Zeitalters mit der Etablierung eines offiziellen Medikalsystems und auf der Grundlage einer moderneren Auffassung vom Blutkreislauf eindämmen.

Eine jahrhundertelang zu körperhygienischen Zwecken und in gesundheitsfördernder Absicht und nicht selten auch mit positivem Erfolg geübte Kulturpraxis ist im heutigen Europa in diesem Sinne außer Gebrauch geraten. Selbst die Anhänger der Alternativmedizin würden es nicht wagen, sie wieder einzuführen. Und doch kann die nutzenorientierte moderne Gesellschaft nicht ganz aufs Aderlassen verzichten. Sie nimmt uns millionenfach das für Transfusionen dringend gebrauchte Blut halbliterweise ab, bewahrt es sorgfältig auf und schenkt uns für jede Blutkonserve ein Butterbrot. Bei vielen Spenderinnen und Spendern stellen sich aber die Falloppischen guten Wirkungen des Aderlassens als glückliche Nebeneffekte ein.

Luft und Lungen

D OCH braucht, wie schon gesagt, unser Blut, um immer wieder neue Energien für seine zahlreichen Aufgaben zu schöpfen, «den Luft», wie das die alten Ärzte nannten, genauer gesprochen: den Sauerstoff aus der mehr oder weniger sauberen Gasglocke um uns herum; und diesen Kraftstoff holt es sich aus den beiden Lungenflügeln. «Pulmo», definiert Johann Jacob Woyt in der *Schatz-Kammer* (768) schlicht und einfach, «ist ein ungleiches Theil, welches die Höhle der Brust meist ausfüllet; bestehet aus vielen Bläslein und ist das eigentliche Werckzeug des Athem-Holens.» Ein bißchen poetischer liest es sich bei Johannes von Muralt; in seinem *Eidgenössischen Stadt-, Land- und Hausarzt* (1003 f.) vergleicht er den menschlichen Körper mit einem Palast und drei großen Gemächern: Unten liegt das Zimmer des Bauches, oben das des Kopfes, in der Mitte, gleichsam in der Bel-Etage, das der Brust: «In dem mittleren Zimmer zeucht dieser Haußherr und lebendigmachende Geist durch den Athem in sich den vom Gestirn [Sonne, Mond und Sternen] kräfftig gemachten Lufft, dardurch er die Nahrung [den Sauerstoff] auß der lincken Hertz-Kammer vermittelst des Geblüts dem gantzen Leib mitteilt.»

Die Lunge stellt also einen Mittler zwischen dem Kosmos und dem menschlichen Herzen her, doch zu dieser Vermittlung des Geistes oder Hauches (Spiritus), der von den Gestirnen kommt, ist die Luftbewegung nötig, die bei diesem Vorgang den Namen Atem erhält; ‹Respiration› ist der zu Lebzeiten des Menschen mit Hilfe seiner Lungen stetig wiederholte Wechsel von Luftaufnahme und Luftabgabe, dem Einatmen und Ausatmen, das die Griechen ‹Pneuma› nannten, und dieses Wort bedeutet, wie ‹Spiritus›, wiederum auch den Geist. Gefäße dieses Austausches (Hämatose) sind nicht einfach die großen Lungenlappen, die wohlbehütet hinter den Rippen und oberhalb des Zwerchfells (Diaphragma) liegen und denen die Trachea über die Bronchien und Bronchiolen die gasförmigen Atemstoffe zu- und abführt, sondern die hier zusammengehaltenen zahlreichen, fein durchbluteten Lungenbläschen oder Lungenwaben (Pulmonaralveolen), welche man als Wechselstübchen besonderer Art loben könnte: Sie tauschen schlechte Münzen und verbrauchte Werte immer wieder gegen eine tüchtigere Währung aus.

Freilich ist ein so sensibler Finanzplatz auch anfällig gegen alle möglichen Krisen (Pneumopathien), von der Bronchitis über die gefürchtete Lungenentzündung (Pneumonie) bis zur berüchtigten und durch Thomas Manns *Zauberberg* (1924) roman-berühmten TB, sprich Tuberkulose, die noch keineswegs aus der Welt geschafft ist, und zu mancherlei Tumoren. Bestimmte Berufszweige waren oder sind durch das fortgesetzte Einatmen großer Staubmengen besonders gefährdet: Die Bergmänner in den Kohlenminen fürchteten einst die ‹Staublunge›; heute kämpfen ältere Arbeitnehmer aus Asbestfabriken um eine besondere Invalidenrente. Daß das Tabakrauchen eine erhöhte Krebsgefahr für die Bronchien und Lungen mit sich bringt, bezweifelt heute auch die Zigarettenindustrie nicht mehr; nur wollen es manchermann und viele junge Frauen noch nicht wahrhaben. Und in diesem Umkreis sollen auch die Bäcker erwähnt sein, deren Lungen zwar nicht weiß aussehen, aber doch anfälliger sind als die des normalen Brotverzehrers: «Den ganzen Tag klebte der Bäcker an seinem Teig. Das war ein Corps-à-corps, ein Handgemenge, und bei diesem Zweikampf teilte er ihm mit seinen Händen, seinen Armen und seiner Brust von seiner menschlichen Wärme mit. Und davon wurde der Teig lebendig. Umgekehrt erhielt der Bäcker so einen weißen Teint, wie er damals bei modischen Frauen beliebt war, aber auch einen feinen Mehlschleier, der die Bronchien überzog und die Atemwege brüchig werden ließ. Der Bäcker hatte Arme aus Eisen und Lungen aus Spitzenstickerei. Mein Vater starb an Lungenkrebs. Die Blaue Gauloise hat da auch viel mitgespielt, aber vielleicht doch auch das Mehl, das er in seiner ganzen Jugend eingeatmet hatte.» So schildert es kenntnisreich der in einer ‹Boulangerie› in Nyons / Drôme aufgewachsene Erzähler René Barjavel in *La Charette bleue* ([1980], 1996, 39).

Einen kleinen Trost bringt bei allen Gefahren, welche den Lungen auflauern, die Tatsache, daß heutzutage nach der operativen Entfernung eines Lungenflügels (Pneumoektomie) der andere meist noch in der Lage ist, den Menschen weiteratmen zu lassen.

Atem, Hauch, Odem

«Im Atemholen sind zweierlei Gnaden:
Die Luft einziehen, sich ihrer entladen;
Jenes bedrängt, dieses erfrischt;
So wunderbar ist das Leben gemischt.
Du danke Gott, wenn er dich preßt,
Und dank ihm, wenn er dich wieder entläßt.»

So lesen wir es bei Goethe in den *Talismanen* in seinem *West-östlichen Divan*. Nur kurzlebig ist der Atem, nichts von großer Bedeutung, wie es zunächst scheint: Eine gewisse Menge von Luft wechselnder Zusammensetzung ist für kurze Frist Gast unseres Körpers. Doch ‹atmen› bedeutet weit mehr als nur: die Luft einziehen und wieder ausblasen. Atem hat, von allem Anfang an, etwas Heiliges in und an sich; seine antiken Namen oder sein französischer: ‹esprit› deuten es an: Atem ist Hauch, und Hauch ist der Geist, der überall ‹wehen› und weben und wirken kann, aber nicht wirken muß. Atem ist das Leben selbst, und Gott hat es, so erzählt das Buch *Genesis* (1. Mose 2.7), dem Menschen gegeben: «Und Gott der Herr machte den Menschen aus einem Erdenkloß, und er blies ihm ein den lebendigen Odem in seine Nase. Und also ward der Mensch eine lebendige Seele.» ‹Odem› ist dann in anderen Bibeltexten immer wieder Synonym für ‹Leben›, und «Alles was Odem hat, lobe den Herrn» (so der allerletzte Vers der Psalmen), denn «Der Geist [Hauch] Gottes hat mich gemacht, und der Odem des Allmächtigen hat mir [und allem anderen] das Leben gegeben» (Hi 33, 4). Umgekehrt ist der giftige Hauch eines Dämons oder Drachens in vielen Mythen und Märchen von tödlicher Wirkung. Und positive Helden, wie der Bläser im Märchen *Sechse kommen durch die ganze Welt* (KHM 71) sind wiederum in der Lage, mit ihrem starken Atem Gutes zu bewirken: «‹Was sagt ihr?› sprach der Bläser. ‹Wir wären Gefangene? Eher sollt ihr sämtlich in der Luft herumtanzen›, hielt das eine Nasenloch zu und blies mit dem andern die beiden Regimenter an, da fuhren sie auseinander und in die blaue Luft über alle Berge weg, der eine hierhin, der andere dorthin. Ein Feldwebel rief um Gnade, er hätte neun

Wunden und wäre ein braver Kerl, der den Schimpf nicht verdiente. Da ließ der Bläser ein wenig nach, so daß er ohne Schaden wieder herabkam».

Vom Wunder-Atem der Götter, der Heiligen und Helden ist es nicht weit zu der Vorstellung, daß auch der Hauch der Menschen eine heilkräftige Wirkung entfalten könnte. Bemerkenswert ist ja zunächst einmal – eine alte Äsopische Fabel vom Erzählungstypus AaTh 1342 («Heiß und kalt aus einem Mund») unterstreicht dieses Phänomen –, daß das Wunderwesen Mensch mit demselben Atem entweder seine Hände wärmen oder auch auch seine Suppe abkühlen kann. Doch damit nicht genug: Der Rostocker Wundarzt und Geburtshelfer Georg Friedrich Most empfiehlt 1843 in seiner *Encyklopädie der gesammten Volksmedicin* unter dem Stichwort *Anhauchen* (S. 526–529: Respiration, modificirte) den Gebrauch des Atems («nachdem man eben Fenchel oder Anis gekauet hat») als Heilmittel: «Uebrigens ist das Anhauchen an Körpertheile, worin rheumatische und nervöse Schmerzen sind, gleichviel, ob Kopf, Hals, Brust, Ohren, Nase u.s.w. leiden, sehr wirksam. Eine kräftige, völlig gesunde Person muss die Operation unternehmen. Es ist erforderlich, dass nicht allein gehaucht, sondern der leidende Theil auch zugleich etwas angeblasen werde, und zwar eine viertel- bis eine halbe Stunde lang, in verschiedenen Pausen, ohne dass der heilkräftige Mensch den Patienten verlässt.»

Doch nicht immer ist der Atem des Menschen so heilkräftig, hilfreich oder gar von süßer Frische. Ein gern zitiertes antikes Exempel erzählt von einem König, der sich sagen lassen mußte, er rieche übel aus dem Mund. Er habe darauf seine Frau getadelt: Warum sie ihm das nicht schon längst gesagt hätte? Und sie: «Ich dachte immer, alle Männer stinken so». Eine andere Beispielerzählung berichtet von einem Trunkenbold, der so stark aus dem Maule muffelte, daß er eine Fehlgeburt verursachte (F. C. Tubach: *Index Exemplorum*, Nr. 775, 774). Und wirklich: Seit langem gilt der Mundgeruch, der dem Atem beigemengt ist, als ein lästiges Übel: «Der Gestanck des menschlichen Athems ist von solchem widerwärtigen Geruch, daß auch dem Menschen nichts Widrigeres als solches fürkommen kann. Womit gemeiniglich Lungen-Süchtige, Scharbockische [an Skorbut Leidende], [und Leute mit] faulen Zähnen und dergleichen behafftet seyn; mehrentheils aber rühret solcher von einer sonderbahren faulenden *dispositio volatil.* [Ausdünstungen] der *Lympha Salivalis* [des Speichels] und *Stomachalis* [der Magenflüssigkeit her], wodurch der Athem inficiert, solchen Geruch fortträget und die Umstehenden damit molestiert» (J. J. Bräuner: *Thesaurus Sanitatis,* 911 f.). Für solche Widerlichkeiten hält Bräuner, Kuriositätensammler und Doktor der Medizin ebenso wie der Philosophie, freilich eine Reihe von bewährten Mittelchen bereit: Kräuterwein oder ‹Japponische Maußdrecklein› (Zuckerpastillen mit Bisam), ‹Ambra gris.[ea]› (grauer Ambra, das sind Darmsteine des Pottwals) und Mucilago (ein mit Samen angesetzter Schleim), Angelica (Heiliggeist-Wurz) oder Meisterwurz (Imperatoria), Pomeranzen-Schale oder Nägelein (Gewürznelken); gut gekauter Anis, Koriander oder Zimt überdecken ebensogut den unerwünschten Mundgeruch.

Kranken und Alten wird oft «der Atem schwer», das tiefe Luft-Holen will nicht mehr gelingen, nur mit Keuchen geht es, ‹dyspnoisch› (schweratmig), wie die Ärzte sagen, die Treppen oder eine Anhöhe hinauf. Unsere Urahnen hatten in solchen Fällen mancherlei Geheimmittelchen bei der Hand. Christian Franz Paullini verrät uns einige davon in seiner *Dreck-Apotheke* (87 f.): «Herr D. Johann Franck, Medicus zu Ulm, mein werther Freund, gab einem armen Bauren zu Erleichterung des Athems drey frische Pferdeküttel, in Ehrenpreiß-[Veronica-]Wasser etwas gekocht, außgepreßt, und offt warm davon getruncken, doch zuvor mit etwas Klatschrosen-[Klapperrosen, Papaver erraticum]Sirup versüßt. Anna Luhrin nahm dörre Kühfladen, warff sie auff Kohlen und fieng den Rauch davon mit offnem Maul auff. Dorothea Munghin zu Pinnenberg gab ihrem Mann für schweren Athem ein Pulver von Schnecken-Häusern, Violwurz [Iriswurzel], dörren Hunds-Koth, nur dem Weissen darin, und [et]was Zucker drunter gemengt in Vieh-Distel-[Mariendistel, Carduus albus]Wasser ein, und alles mit guter Linderung.» Ob das alles etwas helfen mag? Und ob es einen Trost gibt für alle diejenigen, welche bei schwerer Krankheit nach nur einem bißchen Luft für ihr müdes Blut, nach einem Hauch noch von Leben ringen? Zurück zu Goethe, der Gott für das Atmen dankte. Von ihm stammt auch dieses, *Ein gleiches* genannte Gedicht mit dem atemlosen Reim «In allen Wipfeln spürest du kaum einen Hauch. / [...] Warte nur, balde ruhest du auch.»

Noch mehr Saft: gelber und schwarzer Humor

NICHT von ungefähr klingt das Wort Leber oder seine englische Entsprechung ‹liver› fast so wie Leben oder der Lebende, denn manchen Völkern gilt ‹Hepar› (so das griechische Wort dafür) als ganz vitales Organ; aber der Klang trügt: Leber bedeutet vielmehr so viel wie «die Fette», so als sei sie von der Natur besonders reich ausgestattet worden. Die romanischen Bezeichnungen ‹fegato› oder ‹foie› bedeuten das Gestopfte (spätlateinisch ‹iecur ficatum›); zu denken ist dabei an die gemästeten Gänse, welche genudelt werden, damit ihre so begehrten Lebern für die foie-gras-Pastete möglichst prall anschwellen. Wenn die Italiener von einem Manne sagen, der habe ‹fegato›, dann bescheinigen sie ihm eine Menge Mut. Leberverletzungen sind dann freilich auch lebensgefährdend. Im 7. Kapitel der biblischen *Sprüche* ist von einem verführerischen «Weib im Hurenschmuck» die Rede, welches dem Manne auflauert, «bis sie ihm mit dem Pfeil die Leber spaltet, wie ein Vogel zum Strick eilet und weiß nicht, daß es ihm das Leben gilt».

Die Leber, an die zwei Kilo schwer, liegt fast noch zentraler als das Herz, unter dem Zwerchfell, der ‹Querhaut›, welche den Brustraum von der Bauchhöhle trennt, mitten im Leib und zwar mit dem dickeren Lappen auf der rechten Seite. Manche Menschen meinen, Tierlebern seien besonders nahrhaft und förderten sogar die Liebe, und sie tun so, als wollten sie sich mit dem Lebenszentrum von Gans, Hecht, Kalb oder Lamm deren animalische Kraft einverleiben.

Die Funktionen der Leber erweisen sich als ungemein vielfältig: Sie empfängt über die Leberschlagader frisches Blut aus der Hauptschlagader und erhält über die Pfortader aus dem Verdauungssystem Nährstoffe, die sie verarbeiten muß, um dann das gebrauchte Blut (insgesamt pro Minute etwa eineinhalb Liter) über die Lebervene und die untere Hohlvene zum Herzen zurückzuführen. Insgesamt ist dieses Organ an Hunderten von verschiedenen chemischen Umsetzungsprozessen beteiligt. Unsere Stoffwechselbank verarbeitet mit täglicher Unverdrossenheit Kohlehydrate, Fette und Eiweiße; doch bereiten ihr der Alkohol sowie künstlich hergestellte, wie die in den Medikamenten enthaltenen, Chemikalien besonders viel gelben Ärger. Nehmen die Gifte überhand, verändern die Leberzellen Aussehen und Funktionsfähigkeit und ‹entzünden› sich schließlich; doch ist hier nicht der Ort, die Schrecken einer Leberzirrhose (griechisch ‹kirrós› bedeutet gelb, rötlich) und ihrer Folgen im Detail auszumalen. Das Gelbe taucht jedoch im Zusammenhang mit den Anschauungen von diesem Körperorgan immer wieder auf; die ‹Hepatitis epidemica›, eine Viruskrankheit, heißt im Deutschen Gelbsucht. Gelb ist sozusagen die Wappenfarbe der Leber und der zumeist männlichen Choleriker.

Zwei verschiedene ‹Humore› wurden hier schon vorgestellt: einmal das Phlegma im Zusammenhang mit der Nase (der W-Saft der verschnupften Phlegmatiker: er gehört zum Element Wasser, zum Winter und zum Westwind und ist entsprechend kalt und feucht); zum zweiten das Blut in seinem Netz von Adern (der Kraft-Saft der Sanguiniker: man rechnet ihn zum Element Luft, zum Frühling und zum Norden; er ist warm und feucht). Die Leber nun produziert nach antiker Galenischer Auffassung in Zusammenhang mit der Gallenblase eine Feuchtigkeit oder einen Humor, welcher als dünn, scharf (bitter) und gelb (oder bleich) zu bezeichnen sei und der dem Element des Feuers (warm und trocken) und damit dem Sommer sowie dem Ostwind zugeordnet wird. Diesen Saft nennen die alten Mediziner ‹gelbe Galle› (im Gegensatz zur schwarzen der Milz); das zu ihr gehörige Temperament ist das des Cholerikers (zu griechisch ‹cholé› = Galle). Wir wissen, daß solchen Leuten öfter mal ‹die Leber schwillt› oder ‹eine Laus über die Leber läuft›.

Dergleichen Menschen seien, so meint Ambroise Paré (und sein Übersetzer Peter Uffenbach) in der *Wundt-Artzney* von 1601 (16 f.), «gälber Farb, gering und dürr von Leib, rauch von Haaren oder haarechtig [haarig]», sie hätten zudem «eine hitzige, truckene harte, rauhe, straublechte [struppige] und unsaubere Haut, auß welcher über den gantzen Leib scharpffe Dämpffe heruß tringen, geben viel Unrath durch den Stulgang und das Kotzen von sich [...]. Sie sind eines subtilen und scharpffen Verstands, frech, grimmig, freundlich, geschwindt und begierig zur Raach, freygebig, vergeudig oder verschwendig, ehrgeitzig, eines leisen Schlaffs, leicht auffzuwecken, haben Träume von Feuer, feurigen, unsinnigen und wütenden Dingen, belüstigen sich kalter und feuchter Speisen». Choleriker sind demnach nicht gerade die angenehmsten, aber doch halbwegs umgängliche und sicherlich intelligente Zeitgenossen, sollte man meinen.

Wenn allerdings die Franzosen so gerne und immer wieder von ihrer ‹crise de foie› oder einem ‹mal au foie›, also Leberschmerzen reden, dann meinen sie zum Teil cholerische Anfälle dieser Art, etwa ein Unwohlsein nach einem reichlichen Essen, nach einer schlaflosen Nacht oder überhaupt, wegen des genannten Grimms, ganz einfach so. Es handelt sich um eine Nationalkrankheit, von der Lynn Payer in ihrem Buch *Medicine and Culture* vermutet, daß sie nur ein anderer Ausdruck für Migräne (aber was ist dann Migräne?) sei oder vielleicht eine Einbildung, die durch der Franzosen Gewißheit provoziert werde, daß sie für ihre gastronomischen Spitzenleistungen irgendwie büßen müssen oder daß eben ihre Leberkrisen ein Beweis für ihre Kochkünste sind. Im Jahr 1970 soll es in Frankreich rund 300 verschiedene Medikamente für Hepar-Defekte gegeben haben. Diese Leberleidenslust wurde erst geringer, als die heimische Presse bekanntgab, auf einem 1976 abgehaltenen Kongreß französischer Hepatologen sei festgestellt worden, französische Lebern seien auch nicht störanfälliger als die anderer Europäer. Seitdem, so Lynn Payer, leiden Franzosen, mehr als andere Völker, unter wieder neuen Lieblingskrankheiten wie der sogenannten ‹Spasmophilie› – was immer das sein mag.

Jerome K. Jerome hatte schon 1889 in seinem humorigen Reisebuch *Three Men in a Boat* von dem außerordentlichen Mißvergnügen berichtet, das ihm seine Leber immer wieder

zu bereiten pflegte (Kap. 1): «Was mich anbetraf, so war es
sicher die Leber, mit der etwas nicht stimmte. Ich wußte,
daß es die Leber war, mit der etwas nicht stimmte, weil ich
gerade einen Reklamezettel für eine patentierte Leber-Pille
gelesen hatte, und da standen die ganzen Symptome, an denen man erkennen konnte, wenn mit der Leber etwas nicht
stimmte, genau drauf. Und die hatte ich alle. [...] Ich hatte
also, ohne jeden Zweifel, diese Symptome, und das auffäl-
ligste davon war eine ‹allgemeine Abneigung gegen jede Art
von Arbeit›. Was ich von dieser Seite leide, das kann überhaupt keine Zunge erzählen. Seit meiner frühesten Kindheit
war ich ein Märtyrer dieser Krankheit. Als ich ein Junge
war, verließ sie mich kaum je einen Tag. Die wußten damals
überhaupt nicht, daß es meine Leber war. Die medizinische
Wissenschaft war damals noch lange nicht so weit wie
heute, und die dachten bloß immer, das sei Faulheit. ‹Was,
du scheinheiliger kleiner Teufel›, sagten sie dann, ‹los, steh
auf und sieh zu, daß du was arbeitest, nun mach' schon!› Die
kapierten einfach nicht, daß ich krank war. Und Pillen
kriegte ich auch nicht. Die gaben mir Kopfnüsse. Und das
mag jetzt seltsam klingen, aber Kopfnüsse heilten mich oft,
jedenfalls für kurze Zeit. Ich habe die Erfahrung gemacht,
daß eine einzige Kopfnuß eine stärkere Wirkung auf meine
Leber hatte und mir schneller Beine machte, und daß ich,
ohne Zeit zu verlieren, das erledigte, was ich tun sollte, als
es jetzt eine ganze Schachtel Pillen zu tun vermöchte. Wissen Sie, das ist öfter so: die einfachen, altmodischen Heilmittel sind manchmal wirkungsvoller als das ganze Apothe-
kenzeug.» Also, jetzt wollen wir mal frei von der Leber weg
reden: Schade, daß die Franzosen so wenig ausländische Literatur lesen. Sie hätten sich, nach diesem Modellrezept, so
manche Leberschmerzen und vor allem die meisten ihrer
dreihundert Lebermedikamente ersparen können.

Bittere Galle

TATSACHE ist, daß auch die Zellen einer französischen Leber täglich einen halben bis einen ganzen Liter einer
grünlich-gelben, bitteren Gallenflüssigkeit (bile) produzie-

ren, deren Salze die Fähigkeit besitzen, Zucker in Stärke zu verwandeln, Eiweißstoffe zu verarbeiten oder Fette aufzulösen und deren Weiterbehandlung im Darm zu erleichtern. Dieser Saft wird in einem etwa zehn Zentimeter langen, birnenförmigen Säckchen mit einer Kapazität von etwa 50 Kubikzentimetern unterhalb der Leber konzentriert und dient, insbesondere während der Nahrungsaufnahme, abermals der Verdauungsförderung. In diesem kleinen Gefäß, der Gallenblase (Vesica fellea) nämlich, lagern sich übrigens manchmal Steinchen ab (Lithiase), die Schmerzen oder Entzündungen nach sich ziehen können (aber nicht müssen). Der Chirurg Guillaume Loyseau eröffnete (um das Jahr 1600) den Leichnam der an einer Pleuresie (Rippenfellentzündung) verstorbenen Madame de Lausun und fand dabei unter anderem in ihrer Gallenblase «einen Stein von der Größe einer Olive, und er war grün wie ein Smaragd» (*Observations*, 43).

Die eigentliche Bitternis des Cholerikers stammt nun aus diesem Säckchen, das bald eine gelbgrüne, bald eine schwarze Flüssigkeit von sich geben soll (die Engländer reden von ‹yellow bile› und ‹black bile›), wobei die schwarze wohl eher von der noch zu beschreibenden Milz herstammt und insbesondere den Melancholikern zu schaffen macht. Im Lateinischen heißt die Galle ‹fel› (französisch ‹fiel› wird selten gebraucht); wenn ein Italiener, dem Zauberer Simon aus der *Apostelgeschichte* (8,23) gleich, ‹pieno di fiele› ist, dann ‹speit er Gift und Galle›. Hiob (16,13) klagt, der Herr habe ihm die Nieren zerstoßen, und «er hat meine Galle auf die Erde geschüttet»; sprich: auch dem Hiob kam die Galle hoch. Jeremias (9,14) hingegen läßt den Herrn sagen, er wolle das verderbte Volk «mit Wermut speisen und mit Galle tränken».

Bei der Passion Christi ist es allerdings nicht das Volk, welches solche Magenbitter schlucken muß: Nach dem Evangelisten Matthäus (27, 34) führten die Kriegsknechte den gefangenen Jesus zur Schädelstätte, und dort «gaben sie ihm Essig zu trinken mit Galle vermischet; und da er's schmeckte, wollte er nicht trinken». Der Arzt Johann Baptist von Helmont (*Aufgang der Artzney-Kunst*, 277) interpretiert die Bibelstelle folgendermaßen: «[...] die Juden erkannten die Galle vor einen Balsam, der das Leben erhalte: Welcher weit unterschieden ist von demjenigen gelben Gifft, das man im Erbrechen von sich zu geben pfleget. Darumb gaben die Gottes-verachtenden Bösewichter Gallen her zum Trincken, damit sie den HErrn JEsum desto länger unter der Marter vor seinem Tode peynigen möchten.» Doch ob Jesus wirklich die bittere Galle schlucken mußte, geht aus dem Text des Matthäus nicht hervor.

Die melancholische Milz

DIE Milz (Lien), ein kleines Organ von etwa 200 Gramm Gewicht, liegt unterhalb des Zwerchfells auf der linken Körperseite in der Höhe des Magens und der Leber (welche die ganze rechte Seite ausfüllt). Johann Jacob Woyt vergleicht ihre Gestalt mit einer «Ochsen-Zunge»; die Franzosen nennen sie ‹rate›, meinen also, sie sehe wie eine Rättin aus. Dieses Organ überwacht, mit Lymphe angefüllt, das Immunsystem des Körpers, sorgt für die richtige Beschaffenheit der roten Blutkörperchen und schafft im Falle von Infektionen Antikörper herbei. Es gäbe über diese stille Magd in unserem Körperhaushalt nicht viel zu erzählen, wenn sich nicht mit ihrem lateinischen Namen ‹Splen› und seiner englischen Ableitung ‹spleen› die Vorstellung von einem ungewöhnlich tristen Gemütszustand verbände. «Dieses Organ», kann man einem guten englischsprachigen Wörterbuch entnehmen, «gilt, je nachdem, als Sitz ausgelassener Freude, von Geist oder Mut, oder aber von schlechter Laune oder Melancholie.» ‹Spleen› bedeutet vor allem soviel wie trauervollen Trübsinn, Übellaunigkeit oder wetterwendisches Gemüt.

Charles Baudelaire hat eine seiner Sammlungen von Prosadichtungen *Le Spleen de Paris* genannt; Walther Küchler gab ihr 1947 den deutschen Titel *Pariser Grillenspiel*. Doch erwecken diese poetischen Szenen aus dem Alltags- und Allnachts-Leben einer grausamen, «infamen» Großstadt, die der Dichter zu lieben vorgibt, nicht den Eindruck eines nur grillenhaften Spektakels. Die Themen der Einsamkeit, Armut, Unzufriedenheit, Tristesse, Kommunikationslosigkeit und Verzweiflung herrschen vor, und Baudelaire sieht sich «um ein Uhr morgens» (*À une heure du matin*) in dieser «gräßlichen Stadt» «in einem Bad von Finsternis». In einer seiner Geschichten (XXX: *La Corde – Der Strick*) – sie ist Edouard Manet gewidmet – erzählt zum Beispiel ein Maler von einem hübschen, drolligen Jungen aus ärmlichen Verhältnissen, den er als Modell und als Gehilfen angestellt hatte: «Nur muß ich sagen, daß dieser kleine Kerl mich manchmal dadurch überraschte, daß er in seltsame Zustände frühreifer Schwermut [tristesse] geriet und bald einen unmäßigen Geschmack an Zucker und Likören fand; so drohte ich ihm eines Tages, als ich feststellen mußte, daß er, trotz meiner zahlreichen Warnungen, abermals etwas stibitzt hatte, ich würde ihn wieder zu seinen Eltern zurückschicken. Dann ging ich aus, und meine Geschäfte hielten mich recht lange von zu Hause fern. Welches Entsetzen und welche Erschütterung überfielen mich, als der erste Gegenstand, der bei meiner Rückkehr in meine Augen fiel, mein kleiner Kerl war, der muntere Gefährte meines Lebens, aufgehängt am Rahmen dieses Schrankes! Seine Füße berührten fast den Boden, ein Stuhl, den er wahrscheinlich mit dem Fuß weggestoßen hatte, lag, umgeworfen, neben ihm; sein Kopf war krampfhaft auf seine Schultern geneigt; sein Gesicht, aufgedunsen, und seine Augen, in erschreckender Starrheit weit geöffnet, ließen mich zuerst glauben, daß er noch lebte.» Trauer und Depression des Knaben werden hier gewiß nicht als eine ‹Grille› geschildert; die Selbsttötung gehört ganz und gar zum Gedanken- und Handlungskreis der Melancholiker – und der Melancholikerinnen; hatte doch schon Felix Platter im ersten Buch seiner *Observationes* (78 f.) unter mehreren Fällen von «Melancholia gravis» bei Frauen von einer edlen Baslerin erzählt, die, gegen ihren Willen mit einem ungeliebten Mann vermählt, in ihr Schlafzimmer ging und sich mit Hilfe eines Leintuchs durch Erhängen am Bettpfosten das Leben nahm.

Der Grund für diese Bedeutungs- und Erfahrungswelt des ‹spleen› ist wiederum rasch in der antiken Medizin zu finden. Die Milz produziert nach Galenischer Lehre in Zusammenhang mit Galle und Leber einen Humor (das ist dann der vierte und vorläufig letzte), welcher als dick, sauer und schwarz bezeichnet wird und dem Element der Erde (kalt und trocken) und dem Herbst mit Südwind zugeordnet wird. Dieser Saft heißt schwarze Galle (im Gegensatz zur schon aufgezählten gelben der Leber); das zu ihr gehörige Temperament ist eben das des Melancholikers. Das Wort enthält die griechischen Wortwurzeln ‹melas›, schwarz und ‹cholé›, Galle; zu letzterer gehört auch der Cholera genannte Gallenbrechdurchfall, die französische ‹colère› (der Zorn, die Wut) und der deutsche Koller, den die jähzornigen Choleriker (von ihrer gelben Galle) zu kriegen pflegen. Die schwarze Flüssigkeit nun entstehe, so Ambroise Paré (*WundtArtzney oder Artzneyspiegel*, 14), «auß dem Gebrauch truckener und harter Speissen», sie führe zu «Bewegungen deß Gemüts, zu Forcht und Traurigkeit» und verursache «trauerige, rauhe, standhaffte, murrische, mißgünstige und forchtsame Menschen».

Diese Art von Menschen hat die Geister von der Renaissance bis in die Neuzeit hinein stets aufs neue fasziniert. Albrecht Dürer stellte die von diesem Temperament niedergedrückte *Melencolia* 1514 als weibliche Allegorie dar: Sie sitzt, gedankenschwer ihren Kopf stützend, mitten in einem Tohuwabohu von höchst symbolkräftigen oder enigmatischen Körpern, Figuren (etwa dem magischen Quadrat mit der bedeutungsvollen Zahl 34!) und Gerätschaften, die Geist, Zeit und Raum, Ewigkeit und Vergänglichkeit, Kunst und Nicht-Können ausdrücken, und sie scheint, obwohl an den Rätseln der Welt verzweifelnd, doch recht gesund zu sein. Schon der aus Breisach stammende Basler Geschichtensammler Johannes Gast (gest. 1552) hat, dem Nürnberger Humanisten Joachim Camerarius folgend, im zweiten Band seiner Tischgespräche (*Convivales sermones*, 2. Basel [1548] 1566, 189 f.) eine Beschreibung dieses Bildes versucht; er klärt seine Leser über die «atra bilis», den Überfluß an schwarzer Galle bei den Melancholikern auf und betont: «Omnia autem sunt circum illa obscura» – alle die in diesem Bilde verstreuten Gegenstände seien obskur: düster, dunkel, überschattet. Es fehlt seitdem nicht an mehr oder weniger kunstvollen Interpretationen dieses Kupferstichs; auch ausländische Dichter wie der Franzose Théophile Gautier (1834), der Schotte James Thomson (1874) oder der Kolumbianer Guillermo Valencia (1928) haben Albrecht Dürer immer wieder neu zu erklären versucht; Gisbert Kranz zeigte uns 1986, wie viele überraschende Sinngebungen diese bald müde, bald magisch-mächtige MELENCOLIA zuläßt.

Robert Burton widmete 1621 dem Phänomen der trauervoll mürrischen Furchtsamkeit eine ganze medizinische und moralphilosophische Enzyklopädie, welche er *The Anatomy of Melancholy* nannte. Freilich würde man sehr enttäuscht, wollte man von dem Buch einen eindeutigen analytischen Sektionsbericht über diesen schwarzgalligen «patient etherized upon a table» (T. S. Eliot) erwarten. Burton referiert, vor allem in lateinischen Zitaten, alles, was er über diese und andere Gesundheitszustände und Krankheiten des Menschen aus Hunderten von antiken und frühneuzeitlichen Autoren zusammengelesen hat (noch so ein Kompilator!), und da er bei seinen Autoritäten von Hippokrates bis zu Melanchthon hunderterlei Erklärungen der Melancholie und ihrer zahlreichen Verwandtschaft, aber keine einheitliche Theorie findet, läßt er uns, bei all seiner, die großen französischen Aufklärer Denis Diderot und Jean D'Alembert vorwegnehmenden enzyklopädisch-systematischen Anordnung der Fakten, im Prinzip nur wissen, daß diese unsere Welt nichts anderes ist als das, was der italienische Vielschreiber Tomaso Garzoni (1549–1589) in einem seiner All-Bücher und der österreichische Barock-Romancier Johann Beer *L'hospidale de' pazzi incurabili* (1586) oder ein *Narrenspital* (1681) genannt haben.

Burton leidet unter seinem eigenen Spleen, aber er ist ein toleranter Patient mit Witz und Wissen. Wieviel grobschlächtiger muß uns dagegen unser gesunder, aber doch ebenso einfältiger wie schlecht belesener Mann aus Eisenach erscheinen! Christian Franz Paullini empfiehlt gegen die für ihn ganz eindeutig diagnostizierbare Melancholie eine tüchtige körperliche Züchtigung (*Flagellum Salutis*, 15 f.): «Wenn einer für [aus] Liebe melancholisch oder gar rappelköpfisch wird und andere Mittel nicht zulangen wollen, greift man billich nach der Ruthe, womit manchem der Giebel hübsch gefegt worden ist. Wills nicht auf einmahl gleich hafften, so wiederhole es. Valescus de Taranta sagt: Ist's ein Jüngling, so peitsche seinen *culum* [Gesäß] wohl, bessert er sich nicht, so setze ihn unten in [den] Thurn und gieb ihm nichts als Wasser und Brot, bis er um schön Wetter anhebe zu bitten. Denn man muß dem Bösen wehren mit harter Straffe und mit ernsten Schlägen, die man fühlt.»

Nun sollte man aber doch bedenken, daß nicht nur die Melancholiker sehr sensible Menschen sind, bei denen eine Tracht Prügel wohl kaum eine positive Wirkung zeitigen kann, sondern auch, daß die Milz – das oder der Milz, wie die Alten sagten – ein recht sensibles Organ ist, welches der Mensch kaum entbehren kann, wie das manche Ärzte des 16. Jahrhunderts noch glaubten. Ein tüchtiger Wundarzt wie Joseph Schmid in Augsburg, wußte gar wohl, wie ungemein gefährlich die Verletzung oder gar die Entfernung dieses so stark durchbluteten Organs sein konnte (*Spiegel der Wund-Artzney,* 109): «[...] und wann gleich das Leben nicht sollte darauf gehen, so gedencke doch nur, was [für eine] grosse Verblutung du allda zugewarten hettest, dann ohne Zerschneidung der Lufft- und Blut-Adern, so darein gehen, kannst du solches nicht herauß nehmen.»

Johann Baptist van Helmont sollte die Bedeutung der Milz noch weiter aufwerten und die Theorie der melancholischen Krankheiten weiter differenzieren, als er seine Idee von einem höchsten leib-seelischen Prinzip, das er ‹Archaeus› oder «die Bildung der ersten Gedanken» nannte, in der Gegend von Magen und Milz ansiedelte. Krankhafte Einbildungen, etwa des Irrglaubens, der Verzweiflung, des Ehrgeizes, oder schreckhafte Eindrücke wie die Höllenangst konnten, insbesondere bei Frauen, aus diesem Urprinzip in der Milz, dem «Brunnquell» solcher «Bilder», hervordringen und den Körper ganz unerwartet, unbeeinflußbar, ja oft unheilbar in Unordnung bringen und krankhafte Störungen (wir würden sie heute ‹psychosomatische›, von der Psyche auf die Physis wirkende Krankheiten nennen) hervorrufen. Solche «Dollheiten» nannte der Belgier ‹hypochondrische›, das heißt unter den Knorpeln der Rippen, also im Oberbauch gelegene, Verwirrungen. Das liest sich – zugegeben nicht immer scharf und klar – im Originaltext (*Aufgang der Artzney-Kunst,* 991–999, Kap. 13: *Von eingebildeten Dingen*) etwa so: «Alle übermässige[n] Leidenschafften nun, wenn sie gähling, starck und offt einbrechen oder lange dauern, machen sich Bilder und Kranckheiten daraus, die ihnen gleichförmig sind und deswegen manchem sein Leben lang anhangen. Denn es gibt Leute, die gantz bey guter Vernunfft sind, wenn sie aber auf die Materie gerathen, deren Bild sie närrisch gemacht, so brechen sie alsobald mit ihrer verborgenen Unsinnigkeit herfür. [...] Viel Weiber haben davon einen Blut-Fluß bekommen, der ihnen ihr Lebenlang nicht vergangen. Wenn aber die Krafft des Bildes den Grimm nicht auslässet gegen das Blut [durch das Blut abführt], und dannenhero dieses nicht als etwas Verhaßtes austreibt, sondern bey sich in der Miltz-Gegend (Hypochondrio) aufbehält, so siegelt sie daselbst die hinfallende Kranckheit [Epilepsie] hinein. Eine langsame Traurigkeit aber, die zuweilen in einigen Zwischen-Zeiten mit etwas Trost unterbrochen wird, schmiedet und preget ein Bild (Ideam), wovon die Miltz-süchtige Schwermüthigkeit (Melancholia hypochondriaca) in Weibern; in Männern aber die Gelbsucht herkommt. Wenn die Bilder in das Geblüte eingesiegelt werden, geschiehet aber der Eindruck in das Haupt-Glied des Miltzes selbst, so erwecket sie Engbrüstigkeit und Erstickung. Ist denn die Betrübnis mit dem Bilde der Verzweiflung verknüpfft, so verursachet sie Lähmnis (Paralysin) und Verkrümmung der Glieder (Contracturam) sonderlich an Jungfrauen.»

Die Rede ist hier vor allem von den in der frühen Neuzeit immer wieder diskutierten melancholischen Ein-Bildungen, den ‹Imaginationes›, das heißt, den krankhaften Vorstellungen verschiedener Patientinnen und Patienten, sie seien ein Kopf, ein Hahn, ein Wolf, ein Docht oder gar ein Senfkorn – diese Beispiele bringt etwa der italienische Augustiner Tomaso Garzoni in seinem *Spital der unheilbaren Geisteskranken* (*L'hospidale de' pazzi incurabili* [1586]. Venezia 1617, 11–13), und er illustriert diesen Zustand mit einem besonders drastischen Beispiel: Ein gewisser Fornaretto aus Lugo habe die Leiche eines wassersüchtigen Juden ausgegraben und damit gespielt, als sei er ein Ball, dergestalt, daß die ganze Gemeinde zwei Wochen lang nach dem Leichenwasser stank.

Zu den Melancholikern rechnete man auch die Abstinenzler, die heutzutage Magersüchtige genannt werden, und in die Schar der Schwarzgalligen reihten sich gerne die Barockdichter ein, da sie ja ohnehin hauptsächlich mit schwarzer Gallus-Tinte (vom Gallapfel!) arbeiteten. Doch gab es schon im 17. Jahrhundert auch physiologisch zutreffendere Einschätzungen melancholischer Beschwerden. So beschrieb etwa der Arzt Johann Jacob Wepfer von Schaffhausen die Milz-Erkrankung der Fürstin Franziska Elisabeth von Fürstenberg zu Donaueschingen in einem Schreiben an Dr. Bartholinus in Kopenhagen auf sehr viel konkretere Weise (Bartholinus, T.: *Epistolarum medicinalium [...] centuria* IV, [1667, 47–52]): Die etwa 30 Jahre alte adlige Dame hatte im September 1655 zu Wien nicht irgendwelche Ein-Bildungen in sich aufgenommen, sondern, vielleicht bei großer Herbsthitze, eine große Menge Melonen gegessen und darauf eisgekühlten Wein getrunken, worauf sie ein Wechselfieber bekam, welches nach einigen Wochen zu einer Geschwulst der Milz führte. Dieser Tumor vergrößerte sich bei der nächsten Schwangerschaft der Fürstin («denn sie hat eine Reihe von Kindern»), führte zu einer Fehlgeburt und zu weiteren Komplikationen; Bäder und Sauerbrunnen der Schweiz nützten nichts; die Fürstin bekam keineswegs melancholische Anfälle («nulli hujus humoris effectus apparent»), sondern heftige Blutstürze. Man ersieht aus diesem Beispiel, hätte man es nicht schon bei Robert Burton gelernt, daß die Theorie der von der Milz herrührenden Hypochondrie oder Melancholie nicht von allen Ärzten der Zeit verbreitet wurde. Denn auch in der Medizin heißt es manchmal: Wieviel Milze, soviel Meinungen.

Nerven, oder vom Humor der Neuzeit

VON des Galenus Humoralpathologie mag heute niemand mehr etwas wissen, doch wer weiß, ob sie nicht in der Neuzeit mit einer gewissen Verschiebung der Kulissen und Requisiten neue Aufführungen erlebt? Da sind zum Beispiel, anstelle der Säfte, die sogenannten Nerven: weißlich erscheinende Fäden oder Bänder im Inneren des Körpers; sie bestehen aus parallel laufenden, von Nervenzellen (Neuronen) ausgehenden Fasern oder Fibern, die der Übermitt-

lung von Signalen, vor allem vom Gehirn und vom Rücken-
mark (zentrales Nervensystem) an die anderen Körperorgane (peripherisches System) und von diesen wiederum
zurück in den Kopf dienen – ein Internet des Körpers, das
schneller und effektiver als Telefon, Fax, Tischcomputer
oder E-Mail arbeitet. In der Umgangssprache bezeichnen
die ‹Nerven› allerdings nach wie vor eher Sehnen und Muskeln; so sagt man, einer habe einen nervigen Arm oder ner-
vige Gesichtszüge. Anderseits ist in Redensarten wie ‹Du
gehst mir auf die Nerven› (englisch: You are getting on my
nerves; französisch: Tu me tapes sur les nerfs) so viel wie
eine Belastung des gesamten Gemüts gemeint. ‹Nerven› haben also in der Alltagssprache vielfältige Bedeutungen.

Zu Beginn unseres Jahrhunderts hat der medizinische
Begriff der Nerven nicht nur eine ganze Theorie des Menschen, die Neurologie, begründet, sondern auch ein Er-
klärungsmodell für die Stärken oder Schwächen der modernen Zivilisation abgeben müssen. Das in rasantem Tempo
mobil gewordene industrialisierte Zeitalter brachte den
Menschen in verstärktem Maße Unpäßlichkeiten, für welche moderne Diagnostiken und ein neues Erklärungsmo-
dell – einem neuen Humor an der Stelle der alten schwarzen
Galle und der Melancholie vergleichbar – gefunden werden
mußten. Die Symptome für die neue Dach-Krankheit – sie
finden sich bis heute insbesondere in den Großstädten häufig genug – hießen etwa Allgemeine Unlust, Abgespanntheit,
erhöhte Selbstbeobachtung und Erschrecken bei schon ge-
ringen unbekannten Reaktionen des Körpers, Unsicher-
heits-, ja Schwindelgefühle sowohl bei großen Men-
schenansammlungen (Agoraphobie, das heißt Angst vor
dem öffentlichen Platz) wie auch in engen Räumen (Klau-
strophobie, Angst vor dem Eingeschlossensein), Kopfschmerzen aller Art (darunter Helm-Gefühle), unterschiedliche Geräusche in den Ohren (Tinnitus), Schmerzen an
diversen Stellen des Rückens, Verdauungsbeschwerden,
Atemnot, Schweißausbrüche – kurzum, Krankheitszeichen,
einzeln oder gehäuft auftretend, die sich kaum an einem bestimmten Körperorgan festmachen, nicht lokalisieren und
folglich nur schwer therapieren ließen und lassen.

Die moderne Medizin fand, einer ersten Beschreibung

durch den Nordamerikaner George Beard folgend, um 1880 für dieses Syndrom die Bezeichnung Neurasthenie (mangelnde Nervenkraft, zu griech. ‹neuron› = Nerv, der Silbe ‹a› = nicht vorhanden und ‹sthenos› = Stärke). Man konnte auf diese Weise die Ursachen für solche Beschwerden dem Nervensystem zuschieben, ohne dabei gezwungen zu sein, diese oder jene Unpäßlichkeit genau zu beschreiben oder (etwa in einem radiologischen Nerven-Bild) festzumachen. Wohl aber hielten die Ärzte eine Menge von guten Ratschlägen bereit, um dieser neuen Malaise, die man auch eine Zivilisationskrankheit nennen könnte, zu begegnen. Die 58. Auflage des berühmten Larousse-Medizinlexikons von Dr. Galtier-Boissière (1918, 320 f.) empfiehlt zum Beispiel, neben einer strengen Diät für den Magen, als hygienische Maßnahmen: «Sofortiges Einstellen von ermüdenden Arbeiten oder Vergnügungen, Vermeiden von Diskussionen und Gerichtsprozessen, Entfernung aus dem Familienkreis, Höhenkur, wenig anstrengende Reisen, Massagen, gemäßigte Fahrradausflüge [folgt ein Lob des Radfahrens], ruhige, einfache Wohnung, Wollkleidung gegen Erkältungen.»

Die neue Krankheit und die neue Globaltheorie der medizinischen Wissenschaft blieb nicht ohne Einfluß auf die epische Literatur. Émile Zola (1840–1902) liefert mit seiner mehrfach zupackenden, nicht psychologischen, sondern neurologischen Analyse eines Mörder-Paares, nämlich in dem Roman *Thérèse Raquin* (1867), ein Beispiel für eine neue Weltsicht, die der Autor in der Apologie im Vorwort zur zweiten Ausgabe des Romans so beschreibt: «In *Thérèse Raquin* habe ich Temperamente [!] und nicht Charaktere untersuchen wollen. Darin liegt der Sinn des ganzen Romans. Ich habe Figuren gewählt, die in hervorragender Weise von ihren Nerven und von ihrem Blut beherrscht werden. [...] Thérèse [die Nerven-Frau] und Laurent [der Blut-Mann] sind nichts weiter als wilde Tiere in Menschengestalt [‹brutes humaines›]. Ich habe Schritt für Schritt in diesen Tieren das dumpfe Wirken der Leidenschaften, die Triebe des Instinkts, die Zerrüttungen des Gehirns verfolgt, wie sie im Verlaufe einer Nervenkrise auftreten. [...] Ihre Gewissensbisse schließlich – wie ich das habe nennen müssen – stellen eine einfache organische Störung dar, ein Sich-Auflehnen des Nervensystems, das zum Zerreißen angespannt ist. Die Seele kommt dabei nicht ins Spiel, das gebe ich gerne zu, denn das habe ich beabsichtigt.» Thérèse, «die Nerven zum Zerreißen angespannt» (Kap. 7), wird das «Opfer einer Nervenkrise, die sie an den Rand des Wahnsinns trieb. Sie handelte nicht vernünftig, sondern gab sich ihrer Leidenschaft hin.» Und vor allem: «Die grausame Schlaflosigkeit, die sie seit Wochen wach hielt, hielt ihr Fleisch in zitternder Spannung» (Kap. 18). Im Laufe der Erzählung zeigt Zola, wie das Zusammenwirken der von ihren sensiblen Nerven beherrschten Frau und des von seinem allzu stark wallenden Blut dominierten Liebhabers konsequenterweise zu dem Mord im Seine-Kahn an Camille, dem temperamentlosen Ehemann, führen muß.

Die Diskussionen um die Brauchbarkeit der modernen Nerventheorien gipfelten – wie Martin Scharfe (1996) aufgedeckt hat – in einer eigentümlich positiven Bewertung der modernen Fortbewegungsart, dem Automobil-Fahren: Bedeutende Ärzte und Kulturphilosophen empfahlen diese vibrationenreiche Mobilität als nervenstärkend und allgemein gesundheitsfördernd; die Grünen der damaligen Zeit, Fußgänger und Wanderer, hielten die gepriesene Kaltblütigkeit der Automobilisten für ein öffentliches Ärgernis. Der Ausdruck ‹Der Kerl hat Nerven (wie Drahtseile)!› oder ‹Mann, du hast vielleicht Nerven!› läßt ja nach wie vor eine doppelte Auslegung zu: den Ausdruck der Bewunderung oder die Behauptung, der Gemeinte sei nicht ganz richtig im Kopf. Am Ende dieses automobilbesessenen Jahrhunderts darf man wohl festhalten, daß sich die starken Drahtseile höchstens noch im Rahmen der Fahrzeugmechanik finden; die Autofahrer sind allemal nur nervös.

7.

Brust und Bauch

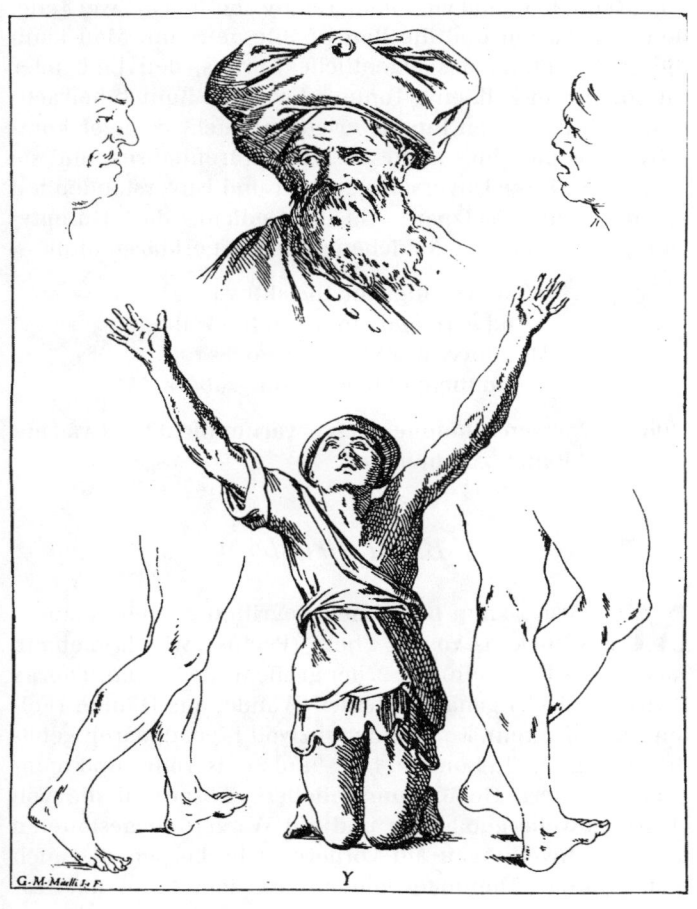

BEI einer Figur wie dem Humpty-Dumpty in dem Kinderbuch *Through the Looking-Glass* von Lewis Carroll könnten es sich Anatomen einfach machen: Das Kerlchen, das da so unsicher auf der Mauer und auf der Lauer sitzt, hat zwar Arme und Beine, aber die drei Hauptteile seines Leibes: Kopf, Brust und Bauch sind so übergangslos zusammengerundet, daß sie wie ein Ei aussehen – wie ein einziger Behälter also, der vielleicht nur ein Dotter in einer Masse von Eiweiß-Flüssigkeit enthält. Nun besitzt zwar auch der Mensch einen großen Hauptraum: freilich ohne den Kopf einzuschließen, und vor allem: relativ deutlich in zwei Teile, den Brustkasten und die Bauchhöhle getrennt. Man kann diesen Hauptteil, das eigentliche Corpus, den Leib oder Rumpf als ein Faß, eine Tonne oder einen Bottich betrachten, doch ist dessen Inneneinrichtung nicht weniger kompliziert als die eines mehrstöckigen Warenhauses, und sie erinnert in ihrer Unverständlichkeit und Unverstandenheit an das unübersetzbare Unsinn-Gedicht, das Humpty-Dumpty dem kleinen Mädchen unbedingt erklären muß:

> «'T was brillig, and the slithy toves
> Did gyre and gimble in the wabe:
> All mimsy were the borogoves,
> And the mome raths outgrabe.»

Und der Nonsense könnte doch – warum nicht? – etwas mit Brust und Bauch zu tun haben.

Brust, Brüste

MANCHERLEI kann bei diesen Begriffen gemeint sein: 1. «des Rückens Vorder-Theil» (Pectus), wie das Johann Jacob Woyt 1737 definiert; 2. der große weite Kasten, Thorax (Brustharnisch) genannt, dessen Wände, aus Häuten (Fellen) und Muskeln, Knorpeln und zwölf Rippenpaaren gebildet, das Herz, die Lungen, Luft- und Speiseröhre und mancherlei andere Gefäße umschließen; 3. speziell die von Drüsengewebe gebildeten und mit Warzen ausgestatteten beiden Schwellungen am vorderen Oberkörper, die auch beim Manne ‹Mammae› genannt werden; 4. im übertragenen Sinne das edle innere Wesen des Menschen (im Gegensatz zu dem weniger edlen Bauch-Raum), in welchem zum Beispiel «zwei Seelen [...], ach!» wohnen können: Die eine klammert sich, so meint Johann Wolfgang von Goethe in *Faust I.* (Szene *Vor dem Tor)*, mit «Brust» reimend, an den «Dust» der Welt, die andere hebt sich «zu den Gefilden hoher Ahnen».

Es läßt sich freilich nicht leugnen, daß in der erzählenden Literatur, die vom menschlichen Körper handelt, die weiblichen Ausprägungen der dritten genannten Brust-Art die allermeiste Aufmerksamkeit beanspruchen, denn, so dekretiert auch das *Handwörterbuch des deutschen Aberglaubens* (1/2, 1928, Sp. 1685): «Volle Brüste werden gerne gesehen; im Niederbayrischen wendet man [!], um solche zu bekommen, Weihwasser an.» Angesichts der höheren Weihen voller Brüste entwickelt offensichtlich der Mann (nicht nur im HDA, sondern auch beim Anblick vieler bildlicher und filmischer Darstellungen) seine vollen und tollen Phantasien: «Im Österreichischen stellen sich Mädchen, die vollbusig werden wollen, nachts bei Vollmond unverhüllt ans Fenster» und murmeln dazu Zaubersprüche. Hinter solchen unfreiwillig-dummen Verallgemeinerungen verbirgt sich die Tatsache, daß die Brüste der Frau das vorzüglichste Objekt wirtschaftlicher, kulturaler und sinnlicher Formierungs- und Veränderungszwänge waren und noch immer sind. Anders gesagt: Mehr als die Natur haben gesellschaftliche Vorstellungen und Forderungen die jeweils vollkommene oder unvollkommene Büste geprägt und geformt, um nicht zu sagen manipuliert. Die Geschichte der Malerei, der Bekleidungsindustrie, der Schönheitschirurgie, der Witzblätter oder der Männerphantasien liefern genügend Material, um diese These zu untermauern. So brachte das französische *Comic's magazine* im Jahrgang 1977 (Nr. 198, 39) den Herrenwitz von einer Hundert-Meter-Läuferin, die von ihrem Arzt Hormonspritzen verlangte. Ob sie zum Film möchte? Nein, sie wollte den Konkurrentinnen um eine Brustlänge voraus sein.

Die hier demonstrierte, seit etwa dem Ersten Weltkrieg anhaltende Manie für hypertrophe (übergroße) Mammae zeugt auf der einen Seite von Repression oral-sexueller

Männerphantasien. George Orwell schrieb in einem Essay über den Karikaturisten Donald McGill (in: *Horizon*, Sept. 1941) zum Thema der riesigen Brüste und Hintern auf britischen Witzpostkarten, solche Bilder gäben Zeugnis von einer weitverbreiteten Unterdrückung; hinter den Karikaturen verberge sich ein sehr strenger moralischer Code. Solche Darstellungen zeigen aber auf der anderen Seite, welche Mächte auf Frauenbilder und Frauenwirklichkeiten einwirken können. Aber Vorsicht: Es soll Nordamerikaner geben, welche das Verhältnis der Vollbrüstigkeit zum Intelligenzquotienten von Frauen gemessen haben; demnach gelte zumindest in Texas, «that the bigger the breasts, the smaller the IQ» («Je größer die Brüste, um so kleiner die Intelligenz». B. Walker: *Encyclopedia of Esoteric Man*, 41). Und welche Wirkungen werden dann wiederum in einem Rückkopplungs-Effekt solche statistischen Stupiditäten hervorbringen?

Kulturaler Wandel der Vorstellungen vom menschlichen Körper: Da wird zum Beispiel das verbreitete Tabu, welches die Verhüllung der weiblichen Brust in der Öffentlichkeit fordert, unter bestimmten Umständen durchaus aufgehoben; selbst in südlichen Ländern Europas dürfen Frauen ihre Brüste aufdecken, sobald sie ihre Kleinen säugen wollen, und die allerheiligste Jungfrau kann von frommen Künstlern (allerdings nur einseitig) brustnackt gemalt werden, wenn es um die Laktation des Jesusknaben, also um das mehrdeutige Milch-Spenden geht. Maria hat ihre Milchbrust übrigens nicht nur ihrem Sohn, sondern nach der Legende auch einigen Mönchen (wie dem Fulbert) und anderen Verehrern ihrer Heiligkeit gereicht.

Die Produktion von Milch ist, will man der medizinischen Kuriositätenliteratur Glauben schenken, nicht nur den weiblichen Brüsten und auch nicht nur den Frauen vorbehalten gewesen. So soll den *Medizinischen Anecdoten* von 1767 (89) zufolge ein 20jähriges Mädchen von Cambrai an ihrem linken Oberschenkel nahe beim Hüftknochen Blasen bekommen haben, die «eine so große Menge Milch von sich gaben als eine Säugamme aus ihren Brüsten geben kann. Diese Milch ließ einen Rahm, Käß und Molken zurück, wie die Kuhmilch». Um bei diesen ehemals hochgeschätzten

Seltsamkeiten zu bleiben: Manche Frauen besitzen, so heißt es, zu ihren beiden Brüsten noch einige zusätzliche (akzessorische) Nippel. Neben solche Beispiele von ‹Polymastie› oder ‹Polythelie› (Vielbrüstigkeit) treten solche von ‹Mammahypertrophie› (Großbrüstigkeit): Noch im 19. Jahrhundert erzählten zum Beispiel Alpenbewohner gern von Wald- und Wildfrauen (‹Fänken›), die so lange Brüste hätten, daß sie diese beim Laufen über ihre Schultern werfen müßten; diese Vorstellung geht auf mittelalterliche Reiseberichte von den Wundern der weiten Welt zurück. In dem Märchen *Der treue Johannes* (KHM 91) saugt der Titelheld der schönen jungen Königin nicht Milch, sondern drei giftige Blutstropfen aus der Brust und speit sie wieder aus, um die Frau zu retten. Es gibt zudem mancherlei Geschichten von «bebrüsteten Jünglingen» und Männerbrüsten, die Milch abgesondert haben, doch gelten auch solche Fälle als Kuriosa oder werden dem Volks(aber)glauben zugerechnet (siehe R. Lionetti, 1984).

Während nun des Mannes Heldenbrust kaum mit anderen Namen – es sei denn Kasten oder Latz – benannt werden kann, läßt sich mit den Bezeichnungen für die weiblichen Brüste ein kleines Lexikon füllen. Das heißt, eigentlich darf man diese Körperteile gar nicht so direkt nennen, ‹Brüste› gehören zum Tabubereich, Hüllwörter sind zunächst einmal angesagt; schon die Alten sprachen vom ‹sinus› (ital. ‹seno›, franz. ‹sein› und so fort), das bedeutet so viel wie Falte, Bogen, Bausch, Bucht oder eben Busen, und das wiederum ist, genau genommen, der nach innen geschwungene Raum zwischen den beiden Erhebungen, um die es bei den Frauen jenseits des Mädchenalters geht: «Bey den Jungfrauen, welche mannbar zu werden beginnen, pflegen die Brüste mehr als sonsten, und gleichsam augenscheinlich [zusehends], zuzunehmen, absonderlich, wenn die Menses vor der Thür stehen: und solches nennet man, daß sie sich *beschwestern*» (J. J. Woyt: *Schatz-Kammer,* 540). ‹Schwestern› kann man sie also auch heißen, so wie im Göttinger Land zwei auffällig wohlgeschwungene Hügel ‹die Gleichen› genannt werden. Andere Euphemismen sind die schon genannten ‹mammae›, die Mütter, ein wenig liebevoller: ‹mammillae›, die Mütterchen; ob nicht auch ‹pectus›, etymologisch gesehen, ein Hüllwort sei, wissen die Latinisten nicht genau. Die Bayern sagen statt Busen gerne ‹Herzl›, und ‹Komm an mein Herz!› bedeutet, daß man/frau die angeredete Person an die Brust drücken möchte.

Ungemein zahlreich, wenn auch nicht immer feinfühlig, nicht selten sogar herabwürdigend sind dann die Bezeichnungen für die Brüste im Plural, sei es die, welche zum Wortstamm ‹Zitze› gehören (wie ‹Titten›, französisch ‹tettes› und ‹tétins› oder, schwäbisch, ‹Dutteln›), seien es anglo-amerikanische Macho-Wörter wie ‹tits›, ‹boobs› oder gar ‹knockers› (Türklopfer). Und die anderen bildlichen Vergleiche, die jeweils so viel wie Milchbehälter oder Vor-Kasten bedeuten, wollen wir hier im einzelnen nicht aufführen; sie finden sich oft genug in den einschlägigen Lexika oder angeblich witzigen Werken (Bornemann, E.: *Sex im Volksmund*, Thesaurus Nr. 158: Busen; G. Legman: *Rationale of the Dirty Joke*, Second Series, 1975, 363–373). Aus anderen vulgären Bezeichnungen spricht die tiefe Abneigung der Gesellschaft für die älteren und alten Frauen, deren Mammae nicht mehr in der Lage sind, Nachkommen zu säugen: Schimpfkombinationen aus dem Bereich von Alter, Trockenheit und Häßlichkeit sind da wieder einmal wohlfeil, um die Dritte Generation als wegwerfbar zu etikettieren. Der italienische Symbol-Erfinder Cesare Ripa empfiehlt 1610/11 in seiner *Iconologia*, die Häresie als nacktes altes Weib mit vertrockneten Hängebrüsten darzustellen: Ketzerei habe nicht den Saft und die Kraft der Lehre vom Ewigen Leben. Freundlicher gehen mancherlei fromme Legenden mit alten Frauen um: Ihre Brüste füllen sich mit Milch, wenn es darum geht, arme Kinder oder einen abgemagerten Eremiten zu ernähren; in dem Traktat des Thomas de Celano über die Wunder des heiligen Franziskus (13. Jahrhundert) zum Beispiel wird von einer achtzigjährigen Sabinerin erzählt, die ihren hungernden Enkel mit ihrer Milch fütterte.

Leider muß der Kulturhistoriker von den weiblichen Brüsten eher Unangenehmes als Zärtliches berichten. Es ist erschreckend zu sehen, wie sehr Männer, in einer Art von Sinus-Neid, Freude bei der Tortur von weiblichen Brüsten empfanden und empfinden. Gershon Legman enthüllt das

in einem ganzen Kapitel über den «Anti-Brust-Fetischis-
mus», wie er sich in amerikanischen Männerwitzen manifestiert. Solche brutalen Vorstellungen sind alt; sie finden sich
schon in den Martyriumsberichten über weibliche Heilige
wie etwa Agathe: «Da ward Quintianus zornig und hieß ihr
die Brüste peinigen und nach langer Pein [Tortur] abschneiden. Sprach Sanct Agatha: ‹Du greulicher, gottloser Wüte-
rich, schämst du dich nicht, daß du an einem Weibe lässest
abschneiden, was du selber an deiner Mutter gesogen hast?
Aber wisse, daß ich noch ganze Brüste habe in meiner Seele,
daraus ich alle meine Sinne speise, die ich von Jugend auf
Gott habe geweiht.›» So lesen wir es in der *Legenda aurea*
(in der poetisierten Übersetzung von Richard Benz), und
auch wenn dann der heilige Petrus erscheint, um die Märty-
rin zu heilen («und stunden die Brüste wieder an ihrem
Leib»), läßt sich doch nicht übersehen, daß der Legenden-
schreiber, nämlich Jacobus von Voragine, am Ende des
13. Jahrhunderts Erzbischof von Genua, an der lang ausge-
schmückten Folterszene eine gewisse Freude empfunden
hat. An weiteren heiligen und nicht heiligen Frauen, welche
eine solche Mutilation erleiden müssen, fehlt es in der Geschichte der Geschichten nicht. Dahinter stehen historisch
faktische und in der Kollektiverinnerung tradierte Erfahrungen von Verletzungen und/oder Erkrankungen, von
Massakern und Martyrien, von real vollzogenen Körperstrafen und medizinischen Amputationen (wiederum ohne Narkose). Von einer solchen erzählt zum Beispiel aus Hamburg
Margarethe Elisabeth Milow (1748–1793) in ihren Lebenserinnerungen *Ich will nicht murren* (Hg. Rita Bake / Birgit
Kiupel, 1987, 133): «[Nach einem Gebet war ich] ruhig und
ging ans Fenster, wo ich mit ordentlicher Sehnsucht die
Ärzte erwartete. [...] endlich nach 10 Uhr kamen sie. Seip
blieb oben mit der Köster bei mir, Grasmeier [ging] zur Vor-
bereitung hinunter. Ich ging auf und nieder, endlich kam er
und sein Gehülfe. Ich machte meine Taschen los, zog mein
Leibchen aus und setzte mich, die zitternden Knie, fürchtete
ich, möchten Grasmeier hindern, er hielt sie zwischen den
seinen fest. Seip hielt den rechten Arm in die Höhe, der
Gehülfe stand hinter ihm, die Köster hielt die linke Hand,
die Kruse das Brett mit den Messern und den übrigen Sa-

chen. Ich machte die Augen zu, und es war geschehen. Ich öffnete die Augen und sah die blutige Brust liegen. Er wartete etwas, ich schloß wieder die Augen, und der zweite Schnitt geschah. Es dauerte länger, und ich fragte: ‹Ist's bald vorüber?›, und auch der war's bald. Er forderte Kohlen, und ich fragte mit Angst: ‹Sie wollen doch nicht die Adern zubrennen?› Nachdem nun alles verbunden war, ward ich [mir] übel und mußte mich übergeben, und darauf mußte ich noch ein ander Hemd und Leibchen anziehen und dann zu Bette. Hier war ich nun voll inneren Danks, aber ich war zu schwach, ihn auszusprechen. Der Schmerz kam nun sehr heftig, aber ich ertrug ihn gern.»

Zu Recht fürchtete Margarethe Milow die Behandlung ihrer Wunde durch den Arzt. Das ‹Zubrennen› (Kauterisation) der blutenden Adern war in der Tat auch bei Brustkrebsoperationen lange üblich gewesen: «Man schneidet alles weg, damit vom Cancer nichts übrigbleibt, und wenn man das Blut lang genug hat fließen lassen, wendet man die bereitgehaltenen glühenden Eisen (cautères) an, einmal, um das Blut zu stillen, dann aber auch, um die Reste von malignem Gewebe und Gift, die noch verblieben sein könnten, auszumerzen, damit es keinen Rückfall geben kann. Diese Operation ist jedoch höchst fragwürdig, [...] die so Behandelten werden oft weniger geheilt als diejenigen, deren Beschwerden man nur lindert. [...] Krebs läßt sich weder mit einer Operation, noch auf anderem Wege beseitigen.» So, schon nahezu modern und einsichtig, der französische Hofchirurg François Thévenin in seinem *Traktat der chirurgischen Eingriffe*. (Œuvres. Hg. G. Parthon. Paris 1669, 66). Doch die von ihm angeschnittene Diskussion ist bis heute keineswegs abgeschlossen.

Genug der Schrecklichkeiten. Es gibt in der Tat auch liebenswürdigere Brust-Geschichten: In der Bucht des Busens birgt die Frau das Zeichen oder Pfand oder das bindende Band ihrer Liebe. Als die schöne Magelona im Verlaufe ihrer Entführung (wir befinden uns etwa in der Mitte des 15. Jahrhunderts) im Schoße des Ritters Peter aus der Provence eingeschlafen war und «er sie genug besehen hätt, ihren schönen roten Mund, auch das Angesicht, da kunnt er sich nicht enthalten, schnüret auf ihre Brust [ihr

Mieder], zu beschauen auch ihre schneeweiße Brust, die weißer war zu sehen, dann ein Kristall; griff an ihre schönen Brüstlin. Als er solches tät, ward er in der Liebe ganz entzundet und verzucket. [...] Da nun der Peter die Schöne Magelona wohl besehen hätt, da sah er ungefähr einen roten Zedel zusammen gewickelt zwischen ihren Brüstlin liegen. [...] Da fand er darinnen die drei schönen Ringe, die er ihr gegeben, und die sie also lieb hätt und aufhub von seinen wegen.» Die Liebes-Ringe, von einem Vogel entführt und später in einem Fisch wieder aufgefunden (Luft trennt, Wasser verbindet!), bringen das Paar auseinander und auch wieder zusammen.

Vierhundert Jahre später greift ein bedeutender provenzalischer Dichter auf das Bild vom Liebesschatz im Busen zurück: Frédéric Mistral läßt seine Heldin Mireille mit ihrem Vincent in einen Maulbeerbaum steigen, wo die jungen Leute Blätter für die Seidenraupen pflücken wollen und sich immer besser kennenlernen. Mireille entdeckt dabei das Nest einer Blaumeise (der Dichter sieht's als Zeichen auf die bevorstehende Hochzeit), Vincent holt vier junge ‹pimparrin› aus ihrem Versteck und dann noch einmal drei, und Mireille legt die flaumige Brut schützend unter das Brusttuch in ihren warmen Mädchenbusen («dins lou sen caud de la chato»), in dieses «weiße und weiche Gefängnis» («dins la blanco e lisqueto presoun»), hält dabei schamvoll die Hände schützend über ihre Blöße, läßt aber Vincent gleichzeitig wissen, wie die Schnäbelchen (wie die der Baldungschen Mariensittiche) sie lustig oder lustvoll picken; und als sie dann die Vöglein wieder hervorholen will, um sie Vincent in die bereitgehaltene Mütze zu legen, da bricht der Ast, auf dem die Liebenden sitzen — die kurze Trennung im Fluge wird die beiden, zurück auf der Erde, nur näher zusammenbringen.

Zarte Liebesgeheimnisse sind das, und an Mireilles Busen sind die Vöglein besser geborgen als die Elsterneier, die der Knabe Chateaubriand (*Mémoires*, I, 1973, 97 f.; das literarische Vorbild für diese Szene in Mistrals provenzalischem Nationalepos) aus einem Nest hoch in einer Ulme holte: In seiner Angst und Hast stürzte auch er so ungeschickt, daß sie an seiner Brust zerbarsten. Von liebevoller

Zuwendung des Busens berichtet auch die alte Beispielerzählung von einem eingekerkerten Vater, der bald Micon, bald Cimon genannt wird, dem seine Tochter Perus oder Pero die Brust reicht, um ihn bei Kräften zu halten: Diese Geschichte läuft auch unter dem Titel der *Caritas romana*, sie gilt als Sinnbild für den treuen und pietätvollen Zusammenhalt von Familienmitgliedern.

Andere sanfte Geschichten wüßten auch Millionen von Menschen zu erzählen, wenn sie sich an die Stillstunden an den Brüsten von Müttern oder Milchammen erinnern könnten. Die Historienbücher berichten allerdings nicht selten, einige Säuglinge hätten mit der Ammenmilch nicht nur den Sinn für liebevolle Zuwendung zu sich genommen, sondern auch mancherlei giftige Bosheiten eingesaugt. Die Bosheiten, die hier über Brüste zu referieren waren, stammen jedoch sicher nicht aus diesen Nährquellen der Menschheit; sie sind, ebenso wie die geschilderten Liebenswürdigkeiten, zwei entgegengesetzte Produkte gesellschaftlicher Erziehung.

Höhlengeheimnisse: der Bauch

‹BAUCH› ist – dem ‹Kopf› vergleichbar – gewiß kein Begriff, mit dem ein Mediziner viel anfangen könnte; die Begriffe Oberbauch (rechts und links davon die Hypochondrien), Mittelbauch (mit den beiden Flanken) und Unterbauch (mit der Schambeingegend in der Mitte und den Leistengegenden an den Seiten) dienen ihm höchstens zu einer groben Einteilung dieses vorderen unteren Teils des Rumpfes. Im populären Sprachgebrauch ist dieser Körperteil jedoch allgegenwärtig: Man/frau trägt seinen/ihren Bauch mit Würde und Gelassenheit, muß ihn jedoch notfalls vor Lachen halten; ist er voll, so studiert, das heißt arbeitet er nicht gern. Ein ungemein liebenswürdiger österreichischer Talk-(sprich: Schwätz-)Meister unserer Tage (er nennt sich Hermes Phettberg) zelebriert die Bauchung seiner Leibesfülle, allen Karikaturen, welche den ‹Embonpoint› (‹Ingutemzustand›) verspotten, zum Trotz, vor einem Massenpublikum, das ihn verehrt und sozusagen vor ihm auf dem Bauch liegt.

Der Bauch ist in der Tat von verehrungswürdiger Wichtigkeit. Alt ist die Fabel von Bauch und Gliedern (AaTh 293: *Debate of the Belly and the Members*) – sie geht auf den antiken Historiker Menenius Agrippa zurück –, in welcher die plebejischen Glieder finden, sie könnten einen Aufstand gegen die Herrschaft des Magens proben; der sei doch zu nichts nütze, finden sie, während sie ihm ständig mit dem Herbeischaffen von Eß- und Trinkwaren zu Diensten sein müßten. Bei Erasmus Alber, einem der ältesten deutschen Fabeldichter, beginnt 1534 die Geschichte (leicht modernisiert) folgendermaßen:

> «Die Händ und Füß und alle Glieder,
> warn auf ein' Zeit dem Bauch zuwider
> und wollten ihm kein' Speis mehr günnen
> und gaben vor: Was sie gewünnen,
> das wollt' der Bauch alls in sich jagen,
> so sie allein doch müßten tragen
> die Arbeit und des Tages Last.
> Weil nun der Bauch solch's all's verpraßt,
> so wollten sie kein Futter mehr,
> wie bis anher geschehen wär',
> dem Bauch vergünnen ewiglich –
> Er soll nun selbst versehen sich.»

Die Glieder treten also in den Streik, und was geschieht? Der Meister der Fabeldichtung, Jean de La Fontaine (1621 bis 1695), drückt es in seiner Fassung der Geschichte (III, 2: *Les membres et l'estomac*) so aus:

> «Gesagt, getan, die Arme wollen nichts mehr laden,
> die Hände nichts mehr packen, die Beine nicht mehr
>   gehn:
> Herr Gaster sollte sich nach andrem Volk umschauen,
> so meinen sie – zu ihrem Schaden, wird man sehn:
> Die armen Leute werden rasch sehr schwach und
>   hinken,
> das Herz vermag schon bald kein neues Blut zu bauen,
> und jedes Glied wird krank, und alle Kräfte sinken.»

So kommen denn die Untertanen bald zu der monarchistischen und noch keineswegs demokratischen Einsicht, daß sie einen starken Mann brauchen, der ihnen Arbeit und Nahrung verschafft, oder, um es noch einmal mit Erasmus Alber zu sagen:

> «So wenig als wir könnten sein
> ohn Brot, ohn Wasser und ohn Wein,
> so wenig könnten wir entbehr'n
> der König, Fürsten und der Herrn.»

Doch vergessen wir die politische Moral. Ein menschliches Wesen ohne einen Bauch – der spätmittelalterliche Dichter Stricker hat eines für sein Epos *Daniel vom blühenden Tal* erfunden – wäre doch ein fürchterliches Ungeheuer, das keine Verehrer mehr findet. Es ist der Bauch, der so manchen Kinderbuch-, Roman- oder Theaterhelden liebenswürdig macht: Die Brüder Tweedledum und Tweedledee in Lewis Carrolls *Through the Looking-Glass* (1872), *L'Ami Fritz* (von den beiden Elsaß-Lothringern Erckmann-Chatrian) oder Sir John Falstaff (von William Shakespeare) sind doch allemal liebenswürdige Freunde; rundbäuchige Heldinnen kommen – von den Schwangeren abgesehen – selten vor, doch rollt immerhin die *Boule de Suif* (‹Talg-Kugel›) von Guy de Maupassant durch die Literaturgeschichte. Auch im Alltagsleben wird der Bauch von Männern gern vorangetragen oder gar vorgezeigt; er ziert selbst die großen Männer der Geschichte:

> «In seiner Jugend war Napoleon sehr mager
> und Offizier der Artillerie,
> und später wurde er dann Kaiser,
> da legte er sich einen Bauch und viele Länder zu,
> und als er starb, da hatte er noch immer
> den dicken Bauch,
> nur: kleiner war der Mann geworden.»

So heißt es in dem Gedicht *Französischer Schulaufsatz* (*Composition française*, in: *Paroles* [1949], 1956, 214) von Jacques Prévert (1900–1977), dem unsere Nachbarn so viele bekannte Chanson-Texte verdanken.

Insbesondere kann der Kulturhistoriker auf den Begriff Bauch nicht verzichten, weil in der Literatur immer wieder von diesem vollen oder leeren Sack, dieser unersättlichen Höhle ausführlich gehandelt wird. Gemeint ist vornehmlich der Unterbauch, den der Zürcher Chirurg Johannes von Muralt im Jahre 1687 in einem «Sinn-Bild» darstellt: In einer amönen (lieblich-schönen) Landschaft ist da auf der rechten Seite ein nackter prassender Mann dargestellt, auf der linken Seite hingegen eine Mutter, die ihren Kindlein (sie hat vier davon) ihre vollen Brüste darbietet. Was das bedeute, sagt uns das dazugehörige Gedicht:

> «Hier steckt das Götzenbild [der Bauch], das wir mit
> Opfern ehren,
> um dessen Weih-Altar so mancher Schlemmer hinckt,
> durch dessen Bauung viel' den schönen Leib zerstören
> und mancher allzufrüh die schwarze Lethe trinckt.
>
> Drum lasst Euch, Sterbliche, mit wenigem vergnügen,
> wünscht, wie Diogenes, nur einen hellen Bach:
> Die Erd, um deren Schos wir all als Kinder liegen,
> giebt dennoch ihre Milch den satten Kleinen nach.
>
> Das leichte Federvolk ist lustig in den Lüfften,
> ob's gleich die Speisen karg aus hohen Tannen pickt.
> Das Wild sucht in dem Wald und in verborgnen Klüfften,
> wohin Gott alle Tag was auf die Tafel schickt.
>
> Drum werdet heute noch deß Bauches kluge Meister
> und schicket Euch geschickt zu einem andern Brauch.
> Gewöhnt Euch allgemach, wie jene reine Geister,
> wo herrscht Vernunft und Kopf – doch ohne Unterbauch.»

Kulturaler Überfluß wird da der natürlichen Genügsamkeit gegenübergestellt; der düstre Lethefluß droht mit raschem Tod, das klare Wasser verspricht langes Leben: Frau Erde hat genügend Säfte und Kräfte, um uns zu nähren – Dr. Muralt sollte freilich sehen, daß auch der Wein ein Ausfluß dieser allegorischen Dame ist. Kurzum: Vernunft, Maßhalten, Enthaltsamkeit (auch sexuelle) werden empfohlen. Es gibt Leute, die behaupten, dieser zwinglianische Geist sei den Zürchern noch heute anzumerken. Viel tyrannischer als die Ärzte gebärden sich heutzutage allerdings die Frauenillustrierten, die, zum Nutzen der Schlankmacherindustrie, den Damen partout nur eine Nahrung einzuflößen versuchen: die Ideologie nämlich, daß dick häßlich sei.

Fragen wir einen älteren Mediziner, welcher den Lüsten des Unterleibs toleranter gegenüberstand. François Rabelais stellt uns in seinem *Quart Livre* (1552, Kap. 57–63) den Meister Gaster (so heißt im Griechischen der Magen) vor, den «Erzmeister der Künste dieser Welt»; er hat keine Ohren und spricht nur mit Zeichen, die jedermann sofort befolgt: «Ihr wißt doch: Beim Brüllen des Löwen zittern alle Tiere weit in der Runde, so weit seine Stimme nur eben gehört werden mag. So steht's geschrieben. Ja, das ist wahr. Und ich hab's selbst gesehen. Aber ich kann euch versichern: Wenn Meister Gaster befiehlt, dann zittern die Himmel, dann wackelt die Erde. Kaum hat man den Befehl vernommen, dann heißt es ihn unverzüglich ausführen – oder sterben.»

Menschen und Tiere sind diesem Meister untertan, sie tun alles für ihn «et tout pour la trippe» – und alles fürs Fressen. In diesem Lande gibt es die munteren Anhänger der Gastrolatrie, die Bauchanbeter, und den Gott Ventripotent, also Machtwanst. Die Opfer, die man ihm bringt, bilden eine endlose Liste von leckeren und lächerlichen Speisen, darunter: Fressuren und Frikassees, Frikadellen und Sardellen, Hotschpotsch und Porritsch, Kappesköppe und Kusskuss, Froschschenkel und Schweineschmalz, Spießchen und Radieschen, Sprotten und Schalotten, Stockfitz und Eierfritz, sechzehn Sorten Torten und achtundsiebzig Konfitüren. Und wenn es all dies und hunderte bewunderte Speisen mehr gibt – sollte man sich da nicht den Bauch vollschlagen?

Der Sprichwortschatz aller Völker erinnert gern an diese unersättliche und unüberhörbare fettgepolsterte Höhlung, welche stets die richtige Zeit kennt und sich nicht auf später vertrösten läßt. Ein voller Bauch strengt sich nicht gerne an, läßt sich jedoch leicht zum Tanz verleiten: «Vom Wanst kommt der Tanz», heißt es, nicht so gut gereimt wie im Französischen: «De la pance vient la danse», und folglich: «Ein Dickwanst hat ein rotes Gesicht.» Der Bauch ist ein Tyrann: bald will er fressen, bald seine Ruhe haben, dann wieder: sich entleeren. Viele machen ihn zu ihrem angebeteten Gott und bringen ihm gerne die reichsten Opfer, und das im wahrsten Sinne des Wortes! Im Oktober 1655 schrieb Peter Schuhmacher, Arzt in Löwen, dem Kollegen Thomas Bartholinus in Kopenhagen einen Brief (*Epistolarum medicinalium*

[...] centuria II, 81 [1663, 663 f.]) und berichtete ihm darin
von einem zehnjährigen Mädchen aus Brabant, das er auf
dem Jahrmarkt von Falkenburg hatte besichtigen können.
Das Kind, das sich in einer Schaubude nackt sehen ließ, bestand, von der Brust bis zu den Fersen, quasi nur aus einem
ungeheuer dicken Bauch, dessen Decke so stramm wie ein
Paukenfell gespannt war, so daß die Kleine darauf trommeln
und dazu «ich weiß nicht was mit rauchiger Stimme» singen
konnte. Das Volk strömte in Scharen herbei, um dieses Wunder zu sehen und um das Eintrittsgeld in die Vertiefung des
Bauchnabels werfen zu können: «da lagen schon einige
dreißig und mehr holländische Stuyvers», wahre Bauchop-
fer! Umgekehrt ist «leerer Bauch ohne Freude», ein hungri-
ger Magen hört auf nichts – außer auf sein eigenes Knurren.

Bauch bedeutet – und nicht nur für Kinder – geheimnisvolle dunkle Höhle, in der wabbelige Wesen hausen und
schmausen, rumpeln und pumpeln, zwacken und placken,
ja sogar ihre Stimmen erheben, schreiend oder redend. Einige Heilige sollen schon als Föten im Mutterleib geweint,
wenn nicht gar gesprochen haben; zum heiligen Patrick riefen einige Kindlein aus ihrer Mutter Bauch: «Komm, heiliger
Patricius und errette uns!» Schon im 16. Jahrhundert
machte ein Kriminalfall von sich reden, in welchem ein
Ventriloquist (Bauchredner) seine Kunst ausnützte: Er ließ
die Seelen verstorbener Gatten oder Väter sprechen, um
sich Vorteile – eine begehrte Frau oder Geld – zu verschaffen. Ein sizilianisches Märchen mit dem Titel *La panza chi
parra* (*Der redende Bauch*) erzählt, da habe einmal ein Prinz
eine Frau haben wollen, die mit dem Bauch sprechen
könne. Auf den Rat seiner Minister schickt der König den
Fürsten Butera mit zwölf Malern in alle Welt, und da trifft
Butera in der Tat ein bemerkenswertes Mädchen. In ihrem
Haus sucht er nachts ein Licht, so «trat er in die Kammer, wo
die junge Frau schlief. Als er näherkommt, fühlt er etwas,
und er berührt den Bauch: ‹Rühr mich nicht an, ich gehöre
dem König.› Er zieht die Hand zurück und berührt noch einmal. – ‹Ich habe dir gesagt, rühr mich nicht an, ich gehöre
dem König.› Der Fürst kehrt zum Maler zurück: ‹Hört mal,
so und so: da drinnen ist eine junge Frau, die spricht mit
dem Bauch.› – ‹Na gut, morgen mache ich ihr Porträt, und

das bringen wir dann dem König.› Tags darauf, kaum sind sie aufgestanden, macht der Maler die Zeichnung und [...] das Bildnis; [...] dann kehrten sie in die Heimat zurück. Die anderen Hofleute mit den Malern versammelten sich auch [...], und als alle beisammen waren, hält man einen Ratstag, und der König sitzt auf dem Thron. Der junge König hatte an allen Porträts etwas auszusetzen. Da stand Fürst Butera auf: ‹Majestät, wenn Euch dieses Bild nicht gefällt, gibt es für Euch keine Frau.› Und er reicht ihm das Bild, das er um den Hals hängen hatte. ‹Die gefällt mir›, sagte der junge König, ‹aber kann sie mit dem Bauch sprechen?› – ‹Majestät, jawohl. – Also, dann ist sie meine Frau.›» Und nach Überwindung einiger märchenhaften Komplikationen wird dann in der Tat die Hochzeit gefeiert – mit einer Frau, welcher ihr sprechender Bauch garantiert den geringsten Seitensprung untersagen wird.

Bäuche sind märchenhaft oder auch sagenhaft-unheimlich geheimnisvoll. So fördert denn eine Öffnung dieser Geistergruft durch Chirurgenhände, gelegentlich oder auch öfter, Unerwartetes zutage (siehe die Messerschlucker-Histörchen beim Rachen), Unglaubliches, das nicht zuletzt auch durch ebensolche Chirurgenhände in das Kuddelmuddel der Leibeshöhle hineinpraktiziert wurde. Die italienische Tageszeitung *La Repubblica* liefert uns am 8. November 1995 auf der mit *Cronaca* betitelten Seite gleich mehrere Fälle von überraschender Bauch-Speleologie: Ein Mann aus Brindisi lebte acht Jahre lang mit einer im Jahre 1987 bei einer Operation im Spital vergessenen Pinzette im Leib. Seine andauernden Bauchschmerzen wurden als simple Koliken ausgelegt. 1995 ließ er sich schließlich durchleuchten und abermals operieren; das Instrument wurde entfernt, die Polizei benachrichtigt, ein Strafverfahren eröffnet.

Der Kasus erinnerte an andere sagenhafte Ereignisse in der Region Apulien: Da war doch diese Antonia Zizzi im Spital von San Giovanni Rotondo gewesen (dem berühmten Ort, wo der stigmatisierte Padre Pio so viele Wunder wirkte!), und auch bei ihr hatten die Wund- (nicht Wunder-)ärzte ein Zänglein liegen lassen, das dann eine zweite Operation notwendig machte. Und in Fasano, unweit dem genannten Brindisi, hatte man der 24jährigen Vittoria Bagorda die

Bauchhöhle geöffnet, irgend etwas Störendes entfernt, aber dafür eine Binde liegen lassen: Diese zwei Meter Gaze formten nach Verheilen des Eingriffs ein düsteres Knäuel, das andere Chirurgen wiederum für einen Tumor hielten: Neue Operation und – ein neuer Kasus von Schlamperei. Die römischen Leser können aufatmen: Solche Unmöglichkeiten ereignen sich tief da unten, am Absatz des italienischen Stiefels, aber doch nicht in der Hauptstadt!

Aber selbstverständlich doch auch in Neapel. Dort fanden, wie *La Stampa* unter der Überschrift *Uccisa dalla malsanità* am 30. August 1996, kaum ein Jahr nach den apulischen Schrecklichkeiten, berichtet, die Ärzte des Ospedale Nuovo Pellegrini im Bauch der nach vierjähriger schmerzenvoller Krankheit verstorbenen Rentnerin Emilia Del Balzo ein bei der letztvergangenen Colon-Operation vergessenes zwanzig Zentimeter langes Drainage-Schläuchlein als Todesursache. Man wird nicht lange warten müssen, bis die nächste Zeitungssage aus dem Süden in einer Gazette Norditaliens erscheinen wird. Die Italiener bekommen Heißhunger, wenn sie nicht diese Enten aus dem Mezzogiorno zu futtern kriegen. Doch seien wir hierzulande vorsichtig: Wenn solche Affären in deutschen Zeitungen nicht erscheinen sollten, bedeutet das nicht, daß sie sich nicht auch ereignen. ‹Malsanità›, das ist schlechte oder falsche medizinische Versorgung. Zu Risiken und Nachwirkungen fragen Sie Ihre Nachbarin im Sprechzimmer Ihres Arztes oder Ihren Mitreisenden im Bus zu einem Krankenhaus.

Magenbeschwerden

DER große Galenus aus Pergamon, auf Einladung des Marcus Aurelius nach Rom gelangt, berichtet in seiner an Epigenes gerichteten Schrift *De praenotione* (um 178 n. Chr.), wie er in den Palast des jungen römischen Imperators Commodus, Sohn des Antoninus Pius, gerufen wurde, weil der hohe Herrscher an Bauchgrimmen litt. Dort habe er drei andere Ärzte schon geschäftig getroffen, und die seien, nachdem sie den kaiserlichen Puls betastet, der Auffassung gewesen, der Patient leide an einer Fieberattacke.

Und dann befühlt Galenus das Handgelenk des Commodus und diagnostiziert eine Magenverstimmung und erfährt die lobende Zustimmung des Herrschers: «Das ist es; genau das ist es, was du gesagt hast!» Da Eigendiagnose und Fremddiagnose so gut zueinander passen, erfährt Galens Schützling die richtige Behandlung: nicht gepfefferten Wein wie ihn der Arzt dem Mann aus dem Volke verschreiben würde, sondern einen Bausch aus Purpurwolle mit warmem Nardenöl, der dem Kaiser auf den «Magenmund», das heißt auf die Bauchdecke in der Gegend der Kardia (Einmündung der Speiseröhre in den ‹Fundus›, sprich den oberen Teil des Magens) gelegt wird. Der schon Genesende trinkt dann noch zusätzlich Sabinerwein mit Pfefferzusatz und ist bald wieder wohlauf.

Der hier so vorsichtig gepflegte Körperteil, im weiteren Sinne ‹gaster› (Bauch), im engeren ‹stomachus› geheißen, wird 1601 von Ambroise Paré und Peter Uffenbach in der *Wundt-Artzney (114)* so beschrieben: «Der Magen ist ein gemeine Speißkammer deß gantzen Leibs, eine Wohnung der Begierde oder Lusts zum Essen und Trincken durch Krafft der Nerven, so sich in seinem Eingang oder obersten Munde [befinden] und von dannen in seine gantze Substantz hinein begeben.» Die Therapie des Galenus zielte also auf eine Besänftigung der Magennerven seines kaiserlichen Patienten ab, ganz so wie ein modernes chemisches Mittel gegen eine heftige Diarrhö die erregte Überaktivität unserer Verdauungsorgane ruhigstellen soll. In der Tat ist dieser Magen, von Gestalt «rund und ablang [länglich] gleich einer Sackpfeiffen [Dudelsack]», ein recht empfindliches Organ, und nicht selten verkehrt es seine Essens-Lust (welcher sich die Gastronomie widmet) in schmerzhaften oder doch zumindest ärgerlichen Verdruß und verwandelt dabei, höchst sauer reagierend, die köstlichen Speisen und Getränke eines Gastmahls in eine widerliche Brühe, wie Johann Baptist von Helmont in einer Geschichte in seinem Buch *Aufgang der Artzney-Kunst* (290/28) bezeugt: «Mein Stieff-Bruder hatte sich zu Mecheln ohngefähr bey acht Tagen etwas übel befunden von einer Gasterey, dabey man starck getrunken. Der Arzt selbiger Stadt hatte ihm etwas zu Brechen eingegeben, davon er sich alle Tage zwey mal gebrochen, deßwegen er den Tag zuvor geschrieben, er wollte folgenden Tages von Mecheln zu uns nach Brüssel kommen, deßwegen er sich schon gestiefelt und gantz auff die Reise gerüstet, mußte aber selbigen Tages noch vor Mittag die Schuld der Natur bezahlen [sein Leben lassen] [...], da denn ein schwärtzlichter Safft oder ein Blut, so daselbst [im Magen] verdorben war, von ihm gangen. Als man seinen Cörper eröffnet, ward in demselben anders kein Mangel befunden als nur, daß in dem Magen eine schwärtzlichte Jauche herumbgeschwommen und das untere Magen-Thor versperrt war.»

Ungemein empfindlich – gleich ob bei Säuglingen, Kindern, Erwachsenen oder Greisen – ist der Magen an seinen Innenwänden, aber verletzbar ist er eben auch von außen, und an einer Durchbohrung des Magens anläßlich einer der unzähligen Messerstechereien hat schon manchermann sein Leben lassen müssen. Joseph Schmid erzählt einen seltsamen Fall aus seiner reichen Augsburger Chirurgen-Praxis (*Spiegel der Wund-Artzney*, 102). Einem jungen Mann namens David Kingerlin habe ein «verwegenes Weibsbild ledigen Stands nahmens Susanna Forsterin ohne Ursach [...] ein neu geschliffenes Messer unversehens in den Bauch gestossen, welches den Magen getroffen, daß sich [et]was von der Speiß herauß [be]geben. Die Thäterin lieff darvon und ließ das Messer im Bauch stecken, so ihme [das hat ihm dann] ein kleiner Knab herauß gezogen. Er ward in ein Hauß geführet und auff die Stiegen gesetzt, da klagte er, wie ihme das Gesicht vergieng. Ich wurde alsbald darzu erfordert, fand ihn schon halb todt, gantz kalt, verband den Stich, aber es kam alsbald der Krampff und Spasmus, er schlug mit Händen und Füssen, daß man ihn heben [halten] must, krümbte das Maul und biß mit den Zähnen, [...] gab also in einer Stund sein junges Leben auff. Sein Alter war 23 Jahr, und weilen er noch bey Leben war, liesse ich ihm die Schuhe an den Füssen umbwechseln, den rechten Schuh an den lincken, den lincken an den rechten Fuß thun, und er lag also todt darinn. Deß andern Tags wurde die Thäterin gefangen; man brachte sie wieder in die Stadt und ward den 18. Julii [1654] allhie mit dem Schwerdt gericht.» Ein klarer Fall von Schuld und Sühne, sollte man meinen, obwohl das fehlende Motiv für den Mord jeden Krimiliebhaber irritieren muß. Aber vielleicht war die Täterin nach damaligem Glauben eine Hexe? Warum sonst hätte der Herr Wundarzt dem schreienden Opfer die Schuhe umgekehrt angezogen? Ohne Zweifel handelt es sich um einen magischen Brauch, doch sein eigentlicher Zweck bleibt mehrdeutig. Entweder hält der Chirurg den Patienten für verzaubert, und er muß das an seiner Gesundheit Verkehrte abermals umkehren. Oder aber: Er möchte den ins Jenseits Reisenden, der für seinen Weg feste Schuhe braucht, daran hindern, allzu rasch diese Erde zu verlassen. Noch plausibler ist die Erklärung, Schmid habe in der Tat die Mörderin für eine Hexe gehalten und ihrem verzauberten Messerstich mit einem Gegenzauber durch Kreuzen der Schuhe entgegenwirken oder sie auf diese Weise bannen wollen: In der Tat wurde sie ja schon am nächsten Tag gestellt.

Nach der Kriminalhistorie sei hier noch an eine berühmte amouröse Geschichte erinnert, denn Liebe geht ja bekanntlich durch den Magen. Charles Dickens, der große englische Witzbold der ersten Hälfte des 19. Jahrhunderts, hat dieses Sprichwort in seinen *Pickwick Papers* (1837) ein wenig ins Gegenteil verkehrt, wenn er uns im zweiten Kapitel folgende Short Story auftischt. Der Erzähler ist Alfred Jingle, ein reisender Schauspieler und Schurke, und, nach seinen spanischen Erlebnissen und Eroberungen befragt, berichtet er in seinem unverkennbaren Telegrammstil: «Eroberungen! Tausende. Don Bolaro Fizzgig – Grande – einzige Tochter – Donna Christina – bezauberndes Geschöpf – liebte mich hingebungsvoll – Vater eifersüchtig – seelenvolle Tochter – hübscher Engländer – Donna Christina in Verzweiflung – Zyankali – Magenpumpe in meinem Portmanteau – Operation ausgeführt – der alte Bolaro in Ekstase – willigt in unsere Verbindung ein – Händchengeben, Tränenströme – romantische Geschichte – echt wahr.»

Darm, Gedärme

DAS Prinzip des lebendigen Wechsels von Nahrungsaufnahme, Energiegewinnung und Abfallausscheidung gehört zu den ursprünglichsten Gesetzen der Tiergeschich-

te; selbst die primitivsten Lebewesen haben einen Verdauungstrakt. Schon aus diesem Grund ist der Darm und auch
sein Endausgang kein Gegenstand des Gelächters, sondern
eine durch und durch (die Redensart ist hier wohl angebracht!) ernsthafte, ja geradezu eine mit Problem-Zonen
und -Zotten besetzte Angelegenheit. Der Darm des Menschen ist auch nicht einfach ein Rohr von sechseinhalb Me-
tern Länge, das sich in etwa mit den 16 Fuß langen Windungen und Krümmungen eines Waldhorns vergleichen
ließe: So glatt wie die Puste des Hornisten läuft der Speisen-
brei nicht durch diese Verdauungsröhre. Die Kompliziert-
heit ihres inneren Aufbaus, ihre differenzierte Funktions-
tüchtigkeit, aber auch ihre vegetativen Störanfälligkeiten
lassen sich höchstens mit denen eines modernen Atom-
kraftwerks vergleichen – mit dem gewaltigen Unterschied,
daß der Supergau des Darms, ‹Miserere›, Gott-erbarm-Dich,
geheißen (davon wird noch die Rede sein), nur einen einzelnen Menschen, niemals aber eine ganze Region als Kata-
strophe heimsuchen kann. Das hat die Natur eben doch klü-
ger eingerichtet als die Energie-Technologie.

Um diesem verwickelten und wackligen Transportsy-
stem in unserem Leibe auch nur halbwegs gerecht zu werden, bedarf es zumindest einer Nachhilfestunde bei einem
der bedeutendsten Ärzte der frühen Neuzeit, dem Wilhelm
Fabry aus Hilden nämlich, der sich 1615 in Bern als Stadtarzt etabliert hatte und nach einigen Dienstjahren den Herren Stadträten an der Aare mit der Beredsamkeit eines Mannes vom Niederrhein klarmachen mußte, daß das Sezieren
menschlicher Leichname nur Vorteile für den Fortschritt
der Medizin und die Gesundung kranker Patienten bringe.
Er liefert den Hohen Herren 1624 einen Gratis-Einfüh-
rungskurs in die menschliche Anatomie, betont dabei immer wieder die wunderbare Beschaffenheit des Mikrokosmos Mensch und verbindet seinen unerschrockenen
Forschergeist und seine sezierende Hand mit dem Bewußtsein, daß es zur heilenden Anwendung der anatomischen
Erkenntnisse allemal auch der Gnade des Schöpfers be-
dürfe. Gott, Arzt und Patient bindet er so in eine Dreiecks-
beziehung; der Medicus ist zudem den ärztlichen Traditio-
nen ebenso wie seinen eigenen langjährigen Erfahrungen

verpflichtet; der Patient seinerseits ist eingebunden in seine nicht immer von der Vernunft regierten Lebensumstände, zu denen, leider!, auch die Beziehungen zu unwissenden Heilpraktikern gehören.

Beschaffenheit und Funktion der menschlichen Gedärme erklärt uns Doktor Fabricius in seiner *Fürtrefflichkeit der Anatomy* (167–171) folgendermaßen: «Wann nun die Speiß und Tranck im Magen verdauwet und gleichsam als in einem Brey gekochet, so offnet sich der underste Mund des Magens und fährt die Speis hinab ins Gedärm: Deren hat jeder Mensch, wie [der Basler Anatom Kaspar] Bauhinus und andere bezeugen, ich auch selbst in dissectionibus anatomicis [beim Sezieren] gesehen hab, ungefehr sechsmal so lang als er [der Mensch] ist. Und obwohl es von dem Magen bis zum Afftren nur ein einziger Darm ist, werden sie dennoch wegen ihrer Gestalt, Größe oder Kleine, Sitz, Ampt [Funktion] etc. in sechs unterschieden. Den ersten, so am untersten Magenmund anfahet, nennet man Duodenum [Zwölffingerdarm], darum daß er gemeinlich zwölf Fingers lang ist. 2. Ieiunum [‹Nüchterner›, Leerdarm], dieweil solcher Darm gemeinlich lehr gefunden wird. [...] Den dritten Darm nennen die Anatomisten Ileon [Ileum, ‹Gewundener›, Krummdarm]. [...] Dieser Darm ist der lengste unter allen.»

Fabry nennt hier zunächst die drei Abschnitte des Dünndarms (intestinum tenue), der in der Tat mehr als fünf Meter lang sein kann, aber nicht die Ausdehnung eines Schiffstaues besitzt, wie das die Maler suggerieren wollen, die uns (wie etwa Nicolas Poussin, 1628/29, heute in der Vatikanischen Pinakothek) das Martyrium des Hl. Erasmus recht drastisch vor Augen führen: Da haben die wilden Schergen den armen Mann aufgeschlitzt und ziehen ihm nun den Dünndarm aus der Leibeshöhle zu einer in der Nähe stehenden Winde, auf welcher sie das heilige Eingeweide aufrollen wie ein nasses Seil. Durch ein Mißverständnis also ist Erasmus zum Patron der Seeleute geworden: Sein Attribut, diese Darmrolle, wurde als Seilwinde ausgelegt, und zahlreiche Votivbilder in mancherlei Wallfahrtskirchen an den Gestaden des Mittelmeeres bezeugen noch heute, wie oft der Heilige mit der Seilwinde die Schiffer aus ihrer Seenot gezogen hat. Doch noch einmal zurück zu unserem barocken Anatomie-Lehrer! Der fährt fort: «Folget nun von den größen und faisten Därmen [Dickdarm], deren sind gleichfalls drey. Den ersten nennet man Monoculum [Einaug] oder Caecum [Blinddarm], drum daß er nur einen einzigen Ingang und keinen Ausgang hat, mag auch wohl wegen seiner Form und Gestalt der Sack genennet werden. [...] Den andren der großen Därm nennen die Anatomisten Colon, von einem griech'schen Wort her genommen, welches lateinisch heißt retardo (ich halte auff), drumb daß in solchem Darm wegen seiner Weite und Viele der Kameren, die Excrementa oder Wust lang auffgehalten werden, daher sie dann auch in solchem Darm allererst den bösen und faulen Gestanck überkommen. [...] Es ist aber solcher Darm darumb so groß, weit und mit vielen Cellulis oder Kameren von Gott versehen, damit die Excrementa oder Wust der Speisen, wie dann auch die Bläste [Blähungen] im selben sich konten versamlen und auffhalten, sonst müßte der Mensch gar zu offt die Hosen auffbinden, welches dann unkumlich [unangebracht] und unhöfflich sein würde. [...] Den dritten und letzten der großen Därm und sechsten in der Zal nennet man Rectum, drumb daß er recht [gerade] ist und keine Krümmen hat. Die Teutschen nennen ihn den Mastdarm oder Affterdarm. Hat seinen Anfang zuoberst des Creutzbeins, da sich der Colon endiget. Am End dieses Darms hat es einen musculum oder Mäußlein, zurings umb den Darm, durch welches Behülff gemelter Darm sich offnet und wiedrumb verschleust, wenn sich die Natur von ihren excrementis gereiniget hat.»

Fabricius übergeht in seiner Beschreibung den an den Blinddarm angehängten Wurmfortsatz (Appendix), der bekanntlich wegen der sogenannten Blinddarmentzündung zu der heutzutage am häufigsten durchgeführten Unterleibsoperation Anlaß gibt. Was das Colon oder den Grimmdarm anbetrifft, so hätte er unterscheiden können zwischen einem in der rechten Weichengegend zunächst aufsteigenden, dann unterhalb des Magens nach links querverlaufenden und schließlich auf der linken Seite wieder abwärts verlaufenden Teil (Colon ascendens, transversum und descendens). Auf der anderen Seite kennt er schon die segensreiche Einrichtung der ‹Bauhinschen Klappe› (‹Valvula Bauhini›), welche den Rückfluß von Fäkalien aus dem Dickdarm in den Dünndarm (oder gar über den Magen in die Speiseröhre) verhindert; er nennt sie «ein Schloß von zähen und starcken Fellen, von Gott auffs allerkünstlichste erschaffen» und malt uns aus, wie schrecklich es wäre, wenn «die faulen stinckenden Dämpfe und Bläste ohn Underlaß aus dem großen Undergedärm durch das kleine Gedärm hinauff bis in den Magen ziehen» könnten.

Verwicklungen, Verletzungen

DENN mit den so beschriebenen Gedärmen hat der Mensch (insbesondere im Kindes- und Greisenalter) ohnehin schon Beschwerungen genug – kein Wunder bei einem Organ, das eine durch Fältelungen und Ausstülpungen vielfach erweiterte Oberfläche und durch Millionen von einzelnen Nahrungsbearbeitungs-Betrieben ungemein sensibles System für Energiegewinnung und Abfallentsorgung darstellt. Wie einem Darmkranken im 17. oder 18. Jahrhundert zumute gewesen sein mag, erfahren wir ungefähr aus einem zeitgenössischen fiktiven Prosastück. *Gil Blas*, der spanische Abenteuer-Held im gleichnamigen Schelmenroman des Franzosen Alain René Lesage (1715), ist einer Räuberbande in die Hände gefallen und plant, als die Bösewichter eine schöne junge Dame in ihre Gewalt gebracht haben, einen zweiten Fluchtversuch (der erste war an der Wachsamkeit des brutalen Negers Domingo gescheitert) – zusammen mit der schönen Frau, versteht sich. Er täuscht (1. Buch, Kap. X) listig eine Kolik vor: «Ich legte also los mit Zähneknirschen, Grimassenschneiden und fürchterlichen Zuckungen und sprang wie verrückt herum. Dann wurde ich plötzlich ganz ruhig, wie wenn meine Schmerzen ein wenig nachgelassen hätten. Einen Augenblick später fing ich wieder an, mich auf meiner Pritsche in die Luft zu werfen und mir die Arme zu verrenken.» Die Räuber lassen sich in der Tat von diesen gut gespielten Symptomen täuschen und greifen nun zu den Heilmitteln, die ihnen vertraut sind: «Der eine bringt mir eine Flasche Schnaps und läßt mich die Hälfte austrinken, der andere verpaßt mir gegen meinen

Willen ein Klistier mit Mandelöl, noch einer macht ein Tuch heiß und legt es mir brennend auf den Bauch. Vergebens schrie ich um Barmherzigkeit, sie schrieben meine Schreie auf das Konto meiner Kolik und ließen mich schreckliche wirkliche Schmerzen leiden um mir diejenigen zu vertreiben, unter denen ich doch gar nicht litt. [...] Dieses Theater dauerte fast drei Stunden lang.» So verzichten denn die Räuber am nächsten Tag darauf, Gil Blas auf ihren Raubzug mitzunehmen und ziehen alleine los. Es fällt Gil nicht schwer, der Köchin Léonarde die Schlüssel zum Tor abzuzwingen, und so kann unser tapferer Schelm, mit Geld, Pferd und Dame (sie heißt dann Doña Mencia de Mosquera) dem Räubernest entfliehen.

Gil Blas wußte, wie echtes Bauchweh wirkt und wie leicht man einen Patienten mit Darmkrämpfen nachahmen kann. Leibschmerzen waren, damaligen Ernährungsgewohnheiten entsprechend, in früheren Jahrhunderten verbreiteter als heute. «Für das Bauchweh» empfiehlt der alte Sextus Platonicus noch 1575 folgendes probates Mittel: «Nimm den Knoten von einem Hasenfuß und bind denselben auf den Bauch, das heilt wunderbarlich.» Der Hasenknöchel (Denkvorgang: Das Schnelle fördert die Verdauung, das Harte vertreibt den harten Stuhl – oder so ähnlich) mag ja nun bei manchem Bauchgrimmen geholfen haben, in Notfällen bewirkte er nur ein Verschleppen der Not.

Ein seriöser Arzt wie der Amsterdamer Chirurg Paul Barbette machte es sich bei Darmbeschwerden seiner Patienten sicherlich nicht so einfach. Aus einem der von ihm geschilderten Fälle (*Opera omnia*, 170) geht aber auch hervor, wie sehr die Menschen seines Jahrhunderts unter komplizierten Darmbeschwerden zu leiden hatten. Bemerkenswert ist dabei, wie der Arzt die Beschwerden, Schmerzen und Leiden einer Patientin ohne besondere Rührung schildert: «Die ehrenwerte Frau N. le Roux, von sanguinischer Natur und mehr als 55 Jahre alt, geriet zwischen Gröningen und Amsterdam in einen heftigen Sturm und konnte noch sieben Tage danach nichts von sich geben. Nach Hause zurückgekehrt, bat sie mich um ein Abführmittel, das ich ihr, nach Gebrauch des Klistiers, verschrieb. Aber sie erbrach das Abführmittel, und das Enema [der

Einlauf] zeitigte keine Wirkung. Am nächsten, das heißt dem achten, Tage nahm sie verschiedene andere, aber stärkere Mittel, um eine Entleerung herbeizuführen, aber mit betrübendem Erfolg. Am einundzwanzigsten Tage der Krankheit sagte sie, irgendein Eingeweide sei jetzt geplatzt, doch behielt sie einen klaren Kopf. Am einundzwanzigsten gab sie den Geist auf; am zweiundzwanzigsten öffnete ich den Leichnam, konnte aber weder in der Magengegend noch bei den Gedärmen irgendetwas finden, das eine Todesursache verraten hätte. Darüber war ich erstaunt. In Gegenwart der Hebammen wollte ich daher die Gebärmutter untersuchen, und dabei fand ich den Dickdarm nicht weit vom Mastdarm geplatzt und die Darmwände zerrissen.»

Nicht immer verliefen Fälle von hartleibiger Verstopfung so tragisch. Der Mundschenk des dänischen Königs hatte einst, so erzählt Rudolph Huber (*Florilegium historicum oder historischer Lust- und Blumengarten.* Schaffhausen 1665, 356) nach Thomas Bartholinus («in hist. Anatom. cent. 5, S. 93») 18 Tage lang keinen Stuhlgang; drei verschiedene Klistiere verschwanden zusätzlich in seinem Leib, alle Arzneien halfen nichts. Doch der Mann gab nicht so mirnichtsdirnichts auf; er ließ «hinderrucks und unwissend der Ärzte seine guten Freunde zu sich kommen, trank unterschiedliche Becher guten Rheinischen Weins und wollte also mit ihnen ablezen. Was geschieht? Nachdem er also des Weines, dessen er gewohnet war, einen guten Theil zu sich genommen, entsteht ihm ein Gerümpel in dem Bauch, bekommt völlige Öffnung des Leibs und gelanget, mit höchstem Erstaunen der Ärzte, in kurzer Zeit zur vollkommenen Gesundheit.»

Doch soll hier keine faule Stimmung in bezug auf die Anfälligkeit der Gedärme gemacht werden. Tausende von Darmoperationen sind, wie wir alle wissen, unter den Händen geschickter Ärzte erfolgreich verlaufen. Unser Doktor aus der Gascogne, Guillaume Loyseau, schildert einen solchen Kasus ebenso schlicht wie prahlerisch (*Observations*, 53): «Zwischen Moncla im Perigord und Bergerac im Dorfe Maillots erhielt ein Neffe des Herrn Durand de Peissonat einen Stich mit dem Degen unterhalb des Nabels auf der linken Seite; dabei wurde das Peritonaeum [Darmfell] durchbohrt und einer der großen Därme verletzt, aus welchem die kotigen Exkremente austraten. Den heilte ich in wenigen Tagen mit meinem hervorragenden Kunstbalsam.» Und selbstverständlich weiß auch der zitierte Joseph Schmid aus Augsburg von mancherlei Darmverletzungen zu berichten. Besonders schwierig gestaltet sich eine Heilung der Gedärme, wenn sie, nach einer äußerlichen Verletzung, aus dem Leib getreten sind und wenn – so etwa 1633 bei einem Soldaten im Lazarett in der Kornschranne zu Nördlingen – «ein gantzer Busen voll Därme herauß gelegen». Schmid stopft sie dem Kerl einfach wieder hinein und heilt ihn – angeblich – «glücklich und wohl». Nicht so allerdings bei einer Augsburger Magd, die im selben Jahr auf unglückliche Weise von einem Schuß getroffen worden war, und zwar «in den Bauch, daß die Därmen herauß fielen, die Magd sanck dahin, man trug sie in das Beth, und ward ich zu ihr erfordert [gerufen]; ich aber war nicht zu Hauß, da holte man meinen Bruder, Balthasar Schmid, der kunte nun mit den Därmen nicht zurechte kommen, [immer] wann er sie gleich hineinbracht, wischten sie ihme gleich wieder herauß. Man holte mich abermalen, denn unterdessen war ich heimkommen, da that ich die Därmen wohl hinein mit warmen trockenen Tüchern und verband die Magd; sie war in ihrem Sinn wohlauff, aber ich hatte meine Signa [Todesvorzeichen] schon wahrgenommen, sprach absonderlich [sie beiseite nehmend] zu der Frauen, die Magd werde bald sterben [...]. Da verwunderten sich die Leuth darob, sagten, sie sehe doch wohl auß und seye auch nicht schwach, aber es gieng nach meiner [Vorher-]Sage, und starb die Magd zu Abends noch, ohne sonderliches Vermercken, dann ich wahrgenommen, daß die Därm verletzt gewesen» (*Spiegel der Wund-Artzney*, 105).

Verschlungen sind die Wege der Gedärme; seltsam, daß noch niemand sie zum Sinnbild des menschlichen Lebens erkürt hat.

Erleichterungen und die schnelle Katharina

FÜR eine ähnlich üble Darmverstopfung bei einem schwäbischen Zimmermeister namens Peter Federlin fand unser Augsburger Stadtwundarzt Schmid im Jahre 1633 sehr wohl eine ungewöhnlich konkrete Ursache (*Spiegel der Wund-Artzney,* 101). Der Mann war, nach Abschluß von Dacharbeiten zu einer «Ergötzlichkeit» eingeladen gewesen und hatte beim Essen von Schweinebraten mit Kraut «ein grosses Bein mit zween Vorschüssen [Knochen mit Vorsprüngen, Auswüchsen], ohn Zweifel vom Ruckgrad des Schweins hinab geschluckt». Der hinzugezogene Doktor wußte für die schrecklichen Schmerzen weder eine Erklärung, noch eine Hilfe beizubringen. Dieses Mal war es der «niedere» Heiler, nämlich der Chirurg Schmid, der, einen Eingriff in die Düsterkeiten des Enddarms und eine explosive Entleerung nicht fürchtend, die Rettung bewirkte: «als ich den Patienten visitirte, kundte ich nichts sehen, er aber schrie je länger je mehr über seinen Bauch, und wollten ihm anfangen, die Stühl übersich zu stossen [oben herauszukommen]. Man kam abermalen zum Doctor [medicus], es war nun das vorige Wesen, ich muste nochmalen zu ihme schauen, und als ich mit einem Instrument in den Mastdarm fühlet, so spürte ich was Hartes, und daß ich nicht fort [weiterschieben] köndt. Da ließ ich Herrn Doctor Johann Henis zu dem Kranken erfordern und weisete ihm die Beschaffenheit im Hintern, da war kein ander Mittel, als daß ich den Mastdarm mit einem Laucher [Öffner] [et]was auffschraufte, und langte mit einem Kornzänglein hinein, ergriff das Bein [den Schweinsknochen] und zog es ihm gemächlich herauß. Da gieng alles miteinander [los], als wie aus einem Hefenfaß, so der Spond herauß fället, und wurde der Zimmermann alsbald gesund.»

«Die Stühl übersich stoßen» bedeutet, ganz brutal gesagt: den Kot auskotzen. Schlimmer lesen sich in der Tat Berichte über den ‹Ileus›, eine Darmverschlingung, die den populären Namen ‹Miserere› ([Herr] erbarme dich) trug. Christoph W. Hufeland (*Enchiridion,* 505) stellt 1836 folgende Diagnose für dieses heulende Elend: «Hartnäckige Leibesverstopfung, Erbrechen des Genossenen, dann der Magensäfte, zuletzt der Exkremente, heftige Schmerzen im Unterleibe», und er warnt vor der «Gefahr der Entzündung [...], Lebensgefahr». Denn der Tod sei gerade dann nahe, wenn der Patient sich, nach plötzlicher Entleerung stinkenden Stuhls, befreit fühle. Der Arzt arbeitet mit Aderlaß und Opium, ganz zuletzt setzt er Quecksilber ein; viel Hoffnung hat er bei diesem Geschäft nicht.

Unter den Verdauungsstörungen ist der Durchfall (die Diarrhöe), auch Durchlauf, Durchmarsch genannt, die gewöhnlichste und dennoch höchst selten eine angenehme Befindlichkeit von Magen und Darm. Grimmelshausen verrät uns in seinem *Simplicissimus* (Buch II, Kap. 9) eine zeitgenössische Metapher für diese Unpäßlichkeit: Eine schlanke Frau, erklärt der einfältige Simplicius den Gästen seines Herrn Stadtkommandanten von Hanau, sehe so mager aus, «als wenn sie acht ganzer Wochen die schnelle Katharina gehabt hätte» – angespielt wird auf den Katarakt und den Katarrh, also das Herabstürzen von Flüssigkeiten. In der Schweiz sagt man heute, jemand habe den ‹Tutswit› (vom Französischen ‹tout de suite›, plötzlich, sofort) bekommen, müsse also ein sehr eiliges Geschäft verrichten. Doch nicht immer ist diese Überreaktion des Darms eine lustige Angelegenheit.

Johann Baptist van Helmont schildert uns 1683 (*Aufgang der Artzney-Kunst*, 289/22) einen unter Schwierigkeiten verlaufenen Kasus folgendermaßen: «Ich erinnere mich allhier eines jungen Menschen, der bey guter Gesundheit war und guten Lust zum Essen hatte. Der aß frühmorgens etliche frische wohlzeitige [reife] Maulbeeren, die doch genugsam ausgewaschen waren, mit einem Butterbrod. [...] Bey einer halben Stunde hernach verfiel ihm die Lust zum Essen gantz und gar, und fand sich eine Colick und Reissen mit einem solchen Durchlauff, daß er alle Tage auf die siebenzig Mal zu Stuel gehen müssen und es wie eine weiße Milch von ihm gegangen. Die Ärzte gaben ihm alsobald vom Hertzen treibende Sachen, sowohl inwendig als auswendig zu gebrauchen, nemlich Quittensaft mit Alkermes [Grana Chermes, Karmesinbeere von der Ilex coccigera], Diarhodon-Pulver [aus trockenen Rosen zubereitet], von Graunicht (spodio) [Augennicht, Nicht, Nihil: ein Abfallprodukt der

Messing-Gießerei], fröhlichmachende Dinge von Hyacin-
then und dergleichen. Indessen wurden ihm viel Clystire
gegeben von Käse-Wasser, darinnen man Stahl abgelöschet
und was dergleichen Händel mehr gewesen: Aber alles vergebens.» Dann kam Helmont: Er kam und sah und siegte:
Dem armseligen Patienten verabreichte er «zwey hartgesot-
tene Eyer-Dotter mit Rosen-Essig vermischet», und die Gesundung stellte sich kurz darauf ein.

Am Ende der After

AFTER («anus»; das Tabuwort verhüllend und die Sache
weiter nach innen verlagernd auch: ‹rectum›) heißt die
beim aufrecht gehenden und stehenden Menschen von den
Gesäßbacken eher schützend als schamvoll verborgen ge-
haltene Ausgangsöffnung des Verdauungstraktes. An dieser
Stelle entleeren sich, beim Öffnen der ringförmigen (inneren und äußeren) Afterschließmuskeln (Sphincteres ani =
die Zuziehenden, Zusammenziehenden des Hinterns), die
Überreste der durch Magen und Gedärme verdauten Speisen (Kot, ‹Faeces› [Hefen]) in einem Vorgang, den man wissenschaftlich als Defäkation, in der Umgangssprache bekanntlich als Scheißen oder Kacken (vom Lateinischen
‹cacare›) bezeichnet. Der Anus ist zudem Ausgangstor der
bei der Verdauung produzierten Fäulnisgase. Verdreckter
After, stinkender Abfall und ekelerregender Abtritt sind in
der frühen Neuzeit, der es mehr noch an Reinlichkeit denn
an Wohlgerüchen mangelte, immer wieder mit Naserümp-
fen und Abscheu genannt worden (P. Perrot: *Le corps féminin*, 24–28).
   Als Produzent solcher im Normalfalle Widerwillen erzeu-
genden Ausscheidungen steht der Anus und die ihn umgebenden Körperteile im allerschlechtesten Ruf. Das gesamte
Gesäß, inklusive die eigentlichen Schamteile, werden vom
After her mit einem einzigen Schmähwort wie ‹Fut› (zu diesem Grundwort gehören Variationen wie ‹Fott›, mit der Steigerung: ‹Hundsfott›, schweizerisch-gemütvoll: ‹Füdli›, dann
auch ‹Votze› und Verben wie französisch ‹foutre›, italienisch
‹fottere› = ficken) belegt, und diese Gegend scheint nichts

anderes wert zu sein als einen Fußtritt (von Dreck zu Dreck) ebendorthin – von unten zwischen Arschbacken und Schamteile. Unerwünschte Griffe einer Männerhand an die Gesäßbacken einer Mitarbeiterin (schweizerdeutsch ‹Füdli-Tätsch›) gehören (zu Recht!) in die Pfui-Kategorie ‹sexueller Übergriff› (sexual harrassment); Tritte in den Hintern eines Mitmenschen hingegen werden in Clowns-Szenen unserer hochanständigen Zirkusaufführungen weidlich belacht; stets haut dabei der Schlagzeuger verstärkend auf sein Messingbecken.

Ein wenig feiner, aber auch nicht gerade anständig, geht es in Shakespeares *König Heinrich V.* zu, wo Katharine, Tochter Isabelles und Karls VI. von Frankreich, versucht, bei ihrer Zofe Alice englische Vokabeln zu lernen: Und wie die junge Frau (III. Akt, 4. Szene, in französischer Sprache!) der Prinzessin erklärt, der Fuß und das Kleid hießen im Englischen ‹foot› und ‹gown›, da plappert Katharine das mit ihrem unschuldig-bezaubernden französischen Akzent nach und sagt eben ‹fout[re]› und ‹con›, und wir können uns vorstellen, wie die Zuschauer (sofern sie ein bißchen Vulgär-Französisch verstanden) bei dieser Szene gelacht haben! In Deutschland ist ‹Arschloch› als Schimpfwort zu einer Alltagsvokabel geworden (‹Arsch› allein genügt auch); wir ersparen es uns gerne, hier Hunderte von Beschimpfungen und Verwünschungen aufzuführen, die aus diesem Bereich in aller Welt gang und gäbe sind. Es geht hier nicht um Skatologie (das Wissen von den dreibuchstabigen, angeblich schmutzigen Zonen Fut, Con und Cul [sprich: ‹kü›]) und nicht um Koprophilie (Freude an den Aussonderungen des Anus), sondern um Erklärungen und um den Versuch einer Besänftigung der also erregten Gemüter.

Ist dieser unser allermenschlichster Körperteil denn wirklich so verachtenswert? Mit wieviel Hingabe schildert nicht François Rabelais in einem «kakosophischen» Kapitel seines *Gargantua* (Teil I, Kap. 13) die anale Körperpflege und die dazu benützten Instrumente! «‹Ich habe›, erklärte Gargantua seinem Vater Grandgosier, ‹durch lange und wißbegierige Experienz ein Mittel erfunden, um mir den Arsch auf die königlichste, herrschaftlichste, hervorragendste und wirkungsvollste Art zu putzen. [...] Einmal wischte ich mir den Hintern mit dem Samtschleier einer jungen Dame und fand das ganz gut, denn die seidige Weichheit verschaffte mir am Hintersten ein ganz geiles Gefühl. Ein andermal mit einer Haube derselben, mit dem gleichen Effekt. Und dann nochmal mit einem Halstuch. Darauf mit karmesinroten Satin-Ohrenklappen, aber die hatten so ein paar Scheißklunker aufgenäht, die zerkratzen mir das ganze Sitzfleisch. [...] Doch das ging vorüber, und dann probierte ich's mit einer Pagenmütze, die nach Schwitzerart befiedert war. Und dann hofierte ich hinter einem Gebüsch, und da fand ich eine Märzenkatze und putzte mich damit. Aber ihre Klauen machten mir das ganze Perineum [den Damm] wund. [...] Danach wischte ich mich mit Salbei, Fenchel, Anis, Majoran, mit Rosen-, Kohl- und Rübenblättern, mit Weinlaub, Malven, Königskerzen (wovon der Arsch scharlachrot wird), mit Salat- und Spinatblättern. [...] Und dann rieb ich mich mit Laken, Bettdecken, Vorhängen, mit einem Kissen, einem Teppich, mit einem Futtertuch, einem Umschlag, einer Serviette, einem Schnupftuch, einem Morgenrock. Und bei all dem verspürte ich größeres Behagen als ein Krätziger, wenn man ihn striegelt.› – ‹Aber wirklich›, sagte da Grandgosier, ‹nun sag' mir bloß, welchen Arschwisch hast du am besten gefunden?› [...] ‹Nun, du sollst es klar und deutlich hören: Es gibt keinen besseren Arschputzer als ein zartflaumiges Gänslein, wenn man ihm den Kopf zwischen die Beine klemmt. Glaubt's mir bei meiner Ehre! Denn Ihr verspürt dabei am Arschloch eine wunderliche Wollust, einmal wegen der Weichheit der Flaumfedern, dann aber auch wegen der wohltemperierten Wärme des Gänsleins››.

Nicht nur als Abfallentsorger ist der After aller Ehren wert. Seine Sphinkter bewahren im Normalfalle (im Gegensatz zu manch anderen Muskeln) bis ins hohe Alter des Menschen ihre volle Funktionsfähigkeit. Er wird täglich mit sogenanntem Toilettenpapier eher malträtiert als sorgfältig behandelt und wehrt sich trotz seiner empfindlichen Schleimhäute nur selten gegen diese Grobheiten. Aufgesprungene und blutende Hämorrhoidialknoten infizieren sich nicht durch den sie umgebenden Kot. Der Anus ist, bei zärtlicher Behandlung, ein Ort sexueller Lustempfindungen. Da es keine häßlichen Körperteile gibt (es sei denn, man wolle den ganzen nackten Menschen für ästhetisch unansehnlich erklären), ist auch der After ein ehrenwerter Körperteil. Ein Blick in ein wissenschaftliches Medizinbuch, welches sich mit anorektalen [After und Mastdarm betreffenden] Mißbildungen beschäftigt, würde uns lehren, wie dankbar wir für unseren normal funktionierenden, schönen Analbereich sein müssen.

Der Anus dient nicht nur als Ausgang für die täglich anfallenden Verdauungsabfälle, sondern auch als Eingang für mancherlei Gegenstände. Nicht von der vielfach praktizierten ‹immissio penis per rectum› soll hier die Rede sein, also vom Analverkehr bei sowohl hetero- wie homosexuellen Liebesübungen – es wäre allerdings heute kein Verbrechen mehr, offen darüber zu reden. Auch soll nicht im Detail diskutiert werden, warum der französische Comics-Zeichner Georges Pichard, Professor an der Pariser École des Arts Appliqués (behauptet sein Verleger!), seinen Papier-Heldinnen und Helden, Kindern wie Erwachsenen, gar so gerne Stock, Stange oder Stearinkerze in den Hintern steckt. Nein, es geht um ganz alltägliche Immissionen ‹per rectum›, durch die Hinteröffnung bis zum Mastdarm: Noch vor nicht allzu langer Zeit wurde ebendort (und bei Babys geschieht's noch heute so), und nicht im Mund oder in der Armhöhle, das Fieberthermometer (mit ein bißchen Vaseline eingeschmiert) zur Anwendung gebracht. Zahllos sind die simplen Einführungen von medizinischen Zäpfchen (Suppositorien), sei es bei Entzündungen des Analbereiches, sei es gegen Fieber und Schmerzen, eben dann, wenn sich die Wirkungssubstanzen des Medikaments bei Einnahme durch den Mund (peroral) im Magen ätzend auswirken würden.

In der medizinischen Praxis ist jedoch ein ehemals ebensogern wie das Aderlassen praktizierter Unterleibseingriff mehr oder weniger außer Übung gekommen (er existiert in Sexualpraktiken und in der Pornographie aber durchaus weiter): Gemeint ist das Eingeben von Flüssigkeiten durch den After in den Mastdarm mit Hilfe eines Klistiers, das heißt einer Handspritze oder eines hochaufgehängten Behälters, mit dem Ziele, der störrische Darm möge nach dieser Prozedur seinen gesamten verhärteten, vergifteten oder aufsässigen Inhalt in fließender Eile von sich geben, oder, um es wissenschaftlich mit Johann Jacob Bräuners *Thesaurus Sanitatis* (IV, 1717, 418f.) zu sagen: «Die Kräffte der Clystieren sind unterschiedlich und werden getheilet in purgierende, alterirende, schmertzstillende, steintreibende, Wind-treibende, abstergirende und adstringirende; vor andern aber sind gebräuchlich die purgierende Clystier, die meistentheils aus 4 oder 5 Theilen eines erweichenden *Decocts* [Aufgusses] und 1 oder 2 Theil Oels gemachet werden». Der bedeutendste belgische Arzt des frühen 17. Jahrhunderts, Johann Baptist van Helmont aus Brüssel, ein frommer Paracelsianer und früher Beobachter chemischer Prozesse im menschlichen Körper, kritisiert diese Angelegenheit so (*Aufgang der Artzney-Kunst*, 328): «Es ist zwar des Clystiren heutigen Tages bey den geilen und üppigen Völckern [wie den Franzosen, aber auch den Deutschen] so gemein, daß sie es eine Auswaschung (Lavement) und eine Hülffe nennen, als wollten sie gleichsam den natürlichen Unflath auswaschen. Man mag aber diese listige Würckung [Behandlungstechnik] der Ärzte ansehen, wie man will, so ist sie doch nit anders als vom Argen, auch voller Betrug und Lügen, so bei gottseeligen Ohren eine Scham erwecket. So gar sind diese Leute nun zu Dreck-Doctoren, Koth-Ausfegern, Stuhl-Auswaschern und also zu Erfindern böser Künste worden.» Die wiederholte Anwendung des Klistiers sei kein Ersatz für natürliche Verdauung, die mit anderen Mitteln, nicht durch mechanische Eingriffe zu bewirken sei. Als völlig absurd aber müsse die Praxis gelten, den Kranken eine Fleischbrühe mit dem Klistier zu verabreichen, «aus Hoffnung, dem Krancken eine Nahrung dadurch zu geben»; wohl aber sei ein solches Verfahren die «Anzeigung eines unerträglichen Unverstandes» (wegen der anatomischen Beschaffenheit des Darms). Kurzum: Die Anwendung von Klistieren produziere bei Patientinnen und Patienten höchstens Schamesröte, sei aber sonst «gantz leer und umbsonst».

Was nun die schon genannten Hämorrhoiden im inneren und äußeren Analbereich anbetrifft, so tischt uns dieser sonst so streitbare (aber noch keineswegs immer vernünftige) Helmont ein tüchtiges Ärztelatein auf. Es sei daran erinnert, daß diese prallgefüllten Venen am und im After auch ‹Gold-Adern› genannt wurden – manche meinen, damit sei angedeutet, daß sie, da sie ihr Blut manchmal von selbst entleeren, den teuren Aderlasser ersparen. Wieder ein anderer alter Name dieser Alltagsplage war ‹Feig-Warzen›, also kleine Auswüchse an der ‹Feige›, der Analrosette, die von dem äußeren Schließmuskel (Sphinkter) in Falten gelegt wird. Nun behauptet Helmont (S. 306), er könne dieses Übel mit Hilfe eines besonderen Metalls heilen: «davon man nur einen Ring anstecken darf, so höret in Zeit eines Vater Unsers aller Schmertzen der Feig-Wartzen auf und vergehen in vier und zwantzig Stunden die Feig-Wartzen, so wol die inwendigen als die auswendigen, wie sehr sie auch aufgeschwollen seyn.» Ein Ring der metallischen Art soll also einen anderen von der vegetabilen Sorte, den Sphinkter, heilen (das magische Prinzip heißt ‹similia similibus curantur›: man heilt Ähnliches mit Ähnlichem), und das im Sinne eines durchaus christlichen Zaubperspruchs, in dem es heißt: «Dein Wille geschehe!» Doch was für ein Metall sollte das sein? Helmont verrät uns das große Geheimnis: Er läßt sich einen dünnen Stahl- oder Eisennagel ohne Kopf schmieden «und solchen einer Stute an dem lincken hintern Schenckel durch den Huff gantz durchschlagen und durchziehen [...], [dergestalt, daß man] hernach mit einem Hammer ihn sauber rund schläget, umbkrümmet und an beyden Enden Häcklein daran machet, daß man ihn mit einem Faden fest an den Finger anbinden kan.»

Gut, daß wir heutzutage zu weniger aufwendigen, dafür aber wirksameren Hilfsmitteln gegen die Feig-Warzen vorgehen können: Mehr Mobilität heißt die Parole – also einmal: weg vom Bürostuhl und vom Autositz und dann: den Speisenplan so ändern, daß die Verdauung in lebhaftere Bewegung gerät! Wer es eher mit althergebrachten Hausregeln hält, möge diesen alten plattdeutschen Spruch aus der Vorrede von C. F. Paullinis *Dreck-Apotheke* beherzigen:

«Halt uwer Höpt wel warm,
schlat nit zuveel in uwer Darm,
halt die achter Port wel open,
So dörpt ye nit na dem Docter lopen.»

Heikle Endprodukte

DIE offene Achterporte entläßt schließlich den Kot. Dieses Wort wird im Zusammenhang mit dem Menschen selten gebraucht. Die Ärzte reden vornehm und vorsichtig vom ‹Stuhl› (in Frankreich ‹la selle› von lat. ‹sella› mit der gleichen Bedeutung) oder ‹Stuhlgang›, denn die französischen Könige pflegten sich zu den notwendigen Geschäften auf ein solches Möbel zu setzen – in der Öffentlichkeit übrigens, wie sich hie und da lesen läßt. Als bürgerlich guterzogener Mensch erwähnt man die Exkremente selbst nicht; für die täglichen damit verbundenen Verrichtungen sind Dutzende von Umschreibungen gebräuchlich, die oft mit den Verben gehen und müssen verknüpft sind. Ebenso reich ist das Synonymen-Vokabular für die «stillen Orte», wo das Defäkieren stattfindet. Doch gehört das alles nur indirekt zu unserem Thema der Körpergeschichten. Eine einschlägige wissenschaftliche Literatur (zuletzt R.-H. Guerrand, 1997 und M. Monestier, 1997) gibt, zumeist fröhlich, über diesen Sprachreichtum Auskunft.

Die vulgäre Umgangssprache gebraucht hingegen ohne Umschweife die Wörter Scheiße und Kacke. Ein amerikanischer Folklorist und Psychoanalytiker meint, ‹Scheiße› sei eine deutsche Lieblingsvokabel, und der deutsche Analcharakter habe ja auch in Auschwitz Triumphe gefeiert. Monokausale Erklärungen haben immer etwas Fesselndes, stehen aber auch im Geruch, nicht ganz überzeugend zu sein. Tatsache ist allerdings, das sei hier nicht verschwiegen, daß sich auch in der deutschen Literatur, nicht zuletzt in der medizinischen und magischen, so manches bemerkenswerte Zitat zum Thema der menschlichen Exkremente finden läßt.

«Dem Teufel ist nichts mehrers zuwider als der Menschenkoth», schreibt zum Beispiel der Ulmer Eberhard Gockel (1636–1703), Württembergischer Archiater Primarius (etwa: Erster Oberarzt) und Stadtphysicus in seiner Vaterstadt in seinem *Tractatus Polyhistoricus Magico-Medicus Curiosus* (104 f.), doch müsse man dieses abschreckende Zeug tunlichst in eine Schweinsblase füllen und auf ein paar Tage in den Rauch des Kamins hängen. In Altenburg sei ein

Stadtknecht von den Hexen in seinem linken Arm geschädigt worden, in dem dort entstandenen Geschwür (es muß beträchtliche Ausmaße gehabt haben!) seien dann Haare, Messerspitzen und gar ein Frosch und alte Lumpen zum Vorschein gekommen. Doch Dr. Agricola habe Hilfe gewußt: «ließ endlich s. v. [mit Verlaub] seinen eigenen Koth über das Geschwär schlagen, hernach in einer Schweinsblasen in den Rauch hencken, und als er kaum 3 Tag darinn gehangen [...], so verlohren sich diejenige eingezauberte Sachen und hatte der Patient Ruhe.» Dreckiger Kot kommt hier zunächst auf die verschmutzte Wunde und dann zum Urin der schmutzigen ‹Saublatter› (um es süddeutsch zu sagen); der ‹Rauch› (so ein verbreitetes Wort für menschlichen Kot) wird in den Rauch gehängt, und der ganze Unrat vertreibt das Unheil der Ungeziefer produzierenden Wunde: Da wird wieder einmal, und auf durchaus raffinierte Weise, Ähnliches mit Ähnlichem, similia similibus, geheilt. Also immer nur zu: Dreck heilt Dreck, und die eine Ausscheidung wird mit der anderen zum Teufel geschickt.

Dieses Prinzip, heute wieder in bezug auf den Urin munter angewendet, wird ja von dem schon oft genannten Dr. Paullini aus Eisenach in seiner *Heilsamen Dreck-Apotheke* (88, 98, 125) mit Nachdruck propagiert. Nein, es muß nicht immer Menschenkot sein, Taubenkot ist fast noch besser, Pfauenkot leistet vorzügliche Dienste, Hasen- und Hundekot haben sich trefflich bewährt. Und hier und da ist eben doch auch pure simple Menschenscheiße ein probates Mittel: bei Kindern etwa, denen die ‹Trutten›, sprich Hexen, «Wärtzlein oder Düttlein» angehext haben: «Solche schmiere nur mit ihrem eignen Köthlein, so wirstu ihnen mit Verwunderung bald helffen.» Oder so: «Ich kenne einen dreyjährigen Knaben, so lang gesiecht hatte und allerhand gebraucht, wiewohl ohne Hülffe. Als er nu[n] gantz verzehrt war, gab die Mutter ihm, auf Zurathen anderer, etliche Morgen etwas von seinem Koth ein, und siehe, das Kind ward frisch und gesund biß auff den heutigen Tag.»

Und warum sollten die menschlichen Exkremente, feucht-frisch oder auch getrocknet bis verkohlt, dann nicht auch bei Erwachsenen helfen? Paullini ist um Beispiele nicht verlegen und beruft sich auf einen alten Zeugen: «Galenus rühmt dessen Gebrauch ebenfalls, wenn er spricht: gebrandter Menschen-Koth in einem Tüchlein denen Leuten angehängt, so wegen starcker Hauptflüsse sich gar des Erstickens besorgen, thut ihnen gute Hülffe. Oder nimm ihn in ein Tüchlein gebunden und verbrenne ihn und gieb ihn so zutrincken.» Wir mögen heute stolz darauf sein, daß ein solcher Unsinn und Unfug in unseren Breiten für allemal aus der Welt geschafft ist. Festzuhalten bleibt jedoch, daß wir nicht sicher sind, ob sich das heikle Thema der medizinischen Kotverwertung nicht andernorts und zu anderen Zeiten durch die Hintertüre eines ‹wissenschaftlichen› Aberglaubens wieder einschleichen wird.

8.

Gemächt und Geschlecht

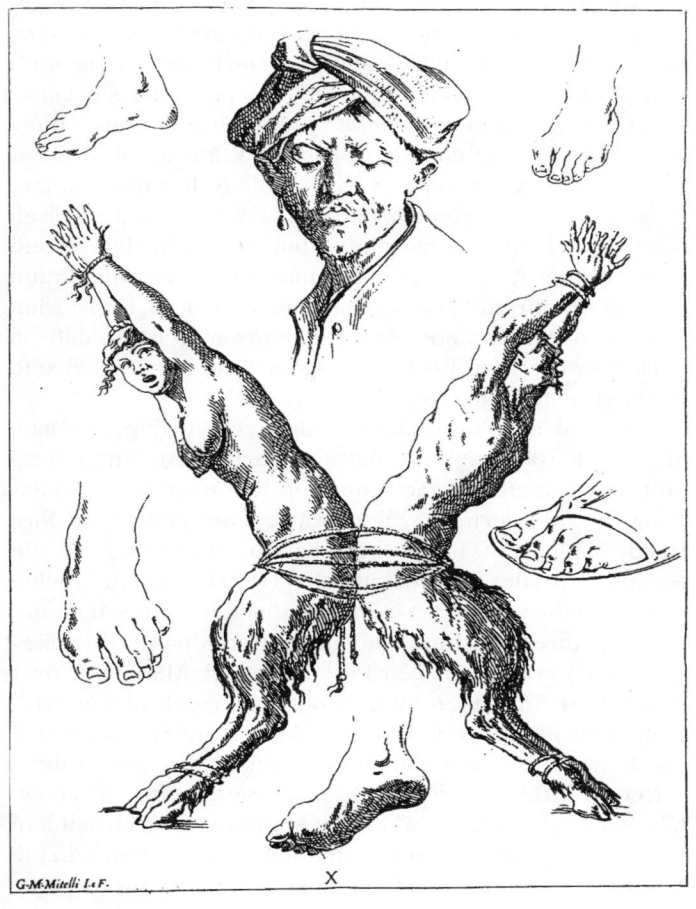

G·M·Mitelli I·F.

Mit oder ohne Feigenblatt?

‹PUDENDA› heißen die Geschlechtsteile in der Sprache der Gelehrten, welche meinen, Frau und Mann müßten sich dieser Körperteile schämen, und statt ‹Zeugungsglieder› sagen die Lexika und die Ärzte und Ärztinnen lieber ‹Genitalien›, wenn nicht gar ‹Geschlechtsapparat›. Der Geistliche Robert Burton findet 1652 in seiner *Anatomy of Melancholy* (97 [= Part I, Sect. 1, Mem. 2, Subs. 4]) eine raffinierte Ausrede, um dieses Thema gar nicht erst anschneiden zu müssen, indem er kurz und bündig erklärt: «Die Zeugungsglieder sind beiden Geschlechtern gemein oder auch spezifische für ein einzelnes Geschlecht. Doch sind sie für meinen Zweck ohne Bedeutung, und so lasse ich sie gerne weg.» Freilich können sich alle Scham-Verhüller und Unterleibs-Bedecker auf das Buch *Genesis* (1. Mose 3, 6–7) berufen, wo sich Adam und Eva ihrer Blöße bewußt werden: «Und das Weib schaute an, daß von dem Baum gut zu essen wäre, und lieblich anzusehen, daß es ein lustiger Baum wäre, weil er klug machte; und nahm von der Frucht, und aß, und gab ihrem Mann auch davon; und er aß. Da wurden ihrer beider Augen aufgetan, und wurden gewahr, daß sie nacket waren; und flochten Feigenblätter zusammen und machten sich Schurze.»

Noch im frühen 15. Jahrhundert zeigen florentinische Maler wie Masaccio und Masolino den Adam ganz unverhüllt mit seinem Gemächt und die Eva ohne jede Bekleidung; bei Masaccio (1425) gebraucht die erste Frau ihre Hände und Arme, um ihre Blößen zu bedecken, und die schöne Venus des Sandro Botticelli (1482) nimmt ihre rechte Hand, um die rechte Brust und die linke, um die Scham mit der Fülle ihrer lang herabwallenden Haupthaare zu verbergen. Doch weiter im Norden verwendet Albrecht Dürer schon 1504 für seinen Sündenfall-Kupferstich elaboriertes Blatt- und Blütenwerk; offenbar will er die Schamgefühle von Betrachtern oder städtischen Zensur-Ratsherren nicht verletzen. (Abbildungen in: N. Laneyrie-Dagen/J. Diebold: *L'Invention du corps*.) Die Ersten Menschen zeigen seitdem auf fast allen bildlichen Darstellungen, wenngleich keine ‹Schurze›, so doch die berühmten Feigenblätter vor den Körperstellen, die hier gemeint sind: dem Gemächt des Adam, also Penis und Hodensack, und dem Geschlecht der Eva, deren ‹Venushügel› (Mons Veneris), von dem Dreieck ihrer Schamhaare bedeckt, ohnehin kaum die ‹Vulva› (das Wort bezeichnet etwas ‹Eingewickeltes›), und noch viel weniger die Scheide (Vagina) sehen läßt. Wozu das Getue und Getuschel? Wer wissen will, muß sehen, und sollen die Männchen von den Weibchen unterschieden sein, so müssen wir wohl oder übel genauer hinschauen: «Léon Frapién» – so lesen wir bei René Barjavel (*La Charette bleue* [1980], 1996, 123) – «erzählt in seinem Roman *La Maternelle* [Der Kindergarten] von der Beunruhigung einer jungen Lehrerin in dem Augenblick, da sie ihre Arbeit aufnimmt und sich einer wildbewegten Versammlung von Kinderchen gegenübersieht, die [wie zu Beginn unseres Jahrhunderts in Frankreich üblich] alle miteinander Röcke [aber keine Unterhosen] trugen. ‹Aber wie soll ich denn die Knaben von den Mädchen unterscheiden?›, fragt sie ihre Schulleiterin. Und die Directrice antwortet: ‹Die müssen sie halt auf den Kopf stellen.›»

Ein wenig später im Leben, in der Pubertät (das bedeutet: in der Zeit, da die ‹Härchen wachsen›) entwickeln sich dann weitere Unterscheidungsmerkmale, und von diesem Zeitpunkt an haben sich Mädchen und Buben, Frauen und Männer einer strengen, die bewußten Zonen verhüllenden Wohlanständigkeit zu befleißigen. Ja, den Frommen galt der bloße Gedanke an die Pudenda bereits als Sünde der Unkeuschheit. Beim Beichtvater, so die «überflüssige» und so vielfach geschundene und geschurigelte Lena Christ in ihren *Erinnerungen* (Hg. J. Lachner, 1977, 51), ging es (nicht ohne lüsterne Untertöne) etwa so zu: «‹Hast du dich unkeuschen Gedanken hingegeben›, pflegte er bei der Beicht zu fragen. [...] ‹Hast du da an unzüchtige Bilder oder an Unreines am Menschen oder an Tieren, an gewisse Körperteile gedacht und wie lange hast du dich dabei aufgehalten? [...] Ist dir niemals die Lust angekommen, einen unreinen Körperteil an dir zu berühren? – Hast du dieser Begierde nachgegeben? [...] Hast du mit anderen Kindern Unkeuschheit getrieben? – Wie habt ihr das gemacht? [...] Hast du Knaben angesehen oder berührt an einem Körperteil?›»

Aber es läßt sich doch nicht leugnen, daß alle Lebewesen dem natürlichen und durchaus reinen Zwecke dienen, sich zu vermehren; alle Säugetiere sind zu diesem Ende mit vergleichbaren Reproduktionsinstrumenten ausgestattet, und wenn ein Junges gezeugt sein soll, müssen diese (wenn wir von ‹artifizieller Insemination› [künstlicher Befruchtung] absehen) zusammengeführt werden. Die Zoologen behandeln keinen Aspekt des Tierlebens so gerne wie das Paarungs- und Zeugungsverhalten von Insekten, Vögeln oder Vierbeinern. Wenn es jedoch um den Homo sapiens geht, gelten nach wie vor die Gesetze des Feigenlaubs und der Keuschheit – zumindest in der Öffentlichkeit. Denn im privaten Raum oder doch zumindest im Bereich der Gedanken nehmen weder Kinder noch Erwachsene ein Blatt vor den Mund, wenn sie sich schamlos daran machen, das verhüllende Blattwerk wie einen Theatervorhang zur Seite zu ziehen. Und es ist in unserem Zusammenhang und für unseren Zweck sicher erlaubt, voller Wißbegierde den Menschen dreist unter die Röcke zu schauen.

Pinsel oder Hängsel: der Penis

WENN es darum geht, die Tabuzonen des menschlichen Verhaltens und die geheimen Regionen des menschlichen Körpers euphemistisch [mit ‹Schönreden›] zu umschreiben, aber doch deutlich zu benennen, dann entwickeln zumindest die Europäer eine rührige Phantasietätigkeit, aus welcher man/frau auch schließen darf, daß Mann, Frau und Kind in ihren stillen Grübeleien nicht selten mit diesen tabuierten Bereichen (Genitalien, Geschlechtsverkehr, Körperausscheidungen, Sterben, Tod) beschäftigt sind. Der Penis ist des Mannes liebstes Glied, ‹mit dem Kleinen zum Zirkus zu gehen› sein größtes Vergnügen, und so hat er denn auch für diesen Lust-Teil und Liebes-Pfeil die herzigsten Bezeichnungen. Das *Lateinische etymologische Wörterbuch* von Alois Walde und J. B. Hofmann wendet das Problem hin und her, ob ‹penis› nun ‹Pinsel› oder ‹Hängsel› bedeute. Das *Dictionnaire de l'argot moderne* von Géo Sandry und Marcel Carrère oder das *Dictionnaire du français argotique et populaire* von François Caradec kennen Ausdrücke wie ‹aiguille de caleçon› (Hosennadel), ‹asperge› (Spargel oder [nach einem kirchenlateinischen Wort] besprenge mich), ‹balayette› (Fegerchen), ‹braquemart› (Breitschwert, Plempe), ‹bout› (Ende, Spitze, Zipfel), ‹goupillon de l'amour› (Liebeswedel), ‹macaroni›, ‹marteau à boules› (Kugelhammer), ‹petit frère› (kleiner Bruder), ‹poireau› (Lauchstengel), ‹robinet d'amour› (Liebes-Wasserhahn), ‹stylo à yaourt› (Joghurt-Schreibstift), ‹vipère broussailleuse› (Buschnatter) oder einfach einsilbig ‹paf›, ‹zeb› und ‹zob›. Den Penis der kleinen Knaben nennt man gern ‹quéquette› (Dingelchen), ‹pipi› oder ‹zizi›. Im Deutschen verbirgt sich übrigens hinter so manchem unschuldig gebrauchten Begriff für einen jungen Mann nichts anderes als ein Penis-Bild, so bei Bengel oder Flegel, bei Stift oder Spund; und wenn man einen Kerl Poussierstengel oder umgekehrt Schlappschwanz oder Waschlappen heißt, so hat das allemal mit der Tüchtigkeit oder Unbrauchbarkeit ebendesselben Körperteils zu tun.

So weit, so gut! Aber was ist das eigentlich für ein besonderes Ding? Peter Uffenbach, der Übersetzer des Ambroise Paré, findet 1601 für diese «Wüntzelrute», ihre kräftigen «Sennadern» und vor allem ihre Erektionsfähigkeit ein begeistertes Selbst-Lob (*Wundt-Artzney oder Artzneyspiegel*, 141): «Diese alle nun, nachdem sie durch die Venerische Begierde [Sexualtrieb] angereitzt und durch die Liebe entbrannt werden, blasen und richten sie diesen Gesellen also auff und jagen ihn dermaßen in den Harnisch, daß er auch hernach nicht leichtlich wieder zu begütigen und zu stillen ist. Wie einem jeden seine eygene Erfahrung lehrt.» Der Chirurg Johannes Muralt durfte unter der Aufsicht eines strenggläubigen Stadtregiments solche lustbetonten Worte und Selbsterfahrungs-Werte in seiner Zürcher Zunft-Vorlesung keineswegs gebrauchen; so sagt er, im *Anatomischen Collegium* (1687) knapp: «Deß Gliedes Ampt ist dreyfach: 1. (congressus) der Beyschlaff. 2. (ejaculatio seminis) die Auswerffung des Saamens. 3. (transmissio urinae) die Ableitung deß Harns.»

Eben, mehr ist doch nicht dabei, könnte man sagen – wozu das Drumherumgerede? Aber es geht eben im Leben nicht nur um die Ämter, sprich die Funktionen, da bleiben noch die Formen, die Art der Ausübung des Amtes und die Komplikationen oder Konflikte, welche solche Praktiken mit sich bringen mögen. Nochmals: Ja eben, da wird es dann nicht selten heikel, auch für den Dr. Muralt (S. 169 f.), zum Beispiel durch «die Beschneidung, die sie [die Juden, Türken und ‹Persianer›] ihren Kindern am achten Tag nach der Geburt geschehen lassen, dardurch man ihnen die Vorhaut, damit [womit] die Eichel bedeckt wird, mit einem scharffen Stein wegschneidet, laut der Ordnung Gottes *Geneseos* am 17. Capitel. Dann es wächst die Vorhaut öffters zusammen, daß kaum Platz genug zum Harnen übrig ist, will geschweigen den Beyschlaff zu üben. Offt mag die geschwollene Eichel mit der Vorhaut gar nicht bedeckt werden. Über das [außerdem] geschiehet es, daß das Glied krumm und gebogen oder zu kurtz ist, daß zwischen der Eichel und Vorhaut venerische [von einer Geschlechtskrankheit herrührende] Wartzen, Auswachsungen oder Geschwär entstehen; ja auch öffters Geschwulsten und Entzündungen, stetes [anhaltendes] Spannen (satyriasis [Priapismus, Dauererektion]) oder daß die Mannlichkeit gar verlohren gangen.» Muralt bringt damit Argumente für den Nutzen der Beschneidung (also der operativen Entfernung des Präputiums beim Kleinkind) vor, wie sie sich nach wie vor, insbesondere in den Vereinigten Staaten, finden lassen. Noch heute, so konnte man im August 1996 in Lausanne auf einem internationalen Symposium über sexuelle Verstümmelungen erfahren, werden rund sechzig Prozent der neugeborenen nordamerikanischen Knaben, meistens ohne Anästhesie, diesem blutigen Prozeß der Vorhaut-Entfernung unterzogen, teils aus religiösen, teils, ganz wie bei Muralt, aus hygienischen Gründen. Doch wehren sich neuerdings zahlreiche der so ungefragt Beschnittenen gegen die Fortsetzung solcher Eingriffe, die ja im christlichen Europa und anderswo weitgehend unbekannt sind, und sie stellen sich damit auch zumeist auf die Seite der Frauen, die gegen die menschenunwürdige Infibulation (Entfernung von Klitoris und/oder Schamlippen) bei jungen Frauen protestieren, welche in einigen muslimisch-orthodox regierten Ländern nach wie vor gehandhabt wird.

Von anderen Komplikationen des Penis wissen die Handbücher noch einiges mehr, nicht zuletzt ist die genannte Satyriasis oftmals Gegenstand der Neugierde und des Gelächters: Priapismus «heißt, wenn das männliche Glied durch dem Krampf steif und starr stehet, so daß es immerfort in solcher Lage bleibet», sagt uns Dr. Dumonchaux in den *Medicinischen Anecdoten* (I, 197–199), und er erzählt zu diesem Phänomen die Geschichte von einem Verliebten, der verrückt wurde, nach manchen Behandlungen durch Ärzte in einen solchen Zustand der Dauer-Erregung geriet und schließlich mit der Hilfe von Eiswasser (stetig auf Penis und Kopf getropft) geheilt wurde. So wird es vielleicht eher verständlich, wenn die von solchen Verdrießlichkeiten nicht Betroffenen ihren allerliebsten Schatz so viel hätscheln und tätscheln.

Und als um so katastrophaler erweist sich dann der vollkommene Verlust eines so bedeutenden Körperteils, und desto aufregender sind Zeitungsmeldungen wie diese aus dem Zürcher *Tages-Anzeiger* vom 22. August 1996: «Nachdem ihr Freund (31) sie verlassen hatte, heuerte eine argentinische Frau (45) Freunde an, die ihm den Penis abschnitten. Das wertvolle Stück blieb unauffindbar, die Frau wurde verhaftet.» Die Geschichte spielt wieder einmal im fernen Südamerika, eine andere dieser Art in Äquatorialafrika: «Vier Schüler der dritten Gymnasialklasse an der Schule L'Estuaire von Libreville plauderten miteinander, als ein Schüler der fünften Klasse zu ihnen trat. Bei den ersten drei passierte nichts, aber der vierte erzählt: ‹Da spür' ich plötzlich so was Komisches in meiner Hose. Ich stecke die Hand rein, und da sind nur noch Haare [‹poils›].› Die beiden Schüler [Täter und Opfer] wurden zum Generalaufseher geführt, wo der des Penisdiebstahls Verdächtige 500 000 Francs CFA (5000 Ffr.) forderte, um den Normalzustand wiederherzustellen. Die Verhandlungen gehen weiter.» (*Libération*, 14/15. Juni 1997). Nicht abgeschnitten war der Bengel, sondern einfach vorübergehend weggezaubert – in Afrika ist man weniger brutal, aber ebenso effektiv. Hier wird in beiden Fällen der Eindruck erweckt, als sei ein Mann, ja schon ein Pubertierender, ohne sein Instrument so wenig wert wie eine Scheide ohne Degen. Um so mehr muß es den aufmerksamen Betrachtern von öffentlichen Darstellungen des männlichen Körpers – etwa in der Reklame oder bei Heldendenkmälern – auffallen, wie selten denn dieses so notwendige Utensil des Mannes auch wirklich und sichtbarlich (und warum nicht auch mit der Eichel?) in Erscheinung tritt. Und das hat offenbar seine guten rechtlichen Gründe.

Im Mai 1997 erregten Einladungen des Münchner Stadtmuseums Aufsehen, die ein Gemälde der Kitsch-Künstler «Pierre et Gilles» abbilden wollten: Zu sehen gewesen wäre ein nackter junger Mann, der in der rechten Hand seinen starken Penis hält, um (töricht genug!) mit seinem Wasserstrahl Blumen zu begießen. Der Oberbürgermeister Christian Uhde pfiff die Kunst zurück; ein Rechtsgutachten bestätigte ihm, daß sich bei dieser «drastischen Darstellung der Männlichkeit» das Gießrohr «in einem Zustand» befinde, «der der Schwerkraft bereits zu trotzen beginnt» (*Spiegel*, 26. Mai 1997, mit Abbildung). Ja, es kommt geradewegs zu öffentlichen Friedensstörungen, wenn es denn einmal ein Künstler wagt, einem besonders wichtigen, der allgemeinen Verehrung teilhaftigen Heroen der Kulturgeschichte, in seiner bildlichen Darstellung ein solches tabuiertes Glied zuzumuten. Stellen wir uns doch einmal die Plastik eines nackten Geheimrats Goethe mit allem Drum und Dran vor! Ein polnischer Plakatkünstler hat dem von Jean-Dominique Ingres gemalten Publizisten Louis-François Bertin (1832, Louvre) 1976 dralle Frauenschenkel in roten Strümpfen angeklebt – das war doch schon recht stark! (R. Cieslewicz: *Plakate, Affiches, Poster, Collages* [Ausstellungskatalog Darmstadt] 1984, 107)

Noch Schlimmeres ist im Sommer 1996 in Friedrichshafen am Bodensee Realität geworden: Die Vertreter der Kirche seien stark erschreckt gewesen, meldete der Zürcher *Blick* (28. August 1996), als ihnen der Künstler Joachim Sauter (39) seinen von einer katholischen Stiftung bestellten Bronze-Franziskus enthüllte: Der Heilige, splitternackt und schön, hat einen deutlich sichtbaren, wenngleich herabhängenden und in seinen Details nicht besonders auffälligen Penis (er soll 6,5 Zentimeter lang sein). An dieser Story verwundert so mancherlei: Wieso hatte denn diese Stiftung überhaupt einen nackten Franz von Assisi bestellt und warum einen so großen, wo doch Francesco wahrscheinlich ein recht kleiner Mann war, und weswegen, wenn er denn schon nackt und schön ist, sollte uns dann sein männliches Glied stören? Und weshalb ärgern sich denn all diese recht-schaffenen Leute nicht über das süße kleine Ding, welches der gemalte Jesusknabe auf der Jungfrau Schoß in den mei-sten solcher Darstellungen aus dem 15. und 16. Jahrhundert stolz zur Schau stellt? (L. Steinberg, 1983) Hinwiederum: Je-sus, als kräftiger Kerl auf Erden wandelnd, aller Gewänder entblößt, jedoch, in der Tradition von Männerdarstellungen der italienischen Renaissance (Antonio Pollaiuolo, Leo-nardo da Vinci, Michelangelo) mit Penis und Hoden – nicht auszudenken! Aber an der Geißelsäule und am Kreuz ist uns der Mann allemal recht, und da darf er, war er doch ein Mensch aus Fleisch und Blut!, dann manchmal sogar wieder sein Gemächt vorweisen.

Knollig, bollig: die Hoden

ACH, wie selten ist doch dieser nicht unedlen Körperteile (Testicula) gedacht worden, wie wenige Poeten haben es gewagt, diesen angeblich häßlichen Hodensack (Scro-tum) zu besingen, wie oft hingegen ist dieses Wort ‹Sack› oder ‹Seckel› (oft ‹Seggel› geschrieben, damit niemand merkt, worum es geht!) als Schimpfwort verwendet worden! Wie wenig freundlich ist die deutsche Umgangssprache, die für diesen Beutel Begriffe gebraucht wie «Drüsenhalter, Dudelsack, Einkaufsnetz, Fortpflanzungsbeutel, Gemächt, Gepäckhalter [...], Glibberkorb, Hängematte, Hodenschau-kel, Kerngehäuse, Klingelbeutel [...], Pulvermagazin, Sa-menanlage [...]» und selbstverständlich auch «Windbeutel» und so fort (E. Bornemann: *Sex im Volksmund*, Thesaurus, Nr. 1.76: Scrotum). Dabei geht es doch hier um einen nicht nur ganz normalen, sondern sogar bedeutenden Körperteil: Der Königsberger Johann Jacob Woyt erklärt ihn 1737 in seiner *Schatz-Kammer* (603, 850f. und 937f.) so: «In diesem Sack hat die gütige Natur, zu mehrerer Beschirmung, die mit den Geilen [Hoden] abhängenden Saamen-Gefässe ver-bergen und beschützen wollen: Er wird durch den mittlern

Strich oder Naht in das rechte und lincke Theil getheilet, ist mit einem Fleisch-Fell bezieret, damit er sich [mit Hilfe des ‹musculus cremaster›, dem ‹aufziehenden Mäuslein der Hoden›] zusammen ziehen und die Testiculos [‹Hoden-Eyer›, ‹Geburths-Geilen›; lat. auch ‹testes›, das heißt Zeugen, ‹weil sie ein Zeugniß der Mannheit abstatten›] vor Unfall beschirmen könne.» Dreimal ist hier von der Funktion des Beschützens die Rede, die Güte der Natur wird gelobt, die fleischige, faltige Haut des Sackes fast gar eine «Zierde» genannt. Freilich weiß Woyt auch vom ‹Testiculus venereus› (Venus-Ball), bösen Geschwülsten und schmerzhaften Entzündungen, die «ein Zufall der Frantzosen» (eine Folge der Syphilis) sind. Von schrecklichen Erscheinungen dieses Befalls schreibt etwa der Königliche Chirurgus ordinarius Guillaume Loyseau 1617; gegen die schließlich auftretende Gangräne (‹heißer Brand›) halfen dann nur noch das Messer und Quecksilbersalben. Eine der Heilungen des Arztes aus Bergerac verlief *(Observations,* 70) so: «Ein Mann namens Monet Loch aus dem Bourg de la Madeleine bei Bergerac bekam einen so starken Eiterausbruch an den Testikeln, daß das Scrotum und auch die innere Haut, Cremaster [Musculus cremaster, das erwähnte Hoden-Mäuslein] geheißen, gänzlich von Gangräne befallen wurde. Ich schnitt alles heraus, dergestalt, daß die Eier noch aufgehängt blieben, und er war bald geheilt.»

Ein brutaler Eingriff (ohne Narkose!), und, so darf man vermuten, nicht von anhaltendem Erfolg; aber der Arzt hat ihn immerhin in human-helfender Absicht ausgeführt. Doch wie oft hat man (Mann und Frau!) nicht, in Phantasie und Wirklichkeit, diese empfindlichen Hoden mit ihren Eiern, Kugeln oder Bällen in ganz anderer, oftmals auch folternder Absicht mit Füßen getreten oder gar abgeschnitten: Wie der amerikanische Sagenforscher Mark Glazer berichtet *(The Traditionalization of the Contemporary Legend.* In: Fabula 26 [1985] 295), wurde ihm in Texas von einem Burschen erzählt, der seine Frau ungemein schlecht behandelt und sie auch in der Öffentlichkeit bloßgestellt hatte. Bei einem Dancing hätte er nur mit anderen Frauen getanzt, zu Hause sei er dann betrunken eingeschlafen. «Seine Frau nahm ein Messer und schnitt ihm die Kugeln ab. Dann rief sie die Polizei. Der Mann verblutete, bevor ihn die Polizisten ins Spital schaffen konnten. Die Frau kam mit einer Verurteilung wegen Totschlags davon.»

Die verhöhnte oder gar geschändete und und nach wie vor mit der viktorianischen Zensurschere bedrohte Körperwelt des Mannes wünscht sich unter solchen Umständen in die Zeiten eines Albrecht Dürer zurück, der in seinem nackten Selbstporträt von etwa 1505 (Tuschfeder, weiß überhöht, Graphische Kunstsammlungen Weimar) sein Gemächt in aller Deutlichkeit als stolzes dreiteiliges Hängsel dargestellt hat, oder denkt mit Wehmut an François Rabelais zurück, der diese herabhängenden Teile, diese Perpendikel des Mannes, mit nicht weniger als zweihundert unterschiedlichen Kennzeichen beschrieb. Die ‹couillons› (nein, diese ‹Lederbeutel› stehen nicht in jedem *Kleinen Larousse*, aber unser ‹kujonieren›, ‹schimpflich und schändlich behandeln› hat damit zu tun!), sagt Bruder Johann (im 26. Kapitel des *Tiers Livre*) zu Panurge, die Hoden also seien «gestopft, gehopft, geklopft und gezopft, prall und drall und knall und fall, gestickt, geflickt, gezickt und gespickt, knollig, bollig, mollig und wollig, viril, subtil, vital und oval, sackig, packig, knackig und zackig, aktiv, positiv, genitiv und gerundiv, blitzig, donnerig, strahlig und wetterig, massiv lasziv und absolut resolut» – wenn man einmal diese Passage so frei und zusammenfassend wiedergeben darf; bei Dr. Owlglass, dem besseren Rabelais-Übersetzer, findet sich gewiß eine ausführlichere Darstellung des Hoden-Lobes.

Weiter innen: die Prostata

LANGE Zeit bestanden über Gestalt und Funktion der Vorsteherdrüse nur ungenaue Vorstellungen. Ambroise Paré und Peter Uffenbach nennen in ihrer bildlichen Darstellung der männlichen Geschlechtsorgane *(Wundt-Artzney oder Artzneyspiegel*, 133, 137) «die zwey Trüßlein oder glandulae prostatae» und beschreiben sie wenig später als «fast groß, rund und ein wenig langlecht, gebären ein jede auff ihrer Seiten zimliche lange und weiche herab hangete Zipffelin»; ihre Aufgabe sei es, «daß sie den allerdings außbereyteten Samen von den Geburtsgeylen [Hoden] in sich fassen und so lang behalten, biß daß derselbe [...] beschwerlich oder überlästig zu werden anfange.» Johann Jacob Woyt beschreibt diese Drüsen 1737 als «kuglicht» oder «Eyer-förmig», sie hätten «ausführende Gänge, so in die Harn-Röhre gehen. Viele meynen, daß ihr Nutzen sey, den Saamen zu bereiten, zu behalten und in die Harn-Röhre zu befördern.»

Zu bemerken ist da allerdings, daß nicht die Prostata allein den Samen (Sperma) produziert, sondern daß die weißlich-klebrige Samenflüssigkeit mit ihren Abermillionen von geißelbewehrten Zellen (Spermien, Spermatozoen) aus einer komplizierten Zusammenarbeit von Prostata, Samenkanälchen der Hoden (Vasa deferentia), Nebenhoden (Epididymis), Samenleiter und dem Samenbläschen entsteht, welches schließlich bei der Ejakulation die Samenzellen in die Harnröhre entläßt. Die alten Autoren reden übrigens noch nicht von einer übermäßigen Schwellung dieser Drüsen, von einem gutartigen Tumor (Adenom) oder gar von einem lebensbedrohenden Karzinom. Die Männer hatten meistens schon das Zeitliche gesegnet, bevor sie von solchen Krankheiten bedrängt wurden. Heutzutage befallen Veränderungen der Prostata um so mehr die älteren Männer, die eine mittlere Lebenserwartung von achtzig und mehr Jahren haben. «Ein Prostata-Adenom», erklärt ohne Beschönigungen der *Larousse médical* (1995, 840 f.), «erscheint bei 85 % der Männer zwischen 60 und 70 Jahren», und: «Der Prostatakrebs ist extrem häufig; er befällt nach dem Alter von 80 Jahren bis zu einen von zwei Männern.» Die Alten, Männer und Frauen, gehen immer seltener zum obenerwähnten Zirkus, immer häufiger indessen werden sie mit diesen oder anderen Unterleibsbeschwernissen in den OP geschoben.

Samen und Onanie

UM Schwangerschaften durch den Koitus innerhalb oder außerhalb der Ehe zu vermeiden, suchten unsere Altvorderen so manches geheime Mittel anzuwenden. Eines findet sich in einem seltenen Rezeptbüchlein von Christoph L. Hellwig aus Tennstedt bei Erfurt mit dem Titel *Curiöse Beschreibung unterschiedlicher rarer und schöner physic. [alisch]–medicinischer, chymischer und oeconomischer Dinge* (Frankfurt/Leipzig 1704, 54) unter dem Titel «Ad Coitum»: «Nimm Hirschbrunst, scrup. j [ein Skrupel = 1,3 Gramm]; Bibergeil, ana [gleichviel]; Hundeschmaltz, drachm. ij [zwei Drachmen]; Hirsch-Zungen, drachm j [= 3,9 gr.]; Knabenwurtz mit dem Kraut, scrup. iiij. *M. F. Unguentum* [mache daraus eine Salbe], davon streiche ein wenig auf den Nabel, *& ad Cap. membr. viril.* [und auf den Kopf des männlichen Gliedes], darnach nimm Eberwurtz und Galgant [Galanga, eine exotische, ingwer-ähnliche Pflanzenwurzel] als [wie] eine Erbse groß in den Mund, oder so viel man will, und halte es unter der Zungen, *tunc semen tuum non fluat, sed solum mulieri, rursus ex ore ejecto, eris vir sicut antea* [dann soll dein Samen nicht fließen, sondern nur bei der Frau; wenn du es dann ausspuckst, wirst du wieder Mann wie zuvor]. NB. [notabene] Das Hundeschmaltz muß genommen werden nicht von einer Hündin, sondern Hunde, der *in ipso coitu* [wenn er gerade selbst begattet] erschlagen worden.»

Immer wieder leiden offenbar die Männer an der Gewalt ihres Samendranges, der sie zu hundstollen Salben oder zu unheiligen Praktiken zwingt. Zu Unrecht übrigens trägt der Akt der sexuellen Selbstbefriedigung des Mannes den Namen des Onan. Das *Alte Testament* (1. Mose 38, 8–10) erzählt in diesem Zusammenhang folgendes: Juda (einer der Söhne Jakobs und Bruder des «Träumers» Joseph) hatte von Sua drei Söhne: Ger, Onan und Sela. Ger heiratete eine Frau namens Tamar; kurz darauf wurde er vom Herrn wegen seiner Bosheit getötet. Tamar hatte noch keinen Sohn von Ger. Deswegen legte Juda dem Onan nahe, er solle die Witwe zur Ehe nehmen, «daß du deinem Bruder Samen [Nachkommen] erweckest». Nun hatte aber Onan kein Verlangen, ein Kind zu zeugen, «das nicht sein eigen sein sollte, wenn er einging zu seines Bruders Weib». So ließ er seinen Samen «auf die Erde fallen» und verderben. Seine Verweigerung des Zeugungsaktes zum Nutzen eines Toten erscheint uns heute zum Teil verständlich. Doch Gott dem Herrn gefiel das alles übel, «und er tötete ihn auch». Und der Ejakulation von Samen, der keiner Fortpflanzung dienen soll, ist der Name der Onanie geblieben. Tamar bekam dann übrigens durch List (sie verkleidete sich als Dirne) Zwillinge – von keinem anderen als ihrem Schwiegervater. Diese Art von Verkehr war dem Herrn offenbar genehm. Die Bibelkamera macht dann einen Schwenk zur Geschichte des Joseph. Doch aus der durchaus zwielichtigen Juda-Tamar-Affäre ließe sich ein Roman machen.

Umfangreiche Schriften erschienen jedoch seit dem 18. Jahrhundert vor allem im Zusammenhang mit der Gefährdung männlicher Jugendlicher durch ihre unselige Lust am wiederholten lustvollen Ausstoßen ihrer Samenflüsse. Dabei ging es weniger um Sexualhygiene als um Arbeitsmoral. Kräfte sparen hieß, unausgesprochen, die Devise: Energien sammeln, Tüchtigeres leisten. Die Pädagogen, nicht nur die Geistlichen, öffneten die Arsenale ihrer Abschreckungswaffen: Onanie führe, donnerten sie, wenn nicht bald zur Demenz, so doch rasch zur Rückenmarksverkümmerung. Im 20. Jahrhundert änderten sich die Strategien der Onanie-Verächter, nicht aber das Prinzip: Man drohte nicht mehr, sondern empfahl den Knaben die Gewöhnung an asketische Lebensweisen mit Hilfe von Kaltwasser-Abschreckungen und Kurzschlaf auf holzharten Unterlagen. Genützt hat das alles niemandem, geschadet vielen. Endlos ist die Reihe der literarischen und lebenden Prahlhänse, die sich gerne und oft ihrer mehrfachen Kräfte beim Liebesverkehr rühmen. Doch noch heute wagt es kaum ein Mann, öffentlich zu bekennen, wann und wo und mit welchen Mitteln und vor allem: wie oft er in seinem Leben, als Jüngling, als Mann oder als Greis onaniert habe. Es gibt in der Tat noch ein Männer-Tabu in bezug auf Lust und Leistungen des Gemächts: Es ist das der vergossenen Samen-Flüsse.

Fremde Weiblichkeit: Vulva und Vagina

WENN'S um die weiblichen Genitalien geht, ist T. A. Hellwig, der sonst so *Kluge und lustige Medicus* von 1728, gar nicht mehr zu Scherzreden im sächsischen Dialekt aufgelegt; er erledigt das Beschämende knapp in lateinischer

Sprache und nimmt dabei seinen anatomischen Weg von oben nach unten oder von weit innen nach außen (S. 92 f.): «*Organa genitalia* mulierum sind folgende: Testiculi seu ovaria, Ductus Falloppiani, Uterus, ejus Cervix sive orificium, Vagina uteri, Clitoris, & Labia pudendorum.» Zumindest die von Hellwig genannten Eierstöcke (Ovaria), die (Falloppischen) Eileiter (Ovidukte), die Gebärmutter (Uterus) und der (Gebär-)Mutter-Hals und -Mund (Cervix), wenn nicht auch Scheide (Vagina), Kitzler (Clitoris) und Schamlippen (Labia) blieben und bleiben einer Mehrheit von Männern (und doch wohl auch einigen Frauen) dunkle Geheimnisse oder ferne Fremdwelten. Die weiblichen Genitalien existieren hingegen in maskulinen Phantasien als Objekte einer Art von physischer Xenophobie, also von Vorurteilen, Unwissenheiten und fluchenden Aggressionen gegen nicht Heimisches und Unheimliches; die ‹Pudenda feminina› dienen, drastisch gesagt, als heidnische Drittewelt-Niggerinnen für eine dominante Rasse von frommen, diese Welt erobernden Weißen. ‹Con› («Cunnus»), schon in den altfranzösischen Fabliaux (Schwankdichtungen) hundertfach verlacht (E. J. Burns, 1993), ist für viele Normal-Franzosen der älteren und mittleren Generation das Alltags-Fluch- und Schimpfwort, und es steht gleichrangig neben ‹Putain!› (Hure!); die Jugendlichen haben sich inzwischen ein Fluch-Vokabular nach amerikanischem Vorbild angeeignet, das sich auf gewalttätige anale und inzestuöse Sexualpraktiken bezieht.

Solche Herabwürdigungen eines in einem ‹dunklen Erdteil› der Frauen-Welt existierenden Fremden wurde lange Zeit selbst von den Ärzten geteilt. Die Auffassung eines durchaus rational denkenden, aufgeklärten, modernen, sich der Natur verpflichtet fühlenden Arztes wie Christoph Wilhelm Hufeland macht diese Einstellung deutlich: «das Sexualgeschäft ist die vorherrschende Tendenz [beim Weibe], bei dem Manne eine untergeordnete. Schon die Zeugungsorgane zeigen es durch ihre Lage; dort inwendig, innigst mit dem Organismus verwebt [man/frau beachte die organologische Metapher!], hier [beim Manne] auswendig, gleichsam nur eine Zugabe. Der Charakter des weiblichen Geschlechts ist Empfangen, der des männlichen Geben; daher dort mehr Passivität, Empfänglichkeit, Biegsamkeit, hier Aktivität [und analog: Festigkeit].» Die Frau habe, heißt es dann weiter, «mehr leidende als thätige Kraft», sie falle daher leichter als der Mann «in den passiven Zustand, in Krankheiten».

Die Behauptung, das Gemächt der Frau liege inwendig, das des Mannes auswendig, sonst aber gebe es da weder einen großen, noch einen kleinen Unterschied, hat eine lange Tradition. Caspar Bauhinus, der Basler Anatom des späten 16. Jahrhunderts, beruft sich im *Theatrum anatomicum* (I, 1621, 111 [= Kap. 33] auf den alten Galenus, wenn er feststellt: «Der Uterus entspricht dem männlichen Sack (scrotum), dieser Beutel ist sozusagen ein nach außen gestülpter (inversus) Uterus, der von den Schambeinen herabhängt; er [Galenus] ist der Auffassung, daß Scrotum und Uterus sich nur durch ihre Lage und ihre Umkehrung unterscheiden.» Und Bauhinus widerspricht auch 1621 noch nicht der antiken Auffassung, der Penis entspreche Vagina und Gebärmutterhals, seien doch beide von gleicher Länge, nur: «in mulieribus intus, in viro extra»: bei den Frauen liege das Ding innen, beim Manne außen. Hufeland steigert aber diese Auffassung noch um einen moralischen Aspekt: Sexualität sei der Frau zutiefst-innerst angeboren, beim Manne nur Außen- oder Nebensache, und zudem sei sie stets die Passive: die Unterlegene und die Leidende.

Zumindest die Vulva liegt aber mit ihren großen Schamlippen – und manchmal mit den kleinen – ebenfalls teilweise außen, auch könnte man dem hinzufügen, daß nicht der ganze Geschlechtsapparat des Mannes in gleicher Weise draußen, wie der Zopf ihm hinten hängt, ganz abgesehen davon, daß die Hoden beim männlichen Fötus erst im neunten Monat aus der Leibeshöhle durch den Leistenkanal in ihren Außensack gelangen. Auch läßt sich das Gemächt des Mannes nicht ausschließlich als eine äußere Zugabe (fern von seiner inneren Anständigkeit) betrachten. Doch es geht in den älteren und noch vielen neueren Medizinbüchern nicht um eine reale Einschätzung der Geschlechtsteile, sondern um die offensichtliche Suche nach Beweisen für die Innen-Bestimmung, die Häuslichkeit des Weibes und letztlich: um ihre Minderwertigkeit. Ihr Geschlecht liegt innen, also gehört sie ins Haus; der Penis steht fest nach außen, also muß der Mann hinaus – «ins feindliche Leben» und dort «wirken und streben» (F. von Schiller: *Die Glocke*). Die Frau (allerdings nicht die in der *Glocke*) liegt gerne schwächlich und krank herum, darf man dann weiter folgern, der starke Mann zieht ebensogerne in den Krieg (nochmals Schiller: *Hektors Abschied* [1799]:

«Teures Weib, gebiete deinen Tränen!
Nach der Feldschlacht ist mein feurig [!] Sehnen
[...]
Horch! der Wilde [!] tobt schon an den Mauern.
Gürte mir das Schwert [!] um, laß das Trauern!
Hektors Liebe stirbt im Lethe nicht.»

Entsprechend stecken denn die Namen, die der deutsche Mann für die Vagina, will man sich an die Sexuallexika (z. B. Ernest Bornemanns *Sex im Volksmund*, Thesaurus, Nr. 1.66: Scheide) halten, voller Aggressionen sowie kämpferischer und arbeitstechnischer Metaphern: Armatur, Batterie, Bauplatz, Bimsladen, Bohrloch, Bresche, Büro, Düse, Einstiegsluke, Feuerofen, Haubitze, Schießscheibe, Schützengraben, Unterdruckkammer heißt es da etwa – unter Hunderten von anderen Bezeichnungen, die eher selten Zeugnis von Zärtlichkeiten geben. Der Weib-Leib ist hauptsächlich Aggressions-Gegenstand, vor allem dann, wenn der Teil verloren ist, der ihm vielleicht einmal den Reiz des Unentdeckten und Unerkannten verlieh.

Mythen vom Hymen: das Jungfernhäutchen

IN einem seiner *Persischen Briefe* (1721, LXXI) läßt Montesquieu den reisenden Perser Usbek aus Paris auf einen Bericht aus seiner Heimat kritisch reagieren: Ein Jungvermählter hatte da (so die Fiktion) seiner Braut das Gesicht zerschnitten, weil er sie angeblich in der Hochzeitsnacht nicht als Jungfrau vorfand, und der Bräutigam berief sich dabei auf ein altes Recht. «Ich finde so ein Gesetz recht hart», meint Usbek-Montesquieu, «daß man so die Ehre einer ganzen Familie den Launen eines Narren unterwerfen darf.

Man kann lange behaupten, daß es sichere Anzeichen gebe, welche die Wahrheit [der Unberührtheit] erkennen lassen. Unsere Ärzte liefern uns hingegen unbestreitbare Gründe für die Tatsache, daß solche Beweise unhaltbar sind.»

Der Aufklärer Montesquieu, der auch in der medizinischen Literatur nicht unbelesen war, konnte sich dabei zum Beispiel auf seinen sehr viel älteren Landsmann Ambroise Paré berufen. «Etliche Jungfrauen haben in dem Mundtlöchlin des Halses oder Eingangs ihrer Gebärmutter ein Häutlin, so von den Alten *Hymen* ist genennet worden, welches den Eingang des männlichen Glieds verhindert» – so beginnen Paré (und sein Übersetzer Uffenbach) 1601 in der *Wundt Artzney* (1018 f.) ihr Kapitel über das «Häutlin, *Hymen* genannt», und Paré beeilt sich gleich festzustellen, daß gar nicht alle Jungfrauen ein solches Häutchen besitzen; das habe er bei seinen Untersuchungen an Mädchen im «Spittal zu Paryß» immer wieder feststellen können. Ja, der Chirurg schimpft auf «diese freche und unverschämte Weiber», die Hebammen nämlich, welche sich anmaßten, anhand des vorhandenen oder nicht vorhandenen Hymens mit Sicherheit feststellen zu können, ob eine Jungfrau mit einem Manne Verkehr gehabt habe oder noch unberührt sei. Und töricht sei es von den frischverheirateten Männern, ihre Frau für schon sexuell erfahren zu halten, wenn sie denn beim ersten Beischlaf nicht richtig und tüchtig blute. «Armselig und schändlich» sei es, wenn in Fez «in der Barbarey» (im Land der Berber) die Jungverheirateten in eine Kammer gesperrt würden, und wenn nach dem ersten Beischlaf das blutige Leintuch nach draußen gereicht werden müsse zum Beweis, daß die Braut tatsächlich eine Jungfrau war. Tatsache ist jedoch, daß diese ‹Sitte› des Virginitäts-Nachweises noch in unserem Jahrhundert auf Mittelmeerinseln gepflegt wurde. Die Schelte solcher Hebammen, die mit Jungfernbeweis oder Wiederherstellen der verlorenen Jungfernschaft Geschäfte tätigen, findet sich ebenso ausführlich und nachdrücklich bei dem Dordrechter Professor Johann von Beverwyck (*Allgemeine Artzney*. Frankfurt/M. 1674, II, 197 f.).

Das ‹Jungfernhäutchen› (eine in mehrfacher Hinsicht männlich-törichte Wortbildung) ist eine Membran zwischen

Vulva und Vagina junger Frauen, jenseits des Harnwegs-Ausgangs gelegen, nach deren Funktion man/frau den Schöpfer des Menschen besser nicht fragt (er weiß es dann auch nicht so recht); ein Trennwändchen, das ohnehin schon eine oder mehrere Öffnungen aufweist, um das Menstrualblut passieren zu lassen, ein dehnbares Zwischending, dessen Vorhandensein oder Nichtvorhandensein, Bluten oder Nicht-Bluten, weder etwas über Unberührtheit noch über den Charakter oder die Moral oder die Liebenswürdigkeit einer jungen Frau auszusagen vermag – das hatte übrigens schon vor Paré der Hofarzt von Mantua, Marcello Donati, in seinen sechs Büchern *De medica historia mirabili* (Venedig 1588, Buch 4, Kap. 15) ausführlich dargetan. Das gewaltsame Zerreißen dieser Membran tut ihrer Besitzerin jedenfalls weh, und so sollte jeder Mann wissen, daß das sogenannte Entjungfern (‹defloratio› bedeutet, ebenso dumm, Entblumung: Wegnahme der Jungfernblüte) höchstens für den Penis – aber nicht einmal das! –, nicht aber für das Objekt dieses Eindringlings, eine Freude mit sich bringt. Daß dem so ist (und immer schon so war), wissen wir aus den Interviews, die Suzanne Hagenbeek (1994) mit Männern und Frauen zum Thema «Das erste Mal» durchgeführt hat.

Äußeres Zeichen der Jungfernschaft ist das weiße Kränzchen auf dem Kopf der jungen Mädchen – sie trugen es zum Beispiel bei katholischen Prozessionen –, abgelöst wird es durch die Haube, welche Zeichen der verheirateten Frau ist:

> «'s Kränzle weg
> und's Häubele her,
> Jungfrau gewest
> und nimmermehr»,

heißt es resigniert in einem von O. Holzapfel veröffentlichten Spott-Gstanzel. Und allgemein reißen die Männer Witze über die Jungfrauen, die es angeblich nirgends mehr zu finden gibt:

> «Mädchen gibt's überall,
> in allen Ständen,
> aber eine Jungfrau
> ist nirgends zu finden.»

Die Sammlungen populärer Erzählungen, insbesondere die Novellen- und Schwankbücher sind voll von Geschichten, die sich über die Abwesenheit des Hymens bei jungverheirateten Frauen und über das allgemeine Nicht-mehr-Vorkommen von Jungfrauen lustig machen. Bonaventure Despériers, ein weitbekannter französischer Novellist des 16. Jahrhunderts, erzählt in seinen *Nouvelles Récréations* von 1557 (Nr. 5) von drei Schwestern, von denen jede in der Hochzeitsnacht eine andere Ausrede für ihren unvollkommenen Zustand findet. Sie hatten sich nämlich schon vor der Eheschließung in reichlichem Maße mit Männern vergnügt. Zwei von ihnen waren gar schon schwanger und lebten bei entfernten Tanten, während ihr Vater nach geeigneten Ehemännern Ausschau hielt. Schließlich werden drei heiratswillige Brüder gefunden. Der Herr Papa verspricht nun derjenigen seiner Töchter 200 Gulden, welche ihrem Gatten in der Hochzeitsnacht die beste Antwort gibt, wenn er fragen sollte, warum sie keine Jungfrau mehr sei. Es entspinnen sich nun in den Ehebetten folgende, durchwegs zweideutige Dialoge: «(1.) ‹Hoho›, sagt er [der Neuvermählte], ‹die Vöglein sind ausgeflogen?› – ‹Halten Sie sich nur ans Nest!› – (2.) ‹Was›, sagt er, ‹die Scheune ist voll?› – ‹Dreschen Sie vor dem Tor!› – (3.) ‹Der Weg ist gut ausgebaut!› – ‹Da verlaufen Sie sich nicht so leicht!›» Gern gelacht wurde auch, wie Elfriede Moser-Rath gezeigt hat (1984, 97–100: *Sexuelle Erfahrung*), über junge Frauen, die mit ihrem dümmlichen Geplapper ihre vorehelichen Erfahrungen selbst verrieten, etwa so: «Ein junger Mann hatte ein junges Mägdelein geheyratet (welche er vermeinte, noch Jungfrau zu seyn). Wie er nun bey ihr geschlaffen hatte, fieng sie an, mit ihm zu reden und sprach: ‹Hab ich mich nicht wohl gehalten?› Er antwortet: ‹Ja, trefflich wohl.› – ‹Ja›, sagte sie, ‹das haben die auch allzumahl gesagt, die mit mir zu thun gehabt.›»

Auf der anderen Seite predigen die Bücher der Frommen immer wieder den hohen Wert der Jungfräulichkeit; vor allem die Katholiken werden, seit der *Legenda aurea* des Jacobus de Voragine (13. Jahrhundert), nicht müde, das Lob der heiligen Jungfrauen in Beispielgeschichten zu singen: Maria ist die vornehmste in ihrer Schar, aber häufig gedenkt man auch, bis hin zu der neuzeitlichen heiligen Maria Goretti, der meistens, aber nicht immer (nämlich bei Vergewaltigung) jungfräulich gebliebenen Märtyrinnen. Wichtig ist dabei der Einsatz des Lebens zur Bewahrung des allerhöchsten Gutes: der Unberührtheit. Solche Geschichten können selbstverständlich auch zum Beweis nationaler Tugenden eingesetzt werden. So erzählt der Chronist Andreas Engel in seinen *Annales Marchiae Brandenburgicae* (Frankfurt/O.: J. Hartmann 1598, 135) zum Lobe frühen preußischen Christentums von einem wilden Bojaren, der einer Klosterjungfrau die Ehre rauben wollte. Die junge Frau versprach ihm einen – heidnischen, wie er meinte! – Zauberspruch, der ihn ‹festmachen› also unverwundbar machen sollte, und er solle nur, fügte sie hinzu, die Wahrheit ihrer Worte an ihr selbst ausprobieren. Der Spruch war nichts anderes als das Gebet «In manus tuas ...» – In Deine Hände empfehle ich meinen Geist. Der Bojar schlägt daraufhin der Nonne den Kopf ab: Sie rettet damit ihre Jungfräulichkeit, und er sieht sich schändlich betrogen.

Doch meistenteils geht es, wie gesagt, bei den Geschichten um den Wert oder Unwert des Hymens lustig, satirisch oder sarkastisch zu. So wundert es denn nicht, wenn, nach allen weiteren Bewegungen ‹sexueller Befreiung› der letzten Jahrzehnte, die berühmte französische satirische Wochenzeitung *Le Canard Enchaîné* am 5. Juni 1996 über eine neue Tendenz zur Erhaltung der Jungfernschaft bis zur Eheschließung herzieht: Die AVA-Bewegung (‹Amour Vrai Attend›) sei doch nur ein Ableger der TLW (‹True Love Waits›) aus Nashville/Tenessee, wo es eine Viertelmillion wartender Anhängerinnen der Wahren Treuen Liebe gebe. In Frankreich hätten sich just einmal 600 junge Frauen dieser Art gemeldet. Und was das schon heiße? Das Organ Hymen diene ja doch nicht als Hindernis (wie oben bei Paré zu lesen), sondern das Hindernis fördere erst recht die Liebesleidenschaften. Es steht sicherlich jedermann frei, diesem seltsamen Hymen eine physiologische oder psychologische Bedeutung beizumessen oder auch nicht; welchen Grund sollte es dann geben, sich über Frauen lustig zu machen, die ein solches Häutchen nicht gleich zu Markte tragen wollen?

Uterus: Gebärmutter und Hysterie

Zu den reproduktiven und spezifischen Geschlechts-Organen der Frau gehört auch die Tasche oder das Gefäß, das die Griechen ‹hystera›, die Lateiner ‹uterus› oder ‹matrix› nannten (dieses Wort ist zu dem Stamm ‹mater› = Mutter entsprechend ‹nutrix› = Ernährerin oder ‹genitrix› = Erzeugerin gebildet). Die Gebärmutter ist mit der Vagina durch den Uterus-Hals (Cervix) verbunden; an ihrem hinteren Ende führen die beiden ‹Falloppischen Röhren› (ihren Entdecker haben wir als *Geheimnis*-Krämer schon kennengelernt) oder ‹Eileiter› zu den beiden mandelförmigen ‹Ovarien› oder ‹Eierstöcken› (‹Stock› im Sinne von Vorratskammer), deren Struktur und Funktion erst spät entdeckt wurde: Jedes Ovarium enthält Hunderttausende von ‹Eizellen› (Ovozyten), von denen im zeugungsfähigen Alter der Frau nur rund 400 zur Reife gelangen. Die Ovozyten sind in ‹Bläschen› (Follikel [Säckchen], auch ‹Graafsche Bläschen›), verpackt; eines von diesen bricht am 14. Tage des weiblichen Monatszyklus auf (Follikelsprung) und entläßt sein etwa 0,2 Millimeter kleines reifes ‹Eilein› (Ovula) in den Eileiter; dieser Vorgang wird auch ‹Eisprung› (Ovulation) genannt. Die Ovula kann durch Vereinigung mit einem männlichen Spermatozoid (das passiert im Eileiter, und beide Elemente tragen die gleiche Menge von Erbinformationen!) zu einem befruchteten Ei werden und im Uterus zu einem Fötus heranwachsen. Anzumerken ist bei dieser simplen Aufzählung, daß in der Tat im Umkreis der weiblichen Genitalien die deutschen Begriffe zum Teil doppeldeutig und mißverständlich (Ei, Leiter, Stock, Sprung, Muttermund und so fort!) erscheinen müssen und zu ignoranten Vorstellungen und Phantasien Anlaß geben können – die Ovarien sind schließlich kein Hennengelege.

Schlicht und einfach erklärt uns Johann Jacob Bräuner zu Beginn des Jahrhunderts der Aufklärung im *Thesaurus Sanitatis* (260–262) das Wesen, die Funktion und die Lage der ‹Bär-Mutter› (‹bären› bedeutet, wie das englische ‹to bear›: tragen): «Solche Bär-Mutter ist in dem weiblichen Geschlecht ein innerlicher Theil und zu[r] Fortpflanzung der Menschen das principaleste Glied; in solchem wird der mann- und weibliche Saamen miteinander vereiniget, in eine Leibes-Frucht formiret, ernähret und biß zu der Geburts-Zeit, welche zu Ende des neunten oder Anfang des zehenden Monaths gesetzet ist, erhalten. Solche hat ihr Läger im untern Theil des Leibes, zwischen der Harn-Blase und dem Affter-Darm und wird von denen Anatomicis in drey Theil unterschieden: als in den Grund, Fundum, und den inn- und äussern Halß, Cervicem & Vaginam.» Der Frankfurter Arzt beeilt sich, einen zu seiner Zeit verbreiteten Aberglauben zu widerlegen: «wie daß die Bärmutter einer am Bach schlaffenden Frauen zum Maul heraus gekrochen, sich in dem Bach gebaadet und wie ein Mäußlein in aller Eyl wieder zu dem Munde eingekrochen sey, daß von allem die Frau nichts empfunden hätte, welchem aber der darbey gesessene Hirt zugeschauet, und ihr es hernach referirt. Eben so wenig als Wahrhafftes an diesem Mährlein ist, so wenig ist es auch möglich, daß den Weibern die Bärmutter biß an den Hals kriechen könne.» In der Tat weiß das *Handwörterbuch des deutschen Aberglaubens* (HDA 3, 1930/31, 338–344) zu berichten, das Volk schreibe der ‹Bärmutter› ein «unheimliches Eigenleben» in mancherlei Tiergestalten zu; vor allem treibe da die Kröte ihr «Unwesen», und die Kenner der Volksfrömmigkeit haben ja auch viele aus Wachs gebildete Gebärmuttervotive in Gestalt von roten oder gelben Wachs-Kröten als Bitt- und Opfergaben in den katholischen Wallfahrtskirchen gefunden.

Die Ärzte der vergangenen Jahrhunderte schenkten den Beschwernissen, welche Frauen mit ihren Gebärmuttern hatten, viel, freilich nicht immer sinnvolle Aufmerksamkeit. Häufig diskutierten die Anatomen Geräusche, welche sie aus Frauenleibern zu hören glaubten, und die sie mit einem Quäken verglichen; der Kopenhagener Thomas Bartholinus beginnt 1654 seine sechs *Centurien seltener anatomischer Historien* mit einem breiten Kapitel über *Vagitus uterinus* (Schreie aus dem Uterus). Die *Curiöse Beschreibung unterschiedlicher rarer und schöner [...] Dinge* (Frankfurt/Leipzig 1704, 54) des Christoph L. Hellwig (1663–1721), damals Stadtphysicus in Tennstedt, liefert zum Beispiel für uterine Schwierigkeiten das Rezept für ein Elixir, das folgende Zusammensetzung haben sollte: «Nimm ein Nößel [eine

Nußschale voll] guten Wein-Brandewein, Bibergeil andert-
halb Loth, Campher ein Loth [1/32 von einem alten Pfund zu
470–480 Gramm], getrucknete Hollunder-Beere ein halb
Loth, alle diese Stücke thue in den Brandewein; wenns [das
Glas] fest zugebunden it, damit kein *Spiritus* rausgehe, muß
es in der Wärme 24 Stunden stehen; alsdenn kann mans
schon gebrauchen. Die Dosis ist alle Tage, 14 Tage nachein-
ander, morgens und abends jedesmahl ein Löffel voll in einem Glase warmen guten Wein. Es benimmt allen *Defect*
der Mutter, treibet die *Menses*, und, so eine schwangere
Frau 14 Tage vor ihrer Niederkunfft dieses gebraucht,
macht es leichtlich gebähren, verhütet alle Zufälle und befördert die Nachgeburth.»

So sollte man denken, daß die Gebärmutter ein relativ
leicht und vor allem durch Glühwein zu beruhigendes und
still-sanftes Organ sein könnte. Doch ist gerade die Hystera
immer wieder für Männer ein Anlaß gewesen, die Verhal-
tensweisen oder den ‹Charakter› der Frauen zu kritisieren
oder gar zu disziplinieren. Die Gebärmutter galt, wie die
Milz, als ein Versammlungsort von Einbildungen (imaginationes); auch die ‹Wünschelrute› des Mannes und mit ihr
nur sein Ebenbild, präge sich, so glaubte man, ganz konkret
in die ‹Geburtsglieder› der Frau ein (später erscheint dann
die Leibesfrucht als ‹ganz der Papa›), und die geschwän-
gerte Frau könne dort, über ihre Augen und das Gemüt, allerlei Bilder, schreckhafte und glücksvolle, aufnehmen und
ihrem Fötus wiederum ein-bilden. Aber auch außerhalb einer Schwangerschaft, so meinten viele Ärzte, mochten sich
über den Kopf der Frau in ihrem Uterus – oder umgekehrt –
Imaginationen festsetzen, die zu störenden und vor allem
die Männer verärgernden Auffälligkeiten führten; man
faßte sie unter dem Begriff der Hysterie zusammen.

‹Hysterischen› Ursprungs waren demnach zunächst einmal die genannten Bild-Übertragungen auf die Leibes-
frucht, wie sie in der Wunderzeichen-Literatur des 16. Jahrhunderts besonders gern diskutiert wurden. So schreibt
Ambroise Paré in seinem Buch *Des Monstres et prodiges*
(1573. Hg. J. Céard, 1971, 35–38), dem Prodigienschreiber
Pierre Boaistuau folgend, ein Kapitel über «Beispiele von
Mißgeburten, die durch Einbildungen entstehen». Darin fin-

det sich unter anderem die Geschichte von dem Baby, das mit einer Bärenhaut bekleidet war, weil die Mutter während der Zeugung ein bei ihrem Ehebett hängendes Bild allzu aufmerksam betrachtet hatte: Es stellte den mit einem Pelz bekleideten heiligen Johannes den Täufer dar. Paré präzisiert jedoch in diesem Zusammenhang: «Es ist darauf zu achten, daß die Frauen zur Stunde der Empfängnis und während der Zeit, in der die Leibesfrucht noch nicht voll ausgebildet ist (das heißt während 30 oder 35 Tagen bei den Knaben und, wie Hippokrates im Buch *De natura pueri* schreibt, 40 oder 42 Tage bei den Mädchen) monströse Dinge weder anschauen noch sich vorstellen dürfen. Wenn dann die Formierung des Kindes [im Mutterleib] abgeschlossen ist, findet eine solche Einbildung (imagination) nicht mehr statt, auch wenn die Frau monströse Dinge betrachten sollte, weil keine Übertragung (transformation) mehr vonstatten geht, wenn das Kind voll ausgebildet ist.»

Im 19. und bis in unser Jahrhundert hinein galt dann eine noch viel weitergehende und auch misogynere Auffassung von vermeintlich hysterischen Zuständen der Frau, die zum Beispiel Anna Fischer-Dückelmann in ihrer *Frau als Hausärztin* (494) folgendermaßen beschreibt: «Bei diesem Nervenleiden wiegt das Krampfartige vor, während beim erstgenannten [der Hypochondrie] die krankhafte Empfindung vorherrscht. Die Hysterie ist noch nicht vollständig erforscht, anatomische Veränderungen sind weder im Hirn noch an den Nerven deutlich nachweisbar, und dennoch sind die Kranken [Frauen] schwer leidend, oft viele Jahre lang, und nichts scheint ihnen helfen zu können. Man sah Hysterische jahrelang gelähmt im Bette liegen oder ihrer Stimme verlustig gehen [...], und dann plötzlich [...] in den Wiederbesitz ihrer Fähigkeiten gelangen. In seelischer Hinsicht sind Hysterische ganz unberechenbare Menschen, mitunter heute Engel, morgen Teufel [...]. Aus einem Zusammenwirken von geistigen Fähigkeiten neben unglücklicher Erziehung und krankhafter Nervenbeschaffenheit setzt sich das Wesen der Hysterie zusammen. Unbefriedigte Frauen ohne nützlichen Wirkungskreis, von reizbarem Nervensystem, verwöhnt oder enttäuscht, werden sehr häufig unheilbar [!] hysterisch. Vorübergehende hysterische Zustände haben aber viele [!] kranke, nervöse oder unglückliche Frauen.» Dagegen meint Dr. Galtier-Boissière am Ende des Ersten Weltkrieges in seinem *Dictionnaire illustré de Médecine usuelle* (1918, S. 233): «Hysterie (vom griechischen *Hystera*, matrix): Neurose, die im allgemeinen bei der Frau auftritt, aber manchmal auch beim Manne. Sie kündigt sich in der Kindheit und im jugendlichen Alter durch eine übertriebene Beeindruckbarkeit (impressionabilité), Kopfschmerzen, Herzklopfen, Erstickungsanfälle und einen launischen Appetit an. Der Charakter zeichnet sich aus durch Übertreibungen, Lügen, unablässiges Verlangen, die Aufmerksamkeit auf sich zu lenken, Verstellungen, neurasthenische Beschwerden.» Einige der von Fischer-Dückelmann beschriebenen Symptome finden sich dann bei dem französischen Arzt unter dem Artikel *Hystérie convulsive faible* (*Leichte konvulsive Hysterie*) wieder. Die Psychoanalytiker der Zeit (Jean-Martin Charcot, Josef Breuer, Sigmund Freud) schrieben ‹hysterische› Symptome wie Beeinflußbarkeit, theatralisches Auftreten, Mythomanie (statt: Lügenlust), Nervenkrisen, Ohnmachten, Lähmungserscheinungen, krampfartige Zustände oder Kreislaufstörungen ohne organischen Befund der Verinnerlichung von nicht gelösten Ödipuskonflikten zu.

Das alles zeigt gewisse Übereinstimmungen, aber kein Bild von einer eindeutigen Diagnose; es erinnert an Krankheitsbilder, die früher, mutatis mutandis, von anderen Ärzten Melancholie oder Neurasthenie genannt wurden und die heutzutage in den Bereich der Hypochondrien, der Depressionen, der Ängste oder der Panik gezählt werden. Wie immer solche komplexen psychosomatischen (die Beziehungen von Seele und Körper betreffenden) Zustände definiert werden oder wie unerklärbar sie auch bleiben: Sie sind weder nur den Frauen eigen, noch haben sie mit der Gebärmutter zu tun.

9.

Arm und Bein

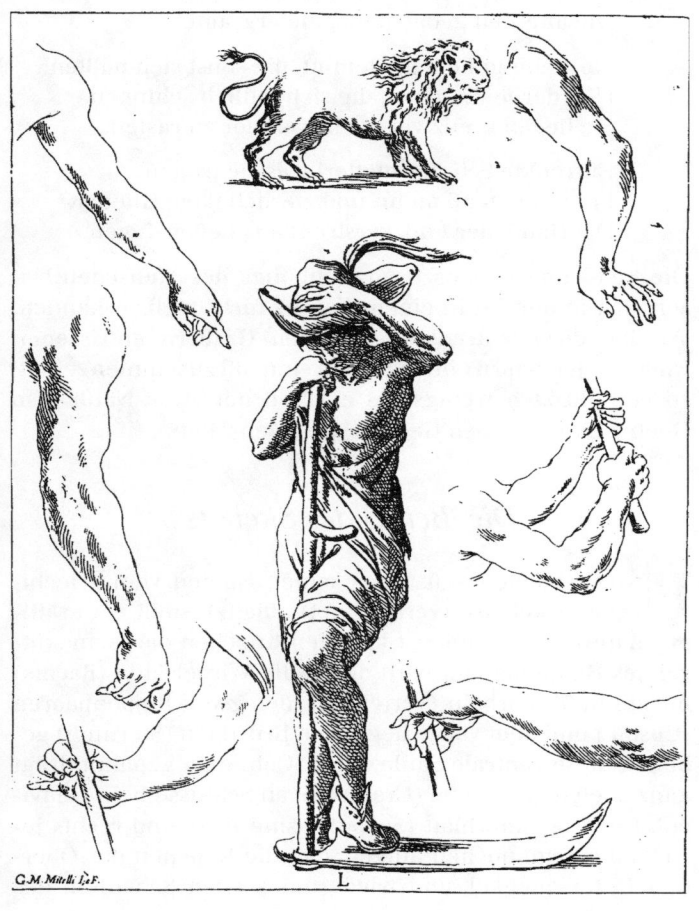

G. M. Mitelli I. e F.   L

K ARNER› wird im süddeutschen Raum ein kapellenartiges Gebäude genannt, in welchem Menschenknochen aller Art, Überbleibsel aufgelassener Gräber, aufgeschichtet werden, damit sie die Friedhofsbesucher eindringlich an die Vergänglichkeit des menschlichen Körpers erinnern. Johann Wolfgang von Goethe schrieb Ende September 1826 seine Eindrücke von so einer Knochensammlung in Terzinen, die an Dantes *Göttliche Komödie* erinnern, nieder:

> «Im ernsten Beinhaus wars, wo ich beschaute,
> Wie Schädel Schädeln angeordnet paßten;
> Die alte Zeit gedacht ich, die ergraute.
>
> Sie stehn in Reih geklemmt, die sonst sich haßten,
> Und derbe Knochen, die sich tödlich schlugen,
> Sie liegen kreuzweis, zahm allhier zu rasten.
>
> Entrenkte Schulterblätter! was sie trugen,
> Fragt niemand mehr, und zierlich tätge Glieder,
> Die Hand, der Fuß, zerstreut aus Lebensfugen.»

Die Leib- und Lebenszusammenhänge des Menschen lassen sich in der Tat in einem Karner nicht mehr erkennen. Werden diese entrenkten und den Gräbern entrissenen Knochen jedoch zu einem Skelett sinnvoll zusammengefügt, so enthüllt sich wenigstens ein Teil der «Gott-Natur» (so Goethe in demselben Gedicht) des Menschen.

Die ‹Beine› des Skeletts

U NSER Knochengerüst, das seinen Namen vom griechischen ‹skeletos› (vertrocknet) ableitet, stellt ein kräftiges Bauwerk aus zumeist kalkigen Knochen dar; sein stützendes Hauptelement wird durch die Wirbelsäule (Rachis) mit ihren 33 Wirbeln (Vertebrae), den zwölf Rippenpaaren (Costae) und dem vorne liegenden Brustbein (Sternum) gebildet; diese zentrale Säule, auch ‹Columna› genannt, trägt ganz oben den Schädel (Cranium); an Schlüsselbein (Clavicula) und Schulterblatt (Scapula) sind links und rechts jeweils die Armknochen aufgehängt; die Knochen der Ober- und Unterschenkel sind wiederum an den Schaufeln des

Beckens (Pelvis) befestigt, welches seinerseits über das Kreuzbein (Os sacrum) mit dem fünften Lumbarwirbel zusammenhängt. Insgesamt gehören zu diesem gewaltigen Bauwerk rund 200 Einzelteile; männlichen Besitzern dieses Bausatzes könnte man in der Tat empfehlen, diese Teile vor einer sagenhaften bayerischen Wirtshausprügelei zu numerieren, damit sie die Stücke im Notfall wieder richtig zusammensetzen. Aber wahrscheinlich bleibt dann doch dieses oder jenes Stücklein Knochen übrig: ein hufeisenförmiges Hyoid vielleicht – das gehört ein bißchen über den Larynx gesetzt, oder auch ein Sesamoid, eine Art Lagerkügelchen für ein Gelenk, oder auch ein wormisches Knöchelchen – man müßte für ein solches ein Plätzchen zwischen den Schädelbeinen suchen. Beim Zusammensetzen der Ohrknöchelchen sollten die Raufbolde aber vielleicht doch einen Spezialisten konsultieren, ja schon bei den Skelett-Teilen der Hand oder des Fußes könnten sie, trotz aller Numerierung, in Schwierigkeiten geraten. Anders gesagt: Das Skelett ist eben doch kein Möbel-Bausatz von der nordischen Holzfirma. Es entbehrt nicht eines gewissen melancholisch-ästhetischen Reizes, betrachtet und bedenkt man die Kupfer (vielleicht von Jan Stefan van Calcar gestochen) in des Andreas Vesalius *De humani corporis fabrica* (*Über den Bau des menschlichen Körpers*, 1543). Hinwiederum ist es nicht ganz so kräftig, wie hier und dort vorgegeben. Eduard Mörike nennt es in seinem *Stuttgarter Hutzelmännlein* (*Sämtliche Werke*, 6. Leipzig o.J., 202) einmal ein «zerschelltes, brechliches und ganz vermürbtes Knochenrüstwerk».

Heutzutage steht so ein Skelett (keine Angst: meist aus Plastik!) in fast jeder Arzt- oder Physiotherapeuten-Praxis herum. Es war jedoch noch vor 300 Jahren äußerst selten, daß sich die Heilpraktiker an einem präparierten Knochengerüst über Lage und Beschaffenheit der einzelnen Gebeine unterrichten konnten. Der große Brüsseler Anatom Vesalius hatte erstmals 1546 das Skelett eines Mannes in Basel aufgestellt; Felix Platter fügte diesem 1576 ein weibliches Pendant hinzu. Wilhelm Fabricius mußte noch 1624 in seiner Apologie *Fürtrefflichkeit der Anatomie* (187–191) den Berner Stadtvätern erst einmal klar machen, wozu denn so ein Skelett, zum Beispiel in ihrer Ratsbibliothek aufgestellt, nützlich sein könne: zur Anschauung nämlich all derer, die bei ihren Heilpraktiken mit beschädigten Knochen und anderen Unfällen lebender Menschen zu tun hatten. Es hatte dort im Rathaus zwar schon einmal ein Skelett, angefertigt von dem Lausanner Chirurgen Pierre Franc, gegeben; da es aber mit «Lautenschnüren», sprich Darmsaiten zusammengeheftet worden war, zerfiel es nach und nach. Nun macht Fabricius den Stadtherren ein kostbares Geschenk aus eigenem Besitz, nur bittet er darum, man möge es nicht mit Mutwillen zerbrechen und zerstoßen, sondern mit Achtung behandeln: «Wo [Wenn] solches geschicht, kann es hundert und mehr Jahr beständig bleiben; dann es sind alle Bein mit starken messenen [Messing-]Dräht also aneinander gebunden, daß sie nicht zerfallen können, man brauche dann Gewalt, und sind gleichwol die Dräht dergestalt verborgen, daß man sie nicht sehen kann.» Dieses Skelett hatte allerdings kleine Mängel aufzuweisen: Schulterblätter und Nackenwirbel waren beschädigt. Besagtes «Sceleton» war nämlich zu Lebzeiten ein Verbrecher gewesen, der zuerst gefoltert und dann «mit dem Schwert ist gerichtet worden». Auch Skelette haben ihre Lebens- und Leidensgeschichte!

Skelett-Schauer

DIE «Alten» hatten, wie uns Gotthold Ephraim Lessing gelehrt hat, den Tod noch anders «gebildet»: nicht immer nur als Gerippe, sondern auch etwa als eine Schlafgestalt oder als einen sanften Jüngling, einen geflügelten Genius, der unter Musikbegleitung den Menschen in ein schöneres Jenseits, in das Reich der ‹Mehreren› abholt. Doch seit dem hohen Mittelalter beherrscht in unseren Breiten der Tod als Gerippe, das eine Sense oder ein Stundenglas in Händen hält, die Todesbilder, und seit den häufigen Darstellungen von Totentänzen und ‹Danses macabres› im Reformations- und Barockzeitalter stehen so tatterige Skelette neben Herrn Jedermann und Frau Jederfrau, um sie alle in einen bösen Abgrund zu holen. Seitdem wecken bei uns die Friedhöfe trotz aller Parkanlagen diese schaurigen Erinnerungen an moderndes Totengebein und an Verse wie die unseres Johann Wolfgang von Goethe:

> « Nun hebt sich der Schenkel, nun wackelt das Bein,
> Gebärden da gibt es vertrackte;
> Dann klippert's und klappert's mitunter hinein,
> als schlüg man die Hölzlein zum Takte.»

«Langbeinigen Spinnen vergleichbar» ist Goethes Skelett, das außen am Turm hinaufklettert, um sich sein Leichenlaken zurückzuholen, dann donnert die Glocke rechtzeitig «ein mächtiges Eins, und unten zerschellt das Geripppe», welches sich der Dichter offenbar wie eines der mit Drähten zusammengeknüpften Schauobjekte aus den anatomischen Vorlesungen vorstellte. «Ein Gerippe samt der Mützen aufrecht an der Kellerwand» – das ist das vorläufige Ende von Eduard Mörikes *Feuerreiter*; doch der schwäbische Geistliche führt den Verwesungsprozeß noch weiter: «Husch, da fällt's in Asche ab» – denn zu Staub müssen wir doch schließlich werden.

Schauer-Skelette bevölkern die Schloßgewölbe der englischen ‹Gothic Novels›; sie hüpfen dort fast lebendig herum, nehmen, wie der «steinerne Gast» im *Don Juan* oder *Don Giovanni* an Banketten teil, liegen listig im Bett oder in einer Truhe oder stehen steif im Kleiderschrank, sind mit Kleidern angetan oder halten Mordwaffen in Händen, oder sie tragen Ringe an den beinernen Fingern, damit man sie identifizieren kann. In Frankreich waren solche Schauerromane ebenso beliebt wie in England und Deutschland. In der Novelle *La Quinzaine du mois d'avril 1756*, welche sich in der Sammlung von Feenmärchen der Madame d'Auneuil findet (*La Tyrannie des fées détruite*. Amsterdam / Paris 1756, II, 137), berichtet ein Herr von einer Reise, die er mit M. de Neuilly unternahm, welcher, obgleich ein tugendhafter Mann, jede Nacht Damenbesuch in seinem Bett empfing. Der Erzähler möchte eines Nachts dieses Geheimnis lüften, zieht den Bettvorhang des Freundes weg und sieht ihn «friedlich schlafen in den Armen eines scheußlichen Skeletts, das im Bette ausgestreckt lag und mich mit einem stolzen und drohenden Blick anschaute. Ich zittere noch jetzt, wo ich das erzähle.» Herr Neuilly berichtet dann zur Erklärung des Falles von seiner Liebesaffäre mit der schönen Florentine: Als er sie, die schwanger war, für die Dauer einer Reise verließ, berichtet ihm ein Freund, daß sie ihn betrüge. Er eilt nach Hause und ersticht sie in blinder Eifersucht. Er zieht sich dann zur Buße in ein Kloster zurück, hat dort jedoch Nacht für Nacht diese Erscheinung seiner toten Knochenfrau.

Skelett- und Knochengeschichten dieser Art waren in den Volkskalendern besonders beliebt, und die Vorleser in den Wirtsstuben und bei den Abendsitzen wurden nicht müde, aus den Schauerromanen und Almanachen solche Klapperkapitel zur Unterhaltung der Anwesenden zum besten zu geben. Auch unsere Märchensammlungen haben ja an Knochen und Knöchelchen, ob sie nun bluten oder singen, auf jeden Fall aber einen Mord verraten, mancherlei Beinhartes zu bieten. Die in Europa weit verbreitete Volkserzählung (AaTh 780), die bei den Brüdern Grimm (KHM 28) *Der singende Knochen* betitelt ist, ist zum Beispiel auch in Sizilien bekannt (Pitrè / Schenda / Senn: *Märchen aus Sizilien*), und das zentrale Motiv von dem im Totengebein zurückgebliebenen Lebensgeist, das freilich auch von der Doppeldeutigkeit des Begriffes ‹Tibia› (Schienbein bzw. Flöte) inspiriert ist, hört sich etwa so an (S. 206 f.): «Dieser junge Schäfer fand ein Knöchelchen von dem Beinchen des [von den Brüdern ermordeten] Kleinen und machte sich daraus ein Pfeifchen und begann zu spielen, und wie er spielte, begann es zu sprechen und sagte: ‹Du Schäfer hältst mich in der Hand, am klaren Bach den Tod ich fand, die Feder [die den kranken Vater heilte] hat mich umgebracht, die Brüder haben es gemacht.› [...] Also hat er dieses Pfeifchen genommen, hat die Schafe stehen lassen und ist nach Neapel gegangen. Er fing an, auf dem Pfeifchen zu spielen, und da stand der König am Fenster und hörte das Pfeifchen blasen. Sagt er: ‹Ach, was hat dieses Pfeifchen für einen schönen Klang. Laßt diesen jungen Schäfer zu mir hochkommen!› Der junge Schäfer trat ein und spielte vor der Königlichen Majestät. ‹Was sagt dieses Pfeifchen, Schäferchen?›, sagte der König zu ihm. – ‹Majestät, ich habe ein Knöchelchen gefunden und habe mir dieses Pfeifchen gemacht, um mein Brot zu verdienen, und das Pfeifchen kann sprechen.› [...] ‹Ah›, sagte der König zu dem ältesten Sohn, ‹was sagt das Pfeifchen? Da, nimm, spiele du mal drauf.› Der Sohn war gehorsam, nahm das Pfeifchen und fing an zu spielen, und singend und klingend sagte das Pfeifchen: ‹Mein Brüderchen, du hältst mich in der Hand, du hast am klaren Wasser mich geschlacht', die Uhufeder hat mich umgebracht, und, Bruder, das hast du gemacht!›»

Geschichten mit schauerregendem Gebein finden sich ebenso in unseren Sagensammlungen (angeblich echtem Volksgut) wieder: Das Skelett des Burgherrn von Castel Mozzo in Oberitalien steigt zum Beispiel jeden Freitag um Mitternacht mit einer Leiter über die Friedhofsmauer, um am Grabe der von ihm ermordeten Gattin zu weinen (F. Karlinger / R. Wolf: *Norditalienische Sagen*, 1978, 40). In den sagenhaften Erzählungen der Bergbewohner erscheinen Skelette in Totenzügen, sie bezeugen vergangene Mordtaten oder künden Todesfälle voraus, auch Schätze können sie hüten, und einmal wollen sie einen jungen Mann (der wahrscheinlich die Märchen der Brüder Grimm, und speziell KHM 4, das *Märchen von einem der auszog, das Fürchten zu lernen,* oder eine italienische Variante kannte) in Schrecken versetzen: «Aber einer, dessen Großmutter das Haus gehörte, sagte: ‹Ich gehe schon hinauf und schlafe in dem Zimmer, wo es geistet. Ich will doch sehen, ob ich da nicht schlafen kann.› Und schlief dann in dem Zimmer. [...] Um Mitternacht hat es angefangen, an dem Stuhl zu rütteln. Und er ist ruhig geblieben und hat zugeschaut, was es da gab. Und dann fiel ein Arm herunter, und der hielt sich an dem Stuhl, und dann ein Bein. ‹Ja nun, [...] mit Knochen werde ich schon fertig›, hat er gesagt. Und dann kam ein Glied nach dem anderen herunter. Dann zuletzt ist es ein ganzes Skelett in Stücken gewesen, und das ist heruntergegangen. [...] Das Skelett hat auch Ketten an den Beinen gehabt und ist so, mit Kettenrasseln, herumgegangen und dann auf den Sessel gestiegen» (A. Büchli / U. Brunold-Bigler: *Mythologische Landeskunde*, 3 [1990] 516).

Aber nicht alle Skelett-Begegnungen muten so direkt literarisch hergeholt an. Eine Bündnerin aus Alvaneu-Bad erzählte dem Volkskundler Arnold Büchli folgende Geschichte von einem Schüler: «En Hermann ischt vo do in d [von hier in die] Kantonsschuel und ischt denn am Samschtig am

Obed [Abend] immer schpot hei. Und emol vor der Brienzer Brugg hat er öppis [etwas] ghöört hinter sich, und denn ischt das e Maa us Knoche, nur us Knoche gsî; und e grüene Huet und langi Federe het er gha und es Schwert i dr Hand. Und denn ischt er neben-ihm gloffe, neben-ihn choo [gekommen], und dr Hermann Balzer het sich nid getraut z'flüche [fliehen], und denn isch er im glîche Schritt g'loffe wi dë, und denn sind si ggange bis zur Brugg, und nebe dr Brugg isch es Loch, und dert ischt er de abe [dort hinab] gschprunge, und denn sind di Knoche ganz usenand [auseinandergefallen] –; und jez heißt's, es tüe deet [dort] under dr Brugg in dem Loch immer geischte [umgehen]. En Enkelin vo dem Hermann Balzer het das erzellt, mi Mitschüeleri – vor zwölf, drizehn Johre» (ebenda 335).

Und doch lassen sich auch hier Erinnerungen an Illustrationen aus Bilderbogen oder Volksbüchern nicht ausschließen. Matthias Claudius zum Beispiel stellte 1775 dem ersten Teil seines unter dem Namen ‹Asmus› in Hamburg erscheinenden *Wandsbecker Boten* das Abbild eines zwar schlank-eleganten, aber doch Grauen erregenden Sensenmann-Skeletts voran und schrieb dazu: «Das erste Kupfer ist *Freund Hain*. Ihm dedizier ich mein Buch, und *er* soll als Schutzheiliger und Hausgott vorn an der Haustüre des Buchs stehen.» Nun gewiß, das ‹Denk' an den Tod› ist eine achtenswerte Lebensmaxime. Doch die Volksaufklärer und Pädagogen des 18. Jahrhunderts, die mit solchen ‹freundlichen› Vor-Bildern arbeiteten, ahnten damals nicht, wie viele Schauer- und Schreckensphantasien solche Kupfer in den Köpfen von Kindern und Erwachsenen entzünden sollten. Anderseits läßt sich zu den Skelett-Bildern auch Positives sagen: So ein Knochengerüst ist doch eine halbwegs rüstige und saubere Sache; die Moralisten sind folglich nicht ganz glaubwürdig, wenn sie uns damit an die Vergänglichkeit gemahnen. Wollten sie ein wirklich kräftiges ‹Memento mori› sprechen, müßten sie uns schaurigere – oder, wie Mörike, staubigere – Bilder der Verwesung vorsetzen.

Seit dem Beginn unseres Jahrhunderts dienen Skelett-Abbildungen, insbesondere Rückenansichten, dann einem ganz anderen erzieherischen Zweck. Kinder, welche die Natur nicht zum stundenlangen Stillehalten erschaffen hat, bekamen in ihren hölzern-harten Schulbänken, die sie zu mancherlei krummen Touren beim Sitzen zwangen, allzuoft Wirbelsäulenschäden. Solchen Deformationen versuchten Pädagogen und Mediziner entweder mit realen Haltungs-Zwangsmaßnahmen nach dem Vorbild des Leipziger Orthopäden und Pädagogen Daniel Gottlob Moritz Schreber (1808–1861) (M. Burkard, 1990) oder doch wenigstens mit schaurigen Schautafeln neuer Qualität zu begegnen, welche bis in die Schulbücher hinein die Folgen falschen Sitzens und die Vorteile einer senkrechten Haltung demonstrierten (G.P. Speeckaert: *Livres scolaires d'autrefois*. Bruxelles 1996, 179). Diese Erziehung zum ‹Geradesitzen› und zum ‹aufrechten Gang› (B. J. Warneken) zeitigte freilich schon früh ideologische Auswüchse in Richtung auf eine nicht nur deutsche stramme Starr- und Sturheit (‹Bauch rein – Brust raus!›). Diese verhalf gewissen militärischen Kadern zu Ansehen, einer Mehrheit von Untertanen jedoch kaum zu einem zwanglos-glücklichen Leben.

Die belastbaren Schultern

DAS Knochengerüst ist freilich nicht der einzige Körperteil, der von alters her über lästige Beschwerungen in der Sprache von Schmerzempfindungen zu klagen weiß. «Schulter: der gegen das Schulterblatt gerichtete Kopf des Oberarmknochens, auch das ganze Gelenk. Schulterpfanne: die Höhlung des Schulterblattes. Schulterblätter: die breiten, dem Rücken aufliegenden Knochen; ihre über die Mitte laufenden Erhebungen: Schultergräte. Schulterhöhe: die Verbindung von Schlüsselbein und Schulterblatt. [...] Schlüsselbeine: die Knochen unter dem Halse. Sie bilden mit dem Brustbein ein Gelenk und verhindern, daß die beiden Schultern und Schulterblätter aneinanderstoßen wie bei den übrigen Lebewesen, die keine Schlüsselbeine haben. Deshalb hat der Mensch die breiteste Brust. Achsel heißt die Höhlung unter der Schulter; dahin renkt die Schulter am häufigsten aus.» Man sollte meinen, diesem antiken Wissen (W. Müri: *Der Arzt im* Altertum, 307 f.) sei heute nicht mehr viel hinzuzufügen, und für den Alltagsgebrauch genügt es ja auch. Trotzdem sind wir heute froh, wenn die Chirurgen, bei dieser oder jener Verletzung der genannten Teile des Oberkörpers, hie und da noch mehr oder gar die genau richtigen Wege zur Heilung wissen. Ganz so einfach ist das Einrenken eines verrückten Schulterblattes (Scapula) nämlich nicht, wie uns der polnische Rittmeister und Chirurg Janusz Abraham Gehema (1662 – um 1700) in seinen *Zwantzig sonderbahren chirurgischen Observationes* (Frankfurt/M. 1690, 34 f.) versichert: «Ein junger Edelmann, indem er auff der Jagt einem angehetzten Hasen mit seinem Pferde nacheilete, stürtzte er mit demselben und verruckte sich das rechte Schulterblat auß dem Gelencke. Weil kein Chirurgus bey der Hand, ich aber bey einem andern Edelmann in der Nachbarschafft [...] war, als[o] ward ich vociret [gerufen] und brachte ihm das verruckte Glied, so gut ich konte, wieder ein; darauff fomentirte [bähte] ich die Schulter mit einem warmgemachten spiritu vini camphorato [mit Kampher versetzten Weingeist], legete mein emplastrum admirabile [Wunderpflaster] darüber und restituirte also diesen jungen Nimrod in fünff Tagen.»

Außerdem gibt es über diese Schultern des Menschen – manche nennen sie auch Achseln – noch einiges mehr zu erzählen. Sie gelten bekanntlich als vorzügliche Einrichtung, Schweres zu ertragen und zu tragen: das Joch der Knechtschaft zum Beispiel, oder ein hartes Schicksal, so wie der Riese Atlas, Bruder des Prometheus, den Himmel oder auch den Weltball mit seinen starken Schultern stützen mußte. Der kräftige Samson war in Gaza zu einer Dirne gegangen, und da meinten die Gaziter, sie könnten ihm im Stadttor auflauern und ihn erwürgen. Er aber trennte sich um Mitternacht von seinem Liebchen, packte, durchaus ungeschwächt!, beide Flügel des Stadttors und die Pfosten dazu «und legte sie auf seine Schultern und trug sie hinauf auf die Höhe des Bergs vor Hebron» (Ri 16, 3).

Nicht nur Tür und Tor, vor allem Verpflichtungen nimmt der Mensch auf seinen Rücken, doch wer etwas auf die leichte Schulter nimmt, der ist nicht bereit, die Last großer Verantwortung auf derselben zu tragen. Zeigt einer einem Mitmenschen die kalte Schulter, so heißt das wohl auch, daß er nicht gewillt ist, sich durch Tragarbeit zu erhitzen oder sich gar die Schultern wund zu reiben, wie es die Soldaten des Nebukadnezar, Königs von Babel, vor Tyrus taten (Ez 29, 18). Hingegen gibt es andere, die gern auf beiden Schultern Wasser tragen, die es also allen recht machen wollen. Schulter an Schulter oder im Schulterschluß stehen Menschen beisammen, wenn sie für eine gemeinsame Sache eintreten.

Das Schulterblatt wurde spätlateinisch nicht nur ‹Scapula› (so noch heute die medizinische Bezeichnung), sondern auch, phantasievoll, ‹spatula›, (Schäufelchen, Schwertblatt) genannt, und dieses Wort hat nicht nur der Spachtel und dem Spatel, sondern auch den romanischen Schultern (ital. ‹spalla›. franz. ‹épaule›; das span. ‹espalda› bedeutet auch Rücken) und den bei hohen Tieren daraufliegenden Epauletten den Namen gegeben. Breite und nochmals verbreiterte Schultern, sagen die Verhaltensforscher, seien ein Zeichen männlichen Machtgebarens; je weiter so ein Kasten von einem Kerl (den Gorilla-Männchen vergleichbar!) seine Schultern nach vorne schaufele, um so mehr wolle er Achtung und Furcht einflößen. Imponiergehabe nennt man das.

Eben nur Gehabe und Getue – wir wissen doch, daß auch die ‹schwachen Schultern› der Frauen einige Lasten zu tragen vermögen: Legte doch der hundert Jahre alte Abraham (kaum war ihm, unerwartet, sein Isaak von der Sara geboren und entwöhnt) der ägyptischen Magd Hagar nicht nur Brot und einen Schlauch Wasser auf die Schultern, sondern auch noch ihr Söhnlein dazu und schickte sie so, voll des Vertrauens, sie werde das schon irgendwie schaffen, in die Wüste (1. Mose 21, 14)! Und außerdem sollten wir uns bewußt sein, daß die so gerühmten Schulterblätter recht zerbrechliche Schäufelchen sind. Der Berner Chirurg Wilhelm Fabricius erinnert 1624 in seinem Traktat *Fürtrefflichkeit der Anatomy* (191) daran, daß bei Folterungen, insbesondere dem sogenannten ‹Aufziehen› der Delinquenten, die Scapulae besonders gefährdet waren: Bei manchen Skeletten (die man gewöhnlich aus Verbrecherleichen fertigte) habe er bemerkt, daß diese Schaufeln zerbrochen gewesen seien: «Ja, habe selbst noch eines, welchem auch beide Schulterblätter an der Folter sind gebrochen worden. Also, daß ich sie beide wiedrumb hab hin und wider [da und dort] mit Draht zusamenflicken müssen. Dieses kann ich denen, welchen von einer Hochweisen Obrigkeit die Ubelthäter zu examinieren anbefohlen wird, zur Warnung und Vermahnung anzuzeigen nicht underlassen, dann wann man die Arme Leuth an etlichen Orten also marteret und plaget, bis ihnen die Schulterblätter zerbrechen!, ja auch in etliche Stuck, wie bey beiden meinen Sceletis zu sehen, wer will dann zweiffeln, daß sie nicht offt Sachen bekennen, an welche sie vielleicht niemals gedacht hatten? Allein zu dem Ende [Zweck], auff daß sie mögen der Marter los werden.»

An diesen Schultern nun, auf denen so viel lastet und die sich doch so empfindlich erweisen, sind zudem, wie jeder weiß, unsere Arme, wie es scheint ein wenig schlapp und schlotternd, aufgehängt.

Welteroberer, Selbsterforscher: die Arme

WIE diese modernen Bagger sich abmühen, was sie auch für einen Lärm machen, wieviel Energie und Diesel-Dreck sie verpuffen, um die Schaufel hierhin oder dorthin zu bewegen, wie sehr doch der Baggerführer mit beiden Händen und Füßen diese und jene Hebel sanft und sachte, aber nicht ohne Zögern und Zagen, vor- und zurücksetzen muß, um die eine oder andere Funktion des Schaufelgerätes richtig auszuführen! Gewiß: Der Caterpillar schafft hundertmal mehr als ein menschlicher Arm, aber er ist ein unbedingt schwerfälliges, vertracktes und funktional eingeschränktes Gerät; das hat man im Sommer 1997 an den Oderdeichen so recht erfahren! Ein menschlicher Arm – und nicht zu reden von allen beiden Extremitäten! – leistet hundertmal weniger, aber diese Leistung bringt er mit erstaunlicher Schnelligkeit und einem fast uneingeschränkten Schwenkvermögen, mit instinktiver Selbstverständlichkeit, lockerer Eleganz und Leichtigkeit sowohl im Arbeitsbereich der Kraftleistungen und der körperlichen Ausdruckskünste wie im Gefühlsbereich liebender und begehrender Annäherung und Zärtlichkeit. Menschliche Arme lassen sich an mancherlei Orten von Roboter-Tentakeln ersetzen, aber längst nicht überall.

«Unter den Lebewesen geht allein der Mensch aufrecht, und da er von seiner natürlichen Anlage [physis] her aufrecht geht, braucht er keine Vorderläufe; an deren Stelle hat ihm die Physis Arme und Hände gegeben.» So lehrt es uns im 4. vorchristlichen Jahrhundert der große Bewunderer der menschlichen Hand, Aristoteles. Der Arm des Menschen erscheint uns zunächst als ein simpler Zweiteiler: Er beginnt, von außen betrachtet, an der wohlgerundeten, vom Deltamuskel gestützten äußeren Schulter, er besteht aus dem Oberarm (mit dem ‹Bizeps›, das heißt dem zweiköpfigen Oberarmmuskel) und dem Unterarm (mit zwei wichtigen ‹Mäuschen›: dem Handstrecker und dem Handbeuger), und führt zu der Hand; vom Skelett her gesehen liegt der lange Oberarmknochen (Humerus) mit seinem oberen Rundkopf in der Pfanne des erwähnten großen Schulterblattes und bildet dort das Schultergelenk, am unteren Ende stößt er im Ellbogengelenk (Cubitus, Regio cubiti) auf die beiden Knochen des Unterarms: die Elle (Ulna) und die Speiche (Radius), welche ihrerseits den Übergang zu den Handwurzelknochen bilden; die genannten Gelenke zeichnen sich durch vielfache Beweglichkeit, aber auch, bei Überbeanspruchung, durch eine gewisse Verletzlichkeit aus. Doch die beiden oberen (oder vorderen) Extremitäten bedeuten für jeden Menschen mehr als nur dies.

Der Arm ist das Instrument, mit dem das Neugeborene sich in die kalte neue Welt vortastet, um etwas Habhaftes, etwas Warmes und etwas Nährendes – vorzüglich die Mutterbrust – zu finden; die Hand mit ihren fünf Fingern ist die sinnreiche und sinnliche Vollendung dieses Kontakt-Gerätes mit seinen mehrfach dreh- und wendbaren Gelenken am Schulterblatt, im Ellenbogen und an der Handwurzel. Der Arm ist Welteroberer und Selbsterkennungsinstrument zugleich: Er kann die Hand an fast jede Stelle des eigenen Körpers führen, überall an den Kopf, dann bis an das gegenüberliegende Schulterblatt und den anderen Arm hinunter; er kann den ganzen vorderen und seitlichen Leib erkunden und selbstverständlich die unteren Extremitäten, wenn sie ihm ein bißchen nur entgegenkommen. Nur entlang der oberen Wirbelsäule bleibt eine kurze Strecke, die weder der eine, noch der andere Arm erreichen kann; sie entspricht ungefähr der Stelle, wo dem Helden Siegfried die schützende Drachenblut-Hornhaut nicht hinfließen mochte, weil sich dort ein Lindenblatt festgesetzt hatte: Er konnte dieses Blatt weder mit der linken noch mit der rechten Hand erreichen, um es zu entfernen. Und dieses Handicap brachte ihm denn auch, wie die Sage erzählt, den Tod. Trotzdem: Wenn unsere Beine eine solche Reichweite wie die Arme hätten, könnten wir als Wundermenschen auftreten.

Und was täte der Mensch ohne seine Arme? Schlimm genug, wenn einer sich einen der Unterarmknochen oder den Oberarm bricht. Von einem solchen Unfall (ein Beispiel muß für Tausende stehen) notierte der Apotheker Michael Walburger aus Hof in sein Tagebuch (*Hausbuch* 1 [1988] 206): Am 7. August 1654 wurde in der Familie des Wolff Eckart Meyer «eine Mahlzeit geben»; dabei schaute der Herr Bürgermeister Johann Meyer ein wenig zu tief ins Glas, und dann ist er «in der Stuben gefallen und den rechten Arm zwischen dem Ellnbogen und Achsel entzwei gebrochen.»

Bemerkenswert jedoch ist die Geschichte von einem Kerl, der sich vor vierhundert Jahren ohne Arme wacker durchs Leben schlug: «Für etlich wenig Jahren war ein starcker und vierschrötiger Mann zu Paryß, welcher, ob er wohl gantz und gar keine Arm hatte, nichts desto weniger aller Geschäffte, so sonsten mit den Händen verrichtet werden, gantz wol und hurtig vollbringen konnte. Denn er fassete ein Wurfbeyhel zwischen den Halß und Schulter und warff dasselbe so gewiß eben und starck in einen Stock oder Baum, daß es ihm keiner leichtlich, er were mit seinen Händen so geschickt und fertig er immer wölle, nachthun konnt; knällte mit einer Geyssel oder Peytschen so hart und gewaltig als sonst kein Fuhrmann. Das Essen, Trincken, Karten spielen und ander dergleichen aber verrichtete er mit den Füssen. Endtlich wardt er als ein Mörder gefänglich eingezogen, auff seine Bekanntnuß mit dem Strang erwürget und nachmals auff ein Rad gelegt.» (A. Paré/P. Uffenbach: *WundtArtzney oder Artzneyspiegel*, 1063). Andere Quellen behaupten, daß dieser Armlose, der nicht ganz so harmlos war, in Geldern hingerichtet worden sein soll: die niederrheinischen Archive wissen allerdings von einer solchen Exekution nichts.

Paré kannte übrigens auch eine armlose Frau in Paris, «die schneiderte und nähte und konnte auch sonst so mancherlei.» Viele der alltäglichen Arbeiten können und konnten die Armlosen mit den Füßen oder auch mit dem Mund verrichten. Aus dem Jahre 1765 ist ein handgeschriebenes und illustriertes, 44 x 58 cm großes Blatt erhalten (Kunstkabinett Donaueschingen, Mappe *Naturwunder*), das in einer Federzeichnung Jesus und die Samariterin am Brunnen zeigt. Daneben und darunter steht in Zierschriften verschiedener Art der Bibeltext zu der dargestellten Szene zu lesen, und dann heißt es: «Geschrieben von Mir, dem die Weise Vorsehung GOTTES als ein Bewunderungs würdiges Exempel der Natur, 7ten Martij 1735 ohne Hände, und auch ohne Füße hat laßen zur Welt gebohren werden. So habe ich Dieses selbsten verfertiget, mit den Stummeln der Kurtzen Armen, die nur biß an die Elbogen sind, mit Federn, welche ich auch mit dem Munde geschnitten habe, so geschehen allhier in Carls-Ruhe den 7ten et 8ten Novbr. 1765. Johann Jacob Everth., ohne Hände, und auch ohne Füße Gebohren.»

Ein spanisches Sprichwort sagt: «A dineros pagados braços quebrados»: Ist das Geld (im voraus) bezahlt, so sind (auf einmal) die Arme gebrochen, das heißt: der Handwerker tut nichts mehr, um den Auftrag zu erledigen. Es sind ja doch normalerweise unsere Arme, welche die meiste Hand-Arbeit verrichten. In einem spanischen pikaresken Roman des 17. Jahrhunderts wird die fast unendliche Brauchbarkeit des menschlichen Arms in einer schaurig-drastischen Szene hochgepeitscht: Ein Galeerenmeister schneidet den Arm eines christlichen Sklaven ab und benutzt ihn als Instrument, um die anderen Galeerensklaven zu noch kräftigerer Leistung der Ruderarme anzutreiben. Die Episode erinnert in violenter Weise daran, daß dieser unser so tüchtiger Arm auch ungemein schadenanfällig ist: Dadurch, daß er sich in die Welt vorwagt, gibt er sich Blößen, stellt sich frei, anstatt sich an die sichere Wand des Körpers anzuschmiegen wie ein Jungtier, das bei Gefahren gerne bei der Mutter bleibt.

Arme brechen, Arme ausreißen, Arme abhacken sind auch Standardszenen heldischer und strafender Auseinandersetzungen mit Ungeheuern und Verbrechern: Der alt-

englische Supermann Beowulf ist so ein Kerl, der das teuflische Drachen-Ungeheuer Grendel, das gerade, Krieger-zer-
knirschend, Knochen-zerknackend, in Hrothgars Methalle
einbricht, zu einem armlosen Krüppel macht: Higelacs
hochherziger Gefolgsmann reckt hoch vor dem Monstrum
sich auf, packt mit eisernem Griff des Drachen Hand, zer-
kneift ihm die Knöchel und hält ihn so fest, daß der schreckliche Arm an der Schulter zerreißt, die Venen und Sehnen
vom Knochen sich trennen (*Beowulf.* Hg. Marc Hudson,
1990, 111–113, Vers 758–765, 813–818). Noch schreckensvol-
ler müssen die Vorstellungen von Armen erscheinen, die bei
stark besuchten und begafften Hinrichtungen den Delinquenten ausgerissen wurden.

Heldenarm nennt Regine Nölken eine Terrakotta-Skulp-
tur von 1994: Das mehr als einen Meter lange dicke, lei-
chenblasse Ding liegt am Boden: ausgerissen, verkrampft,
an mehreren Stellen zerschmettert – der Stolz des Armes hat
seine Grenzen; bei Exekutionen und Kriegsverletzungen
verliert er vollends jede Würde, ja sein Anblick kann läh-
mendes Entsetzen hervorrufen. Das im 19. Jahrhundert
vielgelesene elsässische Schriftstellerpaar (französischer
Zunge) Erckmann-Chatrian (das sind Émile Erckmann aus
Pfalzburg/Phalsbourg und Alexandre Chatrian aus Solda-
tental/Grand-Soldat) schildert in seinem 1864 erschienenen, ebenso französisch-patriotischen wie antinapoleo-
nisch-pazifistischen Roman *Histoire d'un conscrit de 1813*
(Geschichte eines elsässischen Rekruten zur Zeit der Völ-
kerschlacht von Leipzig) die schrecklichen Folgen der damaligen Kriegszüge (Kap. 15): «Fünf oder sechs Strohbündel
von dem meinen entfernt saß ein alter Korporal mit verbun-
denem Bein; er zwinkerte mit dem Auge und sagte zu seinem Nachbarn, dem man [der Feldchirurg] gerade den Arm
abgeschnitten hatte: ‹Da, Rekrut, guck dir mal den Haufen
an; ich wette, du kannst deinen Arm nicht mehr rausfinden.›
Der andere wurde kreidebleich, obwohl er doch [in der
Schlacht] den größten Mut bewiesen hatte, er schaute hin,
und fast im selben Augenblick wurde er ohnmächtig. Da
fing der Korporal an zu lachen und sagte: ‹Jetzt hat er ihn
doch erkannt. Das ist der da unten dran, der mit der kleinen
blauen Blume. Sowas hat immer den gleichen Effekt.› Er be-

wunderte sich selbst, weil er das herausgefunden hatte, aber niemand wollte mit ihm lachen.»

An schauervollen Einzel-Armen fehlt es nicht; sie existieren, wie angedeutet, in der Realität, und diese spiegelt sich wider in der Literatur, nicht zuletzt aus der Zeit der napoleonischen Feldzüge: Von den Schrecken der damaligen Schlachtfelder mag man noch in den Erinnerungen von Ludwig Richter nachlesen; auch im Grimmschen *Märchen von einem, der auszog, das Fürchten zu lernen* (KHM 4) kommt das mit Leichenteilen evozierte Gruseln nicht einfach aus den Urgründen menschlicher Phantasie, sondern aus Kriegsgreuel-Erfahrungen der Überlebenden. Johann Peter Hebel nennt eine seiner Kalendergeschichten 1814 *Tod vor Schrecken* und erzählt darin von einer Wette, die abermals mit dem «Vergellstern» zu tun hat: Ein Schreiber holt sich beim Landchirurgus einen von einer Selbstmörder-Leiche abgetrennten Vorderarm, legt sich nachts unter das Bett eines Kollegen, der behauptet hatte, man könne ihn mit nichts erschrecken, und fährt dem Schlafenden zunächst mit seiner eigenen warmen Hand dreimal übers Gesicht, und als der Erwachte schließlich nach dieser Hand haschte, da «blieb ihm eine kalte tote Hand und ein abgelöster Armstümmel in den Händen, und der kalte tötende Schrecken fuhr ihm tief in's Herz und in das Leben hinein. [...] Kurz, den andern Morgen hatte er ein Fieber, und den siebenten Morgen war er eine Leiche.» Zu dieser Hebelschen Kalendergeschichte hat Heimito von Doderer 1926 *Sieben Variationen* geschrieben, in welchen das Grauen dieser Szene noch gesteigert wird (*Erzählungen.* München 1995, 192): «Da sieht er in den Kissen ein blutloses Gesicht, aus dem zwei verdrehte Augen ihn anstarren, daß ihn nun selbst das Grauen anpackt: denn der da im Bett hat den Armstummel nicht losgelassen, sondern hält ihn noch immer im furchtbaren Krampf, und das blasse Fleisch mit dem roten Ende, wo der Arm einmal im Gelenk gesessen war, das starrt aufrecht aus den Kissen hervor ... Ein paar Tage später starb der Geschreckte.»

Noch weniger läßt sich dieser treffliche Körperteil loben, wenn sein Besitzer ihn, statt damit zu arbeiten oder die Geliebten zu umfangen, entfremdend einsetzt: zu vernunftlosem Zuschlagen, zur Verletzung der Unversehrtheit des anderen. Die Gazetten berichten täglich von solchem Mißbrauch der Arme, ohne, wie es früher einmal üblich war, in diesem Zusammenhang auch den Finger der Moral zu heben. Nachzuerzählen wären in diesem Zusammenhang die Beispielgeschichten von Armen, die sich nach dem Tode ihrer Besitzer aus den Gräbern reckten, um die Lebenden zu warnen vor den Mißgriffen und Übergriffen dieser unerlösten Toten gegenüber Müttern, Ehefrauen oder Kindern.

Ein Gedicht, von Heinrich Heine (aus dem *Intermezzo*) möge uns aus dem Elend der armen Armgeschichten hinausführen und uns von einer einzig schönen, reichen Umarmung erzählen, auch wenn sie am Ende zu einem romantischen Tode führt:

«Lehn deine Wang an meine Wang,
dann fließen die Tränen zusammen;
und an mein Herz drück fest dein Herz,
dann schlagen zusammen die Flammen!

Und wenn in die große Flamme fließt
der Strom von unsern Tränen,
und wenn dich mein Arm gewaltig umschließt –
sterb ich vor Liebessehnen!»

Und nun die eigentlichen Beine

AUFRECHT geht der Mensch, und mehr oder weniger fest steht, läuft oder rennt er auf seinen nur zwei Beinen, jenen mehr oder weniger senkrecht aufragenden Säulen des Körper-Tempels, und diese sparsame und bautechnisch gewagte Eigenheit unterscheidet ihn deutlicher als alle anderen Qualitäten von den vielen Säugetieren, die vier Stützen zum Stehen und Laufen brauchen. Wir stehen fest auf beiden Beinen, solange uns niemand Knüppel dazwischen wirft, und wir springen oder hüpfen, gehen oder wandern mit diesen Gehwerkzeugen, «frisch, so lang ich kann» und munter durch den Raum (lateinisch ‹spatium›, daher: spazieren), es sei denn, daß sich jemand wie ein Klotz daranhängt. Im Sport – auch beim Fahrradfahren! – ist immer wieder Beinarbeit gefragt; wer es ganz besonders eilig hat, muß die Beine auch einmal unter den Arm nehmen. Schildbürger, von denen ja in allen Ländern erzählt wird, waren oftmals so verwirrt, daß sie nach einem Zusammensitzen oder einem Hock-Treff vermeinten, ihre verschlungenen oder verschränkten Beine nicht mehr auseinanderbringen zu können; erst als der Wirt mit einem Prügel auf sie eindrosch, wußte jeder einzelne, welche zwei Beine zu ihm gehörten. Unangenehm ist auch das Gefühl, sich die Beine in den Bauch stehen zu müssen. Der ästhetische Aspekt dieser und jener Beinregion wird nicht selten gerühmt: ‹Beine› reimt im deutschen Schlager auf ‹Kleine› (weiblichen Geschlechts), «die Beine von Dolores» haben bekanntlich ungemein viele Señores um den Schlaf gebracht, und die Beine der Marlene Dietrich, die «von Kopf bis Fuß auf Liebe eingestellt» war, haben geradezu kultischen Ruhm erlangt.

Im hochdeutschen Sprachgebrauch besteht jede dieser unteren Extremitäten aus Oberschenkel (Coxa), Unterschenkel (Crus) und Fuß (Pes) und reicht (vom Innenbau her gesehen) von der Beckenschaufel (Pelvis) über das Hüftgelenk, das Oberschenkelbein (Femur), das Kniegelenk mit der Kniescheibe (Patella, Rotula), das scharfkantige Schienbein (Tibia = Flöte) mit dem parallel dazu laufenden Wadenbein (Fibula = Spange, Haken) bis zu dem Sprunggelenk und den zahlreichen Knochen und Knöchelchen des Fußes und den Gliedern der Zehen. Das ergibt zusammen einen halbwegs geraden Knochenturm, der sich an drei Hauptgelenken abwinkeln und wieder strecken läßt, ein muskelbepacktes, sehnenverstärktes und hautbespanntes Gebilde, das, wie hier zu zeigen sein wird, ebenso stabil wie verletzlich und zerbrechlich ist.

D a s Bein des Menschen gibt es allerdings nicht; schon das linke ist bei jedem Individuum jeweils ein bißchen anders ausgeprägt als das rechte, Greisenbeine haben mit den Kindsbeinen von damals nur noch wenig gemein, und Frauenbeine unterscheiden sich zumeist wesentlich von denen der Männer, und das nicht nur im physiologischen Sinne, sondern mehr noch aufgrund ihrer sozialen Konditionierung. Das läßt sich bei einer Gruppe von sitzenden Frauen und Männern leicht an ihren jeweiligen Beinhaltungen ablesen.

Aber nicht nur die Haltungen oder Stellungen der Extremitäten kennzeichnen die Geschlechter; auch die Ausformungen der Ober- und Unterschenkel sind bei Frauen und Männern jeweils anderen Bewertungen unterworfen. In ihrem Roman *Gigi* (1944) lenkt Gabrielle-Sidonie Colette (1873–1954) den Blick ihrer Leserinnen von Gigis Knie abwärts zur Fußwölbung (ein männlicher Autor würde wohl umgekehrt verfahren und gerne noch weiter unter die Röcke dringen) und verweilt dabei einen Augenblick bei den Waden (sie heißen im Französischen ‹mollets›, die Weichen). Gigis schlanke Unterschenkel und elegant gewölbte Füße sind in den bürgerlichen Pariser Kreisen, in denen die junge Frau Karriere machen soll, hochgeachtet. Doch eine solche Wertschätzung kann keine allgemeine Gültigkeit beanspruchen. Die harten Muskeln des männlichen Oberschenkels (vom «großen Gesäßmuskel» hinten bis zum «inneren Schenkelmuskel» vorn, oberhalb der Kniescheibe) würden nicht jedes Frauenbein zieren, und nicht alle Männer hätten gerne solche Oberschenkel-Kraftpakete wie eine Leistungsschwimmerin. Bei der Bewertung der Wadenmuskeln (sie werden «innerer und äußerer Zwilling» genannt) geht es indes nicht nur um ästhetische Urteile, nicht nur um die abgerundete Weichheit eines Pariser Beines:

> «Das Hirtenmadel mag ich nit,
> das hat ja keine Wadel nit,
> schaut's a, schaut's a,
> schaut's Hirtenmadel a!»

heißt es in einem von O. Holzapfel aufgefundenen Spottliedchen. Und in einem anderen:

> «Ich mag dich nicht, ich lieb dich nicht,
> ich sag' dir gleich warum:
> Du hast ja keine Waden net,
> und deine Füß [Beine] sind krumm.»

Schielen die Männer nur auf die hübschen Beine? Nein, im bäuerlichen Bereich ist weniger die schlanke Eleganz einer Pariser Gigi als vielmehr die ausdauernde Muskelkraft einer Landarbeiterin gefragt. Und selbstverständlich müssen auch die Burschen zunächst einmal kräftige Muskeln vorweisen können:

> «Mädle, wenn d'heiraten willst,
> heirat nur mi,
> schau meine Wadeln an,
> sakaridi!»

Nicht s c h ö n e Beine sind auf dem bäuerlichen Heiratsmarkt gefragt, sondern stramme, Sakradi! Aber kein Geringerer als Mephisto in Goethes *Faust* (I, Vers 2499–2502) verrät in der *Hexenküche* der Hexe, die nach seinem Pferdefuß fragt, und damit auch uns, daß bürgerliche Burschen nicht weniger als die bäuerlichen auf die runde Form der hinteren Partie ihrer Unterschenkel achteten:

> «Auch die Kultur, die alle Welt beleckt,
> Hat auf den Teufel sich erstreckt [...].
> Und was den Fuß betrifft, den ich nicht missen kann,
> der würde mir bei Leuten schaden,
> darum bedien' ich mich, wie mancher junge Mann,
> seit vielen Jahren falscher Waden.»

«Hals- und Beinbruch» wünschen wir jemandem vor einem gefährlichen Unternehmen – ein gebrochener Hals wäre für den Abenteurer sicherlich ein tödlicher Unfall; vor einem Beinbruch brauchen wir uns heute im Prinzip nicht mehr zu fürchten; er ist schmerzhaft, aber heilbar. Doch das ist nicht immer so gewesen. Der schon öfter zitierte Paracelsus (*Wund- und Artzney Buch,* XCIV) hielt so einen Unfall für einen «gefärlichen Bruch»; die Knochen seien zwar so hart wie Stahl, aber sie brächen bei einem «gählingen Streich» auf andere Weise als das Metall, weil sie sich nämlich «schifern und spreussen», also verschieben und splittern. Nun könne der Chirurg zwar in günstigen Fällen (Voraussetzungen: kein Durchstoß der Splitter, keine inneren Blutungen) mit mehrfacher Anwendung von Schienen und eisernen Ringen den Knochen beim natürlichen Wiederzusammenwachsen unterstützen, doch da stünden auch «vil Zufäll entgegen», etwa Komplikationen bei Leuten mit «zarten Complexionen»: «die werden leichtlich erhitziget [bekommen

Fieber], auß welcher Hitz Fäulung[en] anfallen, und so bald sie anfahen faulen, so gehen sie zu Verderbung des gantzen Glids, offtmals gar zum Todt. Darumb so behüts [achte darauf], daß keine Hitze darzu schlage, denn [...] am letsten werden Löcher, Fisteln und ein übelstinckendes Wesen an demselbigen Ort [entstehen]. Darum so verhüt' dester baß [um so besser] und bind's mit einem reinen Band, [...] und in keinerlei Weg laß sie [die Bruchstelle] am dritten Tag unverbunden, sondern verbind sie alle Tag zweymal, so bist du sicher, daß dir nichts mißlinget».

Auch ein Beinbruch war also ehedem eine lebensbedrohende Angelegenheit, und so erklärt sich auch die Tatsache, daß es bis in die erste Hälfte unseres Jahrhunderts hinein kaum eine Wallfahrtskirche in katholischen Landen gab, in der nicht wächserne Nachbildungen von Beinen und eine Menge von Krücken als Bitt-, Opfer- und Dankesgaben an eine(n) Heilige(n) an die Wände gehängt gewesen wären. Solche Votivgaben hatten freilich schon früh bei der hohen Geistlichkeit Ärgernis erregt. Als zum Beispiel im Jahre 1673 der Bischof von Grenoble, Monsignore Le Camus, die Gemeinde Claix visitierte, erregte ein Gegenstand am Marienaltar der Pfarrkirche sein besonderes Mißfallen, und er dekretierte: «Man soll auch gleich das Wachsbein entfernen, welches sich am Altar Unserer Lieben Frau zum Erbarmen (Notre-Dame de Pitié) befindet, und es ist von nun an verboten, dort Votive aufzuhängen, bevor nicht der Anlaß, aus welchem sie angebracht werden könnten, gründlich geprüft worden ist» (*Le Monde alpin et rhodanien* 5 [1977] 82).

Der «Hinkende Bote», seit dem 17. Jahrhundert eine ungemein weit verbreitete Titel- und Illustrationsfigur von Volkskalendern, erinnert zudem daran, daß es landauf, landab Tausende von ‹Krüppeln› gab, die in den immerwährenden blutigen Kriegen ein Bein (wenn nicht gar beide Extremitäten) verloren hatten und auf einem Fuß mit Krücken oder aber mit einem heilen und einem hölzernen Bein herumhumpelten. Jeder Krieg, da hilft alles Beschönigen nichts, ist nicht nur ein potentielles *Menschenschlachthaus* (Wilhelm Lamszus, 1912), er ist vor allem ein Massenlieferant von menschlichen (männlichen und weiblichen) Verletzten oder Verstümmelten, die man später, besänfti-

gend, Kriegsversehrte nennt. Es dürfte einleuchten, daß die
Omnipräsenz solcher Gehbehinderten und auch der ge-
wohnte Anblick von Einzelbeinen in Gnadenstätten oder bei
den Herstellern von Beinprothesen zu mancherlei Erzählungen Anlaß gab.

Der österreichische Musikus und Autor von barocken
Schelmenromanen Johann Beer läßt im 5. Buch seiner
Kurtzweiligen Sommer-Täge einen Burschen namens Wastel
eine Holzbein-Anekdote mit glücklichen Umständen erzählen, nämlich «daß er einsmals einem Herrn gedienet,
welcher nur ein Bein gehabt. Das andere, sagte er, war von
hartem Holtze gedrechselt und so künstlich zugerichtet, daß
er [hat] Strümpff und Schuh darüberziehen können. Also
knappte er nur ein wenig, und hätte der tausendste nicht ge-
dencken sollen [ahnen können], daß es ein höltzern Bein
war. [...] Einsmal forderte ihn einer heraus, und weil sie
sich zu Pferde schlügen, führt ich ihm seine Pistolen hinter
einen Wald nach, alwo sie zusammen kommen wolten. Sie
schossen sich wacker in der Wiese herum, und lösete jeder
seine zwei Pistolen, ohne daß einer von ihnen wäre verlet-
zet oder beschädiget worden. Abends aber, als ich ihn aus-
zoge, fiele eine Kugel aus dem Strumpff, da wurde ich samt
ihme gewahr, daß er wäre ins höltzerne Bein getroffen worden, darüber er so wol als ich von Hertzen lachen müssen.»
Doch später spielt Wastel seinem Herrn einen bösen Streich:
Um zu verhindern, daß er einem Diebstahl auf die Spur
käme, sägt er ihm das nachts abgelegte Bein entzwei und
vergräbt die Stücke, so daß der Edelmann nicht in der Lage
ist, die Verbrecher zu verfolgen.

Sollte dieser Mann, nach seinem Tode, nicht in seinem
Schlosse als Gespenst umgegangen sein, um sein Bein zu
suchen? Die Romantiker jedenfalls wollen auf ein so wohlfeiles Motiv im Rahmen ihrer Burgenphantasien nicht verzichten. So erzählt doch François René de Chateaubriand
1817 von dem bretonischen Schloß seines Vaters, dem Châ-
teau de Combourg (*Mémoires*, I, 1973, 124): «Bevor ich mich
zur Nachtruhe begab, ließen sie [Mutter und Schwester]
mich unter die Betten, in die Kamine und hinter die Türen
schauen; ich mußte die Treppen absuchen und die benachbarten Flure und Gänge. Alle Überlieferungen des Schlos-

ses, Räuber und Gespenster, spukten in ihrer Erinnerung. Die Leute waren überzeugt, daß ein gewisser Graf von Combourg mit einem Holzbein, der schon dreihundert Jahre tot war, zu bestimmten Zeiten erschien und daß man man ihn auf der großen Treppe des Türmchens gesehen hatte. Sein Holzbein spazierte manchmal auch mit einem schwarzen Kater alleine herum.»

Solche Geschichten erinnern uns auch an Grimms Märchen (KHM 71) mit dem Titel *Sechse kommen durch die ganze Welt.* Hier ist von einem schlecht entsoldeten Kriegsheimkehrer die Rede, der nun versucht, sich durchs Leben zu schlagen. Aber er trifft bekanntlich auf recht kunstreiche Kerle, darunter einen anderen ausgedienten Soldaten: «Über eine Zeit, da sahen sie einen, der stand da auf einem Bein, und hatte das andere abgeschnallt und neben sich gelegt. Da sprach der Herr: ‹Du hast dirs ja bequem gemacht zum Ausruhen.› – ‹Ich bin ein Laufer›, antwortete er, ‹und damit ich nicht gar zu schnell springe, habe ich mir das eine Bein abgeschnallt; wenn ich mit zwei Beinen laufe, so gehts geschwinder, als ein Vogel fliegt.›» So triumphiert dann dieser Laufer, der mit seinem Krüppeldasein ungewöhnlich gut zurechtkommt – er wird doch dann die schnellfüßige Prinzessin trotz einiger Hindernisse besiegen, «als wäre der Wind vorbeigesaust» –, über seine Behinderung: ein Troststückchen für alle die andern Kriegsverletzten, oder ein Herunterspielen der Kriegsgreuel? Wir lassen die Frage unbeantwortet, erinnern jedoch an eine Erzählung von Heimito von Doderer (*Die Amputation*, 1932), welche uns ein Mädchen zeigt, das mit seiner Einbeinigkeit ähnlich heiter wie mutig zurechtkommt: Sie macht die jungen Vettern, die mit ihr Chirurgie spielen wollen, glauben, sie hätten ihr das Bein, das aber nur eine angeschnallte Prothese ist, wirklich abgesägt und straft ihren Mutwillen – Amputationen sind kein Gegenstand für Doktorspielchen – mit dem Schrecken, den sie davontragen.

Nicht vergessen seien die skurrilen und sarkastischen *Familienerinnerungen* des französischen Dichters und Pazifisten Jacques Prévert (*Souvenirs de Famille*, in: *Paroles* [1949], 1956, 32 f.) mit einer Prothesen-Episode, die voll bitterer Ironien steckt: «Mein Vater war der Erfinder eines verbesserten künstlichen Beins. [...] Begreifen Sie doch, Herr Pfarrer, sagte mein Vater, sozusagen ein richtiges Bein, ein Bein echter als die Natur! Ein Rennbein, leicht und angenehm, ein Bein wie eine Feder, und man kann es aufziehen wie einen Wecker! Dann schaute er mich an, und dann, mit unermeßlicher Zärtlichkeit, meine Brüder; er versuchte vorauszuahnen, welcher von uns, später einmal, das Glück haben würde, auf seiner Brust die Tapferkeitsmedaille und unter der Hose diese Gehmechanik zu tragen, das köstliche Kunstwerk, das väterliche Bein.» Als sei es ganz selbstverständlich, enthält das *Dictionnaire illustré de Médecine* des Dr. Galtier-Boissière von 1918 einen Artikel *Jambe artificielle* (S. 247) und dazu die Abbildung von drei Beinprothesen, passend zu den drei darunter gezeichneten Skizzen von verschiedenen Beinstümpfen. «Nach den Amputationen», heißt es da, «ersetzt man das Glied durch mechanische Apparate, welche eine genügend große Bewegungsfreiheit erlauben». Die Beschreibung der Kriegsverletzung fehlt dabei ebenso wie die der eigentlichen Abtrennung dieses «Glieds» – nicht zu reden von den Konsequenzen, die eine solche Verstümmelung – mit oder ohne Kunstwerk! – mit sich bringt. Und überhaupt: Wer denkt schon noch an die Millionen von Kriegsverletzten, welche die beiden Weltkriege unseres Jahrhunderts überlebten (und wie lange?), aber doch ein Bein oder gar beide Beine auf dem ‹Felde der Ehre› gelassen hatten?

Eine Amputation vor dreihundert oder vierhundert Jahren – das muß, ohne Narkose!, eine schreckliche Prozedur gewesen sein. Da wir dergleichen kaum erleiden müssen, sollten wir uns wenigstens anhören, was Dr. Johannes Muralt 1686 in Zürich seinen Kollegen von der Chirurgenzunft darüber vortrug (*Anatomisches Collegium*, 246 f.): «Zum Exempel setze ich, daß das [...] Schinbein solle weggenommen werden unter dem Knie: So gibt man dem Patienten vor allen Dingen ein Hertz-stärkendes Wasser [einen Schnaps] oder einen Trunck Wein, damit er in der Operation von aller Ohnmacht befreyet seye. Hernach lässt man von einem starcken Mann die Haut über sich [nach oben] dem Knie zu streichen, dann wirfft man [der Helfer] ein schmäler, doch starck Gebänd oberhalb dem Knie um das Bein und zieht es hart an, doch daß der Patient keinen Schmertzen davon empfinde. Ehe dieß geschiehet, müssen einige Compressen in Eyerklar getunckt übergeschlagen seyn. Unter dem Knie muß ebenmässig eine Binden applicirt werden, aber so, daß man sie zu den Seiten annoch könne bey den Enden fassen, und wann das Gebein schon soll weggesäget werden, die Haut damit zuruck ziehen. Nachdem gehet der Wund-Artzt hin und schneidet mit seinem Sichelmesser die Haut sampt den Mäuslein [Muskeln] unter dem Gebände rings herum bis auf das Gebein [den Knochen] entzwey, löset das Periostium [die Knochenhaut] von dem Bein ab, setztet darauf gleich seine Sägen an und schneidet hiemit das Gebein hinweg. Wann ein starckes Bluten darauf erfolget, welches doch [aber] wegen der Gebände nicht allzeit geschiehet, so muß man die Adern [an den Schnittstellen] mit feurigen Eisen brennen, hernach gleich den Bowist mit blutstillenden Pulvern und dem Eyerklar angefüllt darüber schlagen und mit einer Blatern [Schweinsblase] überziehen, endlich auch mit einer creutzweiß gezogenen Binden wol verwahren und so lang also verbunden halten, bis das Geblüt völlig gedämpfft [beruhigt] zu seyn scheinet. Wann das Gebänd wieder eröffnet wird, muß man sich nur allein befleissen, den Schaden zu tröcknen und mit Haut [dieses mal von oberhalb des Knies nach unten] zu überziehen [...]. Aber gnug für dißmal! Es proponiren die Herren ihre dubia! [Die Zuhörer mögen ihre Zweifel vorbringen].»

Da bleiben, aus heutiger Sicht, in der Tat eine Menge von Fragen, welche frau/man dem trefflichen Chirurgen, seinem Assistenten, dem «starken Mann», aber doch auch dem tapferen Patienten stellen möchte. Und wo sind eigentlich all die von den Doktoren Paracelsus, Paré, Fabricius, Muralt oder, im Ersten Weltkrieg, von Dr. Galtier Boissière (auch Autor des *Larousse Médical de Guerre*) abgesägten Einzelbeine geblieben? Wurden sie separat begraben? Was sagten die Patienten, als sie dieses und jenes Glied ihres Körpers vermißten und nicht mehr fanden? Zum Beispiel jüngst der Mann im Bamberger Krankenhaus, dem ein behender Chirurg das gesunde Bein statt des kranken Raucherfußes wegnahm? Und liegen in den Gräbern – so wie in manchen Reliquienschreinen – nicht einzelne Arme und Beine herum?

Oder fehlt nicht dieser und jener Leiche der eine oder andere Körperteil? Schreckliche Fragen – und hier ein paar unheimliche Antworten, die nicht ohne Grund wackeren Ärzten in den Mund gelegt werden:

In seiner Erzählung *Die Stachelbeeren* (1898) läßt Anton Tschechow (*Späte Erzählungen.* Übers. Gerhard Dick, München 1969) den Veterinär Iwan Iwanytsch die Geschichte seines Bruders Nikolai, der so große Sehnsucht nach einem Landgut mit Stachelbeersträuchern hatte, ausbreiten, und dabei bringt er zwei Beispielgeschichten vor, welche den Satz «Das Gold macht wie der Wodka aus dem Menschen einen Narren» belegen sollen. In dem ersten Exemplum frißt ein Kaufmann vor seinem Tod sein ganzes Geld auf. Die zweite – eine Geschichte in der Geschichte, und der Zuhörer meint dann auch, das sei «schon aus einer anderen Oper» – lautet (S. 604): «Auf einem Bahnhof mußte ich einmal Viehherden begutachten, da geriet ein Pferdehändler unter die Lokomotive, und ihm wurde ein Bein abgefahren. Wir brachten ihn in den Wartesaal, das Blut floß, eine sehr schreckliche Geschichte, er aber bat, man möge sein Bein suchen, und war ganz unruhig – in dem Stiefel des abgefahrenen Beines steckten zwanzig Rubel, die durften nicht verlorengehen.»

Der Urner Dialekt-Erzähler Edwin Muheim erinnert sich an den Arzt und Sagenforscher Eduard Renner (*Goldener Ring über Uri*), und der habe ihm aus seiner Praxis in Gurtnellen erzählt, da sei eines Tages ein Menschenbein von der Reuß angeschwemmt worden, und der Gemeindepolizist habe ihn, den Doktor, voller Aufregung zu einem *visum repertum* gerufen. Unfall oder Verbrechen?, das war hier die Frage, und so habe der Arzt gleich den Untersuchungsrichter der Kantonshauptstadt Altdorf angerufen, um nähere Weisung zu erhalten. Der Richter fragt zurück: Ob das Bein «von einem von den Unsrigen» sei? Ja, nach dem Schuh an diesem Bein sah das wohl so aus. Da meint der «Verhörrichter»: Ja wenn es «einem von den Unsrigen» gehöre, dann könne man es beerdigen – und er hängte auf (*Innerschweizer Schriftsteller.* Hg. B. S. Scherer, 1977, 179).

Und so sind denn wohl solche Beispiele von Ärzte-Erfahrungen und Totengräberlatein in den «Mund des Volkes» gelangt. In einem 1885 von Giuseppe Pitrè veröffentlichten toskanischen Märchen (I, 19) mit dem Titel *La Gamba* stirbt eine Mutter vor Armut und Not. Die älteste Tochter holt sich, weil sie friert, das Totenhemd der Mutter aus deren Grab, die zweite nimmt sich ihren Rock:, die dritte Schwester packt sich die tote Mutter wegen der Strümpfe und reißt dabei der Leiche ein Bein aus. Dieses wird daheim – «ein Bein mehr, eine Bein weniger, was macht's?» –in eine Ecke gestellt. In drei aufeinanderfolgenden Nächten klopft es dann an die Türe. Die drei Schwestern öffnen schließlich gemeinsam: Draußen steht das Gespenst der Mutter, nackt, mit nur einem Bein. Die Schwestern holen sie herein und fragen: «Wer hat dir denn das Hemd genommen?» Düster antwortet sie der Ältesten: «Das warst du!» – «Wer hat dir denn den Rock genommen?» Mit Grabesstimme sagt sie zur Mittleren: «Das warst du!» Dann die Jüngste: «Oh, liebes Mütterlein, wer hat dir denn die Strümpfchen weggenommen?» Die Leiche (das heißt also: die Erzählerin) mit Donnergrollen: «Du! Komm in das Loch mit mir!» Wir hoffen, daß die Mutter, um ihre vollkommene Auferstehung besorgt, nicht nur die böse Tochter, sondern auch ihr leibeigenes Bein in ihr Grab geholt hat.

Knie-Fälle

MIT Geschichten vom Knie (Genus) ließe sich dieser unheimliche Diskurs fortsetzen:

> «Ein Knie geht einsam durch die Welt.
> Es ist ein Knie, sonst nichts!
> Es ist kein Baum! Es ist kein Zelt!
> Es ist ein Knie, sonst nichts.
>
> Im Kriege ward einmal ein Mann
> erschossen um und um.
> Das Knie allein blieb unverletzt –
> als wär's ein Heiligtum.»

So heißt es bei Christian Morgenstern in seinen *Galgenliedern* von 1905, als ahne er, in einer fiktiven Erklärungssage, die Schlachtereien des Ersten Weltkrieges voraus. Auch so, im Lichte von Krieg und Frieden gesehen, könnte man das Knie als ein Symbol der Erniedrigung erklären: Im Krieg werden die Parteien auf die Knie reduziert, in die sie gezwungenermaßen gehen oder in die der böse Feind sie zwingen will. Kniefällig muß der Untertan um etwas bitten; der (Hof-)Knicks ist eine letzte Reduktionsform solcher Unterwürfigkeitsgesten. Kniend betet der Mensch zu der Gottheit; die ‹genuflexio› (Kniebeugung) gehört bei den Katholiken zu den immer wiederkehrenden rituellen Bewegungen ihres Körpers in der Kirche. Als besonders wirksame Bußübung gilt es, wenn die Gläubigen zu einem Heiligtum streckenweise auf Knien rutschen, um Frieden oder Gnade zu erlangen. Die Scala Santa beim Lateran und verschiedene Nachbildungen derselben sollten als Rutschtreppen benützt werden: Nur wer kniet und kriecht (so die Moral absolutistischer Herrschaftsformen) kommt höher hinauf. An manchen Marmorumrandungen von Wallfahrtskapellen erkennt man eine doppelte Spurrille: Die Frommen haben sie ausgerutscht; an anderen Stätten katholischer Frömmigkeit zeigt man Steinkuhlen, welche fortwährend betende Einsiedler oder heiligmäßig lebende Menschen ausgekniet haben sollen.

Doch wir brauchen nicht in die Ferne zu schweifen und zu kniefälligen Bußen verdammte Sünder zu zitieren, um Menschen zu finden, die dazu verurteilt zu sein scheinen, auf allen Vieren rutschen zu müssen. Kniend putzten und schrubbten Millionen von Frauen ihre und anderer Leute Fußböden mit Scheuersand, um den gesellschaftlichen Sauberkeitsansprüchen gerecht zu werden. Ob das Herumrutschen der Frommen und der Fleißigen nicht auch mancherlei Verletzungen mit sich brachte? Mit einem Kniefall auf eine Nadel läßt sich vielleicht folgende Geschichte erklären: 1767 berichten die *Medicinischen Anecdoten* (II, Nr. 139), eine junge Frau (wer weiß wo?) hätte eines Tages vor Schmerzen im Knie laut geschrien und sei dann sterbenskrank geworden: «Man befürchtete alles für ihr Leben; man ließ sie zur Ader, die Schmerzen ließen doch nicht nach; man legte Umschläge auf denselbigen Theil, die ebenso wenig halfen. Endlich nach drey Tagen, die sie unter dem jämmerlichsten Leiden zugebracht hatte, sahe man eine Nadel durch das Kie durchstechen, und so bald man selbige heraus zoge, so hörte alles Uebel auf, die Schmerzen verschwanden, und die Kranke erlangte wieder ihre Gesundheit.» Auf Knien rutschten auch mancherlei Gehbehinderte; sie wurden in der frühen Neuzeit ‹Schemler› genannt, weil sie in der linken wie in der rechten Hand vierfüßige Schemelchen hielten, mit deren Hilfe sie sich abstützen und gleich einem Vierfüßler besser vorwärtsbewegen konnten. Eine bildliche Darstellung dieses Phänomens findet sich im Zusammenhang mit dem Aussatz in des Paracelsus *Wund- und Artzney Buch* (CLXXXIII und noch einmal bei der «Lähme», DLXIV).

Anderseits läßt sich nicht leugnen, daß Knie auch als ebenso unfromme wie durchaus rüstige Sendboten ausgeschickt werden, um zwischen sitzenden Personen sinn- und kniefällige Botschaften auszutauschen. Zu ehedem galanten Zeiten ging das etwa so vor sich: Zwei Herren und zwei Damen reisen miteinander in einer Kutsche und:

«Da drückten, stießen, drängten wir
aus allen Kräften alle vier
die Knie in Reih' und Glieder
wie Schwestern und wie Brüder.
Bei jedem Kniechen war ein Knie,
bei jedem Knie ein Kniechen:
In bunter Reihe lagen sie,
wie Knie gerne liegen.»

Jedenfalls stießen solche spitzen Begegnungen dem Georg Christoph Lichtenberg zu, als er von Gotha nach Wiegleben reiste und dabei «stechenden Kützel» empfand. (*Schriften und Briefe*, 3, 1972, 639 f.). Vor Nachahmung in einem Kreise von unbekannten Mitreisenden wird allerdings gewarnt.

Alltags-Knie sehen manchmal ‹katholisch› aus, das heißt, ein guter Beobachter bemerkt an ihnen gewisse grau-rötliche Druckstellen und schließt daraus, daß der andächtige Mensch die staubige Kniebank in einer Kirche benützt hat; oder sie erscheinen, vor allem bei Kindern, blutbefleckt oder narbenverziert: das kommt dann von dem allseits bekannten und oft von Weinen begleiteten Hinfallen. Lassen wir den 1911 in Nyons im Süden des Départements Drôme geborenen nordprovenzalischen Schriftsteller René Barjavel erzählen: «Madame Girard macht manchmal einen ihrer Fensterläden auf und ruft mir zu: ‹Kannst du nicht gehen, anstatt die ganze Zeit zu rennen? Paß auf, daß du dich nicht wieder hinfällst!› [im dortigen Patois sagt man ‹sich hinfallen›]. Die Straßen sind nicht asphaltiert, sondern mit Kieseln gepflastert. Wenn man rennt, dann stolpert man von Zeit zu Zeit über einen Stein, und hopp fliegt man der Länge lang hin, und das hat verhängnisvolle Folgen. Auf diesem rauhen Straßenbelag schürft man sich die Knie auf und die Handteller dazu. Wenn das passiert, reißt Madame Girard ihre b e i d e n Fensterläden auf und schreit: ‹Der René ist sich hingefallen!› Und ich heule los. Rühre mich nicht und warte, daß mich jemand aufhebt. Aus der Bäckerei [der Eltern] stürzen ein paar Frauen aufgeregt heraus, man drängt sich um mich, hilft mir auf die Beine, man küßt mich, tröstet mich, man putzt mir die Nase, man wäscht mich, man knüpft mir ein Sacktuch um das Knie. Madame Girard macht ihre Läden wieder zu. Alle Jungen im Quartier sind mit ruhmbekränzten Knien aufgewachsen. Ich gehörte zu den weniger verletzten, weil ich weniger rumrannte. Lesen war mir lieber.» (*La Charette bleue* [1980], 1996, 12).

Wir sagen auch, ein Kind setze sich einem Erwachsenen auf die Knie. Aber der Ausdruck verhüllt offensichtlich eine andere Körperregion, die sich die Oberschenkel hinauf bis zum Unterleib hinzieht und die eigentlich ganz schamlos ‹Schoß› heißen müßte.

Schutz im Schoß

DER Schoß ist gewiß nicht ein Körperteil, sondern eine Körpergegend zwischen Schenkeln und Scham, oder, weiträumiger, zwischen Knien und Brust/Brüsten; er gehört zu einer sitzenden Person, die in dem genannten Winkel eine Sache oder ein lebendes Wesen bergend, schützend, wärmend aufnehmen kann. ‹Schoß› wird auch metaphorisch-poetisch für den Leib der Frau, die ein Kind in sich trägt, gebraucht. So kann die Gottesmutter Maria ihren

Sohn sowohl i n ihrem Schoß, wie – später – a u f dem Schoße liegen haben. ‹Abrahams Schoß› – in der Bibel erzählt Lukas (16,22), wie Engel den armen Lazarus dorthin tragen – ist der Ort, wo die zagende Seele einen sicheren Hort oder Port findet.

Eigentlich bedeutet dieses Wort Schoß eine Art von herabhängendem Tuch (wie in Rockschoß und Frackschoß), so etwas wie eine Schürze. Im Lateinischen heißt dieser Zufluchtsort ‹gremium›, und ein ‹Gremium› bezeichnete ursprünglich eine Versammlung, die im Schoße der Kirche stattfand. Das Tüchlein, das man einem Bischof, der sich auf seinen Thron gesetzt hat, auf den Schoß legt (es gehört wie Mitra oder Ring zu seinen Insignien), wird ‹Gremiale› genannt, und im Italienischen bedeutet ‹grembiale›, ‹grembiule› noch heute die Schürze, die schützend vor Leib und Oberschenkeln hängt. Die Englischsprechenden haben für den Schoß neben dem seltenen ‹groin› (von ‹gremium›, in der Bedeutung von Schamgegend) das gewöhnliche Wort ‹lap› – gemeint ist also wieder ein Schoßlappen, ein Vorhängetuch. Das gleiche sprachliche Phänomen ließe sich an dem französischen ‹giron› (spitz zulaufendes Vorhängetuch = Schoß) demonstrieren. Ein Kleidungsstück wird also mehrfach (wie beipielsweise auch bei Latz oder Gürtel) euphemistisch (verhüllend) für einen Körperteil verwendet, den wir aus Schamhaftigkeit nicht direkt benennen wollen. Übrigens weichen Franzosen und Engländer, um nicht Schoß im Sinne von ‹Unterleib› sagen zu müssen, gern auf einen weiter oben gelegenen Körperteil aus: den Busen (lateinisch ‹sinus› ergibt in den romanischen Sprachen ‹sein›, ‹seno› usf.), und der Schoß des Abraham heißt denn auch ‹sein d'Abraham› oder englisch ‹bosom›, wie hinlänglich aus dem Gospel-Song bekannt: «Rockin' my soul in the bosom of Abraham» ist wegen seiner tröstlichen Vorstellung von wiegender Wärme zu einem internationalen Volkslied geworden.

Ebensohäufig weckt ‹Schoß› allerdings erotische Assoziationen. Vor dem Auftritt der Schauspieler in Shakespeares *Hamlet* setzt sich der dänische Prinz auf den Boden vor die reizende Ophelia und spricht die durchaus zweideutigen Worte: «May I lie in your lap, Lady?» – ob er in ihrem Schoße

liegen dürfe? Er lehnt seinen Hinterkopf an ihre geschlosse-
nen Knie – würde sie ihre Schenkel öffnen, könnte er warm
an ihrem (selbstverständlich von einem langen Rock bedeckten) Unterleib ruhen, doch würde sie mit einer solchen
Geste auch ihre Bereitwilligkeit zum Beischlaf andeuten.
Sich jemandem auf den Schoß zu setzen, kann dann auch
ein Präludium zu weiteren Liebesakten sein. Die 87. Geschichte des *Novellino* (vom Ende des 13. Jahrhunderts), ein
Beichtschwank, erzählt ebenso zweideutig, aber nicht ganz
so fein wie der höfische Hamlet: «Einer ging zu seinem Pfarrer zum Beichten, und unter anderen Sachen sagte er auch:
‹Ich hab' da eine Schwägerin, und mein Bruder ist auf Reisen, und wenn ich dann nach Hause zurückkomme, dann ist
sie ganz zutraulich und setzt sich mir auf den Schoß. Was
soll ich da bloß machen?› Antwortet der Pfarrer: ‹Na, wenn
sie das mit mir machen wollte, der würd' ich's aber heim-
zahlen!›»

Die erotische Komponente von zutraulichen Sitzszenen
geht besonders deutlich aus dem Ölgemälde des Präraffae-
liten William Holman Hunt mit dem Titel *The Awakening
Conscience (Das erwachende Gewissen)* von 1854 hervor: Da
erhebt sich eine nicht ganz korrekt gekleidete junge Frau
vom Schoße eines Klavierspielers, der offenbar Beweise ihrer Zuneigung erwartet: Sie steht auf und hält ihre fest ineinander verschlossenen Hände schützend vor ihren Schoß.
Doch dürfen wir bei solchen Begegnungen nicht immer und
überall Erregendes und Erregtes vermuten. Franz Grillparzer, dessen schmerzhafter Ablösungsprozeß von Katharina
Fröhlich sich über eine lange Periode erstreckte, schreibt
am 11. Oktober 1822 in sein Tagebuch: «Mittags bei F. Es erwachte, wie jedesmal nach jeder Versöhnung eine Art Verlangen in mir. Ich nahm sie auf den Schoß und liebkoste ihr;
das erstemal seit langer Zeit. Aber die Empfindung ist erlo-
schen. Ich möchte sie gar zu gern wieder anfachen, aber es
geht nicht. O, des Abstandes der frühern Zeit. Sie ist ver-
welkt. Wir sind beide älter geworden.»

Die Zeit ist verblaßt wie der alte Kranz von Immortellen,
und die Farben der Empfindungen sind in Grautöne des Vergessens hinübergewechselt. Aber auch Veränderungen im
geschichtlichen Prozeß gilt es zu bedenken: Johann Hein-

rich Pestalozzi hat auf einem seiner Porträts zwei Kinder auf seinen ‹Knien› (es sind aber die Oberschenkel) sitzen, und niemand würde ihn sexueller Empfindungen verdächtigen. Heutzutage hat allerdings der Diskurs über sexuelle Belästigungen am Arbeitsplatz, in Trainingszentren oder eben auch an der Schule einen solchen Grad von Feinfühligkeit erreicht, daß auch Pestalozzi sich keine Schülerin mehr auf den Schoß setzen würde. Sagen wir es offen: Wenn schon der Schoß des oder der einen eine sensible Zone ist, dann kann der Kontakt mit dem Gesäß der oder des anderen nur allzuleicht (bei Grillparzer und Pestalozzi eben nicht) zum Ärgernis werden. Denn ‹Gesäß› ist doch offenbar schon Skandal genug, oder?

Fast noch immer ärgerlich: das Gesäß

DAS Polizeigericht des Val-de-Travers im Kanton Neuenburg / Neuchâtel verurteilte im November 1995 sieben Burschen zu je 200 Franken Geldstrafe und zu einem halbjährigen Wirtshausverbot. Was war geschehen? «Die geständigen Männer zwischen 18 und 22 Jahren hatten sich nach einem Fußballspiel in einem Restaurant zum Essen getroffen. Die Stimmung ging in Übermut über [sic!]. Schließlich stellten sie sich an der Bar mit heruntergelassenen Hosen auf und streckten ihre nackten Hinterteile für eine Fotografie in die Luft. Die Wirtin rief schockiert die Polizei und zeigte die jungen Gäste an. Diese warfen den Film später in einen Bach» (*Hosen runter: Gebüsst*, in: *Tages-Anzeiger*, Zürich 2./3. Dezember 1995).

Wie kommt es, fragt sich der staunende Zeitgenosse, der inzwischen Hunderte von nackten Hintern real-existent, fotografiert, gefilmt, gezeichnet, in dummdreisten Fernsehsendungen zur Schau gestellt, herumgezeigt und vorgeführt gesehen hat, wie kommt es, daß sich da eine Wirtin und die Polizei über einen solchen «Übermut» aufregen, daß Menschen «gebüsst», also bestraft werden, die ihr nacktes Gesäß, eine zumeist durchaus ansehliche und überaus funktionstüchtige Region ihres Körpers, in der Öffentlichkeit zeigen? War da nicht schon einmal dieses Foto des Berliner

Kommunarden Thomas Hesterberg (1967) mit acht nackten Menschen, Frauen und Männern, Erwachsenen und einem Kind, durch die Welt gegangen, die alle ihre nackten Rückseiten, und das mit auseinandergestellten Beinen, als Protest gegen die bürgerliche Moral (nicht zuletzt von Polizisten) «in die Luft streckten»? Hatte uns nicht damals die Aktionskünstlerin und Fotografin Yoko Ono, Frau des Beatle John Lennon, die unbegrenzte Vielfalt und Ästhetik von zweimal 365 menschlichen Gesäßbacken gezeigt? Hat nicht ihr Namensvetter, der 1952 geborene Aki Ono eine fotografische *Hymne auf die Hüfte* gesungen und uns dabei herrliche [!] weibliche Hinterbacken abgelichtet? Lag da nicht Ende des Jahres 1995 in den Restseller-Läden ein Buch von Tomi Ungerer mit lauter hochroten nackten Hintern öffentlich und preisgünstig herum? Hatte nicht Jean-Luc Hennig ein Jahr zuvor einen höchst seriösen Bestseller geschrieben, der den Titel *Kurze Geschichte der Hinterbacken* trägt? Spielen nicht die Provenzalen nach wie vor lustvoll mit ihren Boule-Kugeln und mit der Idee, daß einer, der 13 oder 15 zu Null verliert, das Abbild eines nackten weiblichen Gesäßes, ‹La Fanny› genannt, küssen muß (H. Mérou/G. P. Fouskoudis, 1982)? Wer wird sich da noch über ein paar rohe Schinken mehr ärgern?

Und das ist nicht alles: Am 2. Mai 1996 berichtete der genannte *Tages-Anzeiger*, gleichsam als Verhöhnung des zuvor gemeldeten Richterspruchs aus dem Neuenburgischen, unter dem Titel *Wenn der Arsch ins Zentrum rückt*, in einer Kneipe zu Winterthur habe der Wirt namens René Schwyn (nomen est omen, relatum refero!) zu einer «Füdli-Party» eingeladen, und im Rahmen dieser Veranstaltung sei das «Füdli 96» gekürt worden – nach deutschem Vorbild, wohlgemerkt. Leider habe es dabei sowohl an weiblichen Bewerberinnen wie denn auch insgesamt an einem öffentlichen Wohlgefallen an männlichen Hinterteilen gefehlt, und die Reporter hätten die gastliche Stätte verlassen, ohne das Ende der Kür abzuwarten. Kein Wunder. So rasch wandelt sich Kulturverhalten nicht. Seit alten Zeiten gilt, mit zäher Meinungsklebrigkeit, das Gesäß des Mannes wenig. In der 14. Geschichte (‹branche›) des altfranzösischen *Roman de Renart* (1178 entstanden) bringt der Wolf Primaut ein Stück frischen Hinterschinken von einem Bauern daher, aber Reineke Fuchs schüttelt angeekelt den Kopf: Bauernfleisch, ob schwarz, ob weiß, sei zu jeder Jahreszeit ungenießbar, und ein Gänschen sei ihm wirklich lieber.

Und doch erregt offenbar dieser durch den dreifach gegliederten ‹Musculus gluteus› (den großen Gesäßmuskel) so wohlgerundete und folglich hervorragende Körperteil, der ja eigentlich zwei Hälften bildet und deswegen im Lateinischen in Mehrzahl-Bildungen ‹nates› oder ‹clunes› genannt wird, immer wieder starke Aufmerksamkeit – das zeigt sich allein in den zahlreichen Namengebungen, die ihm zuteil wurden. Die Franzosen nennen das Gesäß meistens ‹fesses›, die Gespaltenen, aber sie haben noch mehr als ein Dutzend anderer, nicht immer zärtlicher Bezeichnungen für diesen Zweiteiler (vor allem den der Frau): Popochen (popotin), Pott (pot) oder Steert (croupion), Halbkugeln, Weltkarte oder Mond, Hintergestell, Hinterachse oder Turbine, Walnuß, Brotlaib oder Vase und, unübersetzbar (aber zum Grundwort ‹pet›, also ‹Furz› gehörend): ‹pétard›, ‹pétoulet› oder ‹pétrus›.

Im Englischen gibt das Wort ‹ass› Anlaß zu Verwechslungen, da es sowohl Gesäß wie auch Esel bedeutet. Nur so versteht man ein Limerick-Gedicht, das ungefähr so geht:

«Eine reizende Dame hieß Glas.
Sie besaß einen herrlichen ‹ass›.
Doch nicht rosig, nicht rundlich und drall,
(Mann, das wäre wohl richtig dein Fall!),
sondern grau, hatte Ohren, fraß Gras.»

Um solche Zweideutigkeiten zu vermeiden, beschlossen die prüden Viktorianer, den Esel ‹donkey› (von dem Vornamen Duncan abgeleitet) zu heißen und das Hinterteil mit vier Buchstaben (also mit einem der berühmten ‹four-letter-words›) ‹arse› zu buchstabieren. Aber selbstverständlich haben die Engländer andere Möglichkeiten, den unaussprechlichen Körperteil zu benennen: sie dürfen etwa ‹bottom› (das ist eigentlich Grund, Boden) sagen oder ‹rump› (Rumpf), und auch ‹bum› ist gerade noch annehmbar.

Die Deutschen, grob wie sie manchmal sind, sagen meistens ‹Arsch› (niederdeutsch ‹ars›), und das mit einer nasalen Aussprache, die sich zwischen Verachtung und Verlegenheit durchmogelt – zu Bewunderung oder Begeisterung gibt dieser kakophone Einsilbler keinen Anhalt. Seit eh und je dient das Wort allein, oder in Wortspiele verpackt, als Lachanreiz: «Es entstunde in einer kleinen Stadt-Schule ein sehr großer Streit unter den Herren Schuldienern selbsten: *An Grammatica sit ars, vel scientia* [ob die lateinische Sprachlehre eine Kunst (ars) oder Wissenschaft sei]. [...] Die armen Knaben zitterten, wünschten sich, lieber zu sein wo der Pfeffer wüchse als bey diesem grausamen Wort-Streit [...]. Nachdem endlich die Schule aus, will unter andern sich ein Knabe hören lassen, wie viel er gelernet, straffet [tadelt] seine Eltern (da einem ohngefähr [aus Versehen] diß unhöffliche Sprichwort entfuhr: Lecke mich = =) mit folgenden Worten: Es ist eine Schande, daß man das Wort Ars so grob raus sagt, indem unser Herr Schulmeister selbst gesagt, daß man mit besserm Recht den Ars eine *Grammatica* könne nennen. Er hatte aber den Quark verkehrt eingenommen, denn der Streit war: Ob man mit besserm Recht die Grammaticam *Artem* nennen sollte, oder *scientiam*, das verstund der Knabe nicht» (T. A. Hellwig: *Kluger und lustiger Medicus*, 1728, 8 f.).

Das Lachen aber basiert wiederum auf dem vorgegebenen Tabu, das ein Mensch mit solchen Reden – oder anderswo, beim Entblößen (in der Kneipe!): mit Taten – zu durchbrechen wagt. Den Hintern zu nennen oder gar vom Hinternküssen zu reden, das erfordert in der Tat eine Entschuldigungsformel wie ‹salva venia› oder ‹salvo honore›: ‹mit Verlaub zu sagen›. «Ob sie dann auch gesehen», fragt bei einem Kölner Hexenverhör von 1629 der Richter die der Hexerei verdächtige 24jährige Christine Plaum, «daß die Hexen im Abscheiden vom Danß [Tanz] dem Teuffel, *salva venia*, vor den Hinderen kußen?» – «Und ob sie nicht», fragt er 1630 eine 64jährige Frau namens Elsbeth von Schwelm, «auf solchem Danß Trinchen Wischers die Kerz gehalten und sie *cum reverentia scriptum* [mit Verlaub zu schreiben] vor den Hindern kußen mußen?» (J. Macha / W. Herborn: *Kölner Hexenverhöre*, 1992, 6, 60). Offenbar hören die Richter gerne von ungewöhnlichen sexuellen Praktiken wie «Kerze halten» (was immer das sein mag) und «Hintern küssen»; der Schreiber jedoch tut so, als trieben ihm solch freie Reden die Schamesröte ins Gesicht.

Nur allzuleicht schlägt die vielfältige Gesäßes-Lust, die der eine gewinnt, für den anderen in Horror um. Es sei nicht verschwiegen, daß Hinterteile, nicht zuletzt die von Kindern, Zielobjekt brutaler Prügelaggressionen waren und, wie nur zu gut bekannt, immer noch sind. Bei Maxim Gorki beispielsweise (*Drei Menschen.* Übers. H. Burck. München 1977, 23 f.) liest sich das so: «Eines Tages hatte Paschka eine Büberei ausgeheckt, Sawel [der Vater, ein Schmied] griff ihn sich, klemmte seinen Kopf zwischen die Knie und verwamste ihn mit einem Tauende. [...] Paschka brüllte über den ganzen Hof und zappelte mit den Beinen, das Tauende klatschte erbarmungslos auf seinen Hinterteil. Zuerst lauschte Ilja den wütenden Schmerzensschreien seines Feindes mit unerhörtem Vergnügen, dann aber ging ihm aus den Worten des Schmiedes auf, daß er Paschka gegenüber im Vorteil war, und ihm tat der Junge leid. ‹Hör auf, Onkel Sawel!›, schrie er plötzlich. Der Schmied zog dem Sohn noch eins über, schoß Ilja einen Blick zu und knurrte ärgerlich: ‹Halt den Rand!›»

Die pädagogische, die autobiographische, aber auch die ‹schöne› Literatur ist – einmal ganz abgesehen von der flagellantischen Pornographie – voll von solchen Zitaten, die zusammengestellt, ein scheußliches mehrbändiges Schwarzbuch unserer Erziehungskulturen ergeben würden. Das hier mehrfach zitierte *Flagellum Salutis* des Eisenacher Arztes Christian Franz Paullini (Frankfurt 1698), das Schläge für alle Krankheiten auf fast alle Körperteile empfiehlt, ist ja nur die Spitze eines Eisbergs von kalter Körperverachtung. Bemerkenswert im Zusammenhang mit all diesen Züchtigungspraktiken ist dabei wieder einmal, daß die eine prügelnde Nation dieses brutale Verhalten gern der anderen in die Schuhe und in die Schule zu schieben geneigt ist: Die Deutschen tadeln die russische Knute, die Engländer das französische Martinet und so fort. Nicht auszurotten ist die irrige Meinung, die bei solchen Aktionen hervorgerufenen psychischen Traumata heilten ebensoschnell wie die physischen Verletzungen. Verschiebungen, Verdrängungen werden deutlich: Zu bedenken ist, daß dieses Strafdenken, das sich gerne auf biblische Ruten-Gebote und -Vorbilder (Spr 13, 24 und so fort) bezieht, in letzter Konsequenz Teil des Auschwitz-Terrors und anderer Strafkolonie-Praktiken war und ist: «Was du auf deinen Leib, in deine Seele Prügel bekommen hast oder Wunden, die vergißt du nie. Die heilen wohl, aber vergessen kannst du sie nicht. [...] Sollte sagen, von wem ich die Zigarette habe. Du wirst es nicht erfahren, sie haben es auch nicht erfahren, aber ich weiß, wer es war. Das weiß ich jetzt noch. Sie haben nichts rausbekommen von mir. Von mir nicht. Das erste Mal habe ich bekommen mit dem Ochsenziemer, fünfunddreißig auf den nackten Arsch, das nächste Mal haben sie mich geschnappt mit einem Stück Weißbrot. Erstmal fünfzig Stück. [...] Hundertachtzig habe ich ausgehalten. Aber kein Mugs gesagt, kein Mugs. Da waren sie aber giftig.» («Herr T.» In: Dietmar Sedlaczek: «... *das Lager läuft dir hinterher*». *Leben mit nationalsozialistischer Verfolgung*. 1996, 294 f.). Es gibt Zeichen zur Abkehr und Umkehr: Am 28. Mai 1997 verabschiedete das dänische Parlament ein Gesetz (die anderen skandinavischen Länder kannten es schon länger), das selbst Eltern untersagt, ihre Kinder in irgendeiner Weise körperlich zu mißhandeln. Die Tageszeitung *Libération* (29. Mai 1997) bringt diese Nachricht unter der Rubrik *L'Histoire*. Aber so ein Ereignis ist nicht gerade ein Histörchen – es schreibt Geschichte.

10.

Hand und Fuß

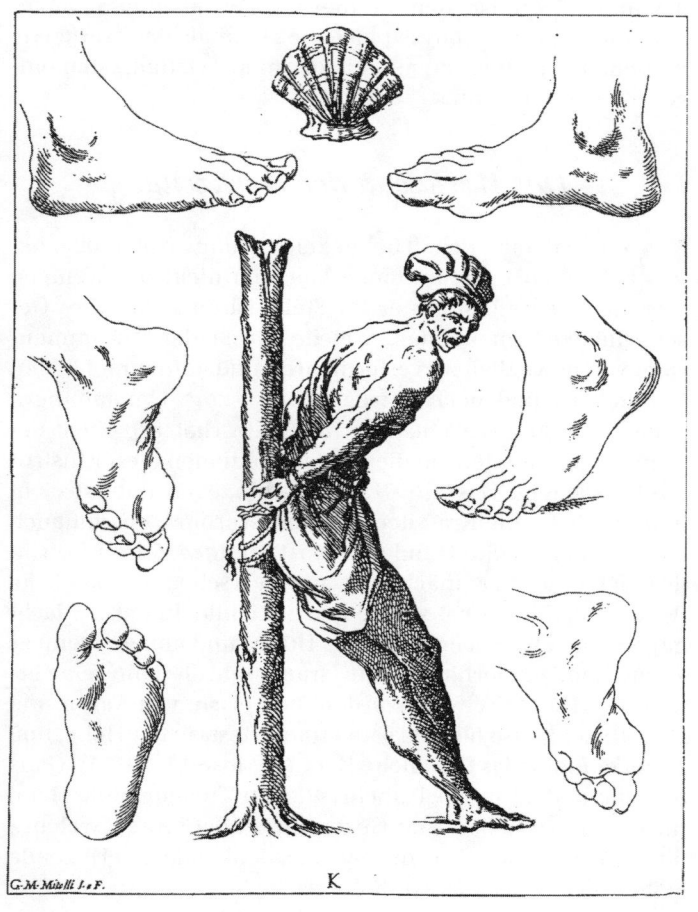

G. M. Mitelli I. e F.   K

IN seiner Schrift über die Körperteile der Lebewesen (*De partibus animalium*) schreibt Aristoteles im 4. vorchristlichen Jahrhundert: «Der Mensch ist nicht wegen seiner Hände das verständigste Lebewesen [zóon], sondern weil er das verständigste Lebewesen ist, hat er Hände. Denn nur der Verständigste ist in der Lage, die größte Zahl von Werkzeugen am zweckmäßigsten zu verwenden. Nun stellt aber die Hand [chír] offenbar nicht nur ein Werkzeug dar, sondern viele. Sie ist sozusagen das Werkzeug aller Werkzeuge [wörtlich: «das Organ vor allen Organen»]. Dem Lebewesen, das in der Lage ist, sich die meisten Fertigkeiten anzueignen, hat die Natur [physis] also die Hand als das Werkzeug verliehen, welches von allen anderen am vielfältigsten eingesetzt werden kann.»

Das Werkzeug der Werkzeuge

DIESE Vielfalt der Tüchtigkeiten und Nutzungsmöglichkeiten unserer Hände läßt sich nicht mit wenigen Worten beschreiben. An erster Stelle ist da sicher ihre Geschicklichkeit zu nennen, welche durch das Zusammenspiel von beweglichen, verformbaren und aufnahmefähigen Handtellern und noch beweglicheren, zum Umklammern geeigneten Fingern entsteht. Aristoteles hat in seiner Beschreibung vor allem an die Arbeitsfunktionen dieser Instrumente gedacht. Das *Alte Testament* hingegen unterstreicht immer wieder die Kraft der Hand und verbindet damit auch die Idee der Macht: Hundertfach ist im *Alten Testament* von des Herrn starker, mächtiger und herrschender Hand die Rede. Auch Moses hat solche Macht-Hände: In der Schlacht gegen Amalek steht er auf einem Hügel, und immer, wenn er «seine Hand emporhielt, siegte Israel», und als dann seine erhobenen Hände schwer wurden, ließ er sie von Aaron und Hur stützen, «also blieben seine Hände fest» in der Höhe, und Josua dämpfte das feindliche Heer (2. Mose 17, 10–13). Ganz allgemein steht in der frühchristlichen Theologie die Hand für das aktive Leben – im Gegensatz zu dem Auge, welches die ‹vita contemplativa›, die geistige, denkende, überlegende Seite unseres Daseins symbolisiert.

Doch diese Arten von Geschick, Stärke und Machtausstrahlung sind nicht die einzigen Tugenden unserer Hände. Sie bilden mit ihren zehn Fingern und oft in Kombination mit den Armen ein variables Zeichensystem und dienen im Bereich der Körpersprache dem Ausdrücken von zahlreichen Botschaften: dem Begrüßen und Verabschieden, dem Herbei- oder Fortwinken, dem Anfordern oder Benennen einer bestimmten Zahl, der Beschimpfung und Drohung, dem Verspotten und Verachten, dem Bezeugen von Demut und Verehrung; doch ist in diesem Zusammenhang zu beachten, daß mancherlei Gesten und Gebärden in verschiedenen Kulturen unterschiedliche Bedeutungen haben können. Kommt hinzu, daß Männerhänden andere Sinngebungen und Bewertungen zugeschrieben werden können als Frauenhänden, und letztere wiederum gewinnen in der Nähe von feinen Handschuhen abermals eine ganz andere, oftmals hocherotische Symbolkraft (R. Berger, 1987).

Der Händedruck zum Beispiel, Handschlag genannt, diente im Mittelalter, und in manchen Geschäftsbereichen tut er das noch heute, nicht der Begrüßung, sondern der Bekräftigung eines Versprechens oder eines Vertrages. Bei vielen Völkern hat er auch die Bedeutung: ‹Ich trage keine Waffe in der Hand, komme in friedfertiger Absicht›. Engländer und Amerikaner schätzten das ‹hand-shaking› bis ins 19. Jahrhundert höher als die Deutschen, die gerne den Hut lüfteten oder sich ganz und gar in die Arme fielen. Ein kräftiger Druck von Hand zu Hand gilt fast überall als Zeichen männlicher Charakterfestigkeit. «Ich flöße doch Vertrauen ein, nicht?», sagt selbstbewußt der eitle Advokat Jean-Baptiste Clamence in Albert Camus' Erzählung *Der Sturz*; «Ich habe ein gutes offenes Lachen und mein Händedruck verrät Energie, das besticht allemal» (*La Chute* [1956], 1962, 49).

Heutzutage drücken wir mit dem Handgeben ebensosehr Freundschaft und Vertrautheit wie Anerkennung in doppeltem Sinne aus: Wir akzeptieren die begrüßte Person als eine gleichstehende oder gleichgesinnte, oder aber wir versichern das Gegenüber unserer Wertschätzung. In neuester Zeit geben sich Sport- und sonstige Kameraden auf eine ganz und gar andere Art die Hände: sie winkeln den (rechten) Ellenbogen nach oben und patschen sich in Gesichtshöhe treffsicher in die offene Hand: andere Länder, Zeiten und Gruppen – andere Sitten.

Seit unserem Pädagogischen Jahrhundert werden Kinderhände auch zu einer anderen kommunizierenden und geradezu künstlerischen Fähigkeit ausgebildet: dem Schreiben und Zeichnen. Der provenzalische Insektenforscher Jean-Henri Fabre (1823–1915) erzählt in seinen Erinnerungen (*Promenades entomologiques.* Paris 1980, 61), daß der Lehrer seines Dorfes (Saint-Léons im Aveyron), der nebenbei Barbier und Kirchendiener war, eine kalligraphisch besonders geübte Hand besaß: «Er stützt seine Hand auf den kleinen Finger, und mit einigen wellenförmigen Bewegungen des Gelenks gibt er ihr den richtigen Schwung. Dann plötzlich hebt diese Hand ab, fliegt, kreist, wirbelt durch die Luft, und auf dem Papier erscheint im Schriftzug eine Guirlande aus Locken, Spiralen und Korkenziehern, und die rankt sich um einen Vogel mit ausgebreiteten Flügeln. Das Ganze, bitte sehr, mit roter Tinte; sie allein ist einer solchen Feder würdig. Kleine und Große – wir standen alle voller Erstaunen vor solchen Wunderwerken. Abends, wenn die ganze Familie beisammen saß, ging das aus der Schule mitgebrachte Meisterwerk von Hand zu Hand. ‹Das ist ein Kerl›, sagte man, ‹der macht euch in einem einzigen Federstrich einen ganzen Heiligen Geist›»

Die Hand wird also auch zum Organ, das den Schönen Geist manifestiert – das gilt für alle darstellenden Künste (Malerei, Plastik, Ausdruckstanz), das gilt für alle Arten der Tonerzeugung auf musikalischen Instrumenten, das gilt auch dann noch, wenn wir Briefe und Bücher oder auch Klanggebilde mit Hilfe von elektronischen Geräten produzieren. Bei der Erzeugung von Figuren oder Tönen braucht die Hand eben nicht nur Kraft und Geschick, sondern auch Feingefühl, Eleganz der Bewegungen, Sanftheit, Vibrationsfähigkeit, ja geradezu Ausstrahlung, und alle diese Eigenschaften machen die Hand auch zu dem Organ des Menschen, das Zärtlichkeit, Wärme und Schutz, seelische Empfindung und Sympathie vermittelt.

Da erzählt zum Beispiel der französische Historiker Ernest Lavisse, ein feiner Beobachter auch der Körperspra-

chen, in seinen *Souvenirs* (1912) von einem mütterlich-zärt-
lichen und gleichzeitig doch auch hausfraulich-praktischen
Gebrauch dieser Körperinstrumente am Ende eines Feierta-
ges: «Die Sonne war nun zum Horizont herabgesunken. Man
rief die Kinder; die Mamas bürsteten sie mit den Händen,
um ihnen den Staub und die Heuhälmchen aus den Kleidern
zu putzen; mit den Händen auch kämmten sie ihnen die
Haare und strichen sie glatt, und bei der Gelegenheit gaben
sie ihnen auch gleich einen Kuß.» Die Zärtlichkeit der
Hände ist hier bürgerlich-zurückhaltend angedeutet; der
Barockdichter Giambattista Basile beschreibt sie 1635 in der
fünften Ekloge seiner *Neapolitanischen Musen* in einem Lob
der geliebten Braut sehr viel sinnlicher:

> «und Händchen hat sie, freundlich-sanft, so zärtlich
> und weiß und weich, zum Streicheln aufgelegt
> und honigsüß wie Marzipangebäck!
> Oh schöne Patschehändchen,
> Herzens-Zänglein,
> Leibes-Schlingen,
> Liebes-Wickler, Lust-Erwecker!»

Basile hätte auch noch sagen können: Schmerzpflästerchen,
Leidensschlucker, Fieberdämpfer oder Heilehändchen.
Denn niemand wird bezweifeln, daß unsere Hände – und
nicht nur die der professionellen oder vorgeblichen Heilerinnen und Heiler – therapeutische Kräfte besitzen. Unser
Vorbild ist dabei selbstverständlich ein Hand-Heiler wie Jesus, den man nicht nur einmal bat, «du wollest kommen,
und deine Hand auf sie legen, daß sie gesund werde und
lebe». Das war zum Beispiel so, als er das zwölfjährige Töchterlein des Jairus («der Obersten einer von der Schule») von
Hand zu Hand aus dem Reich der Toten zurückholte: «Und
alsbald stund das Mägdlein auf und wandelte» (Mk 5,22–23,
39–42). Ja, oft genügt es, wenn die eine Hand eines Kindes
oder eines Erwachsenen sich gegen seine andere preßt und
ihr sagt: Fürchte dich nicht!: «So teilte ihm [K. Ph. Moritz]
seine Mutter auch eine kindliche Furcht vor dem Gewitter
mit. Seine einzige Zuflucht war alsdann, daß er, so fest er
konnte, die Hände zusammenfaltete und sie nicht wieder
auseinanderließ, bis das Gewitter vorüber war; dies, nebst

dem über sich geschlagenen Kreuze, war auch seine Zuflucht und gleichsam eine feste Stütze, sooft er alleine schlief, weil er dann glaubte, es könne ihm weder Teufel noch Gespenster etwas anhaben» (K. Ph. Moritz: *Anton Reiser* [1785]. Hg. J. Jahn 1973, 35).

Händefalten, Handauflegen, Segensgesten: das alles dient dem Lobe dieses Körperteils. Aber es gab in diesem Bereich der Handlungen und Handhabungen, die seltsam anmuten: «D. Beale curirte die gröste[n] Kröpffe nur mit Anrührung eines todten Menschen Hand. Dergleichen Gregorius Habersaat noch jüngst an sich selbst mit erwünschtem Nutzen versuchte», erzählt uns Paullini 1697 in seiner *Dreck-Apotheke* (129 f.). Die Rede ist von der sogenannten ‹main de gloire›, gemeint ist zumeist die abgeschlagene und dann getrocknete Hand eines Diebes (auch reduziert auf den sogenannten Diebesdaumen), der man bis ins 19. Jahrhundert hinein heilende Kräfte zuschrieb; auch die Leichen Gehenkter wurden dazu mißbraucht, solche Zauberhände und andere heilende Kadaverabfälle zu liefern. Die Sache scheint absurd oder horrend, und doch findet sie sich noch in den vor nur hundert Jahren erschienenen großen Konversationslexika.

Es darf hier nicht verschwiegen werden, daß in der Vergangenheit das Lob der Hände im Plural nicht von allen Schriftstellern und vor allem nicht von allen Pädagogen geteilt wurde: Die rechte Hand wurde nur allzuoft der linken vorgezogen, weil man rechts als richtig und links (lateinisch ‹sinister›) mit linkisch oder gar bösartig interpretierte. Der frühe englische Aufklärer Sir Thomas Browne erklärte schon im 17. Jahrhundert in einem Kapitel *Über die rechte und die linke Hand*, er halte eine solche Unterscheidung für unvernünftig. Und trotzdem wurden bis zur Mitte unseres Jahrhunderts die mitteleuropäischen Schulkinder gezwungen, mit der rechten Hand zu schreiben, und nach wie vor gilt es als unfein, seinem Gegenüber die linke Hand zu reichen. Sitten halten sich so zähe wie der Aberglaube.

Verlust der Hand

JE feiner ein Instrument, um so verwundbarer ist es auch. Je mehr es gebraucht wird, um so empfindlicher ist seine Beschädigung oder sein Verlust. Der Komplex ‹heilende Hand› hat einen grimmigen Widerpart: Hand und Unheil. Hand-Unfälle sind in der Welt der Handarbeiter an der Tagesordnung: «De Jupp hatt 'n Malör gehabt», hieß es hier (im Ruhrgebiet) und dort und überall so ähnlich. Und da alle Welt (und selbst dieses Buch) mehr vom Unglück als vom Glück erzählt, ist im Zusammenhang mit der Hand auch von Verletzung, Verstümmelung und Vernichtung zu berichten. Nicht ausgemalt werden soll die einstmals auch in Europa verbreitete Körperstrafe des Handabhackens (legalisiert durch die *Peinliche Gerichtsordnung* Kaiser Karls V. von 1530/32), die insbesondere an Dieben mit abschreckender Absicht vollzogen wurde. Erinnert sei in diesem Zusammenhang an das biblische Vorbild solcher Grausamkeiten: Als Juda und Simeon zu Besek die Kanaaniter und Pheresiter besiegten, ergriffen sie auch den Adoni-Besek und «hieben ihm die Daumen ab an seinen Händen und Füßen». Der Gestrafte sagt darauf, er habe 70 Königen die Daumen und Zehen abschlagen lassen, und «so hat mir Gott wieder vergolten» (Ri 1,6–7). Von den zahlreichen Fällen solcher Exekutionen in unserer eigenen Rechtsgeschichte wollen wir schweigen, sie aber nicht vergessen. Von anderen Hand-Verlusten kann mit geringerer Scham berichtet werden.

Der Reichsritter Götz von Berlichingen (1480–1562), ein Haudegen erster Güte, verlor im Landshuter Erbfolgekrieg 1504 seine rechte Hand, und das ging, nach seinen eigenen Worten so zu: «und wie ich also halt[e] und sahe nach dem Vortheil, so haben die Nürnbergischen das Geschüz in [gegen] uns gericht, in Feind und Freund, wie vorgemeldt, und scheußt mir einer den Schwerdt-Knopf mit einer Feld-Schlangen entzwei, daß mir das halbe Theil in [den] Arm gieng, und drey Arm-Schienen [der Rüstung] damit, und lag der Schwerdt-Knopf in [den] Arm-Schienen [...] also, daß der Arm hinten und vornen zerschmettert war, und wie ich so das siehe, so hengt die Hand noch ein wenig an der Haut, [...] so thet ich eben als wäre mir nichts darum, [...] und wie ich ein wenig von den Feinden hinweg kam, so laufft ein alter Lands-Knecht herab [...], den sprich ich an, er soll bey mir bleiben, [...] mußt mir auch den Arzt holen. [...] Und von der Zeit an [...] da bin ich zu Landshut gelegen, biß um Faßnacht aussen, was ich die Zeit für Schmerzen erlitten habe, das kann ein jeglicher wol erachten.» Mit Gottes Beistand kann sich Götz nicht nur erholen, sondern auch noch «schier sechzig Jahr mit einer Faust Krieg, Vehd und Händel» führen. Seine Prothese, die berühmte eiserne Hand, hatte also nur eine kosmetische Funktion. Doch zeigt die Geschichte allemal, wie sehr ein Mann seine Hand braucht – sei es zum Kämpfen, sei es, um so zu tun, als sei er zum Kämpfen fähig. Ein Mann ohne Hand, das ist, weil die Impotenz sofort erkennbar wird, schlimmer als ein Mann ohne sein männlichstes Glied. Das Abhacken der Hand eines Straftäters bedeutet daher nicht nur lebenslängliche Beeinträchtigung der Hand(lungs)fähigkeiten, sondern auch Entehrung. Diese kann auch nach dem Tode eines Delinquenten öffentlich sichtbar gemacht werden: Beim letzten Hexenprozeß in der Schweiz, dem der Dienstmagd Anna Göldi in Glarus, die am 13. Juni 1782 als «Vergifterin» enthauptet wurde, erhängte sich ihr angeblicher Helfershelfer, Rudolf Steinmüller, aus Scham über die ihm aufgezwungenen Verhöre, im Glarner Gefängnis. Zwei Tage nach seinem Tode (es war der 14. Mai 1782) wurde seiner Leiche die rechte Hand abgehackt, der Henker, Leonhard Vollmar, nagelte sie an den Galgen, der Selbstmörder wurde, so verstümmelt, unter dem Galgen verscharrt – abschreckend entwürdigt über den Tod hinaus.

Hexe und Hand – das erinnert ein bißchen an den Hänsel, den die böse Frau aus dem Lebkuchenhaus mästen und dann fressen möchte. Eine wahre Geschichte? Den Märchenforschern blieb bisher verborgen, daß sich eine Kriminalgeschichte dieser Art von Kinderschändung und Kannibalismus schon in der Chronikliteratur des frühen 16. Jahrhunderts findet. Der Mantovaner Hofarzt Marcello Donati erzählt sie jedenfalls in seiner *Medica historia mirabilis* (Venedig 1588, 2. Buch, 1. Kap.: *Picae modi infrequentes* [Seltene Arten von Gelüsten], fol. 192v°) nach dem Mailänder Chronisten Gaspare Bugatti, der sie in seinem Geschichts- und Geschichtenwerk (einer *Istoria universale*, 1571) im 6. Buch in das Jahr 1519 und nach Milano datiert hatte. Dort habe seinerzeit eine Frau namens Elisabeth gelebt, welche Kinder in ihr Haus lockte, dort schlachtete, einpökelte und nach und nach verspeiste. Und nun kommt die Geschichte von der Hand!: «Diese wilden, tierischen Verbrechen wurden folgendermaßen aufgedeckt: Als nämlich die Eltern eines vermißten Mädchens namens Caterina Serona fleißig nach ihrem Kinde suchten, brachte zufällig ein Kater die in einem Nachbarhause geraubte Hand des Mädchens nach Hause. Die Eltern erschraken bei diesem Anblick, verfolgten aber dann den Kater, der sich in das Haus der Elisabeth flüchtete und sie auf diese Weise zum Tatort führte. Sie traten ein und fanden bald den ganzen Leichnam ihrer geschlachteten Tochter, vergraben neben der Tür zur Heiligen Maria Secreta.» Nicht auszuschließen ist dabei, daß «Sancta Maria Secreta» ein sehr gewählter Euphemismus für den geheimen Ort des Aborts darstellt. Ohne die Gretel-Forscher hänseln zu wollen, muß der ernsthafte Wissenschaftler da doch die Frage stellen dürfen: Sollte der Grimmsche Märchenheld etwa gar an einem solchen Ort gefangen gehalten worden sein?

Den Jammer eines männlichen Hand- oder Arm-Verlustes zeigt uns der italienische Dichter Ildefonso Nieri in seinem Märchen von den drei Wünschen (in den *Cento racconti*, 1906). Es geht da um ein armes altes Ehepaar, dem ein guter Geist die berühmten drei Wünsche gewährt. Als nun der hungrige Greis sich einen Schweinebraten herbeizaubert, wird sein Weib über so viel Dummheit teufelswild: «Blind geworden von dieser Leidenschaft, konnte sie sich nicht zurückhalten und rief: ‹Da soll dir doch die Hand abfallen!› Und schon lag die Hand auf der Erde, vom Puls abgetrennt, ohne Blut und ohne Wunde, wie wenn sie aus Pasta wäre! Und so steht denn unser armer Alter einarmig da. Jetzt, das war dir eine Verzweiflung! ‹O je, ich Ärmster, ohne eine Hand! Ach, ich Elender, mit einem Arm weniger! O Gott, was haben wir denn getan? Oje, meine Hand (und mit der anderen nahm er sie vom Boden auf und sah sie an), oje meine schöne Hand! Und wie mach ich das mit bloß einer Hand? Meine schöne Hand! Meine schöne Hand!›» Selbstverständlich bekommt der Alte («Ich habe keine Lust einarmig zu sein! [...] Ich bin gesund geboren und gesund will ich sterben!») mit dem dritten Wunsch seinen armen Arm wieder an den Leib geheftet.

So also die Männer. Doch was die Historie manchen Helden zugesteht, nämlich die Unversehrbarkeit der Körperwerkzeuge, will sie den Heldinnen nicht immer gönnen. In einem weitverbreiteten italienischen Volksbüchlein mit dem Titel *Istoria della Regina Oliva*, welches sich bis ins 15. Jahrhundert zurückverfolgen läßt, wird zum Beispiel erzählt, wie der Kaiser Julian seine Tochter Oliva (oder Uliva) wegen ihrer schönen Hände begehrt, wie sich diese ihre Hände abschneidet, um dem Inzestbegehren zu entkommen, dann verstoßen wird und zum König von Katalonien gelangt. Von einem ruchlosen Beamten verleumdet und des Kindsmordes angeklagt, wird sie in einer Kiste aufs Meer gesetzt. Der kastilische König nimmt sie endlich zur Frau, und sie gebiert während dessen Feldzug ein Söhnlein, das in gefälschten Briefen der bösen Schwiegermutter als Mißgeburt bezeichnet wird. Oliva, mit ihrem Kind abermals ausgesetzt, gelangt, immer noch händelos, nach Rom. Als der König den Betrug seiner Mutter erkennt, läßt er diese verbrennen; um dafür Buße zu tun, pilgert auch er nach Rom und findet dort glücklich sein vielgeprüftes Weib und seinen Sohn. Ihre Hände erhält Oliva schließlich von der Gottesmutter zurück.

Diese Geschichte war noch im Italien des späten 19. Jahrhunderts ungemein beliebt. Ihren Anfang erzählte eine Frau namens Maria Pierazzoli in Pratovecchio um das Jahr 1880 dem Märchensammler Giuseppe Pitrè so (R. Schenda: *Märchen aus der Toskana*, 198): «Es war einmal ein König, der hatte eine wunderschöne Frau. Diese Frau lebte eine Zeitlang mit ihm, und sie verteilte ganz viele Almosen, und als sie im Sterben lag, da rief sie ihr Töchterchen und sagte ihr, sie solle weiter so Almosen verteilen, wie sie es getan hatte. Wir können uns denken, daß das Töchterchen ihrer Mamma versprach, diese Almosen zu verteilen! Eines Tages war sie gerade im Keller, um Wein zu zapfen; den wollte sie den Armen geben. Da ging der Vater hin und wollte sehen, was das Töchterchen mache, und dabei bemerkte er ihre

schönen Händchen und sagte: ‹Ich bin verliebt, mein Töchterchen.› – ‹In wen, lieber Vater?› – ‹In Eure schönen Hände.›
Das Mädchen fragte nicht lange: was soll das?; sie nahm ein
Messer und schnitt sich die Hände ab, legte sie in ein goldenes Gefäß und schickte es dem Vater. Stellen wir uns den Vater vor, als er so etwas sah! Er war so entrüstet über das
Töchterchen, er packte sie und steckte sie zusammen mit
ein wenig Essen in einen Kasten, und dann warf er den ins
Meer.» Das Motiv von den abgeschnittenen Händen gefällt
nun der Erzählerin so sehr, daß sie es ein zweites Mal an-
bringt und dabei vergißt, daß die Heldin, die inzwischen geheiratet und zwei Kinder bekommen hat, ja schon gar keine
Hände mehr hat: Die böse Schwiegermutter setzt also ihre
gefälschten Verleumdungen und Botschaften ins Werk, sie
nimmt dem Boten den versöhnlichen Brief des Königs ab
«und vertauschte ihn, und sie schrieb: Sie sollten die Kinder
und die Frau umbringen, und der Frau sollten sie zuerst die
Hände abschneiden, und er [der König] wolle sie alle nicht
wiedersehen, wenn er nach Hause käme. Und den steckte
sie dem Boten wieder in die Tasche. Am Morgen kehrte der
junge Mann nach Hause zurück und brachte den Brief dem
Haushofmeister. Man kann sich denken, wie unglücklich
der war, als er diese Sache erfuhr! Sie packten sich die Fürstin, schnitten ihr die Hände ab, nahmen ein Wickelband
und banden ihr eines der Kinder hierhin, das andere dorthin
in den Arm und schickten sie in die böse Welt hinaus.» Die
Kindchen fallen dann auch noch in einen Teich, und die Königin kann sie ohne ihre Hände nicht erretten, aber dann
kommt selbstverständlich eine gute Fee und verrät ihr das
Rettungsrezept: «Halte nach unten dein Stummelchen, du
kriegst deine Hand und dein Pummelchen» – und dann wendet sich alles zum Heile der Heldin.

Töricht wäre es nun, wenn wir just den Italienerinnen
eine besondere Erzählvorliebe für Handverstümmelungen
vorwerfen wollten. Erinnert sei nur an das grimmige Märchen vom *Mädchen ohne Hände* in den KHM (31) der Brüder
Grimm, wo es heißt: «Da konnte er [der Teufel] ihr wiederum nicht nahen und sprach wütend zu dem Müller ‹hau
ihr die Hände ab, sonst kann ich ihr nichts anhaben›. Der
Müller entsetzte sich und antwortete ‹wie könnt ich meinem

eigenen Kinde die Hände abhauen!› Da drohte ihm der Böse [...]. Da ging er [der Vater] zu dem Mädchen [...]. Sie antwortete ‹lieber Vater, macht mit mir, was ihr wollt, ich bin Euer Kind.› Darauf legte sie beide Hände hin und ließ sie sich abhauen.» Vielmehr übten die überall und häufig vorgeführten Körperstrafen und insbesondere das Abhacken von Händen auf alle Völker Europas einen ebenso tiefen wie anhaltenden Erinnerungsdruck aus, der sich in solchen Erzählungen – freilich zumeist mit weiblichen Opfern – ein Ventil zu schaffen versuchte. An anderen Beschädigungen der Hände fehlt es in der volkstümlichen Literatur ebensowenig wie in der bürgerlichen Literatur.

Geschändete Hände

HÄNDE behalten über den Tod hinaus – die ‹main de gloire› zeigt es deutlich – Macht, Ansehen, Hochachtung oder doch zumindest zeichenhafte Bedeutung. Caesarius von Heisterbach, ein gelehrter Zisterziensermönch des frühen 13. Jahrhunderts, erzählt in seinem *Dialogus miraculorum* (12, 471), die Brüder eines englischen Klosters hätten im Grab des Kopisten Richard dessen Hände, im Gegensatz zum Rest seines Leichnams, unverwest aufgefunden: Man sieht, welche Verehrung im Mittelalter ein Abschreiber und Schriftkünstler finden konnte. Anderseits künden übriggebliebene Leichenhände von vergangener Missetat: Viele Sagen berichten von solchen Mahnzeichen; insbesondere wachsen Hände, die einst ihren Eltern Ohrfeigen versetzten, schauerlich aus den Gräbern der eigensinnigen Bösewichter. Was singt uns da *Des Knaben Wunderhorn* von Achim von Arnim und Clemens Brentano (1806, I, Nr. 226 a)?

> «Sieh, sieh du böses Kind!,
> was man hier merklich findt:
> Die Hand, die nicht verweßt,
> weil der, der sie gewest,
> ein ungerathnes Kind.
> Drum bessre dich geschwind.

Den Vater schlug der Sohn,
drum hat er dies zum Lohn.
Er schlug ihn mit der Hand;
nun siehe seine Schand:
Die Hand wuchs aus der Erd.
Ein ew'ger Vorwurf währt.»

Da halten wir es doch lieber mit dem umweltbewußten
Friedrich von Schiller, der im *Wilhelm Tell* (III, 3) den kleinen Walter seinen Vater fragen läßt, ob es wahr sei, daß die
Bäume bluten, wenn man sie mit der Axt schlage? «Wer sagt
das, Knabe?», fragt darauf Wilhelm, und der Sohn antwortet
brav:

«Der Meister Hirt erzählt's. Die Bäume seien
gebannt, sagt er, und wer sie schädige,
dem wachse seine Hand heraus zum Grabe.»

Theodor Storm, der auch ein Sammler von Volksüberliefe-
rungen war, hat noch eine Leichenhand-Geschichte in seiner Husumer Heimat gehört und in den *Anekdoten, Sagen
[...]* (Hg. G. Eversberg. Heide 1994, 7) wiedergegeben: «In
dem Dorfe Rantrum brannte voriges Jahr ein Haus aus, wie
man sagt durch Anzünden des Eigenthümers; er erbaute ein
neues Haus auf der Stelle, das er an einen jungen Roßkamm
[Pferdehändler] verkaufte. Dieser nahm sich eine junge
Frau, aber in der Hochzeitsnacht erkrankten beide; er starb
nach 14 Tagen, [die Frau] kann nicht vor Grauen aus dem
Bett. In dem Pesel [Wohnzimmer] des Hauses ist plötzlich
eine Hand aus der Wand gewachsen, vollkommen mit Gliedern und Gelenken; man hat sie abgeschnitten und sie in einer Schachtel bewahrt.» Und auch die Brüder Grimm ver-
schmähten das Motiv nicht und bauten es in ihr Droh- und
Schreckmärchen vom *Eigensinnigen Kind* (KHM 117) ein:
Dieses ungehorsame Scheusal von einem bösen Balg (unter
uns gesagt: ein ganz normales Kind) wurde bekanntlich
vom «lieben Gott» mit dem Tode bestraft [!], und «Als es nun
ins Grab versenkt und Erde über es hingedeckt war, so kam
auf einmal sein Ärmchen wieder hervor und reichte in die
Höhe und [...] kam immer wieder heraus. Da mußte die
[liebe!] Mutter selbst zum Grabe gehn und mit der Rute aufs

Ärmchen schlagen, und wie sie das getan hatte, zog es sich hinein, und das Kind hatte nun erst Ruhe unter der Erde.» Prügel über das Grab hinaus? Deutscher Geist? Seinerzeit hieß es eben noch, die *Sprüche Salomos* (13, 24) zitierend: «Wer seinen Sohn lieb hat, der züchtigt ihn bald.» Heute wird man eher geneigt sein zu sagen: Wer sein Kind liebt, der warnt es vor den grimmigen deutschen Märchen und Sagen.

Zeigefinger, Fingerzeige

Es schrieb ein Mann an eine Wand:
Zehn Finger hab ich an jeder Hand
fünf und zwanzig an Händen und Füßen.»

Dieser Kinderreim lehrt die Kleinen und die Großen so mancherlei: daß sich Menschen gerne mit dummen Sprüchen vexieren lassen; daß es wichtig ist, die Haupt- und Nebensätze richtig und mit Kommata zu trennen; daß der Mann, der noch nicht richtig schreiben kann, eben doch nur zwanzig Finger hat; und schließlich: daß es in mancherlei Sprachen, etwa bei den Slawen und den Romanen, für Finger und Zehen nur ein und dasselbe Wort gibt. Lassen wir uns hier nicht von der Tatsache verwirren, daß hie und da ein Baby mit je sechs Fingern und Zehen an Händen und Füßen geboren wird: Samantha Evans von Pontypridd in England war der letzte spektakuläre Fall dieser Art (*Blick*, 5. März 1997). Die Natur möchte uns offenbar manchmal daran erinnern, daß es neben dem Dezimalsystem auch eine altehrwürdige und weitverbreitete Art gibt, nach Zwölfern zu zählen und zu messen: nicht zuletzt auf dem Uhrenzifferblatt und im Monatskalender, aber doch auch bei den Maßen und Gewichten wie dem Inch (1/12 Fuß) und der Unze (1/12 Pfund). Warum also nicht zwölf Finger – sie wären Jahrtausende lang als Rechenhilfen ungemein nützlich gewesen.

Finger sind jedenfalls ganz vorzügliche Lehrmittel. Vielleicht will Michelangelos fliegender Gott, der im Deckengemälde der Sixtinischen Kapelle den soeben neugeschaffe-

nen Menschen entläßt, mit einer elektrisch geladenen
Berührung von Finger zu Finger dem Adam noch letzte
Lehr-Energien auf den Lebensweg geben. Die Pädagogen
und Psychologen wissen jedenfalls, daß Finger der Sprach-
entwicklung und der Unterstützung des Gedächtnisses dienen können; die Erwachsenen in den Familien haben den
Kindern über Generationen hinweg dieses und jenes Le-
bens- und Glaubensprinzip anhand der Finger erklärt, und
schließlich wird den Leser und Leserinnen dieses Buches
aufgefallen sein, wie oft die alten Ärzte mit dem Maß ‹Fingerbreit› gemessen haben.

Und was gibt es mit Hilfe der Finger nicht alles zu ent-
decken und zu lernen! Die Namen dieser fünf Glieder zum
Beispiel; wobei zu bemerken ist, daß die vier neben dem
Daumen in vielen Sprachen eine ähnliche Bezeichnung haben: Nummer zwei der Reihe heißt gewöhnlich ‹Index› oder
Zeiger, Nummer drei der ‹Median› oder ‹Medius›, also der
Mittlere, Nummer vier der ‹Anularius› oder Ringträger, und
Nummer fünf wird allenthalben der Kleine genannt. Aber in
den Umgangssprachen erhalten die Finger auch noch andere sprechende Namen; der *Elucidarius,* ein populäres
Schulbüchlein des Spätmittelalters und der Frühen Neuzeit,
nennt den Ring- und den Kleinfinger Goldfinger und Ohren-
finger (er heißt noch heute im Französischen ‹auriculaire›
und dient, wenn man den Nagel nur lang genug wachsen
läßt, dem Ausputzen des Ohrs); in Brandenburg wurden die
ersten drei Finger Luseknecker, Potlecker und Langer Dietrich genannt; in Graubünden heißen die fünf Glieder (übersetzt) Laustöter, Rahmschlecker, Ringträger, Lügner und
Plaudertasche. Warum sollte man schließlich nicht die Fa-
milienverhältnisse auf die Finger übertragen und sie, wie
im Burgenland, mit «Våda, Muida, Knecht, Dirn, Wuzi Wuzi
in da Wiagn» bezeichnen? Die Finger nehmen damit die Gestalt von Theaterpuppen an, und diese Personen können
miteinander Lust- und Trauerspiele aufführen.

Hand und Finger des Menschen sind die älteste und die
kleinste Schaubühne der Welt. Weltweit führen diese Körperteile – mit Hilfe eines Regisseurs und Sprechers, der
seine eigene Hand oder die eines Kindes benützt – dramati-
sche Stücke auf. In ganz Europa ist das Fünffinger-Klein-

drama bekannt, das im Deutschen mit dem Vers «Das ist der Daumen» beginnt und das wie eine harmlose Episode vom Pflaumenschütteln aussieht. Doch im internationalen Vergleich (R. Schenda, 1985) stellt sich heraus, daß es sich um kleine Kriminalgeschichten handelt, die vom Mundraub oder auch schwereren Fällen von Diebstahl handeln, und diese Spiele mit den Kindern sollten offenbar der Bewältigung von hungrigen Lebzeiten dienen. Da hieß es zum Beispiel im Elsaß (August Stöber):

> «Daß isch d'r Düme.
> Dä [der Zeigefinger] frißt gern Pflüme.
> Dä sait: Wo nämme?
> Dä sait: In's Herre [Pfarrers] Garde.
> Dä klei Spitzbue will's im [dem] Herre saghe.»

Ganz ähnlich lautete eine neapolitanische Variante, die beim kleinen Finger begann: «Der kleine Finger will Brot; der da [Ringfinger] sagt: Es hat keins. Der sagt: Geh' doch stehlen. Der [Zeigefinger, drohend] sagt: Ich zeig' dich an!» Und dann wird der Daumen «ins Loch gesteckt», das heißt, von den Fingern umfangen. Im Prinzip können wir ja davon ausgehen, daß bei solchen Stücklein die Großmutter mit dem Enkel spielt, und es läßt sich leicht erahnen, wie sie beide darauf hoffen, die Mutter möge bald mit der Zubereitung eines saftigen Bratens oder doch wenigstens eines heißen Hirsebreis fertig sein. So geht es denn in Katalonien mit Hand, Fingern (und Mund) etwa so zu: «Über diesen Weg [den Handteller] läuft ein Schweinchen. Dieser da [Daumen] gibt ihm Pulver, der da fängt es, der zieht es ab, der ißt es, und der da [der kleine Finger] sagt: ‹Piu, piu, warum kriege ich um Himmels willen nichts?»› Das läßt sich selbstverständlich, wie im Burgenland üblich, auch mit einem Hasen spielen:

> «Då [Handfläche] is da Hås gsessen.
> Der [Daumen] håt'n gsehn,
> der [Zeigefinger] håt'n gschossn.
> der håt'n bråt'n,
> der håt'n 'gessn,
> und 's Wutzala, Wutzala håt nix davon kriagt.»

Auch an edleren Stätten werden Finger in dramatisches Geschehen einbezogen. Gespenstische Finger «als einer Menschen Hand» schreiben dem König Belsazer eine unheimliche Prophezeiung vor die Augen:

«Und schrieb und schrieb an weißer Wand
Buchstaben von Feuer, und schrieb und schwand.
Der König stieren Blicks da saß,
mit schlotternden Knien und totenblaß»,

und der kluge Daniel findet den Code zu dieser Schrift und entziffert sie als «Mene, mene, tekel, u-pharsim»: Gott hat das Volk gezählt und den König gewogen und zu leicht befunden, und das Reich wird zerteilt und den Persern gegeben (Dan 5, 5 und 25–28): «Belsazar ward aber in selbiger Nacht/von seinen Knechten umgebracht.» So liest sich die Episode in Heinrich Heines *Buch der Lieder*.

Je kecker sich die Finger in die wilde Welt begeben, um so mehr laufen sie Gefahr, sich eine Verletzung zuzuziehen. Die Phantasiegeschichten der Völker wissen viel von solchem Unheil zu erzählen. Wenn man genauer hinschaut, entpuppen sich zum Beispiel die *Kinder- und Hausmärchen* der Brüder Jacob und Wilhelm Grimm nicht nur als ein wahres Mord- und Totschlags-Theater (hundert gewaltsame Todesfälle ließen sich da leicht aufzählen), sondern auch als eine Notfallstation für Fingerverletzungen. Im Märchen von den *Sieben Raben* (KHM 25) schneidet sich das gute Schwesterchen «ein kleines Fingerchen ab», um damit, zur Rettung ihrer Rabenbrüder, das Tor zum Glasberg zu öffnen; von der mutilierten Hand ist dann weiter nicht die Rede. Im *Räuberbräutigam* (KHM 40) wird eine Jungfrau gefangengenommen und auf die blutigste Weise zermetzelt; die Leiche hat einen goldenen Ring am Finger, «und als er sich nicht gleich abziehen ließ, so nahm er [der Räuber] ein Beil und hackte den Finger ab: aber der Finger sprang in die Höhe über das Faß hinweg und sprang der Braut gerade in den Schoß. Der Räuber nahm ein Licht und wollte ihn suchen, [...] aber die Alte rief ‹kommt und eßt, und laßt das Suchen bis morgen: der Finger läuft euch nicht fort.›» Dieser Finger taucht dann freilich wieder auf: Die Räuberbraut zieht ihn als Beweis für die Schlächtereien der Bösewichter

hervor; die dazugehörige Leiche bleibt allerdings einge-
pökelt am Ort des Grauens zurück. «Eine Menge toter Finger» liegt dann bei dem *Herrn Gevatter* (KHM 42) auf der
Treppe herum; einer von ihnen dient dem armen Mann, der
Arzt geworden ist, als Wegweiser; der teuflische Gevatter
behauptet allerdings, die Finger seien «Skorzenere», also
Schwarzwurzeln gewesen. Da ist dann *Dornröschens* von
der Spindel gestochener Finger (KHM 50) geradezu eine Ba-
gatelle, allerdings ein Kleinunfall mit großen einschläfern-
den Folgen; ein wenig schmerzhafter ist die Verletzung bei
der Braut des *Königs Drosselbart* (KHM 52), die zu spinnen
versucht, «aber der harte Faden schnitt ihr bald in die weichen Finger, daß das Blut daran herunterlief.» Freilich ist sie
selber schuld: «‹Siehst du›, sprach der Mann, ‹du taugst zu
keiner Arbeit, mit dir bin ich schlimm angekommen.›»

Nun sollte man aber doch nicht immer wieder den Finger
auf die Wunden dieser so grimmigen Märchensammlung legen; schließlich gibt es da doch auch Grimm-Finger, die auf
den guten Ausgang verweisen: Da sind einmal die mageren,
aber diesesmal doch männlichen und unverletzten Finger
des *Hänsel* (KHM 15), die letztlich die Kindertragödie in eine
gut endende Komödie verwandelt – wenn man ein kleines
Detail übersieht: «und die gottlose Hexe mußte elendiglich
verbrennen». Der Finger der *Allereirauh* (KHM 65) bringt
die Wendung zum Guten allerdings ohne eigenes Zutun der
Heldin: In der Eile vergißt sie, ihn einzurußen, und so erblickt der Prinz «den weißen Finger und sah den Ring, den
er im Tanze ihr angesteckt hatte. Da ergriff er sie an der
Hand und hielt sie fest». Hochzeit!

Immerhin zeigen uns solche Beispiele, daß diese zehn
Körperglieder, die sich zusammen mit den Händen so mutig
in die Welt hinausstrecken, höchst gefährdete Wesen sind.
Der Arzt Wilhelm Fabricius beschreibt denn auch (*Opera
[...] omnia*, 365 [cent. IV, obs. 86–87]), daß ein von einem bösen Menschen angebissener Finger sehr wohl eine lebens-
bedrohliche und identitätsbestimmende Verletzung darstellen kann: «In dem Dorfe Worb unweit Bern wurde ein
Landmann namens Hans Schlichter in eine Rauferei ver-
wickelt, und sein Gegner geriet dabei so sehr in Zorn, daß er
ihn in das zweite Glied des Mittelfingers der linken Hand

biß. Er wurde zunächst zwei Monate lang, aber mit wenig Glück, von einem Bader versorgt, das Übel wurde nämlich so arg, daß er sich gezwungen sah, den ersten Bartscherer [primum barbitonsorem] des Spitals aufzusuchen. Der fand kein anderes Heilmittel als dies: da bleibe dem guten Bauern nichts anderes übrig, als daß er ihm den Finger bis zum Handteller abschneide, und zu dieser Operation drängte er ihn einige Tage lang. Da empfahl Herr Peter von Wattenwil, Herr von Wyl, dem Kranken, er solle sich zu mir begeben. Da fand ich nun Hand, Arm, ja den ganzen Körper von den ungeheuren und anhaltenden Schmerzen abgemagert, der Finger aber war ganz ungewöhnlich angeschwollen, an der Oberfläche des Gelenks entzündet, die Sehnen und den Gelenkknorpel zerfressen, und die Knochen waren voneinander getrennt.» Da Doktor Fabricius nicht ein dummer Bader und auch nicht ein simpler Spitalbarbier ist, geht er mit reinigenden Mitteln zu Werke (inklusive einer Entleerung des Darms seines Patienten), schneidet Überflüssiges weg, streut ein catagmatisches (Knochenbruch-heilendes) Pulver auf, verbindet die Hand, und nach sechs Wochen ist unser Berner Bauer «mit göttlichem Beistand» wieder wohlauf. Und weil der Arzt voraussah, daß der Finger steif bleiben würde, bog er ihn gleich ein wenig zurecht, so daß die ganze Hand wieder voll arbeitsfähig wurde.

Bei so viel Heilkunst, die bereits unsere Altväter besaßen, muß es wunderlich erscheinen, daß die Öffentlichkeit von einem in unseren Tagen abgebissenen Fingerglied so viel Aufhebens macht, wie das die Pariser Abendzeitung *France Soir* am 4. Juni 1996 tut. Vielleicht lag es daran, daß man dieses Glied eben, nachdem ein von Pferdewetten Besessener es seinem leiblichen Vetter abgebissen hatte, nicht von irgendwo am Boden aufheben konnte, um es wieder anheften zu lassen: «Am Abend des 21. Mai gehen die beiden unzertrennlichen Cousins wie üblich zu ihrem [nicht offiziellen] Wett-Treffpunkt in der Avenue de Saint-Ouen. [...] Normilly Fleurant, Alteisenhändler, und Canes Merat, Maurer, beide aus Haiti, bereiten ihre Wetten für die Rennen am Abend vor. Gegen 21:30 Uhr wird der Ton zwischen beiden lauter – keiner wußte später einen Grund dafür anzugeben. Die Faustschläge hageln. Es geht um Geld und die Höhe der

Wetteinsätze. Fleurant bringt den Streit speditiv zu einem Ende: Mit einem einzigen Biß trennt er das erste Glied des Zeigefingers seines Gegners ab. Vor Schmerz fällt Merat in Ohnmacht. Sein Vetter sucht sofort das Weite und nimmt, so denkt man, den abgetrennten Finger mit sich.» Kurzum, dem Opfer wurde ein Körperbehinderungs-Ausweis ausgestellt, den Täter nahm die Polizei später fest, zumal er ein illegaler Einwanderer war, die abgebissene haitische Phalanx indes muß irgendwo (und durchaus märchenhaft) auf Pariser Boden verlorengegangen sein; sie blieb verschwunden. Moral: Wenn ein Haitianer (oder anderer Ausländer) in Paris zu raschem Geld und ohne Mutilation davonkommen will, sollte er das in einer für die P.[ari] M.[utuel] U.[rbain] (Städtische Wett-Gesellschaft) zugelassenen Bar tun oder gleich ganz in seinem Lande bleiben!

Die Franzosen lieben offenbar neueste Finger-Stückchen in allen Variationen. Die *Libération*, eine durchaus seriöse Pariser Tageszeitung, kann es sich am 14. April 1997 nicht verkneifen, eine Provinzblatt-Story zu übernehmen, die, leicht gekürzt, so läuft: «Laurent Lamy, seit dem 4. Oktober 1994 wegen bewaffneten Raubüberfalls auf einen Lastwagen mit Zigarettenladung in Untersuchungshaft zu Marseille, hat sich das letzte Glied des linken Ohrenfingers abgeschnitten und letzten Freitag der Marseiller Tageszeitung *Le Provençal* zugeschickt. welche diese Tatsachen in ihrer Samstagsausgabe mitteilt. Das abgeschnittene Fingerende, sorgfältig in ein weißes Taschentuch eingewickelt, erreichte die Redaktion in einem Umschlag, nebst einem langen Brief. [...] L. Lamy [...] leugnet weder die gegen ihn erhobenen Vorwürfe noch die Tatsache, daß er voraussichtlich eine lange Freiheitsstrafe abbüßen muß, aber er erträgt nicht länger das Warten in der Zelle ohne zu wissen, wann ihm endlich der Prozeß gemacht wird.» Fingerzeige, digitale Nachrichten im wahrsten Sinne des Wortes. Das ist eben noch ein Vorteil von Fingern: Sie deuten auf Stoffe zu spannungsgeladenen Romanen mit unbedingt schaurig-schönen Höhepunkten (etwa so: Die Chefsekretärin des *Provençal*, Madame XY., Nachrichten vom Gymnastikclub in Bledarrides erwartend, findet ein blutiges Taschentuch und ...). Dieselbe Zeitung zeigt übrigens auch auf tragisch-dramatische

Fingerverletzungen mit sehr viel ausgedehnteren Folgen (*Libération*, Juni 1997): «*Neil Young und der Index*. Der kanadische Rockstar hat soeben eine Tournee durch 16 europäische Länder abgeblasen [...], die nächste Woche beginnen sollte. Motiv der abscheulichen Tat: Er hat sich ausgerechnet beim Absäbeln einer Scheibe Brot in den Zeigefinger der linken Hand geschnitten.» Da nützt der Hinweis nichts, daß Django Reinhard auch mit nur drei Fingern ein Meister der Gitarre war. Nur wegen eines Butterbrots muß nun die Welt die Klänge des Youngschen Instruments entbehren. Finger machen Weltgeschichte: Während des Kalten Krieges sah es doch so aus, als könne ein einziger Fingerdruck den halben Erdkreis vernichten.

Der Daumen: ein starker Kerl

DER Daumen gilt als der erste Finger der Hand; sein lateinischer Name ‹pollex› hängt mit einem Wortstamm zusammen, der stark sein bedeutet; in dem französischen Märchentitel *Le petit poucet* (Der kleine Däumling) wird durch das vorangestellte Adjektiv und die angehängte Verkleinerungssilbe angezeigt, daß dieses Kerlchen zwar winzig ist, aber doch Großes vermag. Im Rahmen alter Maße war der Daumen der zwölfte Teil eines Schuhs, und er ließ sich seinerseits in zwölf Grane oder Körner unterteilen. Just weil er so klein ist, gilt der erste Finger aber auch als Glücksbringer, und wenn man einem ‹den Daumen hält (drückt)›, so will man für ihn die gute oder auch die böse Fortuna festhalten, daß sie ihm Gutes oder aber nichts Böses tue. In der Geschichte des Aberglaubens spielen festgehaltene Daumen schmerzstillende oder gar heilkräftige Rollen; und wer einen Diebesdaumen, nämlich den eines gehenkten Räubers, besaß, der konnte sich angeblich so manchen silbernen oder goldenen Segens versichern.

William Shakespeare erinnert uns in der ersten Szene von *Romeo und Julia* an einen noch anderen Gebrauch des Daumens. Da machen doch Sampson und Gregory, Diener im Hause Capulet, so mancherlei zweideutige Späße gegenüber Abraham und Balthasar, den Dienern der Montagues, und da sie die verfeindeten Kerle herausfordern wollen, fassen sie einen Plan, und der Konflikt wird heraufbeschworen:

> «*Gregory*: Denen will ich im Vorbeigehn mal das
> Gesicht verziehen, und sollen sie's nehmen,
> wie's ihnen Lust macht.
> *Sampson.* Nee, wie sie Traute haben. Ich werd
> mich mal für sie in den Daumen beißen; wenn
> sie das einstecken, sind sie Schufte.
> *Abraham.* Beißt Ihr Euch in den Daumen, Sir?
> *Sampson.* Ja, ich beiß mich in den Daumen.
> *Abraham.* Beißt Ihr den Daumen gegen uns, Sir?
> *Sampson [leise zu Gregory].* Ist das Recht auf unsrer Seite, wenn ich Ja sage?
> *Gregory [leise zu Sampson].* Nein.
> *Sampson.* Nein, Sir, ich beiß den Daumen gar nicht
> gegen Euch, Sir, aber ich beiß mich in den
> Daumen.
> *Gregory.* Sucht Ihr Streit, Sir?»

Manche deutsche Übersetzung dieser Szene vermag mit solchem Gesten-Dialog nichts Anständiges anzufangen. Was ist gemeint? Sampson steckt die Spitze seines Daumennagels in den Mund und zieht diesen mit einem hörbaren Knacken oder Pflopf an einem Vorderzahn ab; das war seinerzeit eine deutliche Schmäh-Geste mit schimpflich-sexueller Bedeutung, die nahe bei der der Feigen-Geste (italienisch ‹la fica›) lag: Bei diesem nonverbalen Gebärden-Fluch wird der Daumen von unten zwischen Zeige- und Mittelfinger durchgesteckt. Im modernen amerikanischen oder französischen ‹Rap› heißt das seit Jahren, ohne eine solche Geste, dafür aber verbal ausgedrückt, ganz deutlich: ‹fuck your mother› oder ‹nique ta mère›. Wenn heute (Juni 1996) der Kulturbeauftragte des Front National (der Partei des Monsieur Le Pen) solchen Redensarten mit der rechten Zensurschere droht, dann weiß er nicht, daß er den Kommunikations-Ereignissen vier oder auch mehr Jahrhunderte hinterherhinkt.

Im Gegensatz zu den anderen Fingern hat die Nummer eins nur zwei Glieder; dafür erhält unser Daumen aber eine

wichtige Funktion: Er ist ein Außenseiter, strebt beim Sprei-
zen der Finger in eine ganz andere Richtung, und er allein
kann den anderen Fingern Opposition machen, sich kräftig
gegen sie stemmen, kann mit jedem der anderen eine
Zange bilden: Ohne ihn wäre das Ergreifen oder Bedienen
der meisten Gegenstände und Werkzeuge (man/frau denke
an Tasse, Schere, Diskette!) äußerst schwierig, wenn nicht
gar unmöglich.

Im übrigen unterscheiden sich Daumen-Abenteuer wenig von denen der andereren, allen möglichen Gefahren
ausgesetzten Fingern. Der Daumen ist schmerzempfindlich,
und so legten die Folterknechte der frühen Neuzeit dort –
und nicht nur bei den Bösewichtern! – ihre ‹forcipes digi-
torum›, die Daumenschrauben an, um von den Delinquenten Geständnisse zu erzwingen; das galt als die erste Stufe
der ‹scharfen Frage›, sprich der Tortur. Holz und Metall be-
arbeitende Männer, vor allem die heimarbeitenden, geraten
mit ihren Daumen leider allzu oft in andere blutige Mal-
heurs. Wer erinnert sich nicht auch an Jerome K. Jeromes
Three Men in a Boat (1889) und an den närrischen Onkel
Podger, der sich im dritten Kapitel beim Bilderaufhängen so
umständlich und ungeschickt aufführt, daß die ganze Familie in wahre Mit-Leidenschaft gezogen wird? «Am Ende
hatte Onkel Podger den markierten Punkt an der Wand wieder gefunden, und dann hielt er mit der linken Hand die
Spitze des Nagels darauf, und den Hammer packte er mit
der rechten. Und schon beim ersten Schlag zermatschte er
seinen Daumen und ließ den Hammer mit einem Jaulen jemandem auf die Zehen sausen. Tante Maria ließ darauf die
milde Bemerkung fallen, Onkel Podger möge doch, wenn er
das nächste Mal einen Nagel in die Wand hämmern wollte,
sie das hoffentlich rechtzeitig wissen lassen, dann könne sie
Vorbereitungen treffen, für eine Woche, während er so zu-
gange wäre, zu ihrer Mutter zu reisen.» Ulrich Bräker, der
«arme Mann aus dem Toggenburg» in der Ostschweiz, erzählt gar in seiner *Lebensgeschichte* (Hg. S. Voellmy. Basel
1978, Kap. IX, 55) aus seiner Kindheit (um 1740), sein
Großvater sei an einer zunächst harmlosen Daumenverlet-
zung (und wohl an der anschließenden Kur mit Hilfe der
‹Dreckapotheke›) gestorben: «Um die gleiche Zeit wurde

der Großäti krank. Erst stach er sich nur an einem Dorn in den Daumen; der wurde geschwollen. Er band frischwarmen Kühmist daruf; da schwoll die ganze Hand. Er empfand entsetzliche Hitz' darinn, gieng zum Brunnen und wusch den Mist unter der Röhre wieder ab. Aber das hatte nun gar böse Folgen. Er mußte sich bald zu Beth legen und bekam die Wassersucht. Er ließ sich abzäpfen; das Wasser rann in den Keller hinab. Nachdem er so 5. Monathe gelegen, starb er zum Leidwesen des ganzen Hauses; denn alle liebten ihn, von Kleinsten bis zum Größten.»

Solche Geschichten, insbesondere auch die vom abgehackten Daumen, werden immer wieder gerne phantastisch ausgemalt: Rolf-Wilhelm Brednich hat im vierten Band seiner *Sagenhaften Geschichten* (Nr. 99) die erzählerische Steigerung derartiger Abenteuer dokumentiert: Einmal frißt ein Hund einen bei einem Unfall davonfliegenden Daumen, spuckt ihn auch wieder aus, aber an eine glückliche Handoperation ist dann nicht mehr zu denken. Ein andermal erschlägt der Verletzte den Hund, und es kommt zu einem Prozeß zwischen Daumengeschädigtem und Hundebesitzer, und der Mann mit der verstümmelten Hand muß auch noch den Hund bezahlen. Man braucht den menschlichen Körper nicht über den Daumen anzupeilen, um abschließend feststellen zu können: Klein, aber oho!

Nägel mit oder ohne Lack

Ambroise Paré liefert uns in *WundArtzney oder Artzneyspiegel* (228) eine sehr einleuchtende Beschreibung vom Nutzen und von der wunderbaren Beschaffeneheit unserer Fingernägel: «Gemeldete kleine Dinge [Nadeln, Spitzlein von den Ähren, Dörnlein etc.] aber zu fassen oder zu greiffen, mußten die Finger, die sonst von Natur weich [sind], mit Nägeln versehen seyn, damit sie also beides, aus dem weichen Fleisch und harten Nägeln vermischet, zu allen ihren Geschäfften tauglich und geschickt genug wären [...]. Durch die Nägel wird das Kratzen, Schaben, Schinden, Zerreißen, Zerreiben, Zerstoßen etc. verrichtet. Sie mußten aber allerdings nicht von Beinen [aus Knochenmaterial] gemacht, noch mit dergleichen Härte begabt sein, damit sie nicht bald zerbrochen würden, sondern gleichsam zurückweichen könnten.» Das also zur ausgewogenen hart-weichen Nützlichkeit der Nägel. Sowohl der in den germanischen Sprachen gebräuchliche Begriff ‹Nagel› oder ‹nail› wie auch der lateinisch-romanische ‹unguis› (‹ongle›, ‹unghia› etc., das heißt Kralle) deuten in der Tat auf die Funktionen des Kratzens und Zupackens hin; den Werkzeugcharakter dieser Hornplättchen an der vorderen Oberseite der letzten Fingerglieder erweisen auch Nagelfertigkeiten wie das Aufklemmen, Bohren, Greifen, Kämmen, Markieren, Picken, Reinigen, Reiben, Reißen, Schaben, Schrauben, Stochern, Trommeln, Zupfen oder Zwicken. Doch gibt es auch zu ihrer chemischen Beschaffenheit etwas zu sagen: Abgefeilte Nägel von Menschen, berichtet Daniel Sennert, Leibarzt des Kurfürsten von Sachsen und Medizinprofessor an der Universität Wittenberg, im sechsten Buch seiner *Medicina practica* (1654, 363 = Teil 8, Kap. 36), könnten, wenn sie in den Verdauungstrakt gelangen, böse Wirkungen zeitigen; sie hätten eine «auswerfende Kraft» und verursachten starkes Erbrechen. Sennert empfiehlt als Gegenmittel Olivenöl, Milch oder frische Butter; auch sei ein Klistier, etwa mit Malvenaufguß oder Bittermandelöl bereitet, recht hilfreich.

Vor der Erfindung der bekannten krummgebogenen Spezialscherchen konnten sich die Leute ihre Nägel am besten bei der Arbeit oder beim Laufen abschleifen; die Spitzen der Fingernägel ließen sich selbstverständlich – trotz der angeblichen Magenunverträglichkeit – auch abkauen. Trotzdem wuchsen bei manchen Menschen die Fuß- und Fingernägel zu monströser Länge und bizarren Verkrümmungen an, wie uns Thomas Bartholinus in seinen medizinischen Episteln anhand eines grotesk anmutenden Holzschnittes bestätigt (*Epistolarum medicinalium [...] centuria* II, 99–100 [1663, 729–739; Abb. S. 733]). Der Kopenhagener Arzt erinnert in diesem Zusammenhang an den biblischen Nebukadnezar (Dan 30), der bekanntlich wie ein Tier herumlief, und dem Haare und Nägel ohne jede Pflege wuchsen: «Von Stund an ward das Wort vollbracht über Nebukadnezar, und er ward verstoßen von den Leuten hinweg, und er aß Gras wie Ochsen, und sein Leib lag unter dem Tau des Himmels und ward naß, bis sein Haar wuchs so groß als Adlersfedern, und seine Nägel wie Vogelsklauen wurden.» Von einer «negligentia cultus» steht da, schon 1663, geschrieben; die «Nachlässigkeit in der (Körper-)Pflege» wird dem Nebukadnezar angekreidet, auch wenn vom Gebrauch der Fingernägel als Gegenständen ästhetischer Aufmerksamkeit noch nicht ausdrücklich die Rede ist. Doch spätestens in der Mitte des 19. Jahrhunderts darf die Körperpflege bereits als allgemeines Kulturgut gelten, auch wenn die Badewannen mit fließendem Wasser noch rar sind, und wir wissen eben aus dem *Struwwelpeter* (1845) des Frankfurter Arztes Heinrich Hoffmann, wie sehr Eltern bürgerlicher Herkunft darauf achteten, daß ihren Kindern nicht nur die Flügel der Eigenwilligkeit, sondern auch die langen Fingernägel regelmäßig gestutzt wurden:

> «an den Händen beiden
> ließ er sich nicht schneiden
> seine Nägel fast ein Jahr;
> kämmen ließ er nicht sein Haar. [...]
> ‹Pfui›, ruft da ein Jeder,
> ‹garst'ger Struwwelpeter!›»

Mehr und mehr richten Frauen und Männer der Oberschicht ihre Blicke auch auf die Gepflegtheit der Hände und ihrer Nägel, die sich oft wie von selbst dem Gegenüber zuwenden, wie ein Zitat aus der Mitte des 19. Jahrhunderts zeigt: «Charles war überrascht von der Weiße ihrer Fingernägel. Sie waren glänzend, spitz zulaufend, sauberer als Elfenbeinarbeiten von Dieppe und mandelförmig geschnitten. Ihre Hand war allerdings nicht schön, vielleicht nicht blaß genug und ein wenig trocken an den Gelenken.»

So läßt Gustave Flaubert (1821–1880) seinen Doktor Charles Bovary auf die nähenden Finger der gebildeten Bauerntochter Emma Rouault blicken; kurz darauf betrachtet er ebenso aufmerksam ihre Augen, und es vergeht dann auch nicht mehr viel Zeit, bis Emma die berühmte *Madame Bovary* (1857) wird. Farbloser oder glänzend farbiger Nagellack (der nicht selten auch den so vernachlässigten Zehen zugewendet wird) gehört heute aus einleuchtendem Grund zur Kosmetikausrüstung vieler Frauen und, wie man neuerdings erfährt, auch einiger sensibler Männer: Vor allem im partnerschaftlichen Bereich brauchen beide Geschlechter Fingerspitzengefühl.

Die Füße am Boden

GELOBT seien schließlich unsere Füße (Pedes), deren Sohlen (Regio plantaris) uns einen pergamentenen und knitterfesten Garantieschein für sichere Bodenhaftung und damit für unser menschliches Hiersein und Noch-Dasein liefern:

> «Denn mit Göttern
> soll sich nicht messen
> irgendein Mensch.
> Hebt er sich aufwärts
> und berührt
> mit dem Scheitel die Sterne,
> nirgends haften dann
> die unsichern Sohlen,
> und mit ihm spielen
> Wolken und Winde.»
> (J. W. Goethe: *Grenzen der Menschheit*).

Die Sprichwort-Weisheiten der Welt sagen uns dann auch, daß es selbst bei nassestem Wetter besser ist, auf Füßen denn auf Holzbeinen zu laufen, oder wie wichtig warme Füße für einen kühlen Kopf sind. Übrigens besteht doch immer auch die Gefahr, daß wir, harmlos wandelnd, über einen Strunk straucheln können, und nicht wenige Leute wissen sehr wohl, daß sie mit einem Fuße schon im Grabe stehen. Auf der anderen Seite erzählen uns Ethnologen (z. B. P. Bartoli, 1996), wie Leute mit bloßen Füßen über glühende Holzkohle laufen können, ja daß sie selbst diesen Nervenkitzel erlebten, ohne sich die Fußsohlen zu verbrennen.

Rom-Touristen werden bei ihren Eilmärschen zu den Sehenswürdigkeiten der Ewigen Stadt auf einige bemerkenswerte Füße stoßen, die sie ihre eigenen schmerzenden Beine vergessen lassen: Da sind einmal zwei steinerne Riesen-Füße, die heute im Hof des Konservatoren-Palastes auf dem Kapitol (Campidoglio) aufgestellt sind. Sie gehören zu zerfallenen antiken Marmorkolossen und erwecken nicht den Eindruck, als hätten sie sich seit zweitausend Jahren von der Stelle bewegt oder als würden sie je einen Schritt hinunter in die Stadt wagen: Sie sind zeitlos und auf Dauer an diese Plätze gestellt. Nicht ganz so ewig erscheinen die bronzenen Füße des thronenden und segnenden Heiligen Petrus in der Grabeskirche, die, gewaltigstes Bauwerk des Vatikans, seinen Namen trägt. Millionen von Pilgern haben vor allem den rechten Fuß des bärtigen Apostels so abgegriffen und abgeküßt, daß dessen Zehen kaum noch erkennbar sind und der Fuß des Fischers wie eine Schwimmflosse aussieht. Bei manchen Kruzifixen in der frommen Welt der Mittelmeer-Romanen haben die Holzfüße kaum noch ihre originale Gestalt: Sie wurden bei den Karfreitagsprozessionen und innerhalb der Kirchen von Tausenden von frommen Wallern so abgenützt, daß sie schon lange erneuert werden mußten. Wer schließlich in Rom noch das Museum der italienischen Volkskunde und Volkskunst besuchen mag, wird dort Votiv-Füße finden, die einstmals irgendwelchen Wallfahrtsheiligen (zum Beispiel dem Pilger Rochus) gestiftet wurden zum Dank für die Heilung verwundeter oder verletzter Füße und Beine.

Fuß-Leiden

FÜSSE, so scheint es, sind zum Leiden geschaffen. Tausende von Ärzten und Fuß-Handwerkern, allesamt Orthopäden oder Fußeinrichter, sind damit beschäftigt, gesenkte oder verkrümmte schmerzende Füße in die richtige Form und richtig in Gang zu bringen. Wer kennt sie nicht, die blutigen Blasen an den zerschlissenen und zerrissenen Häuten der Hacken? Mehr oder weniger störend erscheinen auch zum Beispiel die Hühneraugen. Diese merkwürdigen Gebilde, auch ‹clavi pedum› (Fuß-Nägel) oder Leichdorne genannt, stachen den Badern immer wieder wie Dornen ins Auge; die Medizinbücher hatten ein Dutzend Rezepte parat, von denen indes keines so recht helfen mochte. Theodor Andreas Hellwig ließ 1728 einen erfahrenen Bartscherer sagen (*Kluger und lustiger Medicus,* 210): «Die machen uns die gröste Verdrüßlichkeit»; da brauche man aufweichende oder abtötende Mittel, und: «man schneide solche in [bei] abnehmendem Monde ab, ich lege auch ein Scheibgen schwartzen Toback alle Morgen auf. Das Menstruum mulierum [Monatsblut] ist hier auch herrlich.» Johann Jacob Woyt nennt 1737 in seiner *Schatz-Kammer* (213f.) neben vielen chemischen Konkokten, «succus Chelidon. major.», das heißt Schwalbenwurz- oder Schellwurz-Saft, «Schaafdreck mit Essig subigiret [angerührt]», Pech, Leinöl oder Rautenöl «warm aufgetrippt, oder ein Tuch in Lein-Oel geweicht und aufgeleget», ungelöschten Kalk mit Weinessig und Wasser, Galbanum-Gummi oder gar «lapid. infernal.», also Höllenstein. Probate Mittel? Probieren ist alles, doch Hühneraugen haften zäh an ihren Zehen.

Dann aber denke man doch an die Leiden und Schmerzen der Schwestern unseres Aschenputtels (KHM 21) und an ihre Selbstverstümmelungen: «Da reichte ihr die Mutter ein Messer und sprach: ‹hau die Zehe ab [bei der zweiten Tochter: ‹hau ein Stück von der Ferse ab›]: wann du Königin bist, so brauchst du nicht mehr zu Fuß zu gehen.› Das Mädchen hieb die Zehe [ein Stück von der Ferse] ab, zwängte den Fuß in den Schuh, verbiß den Schmerz und ging heraus zum Königssohn. [...] Da blickte er auf ihren Fuß und sah, wie das Blut herausquoll [aus dem Schuh quoll und an den weißen Strümpfen ganz rot heraufgestiegen war].» Ja: «Rucke di guck, Blut ist im Schuck»! Für keine andere Extremität gibt es besondere Läden – in den Farben gelb und blau leuchtend –, die sich ganz und gar mit Polsterchen und Pflästerchen dem Wohl und den Wehwehchen speziell dieser Gehwerkzeuge weihen. Ein Mittel gegen müde Füße ist seit eh und je bekannt und findet sich nach wie vor in unseren Apotheken. Joseph Schmid aus Augsburg empfahl es vor dreieinhalb Jahrhunderten mit folgenden Worten in seinem *Spiegel der Wund-Artzney* (809): «Hirschen-Unschlitt und -Mark ist gar heilsamer Art, welches nicht nur allein die Barbierer und Wundärzt gebrauchen, sondern auch allen Wandersleuten, Boten und dergleichen wohl bekannt ist, ihre müden Füße damit zu salben, denn es [tut] den erstarrten Sehn-Adern sehr gut, auch dem erhärteten Geäder, [wenn man] die Glieder bey der Wärme darmit gesalbet; wird auch von den Ärzten in die Pflaster und Unguenta [Salben] getan.»

Zu den Geh-Wehen kamen dann, als die Winter noch hart waren, die Frostschäden: «Gestern in der großen Meß meinte ich, die Füße würden mir abfriren», schreibt die Herzogin Elisabeth Charlotte von Orléans (unsere Liselotte von der Pfalz) am 3. Februar 1695 aus Versailles an die Kurfürstin Sophie von Hannover, «denn bey dem König darff man auß Respect keinen Bärensack anthun. [...] Es hatt mir gar übel bekommen, so greulig kalt ahn den Füßen gehabt zu haben, denn das macht mich wieder auffs Neue husten, und habe die gantze Nacht gehust.» (L. v. Ranke: *Französische Geschichte*, 6: Briefe der Herzogin von Orléans, 1877, 117). Auch mit geistigen Beeinträchtigungen ist in diesem Zusammenhang zu rechnen. Franz Grillparzer jammert 1819 in seinem Tagebuch: «Ist es denn nicht entsetzlich, daß kalte Füße die Phantasie kalt machen können und ein Paar wollene Fußsocken mir gute Gedanken zubringen?»

Der Schweizer Bauernbub und Ziegenhirte Ulrich Bräker kann in seiner *Lebensgeschichte* (Hg. S. Voellmy. Basel 1978, Kap. XVII-XVIII) aus der Zeit um 1745 von so mancherlei Unheil berichten, das seinen bloßen Füßen, «obgleich diese so hart als Sohlleder waren», bei seinen Sprüngen durch Wald und wildes Geröll widerfuhr. Nach einer wilden Rutschpartie einen jähen Felsen hinab fühlte er eine Zeitlang kein «Ungemach», «aber mit Eins fiengen meine Füße zu sieden an, als wenn man sie in einem Kessel kochte, Dann kamen die Schmerzen. Mein Vater sah' nach und fand mitten an der einten Fußsohle ein groß Loch und Moss und Gras darinn. Nun erinnert' ich mich erst, daß ich an einem spitzen Wießtann-Ast aufgesprungen war: Mooß und Gras war mit hineingegangen. Der Aeti grub mir's mit einem Messer heraus und verband mir den Fuß. Nun mußt' ich freiylich ein Paar Tage meinen Gaissen langsam nachhinken; dann verlor ich die Binde: Koth und Dreck füllten jetzt das Loch, und es war bald wieder besser.» (S. 73) Die schmerzhaften Folgen des Barfußlaufens sind in den Autobiographien von Menschen aus ärmlichen Lebensverhältnissen immer wieder beschrieben worden. So erzählt der schweizerische Volksdichter Jakob Senn (1824–1879) in seinen Erinnerungen von 1888 *Ein Kind des Volkes* (1966, 43 f.), wie er als Knabe in eiskalter Nacht darauf wartete, daß ihm ein Schneiderjunge ein beliebtes Volksbüchlein, die *Beatushöhle*, ausleihen würde, und: «Ich bekam den sogenannten Kuhlnagel an Fingern und Zehen dermaßen, daß ich vor Schmerz die Zähne aufeinanderbiß», und als er dann nach Hause in die Stube kam, da fühlte er «erst jetzt in der Wärme die volle Stärke des Kuhlnagels und las der Mutter heulend die erste Seite vor».

Nein, das Barfußlaufen ist nicht immer die reine Freude gewesen, und so manches Dorfkind hat, wenn es in die Stadt kam, die warmbestiefelten Füße der wohlhabenderen Kinder mit Neid angesehen. Lewis Carroll, der Autor von *Alice im Wunderland*, läßt seine bürgerlichen kleinen Leserinnen ja auch wissen, daß bürgerliche kleine Mädchenfüße ordentlich bestrumpft und beschuht sein wollen. Gleich zu Beginn der Geschichte findet Alice doch ein Fläschchen mit einem Zaubertrunk und dann einen Zauberkuchen, der sie lang und länger werden läßt: «‹Seltsamerer und noch seltsamerer›, rief Alice (sie war im Augenblick so überrascht, daß sie ganz vergaß, wie man gutes Englisch spricht). ‹Jetzt geh ich auseinander wie das größte Fernrohr, das es je gab! Goodbye, Füße!› (Als sie nämlich zu ihren Füßen hinunterguckte, schienen sie fast außer Sichtweite, sie entfernten sich immer mehr.) ‹Ach, meine armen Füßchen, wer wird euch jetzt bloß eure Schuhe und Strümpfe anziehen, ihr Lieben? [...] Ich bin viel zu weit weg und kann mich nicht mehr um euch kümmern; jetzt müßt ihr so gut wie möglich alleine zurechtkommen – aber ich muß doch nett zu ihnen sein›, dachte Alice, ‹sonst laufen sie womöglich nicht mehr so, wie ich es haben möchte! Also gut. Sie kriegen jedes Jahr zu Weihnachten ein neues Paar Stiefel.›» Es muß dabei allerdings auffallen, daß die so wohlerzogene Alice eher an die Verhüllung ihrer Füßchen denkt als an deren Reinlichkeit; mag sein, daß das Thema des Füßewaschens dem Mathematiker Carroll entweder unwichtig oder ‹unmentionable›, sprich tabuiert erschien.

Doch auch aus anderen sozialen Kreisen läßt sich etwas von den Freuden der lieben Füße erzählen. Die Gehwerkzeuge können zum Beispiel durchaus die Hände ersetzen, wenn ein Mensch denn, durch Geburt oder Unfall, ohne Arme in die Welt geworfen sein sein sollte. Der Zürcher Formschneider Christoph Schweizer sah 1570 auf der Frankfurter Herbstmesse bei den Druckern, Verlegern und Buchführern einen jungen Gesellen sitzen «ohne Hend, und mit krumben Schenckeln, und ist eine kleine Person»: Dieser Mann schrieb allerlei Zieralphabete mit dem Fuß, er beherrschte auch eine gute Kanzleischrift, und er konnte sich sogar seine Federn selbst schneiden. Sein Bildnis findet sich heute in der Sammlung Johann Jacob Wicks (1522–1588) in der Zentralbibliothek Zürich. Ein Augsburger Flugblatt von 1651, von Wolfgang Kilian gestochen, zeigt in der Mitte eine armlose Frau und in einem Rahmen von 21 Bildchen die zahlreichen Verrichtungen (nähen, stricken und sticken, Nase schneuzen und Kind säugen, Pistole abschießen und Kästchen aufschließen), welche diese Jahrmarktskünstlerin namens Margareta – sie stammte aus Stockholm – mit ihren Füßen verrichten konnte. Darunter steht zu lesen:

«Dieweil ich dann, daß Gott erbarm,
Hab weder Hend, Finger, noch Arm,
und mich also behelfen muß,
mache doch dis alles mit meinen Fuß.»

Von einem männlichen Armbehinderten dieser Art, der sich ebenfalls allein mit den Füßen mutig durchs Leben schlug, lesen wir in der *Sammlung von Natur- und Medicin- [...] Geschichten, so sich An. 1720 in den 3. Winter-Monaten in Schlesien [...] begeben* (Leipzig/Bautzen 1720, 204) folgendes: «Frantz Viniot, gebürtig von Trier, mochte dazumal, als ich solchen An.[no] 1696 das erste mal in der Leipziger Oster-Messe gesehen [...] 31 Jahre alt seyn. [Er ließ sich] vor Geld, wie auch nachgehends in Jena, sehen, und weil er keine Armen und Hände hatte, so verrichtete er alles mit den Füssen, wie er denn auch in Weissenfels mit uns gespeiset, wobey er sich bloß [...] der Füsse bediente, [...] hatte auch an der kleinesten Zehe seines lincken Fusses einen saubern Diamant-Ring. [...] Angehende seine Exercitia [was seine Kunststücke anbetrifft], so wuste er sich den Baart mit größter Hurtigkeit und Geschwindigkeit abzuscheeren, fädelte nicht allein Nadeln ein, sondern nähete auch selbst, rührte die Drommel, wuste mit der Charte [den Spielkarten] fix umzugehen, spielte aus der Tasche mit wunderbarer Behendigkeit, focht ein artig Rappier, in welchem er es auch manchem Leipziger Debatteur zuvorthat, schoß eine Flinte loß, welche er auch selbst geladen, stellte sich auf die eine Ecke des Tisches, blieb auf einem Fusse stehen, bückte sich nachgehends, den andern Fuß emporhebend, biß zu dem stehenden Fusse mit dem Kopfe nieder und hob mit dem Munde ein Stück Geld auf.» Manchmal zeigte Viniot den Wißbegierigen auch, wie er mit Hilfe eines Bändchens um seinen Hals, das zu seinem «Membrum» hinunterführte und welches er mit den Zähnen packte, sein Glied hervorzog, um sein Wasser abzuschlagen.

Diese Füße dienen uns, wenn's denn sein muß, nicht nur zum Laufen oder Schreiben. Im dicken Buch der erotischen Abenteuer findet man sicherlich auch ein breites Kapitel über Fuß-Fetischismen. Zu bewundern sind freilich nicht nur die zierlichen Zehen, sondern auch der hintere Teil des Fußes, welche die Ferse genannt wird. Die Alten Römer nannten diesen Körperteil ‹calx›, das mit Kalk markierte Ende einer Sache und daher das Ende des physischen Menschen. Auf der anderen Seite ist dieser Körperteil der erste, der beim Gehen die Erde berührt und in seiner komplexen Konstruktion – von dem mit einer an der hinteren Fußsohle dicken Fett- und Hautschicht bedeckten Knochen, der ‹Calcaneum› heißt bis zu der sogenannten Achillessehne (an welcher nicht nur der griechische Held so verwundbar war) – ein bewundernswert kräftiger, dynamischer, strapazierfähiger Teil der so beweglichen Basis des Menschen. In der Umgangssprache wird die Ferse Hacke genannt; ‹sich die Hacken ablaufen› bedeutet so viel wie: ungemein weit herumrennen müssen, um etwas zu erreichen. Aber Hacke verweist zunächst auf ein Werkzeug zur Bearbeitung des Erdbodens: Mit seiner Ferse kann der Mensch Kuhlen in den Acker bohren, trockene Äste knicken, Ungeziefer zermalmen: Der Entomologe der Provence, Jean-Henri Fabre, erinnert sich (*L'atavisme*. In: *Promenades entomologiques*. Paris 1980, 64), daß der Lehrer seines Dorfes (Saint-Léons im Aveyron), die Kinder zu Schneckenvernichtungsaktio-

nen aus der Schule schaffte: «Wenn der Lehrer uns hinaus-
führt, damit wir die Schnecken an den Rändern der Buchs-
stauden zertrampeln, erledige ich mein Amt des Zermal-
mers nicht immer gewissenhaft. Meine Ferse zögert
manchmal vor dem Schneckenhäuflein, das ich gerade gesammelt habe. Sie sind so schön! Ich fülle die Taschen mit
den buntesten von ihnen, um sie dann mit Muße bewundern zu können.»

Nach Adams Sündenfall spricht der Herr zu der
Schlange: «Ich will Feindschaft setzen zwischen dir und
dem Weibe und zwischen deinem Samen und ihrem Samen
[also den jeweiligen Nachkommen]. Derselbe soll dir den
Kopf zertreten, und du wirst ihn in die Ferse stechen» (1.
Mose 3, 15). Daraus leiteten die Menschen das Recht ab, Lebendes mit den Fersen oder besser (man hat weniger das
direkte Gefühl, ein Mörder zu sein): mit den Absätzen der
Stiefel zu zermalmen. Diese Vorstellung hat nicht nur einmal die Schriftsteller und Filmemacher zu widerwärtigen
Darstellungen der Erniedrigung und Zernichtung auch von
Menschen gereizt. Nehmen wir Émile Zola und den Liebhaber seiner *Thérèse Raquin* (1867, Kap. XI); die Szene
spielt sich bei einem Ausflug am Ufer der Seine ab: «Laurent
schaute auf den schlafenden Camille und hob mit einer
brüsken Bewegung seine Hacke. Mit einem einzigen Tritt
wollte er ihm das Gesicht zerquetschen. Thérèse [...] wurde
bleich, schloß die Augen, drehte den Kopf beiseite, wie
wenn sie dem herumspritzenden Blut ausweichen wollte.
Und Laurent hielt einige Sekunden lang seine Hacke in der
Luft, genau über Camilles Gesicht. Dann nahm er langsam
sein Bein zurück und ging ein paar Schritte weg. Er hatte
sich überlegt, daß es auf diese Art ein ganz törichter Mord
wäre.» Vielleicht auch hatte Zola sich überlegt, daß die na-
turalistische Beschreibung einer solchen Zermalmung (da
wäre nicht nur Blut herumgespritzt!) seinen Leserinnen
und Lesern entweder zu schockierend oder zu unglaubwür-
dig vorgekommen wäre.

Die Rache der Natur: Podagra

DOCH der böse Feind wird, wie der Herr sagte, den Samen des Weibes tüchtig in die Fersen stechen – und nicht nur dort. Der italienische Humanist Hieronymus Cardanus hat zwar ein *Lob der Gicht* geschrieben, und Johann Beverwyck von Dordrecht hat es für uns übersetzt (*Allgemeine Artzney.* Frankfurt/M. 1674, I, 245–255), aber diese Aufzählung von Männern, die durch so edle Schmerzen zu höheren geistigen Leistungen angestachelt wurden, ist nicht ganz ernst zu nehmen.

Thomas Sydenham, der «englische Hippokrates» (1624–1689), selbst ein fortwährend, ja bis zu seinem Tode an der Gicht leidender Mensch, beschreibt im Jahre 1681 in seiner *Abhandlung über die Gicht* (*Opera omnia medica, editio novissima.* Genf 1696, 727–728; Übers. J. L. Pagel, Leipzig 1910) den Verlauf dieser Krankheit folgendermaßen (S. 10f.): «Ende Januar oder Anfang Februar [nachdem der Patient zuvor einige Wochen lang an verdorbenem Magen oder Verdauungsbeschwerden gelitten oder das Gefühl gehabt hat, der Leib werde täglich schwerer und blähe sich auf] bricht plötzlich um die zweite Morgenstunde der Schmerz über ihn herein; er erfaßt meistens die große Zehe, manchmal auch Ferse, Sohle oder Knöchel. Bald danach folgen Frostschauer oder Fieberanfälle. Der zunächst gelinde Schmerz wird dann immer stärker, steigt von Stunde zu Stunde, bis er den höchsten Grad erreicht und sich in verschiedenen Knochen und Sehnen fortsetzt und bald eine heftige Spannung erzeugt, bald die Empfindung des Zerreißens der Bänder hervorruft oder dem Bisse eines nagenden Hundes gleicht, verbunden mit Druckschmerzen und Gefühlen des Einschnürens. Der Patient kann dabei weder das Gewicht der Bettdecke noch die Erschütterungen ertragen, die durch Schritte in seinem Zimmer entstehen. Der Patient verbringt eine unruhige und qualvolle Nacht, verändert ständig seine Lage, wirft sich hin und her, macht tausend Versuche, durch Verlagerung des Körpers den Schmerz zu lindern, aber das ist alles vergeblich.» Das gehe dann so fort, erzählt Sydenham, bis zu einem «podagrischen Paroxismus» in beiden Füßen, und der könne bis zu zwei Monaten andauern – eine einzige Folge von unerträglichen Martern und Qualen.

Es gibt ganze Sammlungen von Podagra-Schmerz-Geschichten – zum Beispiel bei dem Schaffhauser Florilegien-Schreiber Rudolph Huber. Aber einer seiner Fälle berichtet (in einem einzigen Satz) auch von einer überraschenden Heilung (*Florilegium historicum oder historischer Lust- und Blumengarten.* Schaffhausen 1665, 353): «Tobias Schmid in der Zwikauischen Chronik, Bl.[att] 675 erzehlet von einem vornemmen Burger zu Zwikau, der oft wegen deß Podagrams grosse Schmerzen außstehen müssen, daß er im Jahr 1642 aufs Feld zu seinen Pferden gegangen und wegen Unsicherheit eine Büchse mit sich genommen, die er sizend im Felde auf der Schos ligen gehabt, die ihm aber, ehe er sich dessen versehen, abgangen und einen Fuß verletzt, von welcher Zeit an er, ob er wol noch über 10 Jahr gelebt, von dem Podagram nicht allein in diesem, sondern auch im andern Fuß, nichts mehr empfunden habe.» Der größere Schmerz, oder auch der Schreck, vertreibt wieder einmal den kleineren. Von diesem Phänomen weiß auch Paullini in seinem *Flagellum Salutis* (105 f.) zu erzählen, nämlich «wie ein sicherer [gewisser] Geistlicher wider seine oftmalige [...] podagrische Fußschmertzen zwar allerley versucht, aber nichts bewährters noch gemächlichers annoch befunden habe, als wenn er solche mitten in der Quahl mit frischen Bircken-Ruthen hurtig und bis aufs Blut streichen ließ, als denn [und dann] die Füsse in eine Gelte oder Eimer voll frischen warmen oder doch warm gemachten Kuh-Mistes eine gute Weile setzte, da er denn fühlte, daß die Schmertzen ausdämpfften und [...] zwar nicht gäntzlich ausblieben, doch auch nicht so oft oder bald wieder ansetzten und durch dieses Mittel sich gantz gemächlich begütigen liessen.»

Solche Methoden könne allerdings nicht immer hilfreich gewesen sein; die Harnsäureablagerungen in den Gelenkritzen von Fingern («Chiragra», Gicht) und Füßen («Podagra», Zipperlein) sollen nämlich manchmal die Größe von Steinen erreicht haben, wie Wilhelm Fabricius (*Fürtrefflichkeit der Anatomy,* 163) berichtet: «Es finden sich auch offt Stein in den außeren Gleychen [Gelenken], insonderheit bey denen, so etwas lang mit dem Podagram behafftet gewesen. Insonderheit Anno 1602, bey dem Edlen und Ehrnvesten Joh. François des Gruyères, Herrn zu Sivery, nicht weit von der Morse wohnhafft, welchem ich in Beywesen des Herrn Abel Roux, der Artzney Doctorn zu Lausanna, auff eine Zeit etliche Stein, einer Baumnuß [Walnuß] groß, auß seinen Füßen hab gezogen.» Unvorstellbar unerträglich seien die Schmerzen der mit Gicht Befallenen, hauptsächlich Männer, gewesen, und uns packt noch nachträglich das Mitleid mit so geplagten Menschen wie dem Erasmus von Rotterdam oder dem Kaiser Karl V. in seinem spanischen Kloster Justo, wenn wir bedenken, «daß diejenige[n] Theile des Leibes am meisten angegriffen werden, wovon wir in unserm Gemüthe die grösseste Empfindligkeit gewahr werden, als da sind die Sehnen, die Spannadern [Senn-Adern, Nerven], das Periostium oder Knochenhäutlein, die Membranen, Ligamenten [Bänder, Sehnen] etc., ja wann wir nur den Patienten selber nicht alleine winseln und wehklagen hören, sondern auch dessen Gliedmaßen mit so viel Knorren und Knörpeln als man Knöpfe [Knoten] an eines Franciscaner-Mönchens Gürtel gewahr wird, besetzet siehet. Helmontius saget selbst, daß der Mensch, welcher von dem allweisen Schöpfer so schön gestaltet [...] ist, gleichsam in eine abscheuliche steinerne Mißgeburt verwandelt wird.» (J. A. von Gehema: *Eroberte Gicht*. Hamburg 1683, 9 f.)

Endlich kam, durch Vermittlung eines in Ostindien wirkenden holländischen Geistlichen namens Hermann Buschoff, ein schmerzstillendes Heilmittel wie ein Licht aus dem Orient, es wurde Moxa genannt, in Form von länglichen Röhrchen angeliefert und in der Nähe der Gichtknoten wie Räucherstäbchen verbrannt. Das half überraschend geschwind und widerlegte den vielzitierten Spruch des römischen Dichters Ovid: «Tollere nodosam nescit Medicina podagram» – die Medizin sei nicht in der Lage, Gichtknoten aus der Welt zu schaffen. Doch bald fand der sächsische Arzt und Chemiker Georg Wolfgang Wedel heraus, daß die Häutchen an deutschen Beifuß[Artemisia]-Stengeln, getrocknet und geformt, die gleichen Dienste wie die indische Moxa leisten konnten. (J. J. Woyt: *Schatz-Kammer*, 597). Dieses Moxa, von dem polnischen Chirurgen Gehema «die chinäsche Moxa» genannt, half, nebenbei bemerkt, angezündet und «ausgeschwälet», auch bei den fürchterlichsten Zahnschmerzen (J. A. von Gehema: *Zwantzig [...] Chirurgische Observationes*. Frankfurt/M. 1690, 14).

Zuletzt also die Zehen – und die Zehen zuerst

FUSSFINGER heißen sie auf lateinisch (Digiti pedis); aus dem lateinischen ‹articulum› (Glied, Abschnitt, jede Zehe hat davon nur zwei) entstand das französische Wort ‹arteil›, heute: ‹orteil›; die germanischen Begriffe ‹toe› oder ‹Zehe› haben nicht unbedingt mit der Zahl zehn zu tun; sie können auch zu ‹zeigen› gehören: auch Füße sind richtungweisend. Die vom grammatikalischen Geschlecht her weiblichen Zehen mögen tief unten und nahe bei der Erde sein; sie haben trotzdem ihre eigene Standes-Ehre: Wir stehen und gehen darauf, wir stellen uns auf die Zehen, um ein höheres Ansehen zu erlangen und fühlen uns auf die Zehen getreten, wenn wir beleidigt werden. Es ist die kleine Zehe, die gewisse Dinge schon lange vorausweiß; aber das ist wohl eher ironisch gemeint. Die große Zehe (nach dem Finger auch ‹der große Zeh› genannt) ist jedenfalls die empfindsamere, die gefühlvollere, diejenige, die, zusammen mit ihrem Fußballen, das Hauptgewicht des Körpers und die stärksten Schmerzen des Zipperleins ertragen muß. Die Zehen Nummer zwei bis vier haben allerdings keine eigenen Namen wie ihre Brüder an der Hand; höchstens Fußkünstler und Fuß-Fetischisten wissen deren jeweiligen Eigenwert zu schätzen.

Daß die Zehen weniger beweglich und weniger geschickt seien als die Finger, ist fast eine Fabel. Jedenfalls hat es, wie schon gezeigt, zahlreiche Menschen gegeben, die mit Füßen und Zehen so behend zu arbeiten verstanden wie unsereins mit der Hand (und das meistens nur mit einer!). Weitberühmt war in der zweiten Hälfte des 16. Jahrhunderts der Fall des Thomas Schweiker (1540–1602). In Schwäbisch Hall hängt in der spätgotischen Michaelskirche (in der vierten Seitenkapelle) sein Selbstbildnis. Er hat es, als er ohne Arme in dieser Stadt lebte, mit den Füßen gemalt und den

Lebenslauf dazu mit dem Pinsel zwischen den Zehen geschrieben. Es ist, auch so gesehen, kein weiter Weg vom kühlen Kopf bis zu den warmen Füßen. Und mit den Füßen hätte dieses Buch auch anfangen können.

Denn am Ende kommen die Füße zuerst. Die Verstorbenen auf ihren Schragen oder in ihren Särgen wurden und werden, so sagen die Volkskundler, mit den Füßen voraus aus den Häusern oder aus den Kirchen getragen – mit dem Kopf voran waren sie geboren worden. Heute – so erzählen es Kriminalfilme – zieht der Anatomie-Assistent die Leichen mit den Füßen voran aus dem Kühlfach. Die Fußsohlen ragen aus dem weißen Tuch heraus, das den Leichnam bedeckt. Die bleichen Ballen der treffend ‹Calces› genannten Fersen markieren, wie dicke Punkte aus Kreide, das allerletzte Ende. Von einem der großen Zehen, dessen Sohle ein schrägliegendes sanftes Ei ohne Leben bildet, baumelt ein eckiges Kärtchen herab, dessen Inschrift das starre Wesen identifizieren soll; wahrscheinlich steht eine Nummer darauf.

Und das soll Leib und Leben, Leid und Lust gewesen sein?

Anhang

Literatur
zu den einzelnen Kapiteln

Die Abschnitte sind jeweils chronologisch geordnet.
Abgekürzte Titel finden sich vollständig in der Hauptbibliographie.
Fs. = Festschrift; Jh. = Jahrhundert; Zs. = Zeitschrift.

1. Haut und Haar

Haut, Kosmetik, ‹Toilette›

Heyne, Moritz: *Körperpflege und Kleidung bei den Deutschen.* Leipzig 1903. – Stratz, C. H.: *Die Körperpflege der Frau. Physiologische und ästhetische Diätetik für das weibliche Geschlecht.* 6. Aufl. Stuttgart 1919. – Schier, Kurt/Uther, Hans-Jörg: Aussatz [Lepra]. In: *EM 1* (1979) 1033–1040. – Klíma, Josef R./Ranke, Kurt: Bad, baden. In: *EM 1* (1979) 1137–1141. – Öttermann, Stephan: *Zeichen auf der Haut. Die Geschichte der Tätowierung in Europa.* Frankfurt/M. 1985. – Anzieu, Didier: *Das Haut-Ich.* (Le Moi-Peau. Paris 1985.) Übers. Meinhard Korte und Marie-Hélène Lebourdais-Weiss. Frankfurt/M. 1991. – Marks, Ronald M./Barton, Stephen P./Edwards, Christopher (Hg.): *The Physical Nature of the Skin.* Lancaster/Boston etc. 1988. – Vigarello, Georges: *Wasser und Seife, Puder und Parfüm. Geschichte der Körperhygiene seit dem Mittelalter.* (Le Propre et le sale. L'hygiène du corps depuis le Moyen Age. Paris 1985.) Übers. Linda Grätz. Nachwort Wolfgang Kaschuba. Frankfurt/M./New York/Paris 1988. – Bader, Richard-Ernst: Magie der Warzenvertreibung. In: *MhJ 24* (1989) 147–162. – Meisel, Gerhard: Transplantation und Metamorphose. Das Motiv der Haut bei Musil und Kafka. In: Strutz, Josef/Kisse, Endre (Hg.): *Genauigkeit und Seele. Zur österreichischen Literatur seit dem Fin de Siècle.* München 1990, 171–190. – Lipp, Carola: Die Haut. Ein kulturwissenschaftlicher Essay. In: Alber, W. u.a.: *Übriges,* 1991, 38–48. – Stolz, S.: *Die Handwerke des Körpers,* 1992. – Mascia-Lee, L./Sharpe, P.: *Tattoo, Torture, Mutilation, and Adornment,* 1992. – Condrau, Gion/Schipperges, Heinrich: *Unsere Haut. Spiegel der Seele, Verbindung zur Welt.* Zürich 1993. – Friederich, Matthias: *Tätowierungen in Deutschland. Eine kultursoziologische Untersuchung.* Würzburg 1993. – Dane, G.: «Die heilsame Toilette», 1994. – Davis, Phyllis K.: *Die Kraft der Berührung.* (The Power of Touch.) Ritterhude 1994. – Johnson, Denny: *Touch. Die Berührung.* Übers. Michael Schmidt-Brodersen. Paderborn 1994. – Schowe, U.: *Mit Haut und Haar,* 1994. – Guillet, Gérard: *L'âme à fleur de peau. La peau et l'empreinte religieuse.* Paris 1995. – Münch, Paul: Wie aus Menschen Weiße,

Schwarze, Gelbe und Rote wurden. Zur Geschichte der rassistischen Ausgrenzung über die Hautfarbe. In: *Essener Unikate. Berichte aus Forschung und Lehre*. Geisteswissenschaft 6/7 (1995) 87–97. – Wolf, Ronni (Hg.): Soaps, Shampoos, and Detergents: A Scientific Soap Opera. In: *Clinics in Dermatology 14/1* (January/February 1996) 1–132. – Gélis, Jacques: L'homme «dépouillé». Pour une anthropologie de la peau. In: Burguière, André / Goy, Joseph / Tits-Dieuaide, Marie-Jeanne (Hg.): *L'Histoire grande ouverte. Hommages à Emmanuel Le Roy Ladurie*. Paris 1997, 326–336. – Delz, Eva: Haut / peau / skin. In: *TPMA* 5 (1997) 458–470.

Haar

Ritchie, David: *A Treatise on the Hair, showing its generation, means of preservation, causes of its decay* [...]. London 1770. – Forster, Eduard: *Haar- und Barttrachten vom Altertum bis zur Gegenwart. Ein Leitfaden für die Fachschulen der Friseure und Perückenmacher wie zum Selbstunterricht*. 2. Aufl. München 1924. – Ranke, Kurt: Augenbraue, Augenlid. In: *EM* 1 (1979) 1002–1003. – Moser-Rath, Elfriede: Barbier. In: *EM 1* (1979) 1213–1215. – Megas, Georgios A. / Ranke, Kurt: Bart. In: EM 1 (1979) 1280–1284. – Hundsbichler, Helmut: Bart. In: *LMA* 1 (1980) 1490–1491. – Trümpy, Hans: Haar- und Barttracht als Ausdruck der «Weltanschauung». In: *Sandoz Bulletin 48* (1978) 26–34. – Jeggle, U.: *Der Kopf des Körpers*, 1986, S. 49–73: Haare – und was man an ihnen heranziehen kann. – Pointon, Marcia: The Case of the Dirty Beau. Symmetry, disorder and the politics of masculinity. In: Adler, K. / Pointon, M.: *The Body Imaged*, 1993, 175–189. – Schowe, U.: *Mit Haut und Haar*, 1994, 21 f., 149 ff., 154 f., 214 f. – Zapperi, Roberto: Ein Haarmensch auf einem Gemälde von Agostino Carracci. In: Hagner, M.: *Der falsche Körper*, 1995, 45–55. – Irblich, Eva (Hg.): *Thesaurus Austriacus. Europas Glanz im Spiegel der Buchkunst. Handschriften und Kunstalben von 800 bis 1600*. [Ausstellungskatalog.] Wien 1996, 280–284, Nr. 47/20. – Baehr, Rudolf: «Nigra sum, sed formosa». Bemerkungen zur brünetten Minorität in der französischen Lyrik des 12. und 13. Jh.s. In: Hudde, Hinrich / Schöning, Udo: *Literatur: Geschichte und Verstehen. Fs. für Ulrich Mölk zum 60. Geburtstag*. (Studia Romanica 87). Heidelberg 1997, 193–208. – Delz, Eva: Haar / cheveu, poil / hair. In: *TPMA* 5 (1997) 315–321.

2. Kopf und Kragen

Kopf

Gall, Franz Joseph: *Anatomie et physiologie du système nerveux en général et du cerveau en particulier* [...]. 1–4. Paris 1810–1820; 2. Aufl. 1–6, 1822–25; Atlas mit 25 Kupfertafeln. – Blandin, Fr.: Acephalia. In: *Universal-Lexicon der practischen Medicin und Chirurgie* 1 (1835) 88–98. – Weber, Karl Julius: [Kap. VIII] Über die Sinne. In: Weber, K. J.: *Demokritos*, Band 3. o. J., 91–105. – Hauff, Wilhelm: *Sämmtliche Werke mit des Dichters Leben von Gustav Schwab*. 12. Ausgabe. Bd. 4. Stuttgart 1868, 32–44 und 95–118. – Stolz, Alban: *Legende oder Der christliche Sternhimmel*, 1–4. 10. Aufl. Freiburg/Br. 1894/95. – Rölleke, Heinz (Hg.): *Die älteste Märchensammlung der Brüder Grimm. Synopse der handschriftlichen Urfassung von 1810 und der Erstdrucke von 1812*. Cologny-Genève 1971, 128. – Gregory, Richard L. (Hg.): *Le Cerveau un inconnu. Dictionnaire encyclopédique*. Übers. Jean Doubovetzky. (The Oxford Companion to the Mind). Paris 1993. – Dülmen, R. van: *Theater des Schreckens*, 1988. – Dürwald, Wolfgang (Hg.): *Mord, Selbstmord, Unfall*. Basel/München/Paris 1990. – Kaster, G.: Kephalophoren, heilige. In: *LCI* 7 (1990) 307–308. – Schenda, R.: Jämmerliche Mordgeschichte. Harsdörffer, Huber, Zeiller und französische Tragica des 16. und 17. Jh.s. In: Harmening, Dieter/Wimmer, Erich (Hg.): *Volkskultur – Geschichte – Region. Fs. für W. Brückner zum 60. Geburtstag*. Würzburg 1990, 530–551. – Pointon, Marcia: *Hanging the Head. Portraiture and social formation in eighteenth-century England*. New Haven/London 1993. – Brednich, Rolf Wilhelm: Köpfe vertauscht. In: *EM* 8/1 (1994) 264–268. – Calvin, William H./Ojemann, George A.: *Einsicht ins Gehirn. Wie Denken und Sprache entstehen*. München 1995. – Israël, Lucien: *Cerveau droit, cerveau gauche. Cultures et civilisations*. Paris 1995. – Jeggle, Utz: Kopf. In: *EM* 8 (1996) 254–257. – Lecouteux, Claude: Kopflose. In: *EM* 8 (1996) 270–273. – Mumprecht, Vroni: Haupt. In: *TPMA* 5 (1997) 429–440.

Gesicht, Physiognomie

Coclitus [Cocles], Bartholomaeus: *Phisonomei*. o. O., o. J. (um 1530). – Lavater, Johann Kaspar: *Physiognomische Fragmente, zur Beförderung der Menschenkenntniß und Menschenliebe*. Bd. 1–4. Leipzig/Winterthur 1775–1778. – Lichtenberg, Georg Christoph: Über Physiognomik; wider die Physiognomen. Zur Beförderung der Menschenliebe und Menschenkenntnis. In: Lichtenberg, G. C.: *Schriften und Briefe 3*, 1972, 256- 295. – Picard, Max: *Das Menschengesicht*. 4. Aufl. Erlenbach/Zürich 1941. – Von Matt, Peter: *...fertig ist das Angesicht. Zur Literaturgeschichte des menschlichen Gesichts*. (München/Wien 1983). Frankfurt/M. 1989. – Johannesson, Lena: Mass Mediated Faces. 19th century and new concepts of visual identity. In: Bringéus, Nils-Arvid (Hg.): *Man and Picture*. Stockholm 1986, 184–200. – Courtine, Jean-Jacques/Haroche, Claudine: *Histoire du visage. Exprimer et taire ses émotions, XVIe – début XIXe siècle*. Paris 1988. – Fischer, Rotraut/Stumpp, Gabriele: Das konstruierte Individuum. Zur Physiognomik Johann Kaspar Lavaters und Carl Gustav Carus'. In: Kamper, D./Wulf, C.: *Transfigurationen des Körpers*, 1989, 123–143. – Magli, Patrizia: The Face and the Soul. In: Feher, M. u. a.: *Fragments*, 2, 1989, 86–127. – Chalier, Catherine (Hg.): *Le Visage. Dans la clarté, le secret demeure*. Paris 1994. – Kröll, Kathrin/Steger, Hugo (Hg.): *Mein ganzer Körper ist Gesicht. Groteske Darstellungen in der europäischen Kunst und Literatur des Mittelalters*. Freiburg/Br. 1994. – Pestalozzi, Karl/Weigelt, Horst (Hg.): *Das Antlitz Gottes im Antlitz des Menschen. Zugänge zu Johann Kaspar Lavater*. Göttingen 1994. – Krapf, Michael: Franz Xaver Messerschmidt: Er nannte sie seine Schnabelköpfe. In: *Belvedere*, 1 (1995) 44–55. – Wysocki, Gisela von: *Fremde Bühnen. Mitteilungen über das menschliche Gesicht*. Hamburg 1995. – Brittnacher, Hans Richard: Der böse Blick des Physiognomen. Lavaters Ästhetik der Deformation. In: Hagner, M.: *Der falsche Körper*, 1995, 127–146.

3. Aug' und Ohr

Auge, Sehen

Deumer, Johann Georg/Moeller, Daniel Wilhelm: *De oculiloquio*. (Diss.) Altdorf 1702. – Lichtenberg, Georg Christoph: Über einige wichtige Pflichten gegen die Augen [1791]. In: Lichtenberg, G. C.: *Schriften und Briefe 3*, 1972, 80–94. – Seligmann, S.: *Der Böse Blick und Verwandtes. Ein Beitrag zur Geschichte des Aberglaubens aller Zeiten und Völker*. Berlin 1909.– Esser, Albert: *Das Antlitz der Blindheit in der Antike. Die kulturellen und medizinhistorischen Ausstrahlungen des Blindenproblems in den antiken Quellen*. 2. Aufl. Leiden 1961. – Deonna, Waldemar: *Le Symbolisme de l'œil*. Paris/Bern 1965. – Cline, Ruth H.: Heart and Eyes. In: *Romance Philology 25* (1971/72) 263–297. – Bensimon, Marc: The Significance of Eye Imagery in the Renaissance from Bosch to Montaigne. In: *Yale French Studies* 47 (1972) 266–290. – Gewehr, Wolf: Der Topos «Augen des Herzens». Versuch einer Deutung durch die scholastische Erkenntnistheorie. In: *Deutsche Vierteljahrsschrift 46* (1972) 626–649. – Koenig, Otto: *Urmotiv Auge. Neuentdeckte Grundzüge menschlichen Verhaltens*. München/Zürich 1975. – Schipperges, Heinrich: *Welt des Auges. Zur Theorie des Sehens und Kunst des Schauens*. Freiburg/Br./Basel 1978. – Jaeger, Wolfgang: *Augenvotive. Votivgaben, Votivbilder, Amulette*. Sigmaringen 1979. – Klíma, Josef R.: Auge. In:

EM 1 (1979) 994–998. – Guggino, Elsa: *I canti degli orbi*. 1–3. Palermo 1980, 1981, 1988. – Plessner, Helmuth: *Gesammelte Schriften*, *3.*: Anthropologie der Sinne. Frankfurt/M. 1980. – Schleusener-Eichholz, Gudrun: Auge. In: *LMA* 1 (1980) 1207–1209. – Hauschild, Thomas: *Der böse Blick. Ideengeschichtliche und sozialpsychologische Untersuchungen*. 2. Aufl. Berlin 1982. – Chapeaurouge, Donat de: *«Das Auge ist ein Herr, das Ohr ein Knecht». Der Weg von der mittelalterlichen zur abstrakten Malerei*. Wiesbaden 1983. – Newton, Robert P.: Eye Symbolism and German Poetry. In: *Colloquia Germanica* 16 (1983) 97–130. – Berkenbusch, Gisela: *Zum Heulen! Kulturgeschichte unserer Tränen*. Berlin 1985. – Schleusener-Eichholz, Gudrun: *Das Auge im Mittelalter*. 1–2. München 1985. – Siguret, Françoise: *L'œil surpris. Perception et représentation dans la première moitié du XVII*ᵉ *siècle*. Paris/Seattle/Tübingen 1985. – Baldwin, Robert: «Gates Pure and Shining Serene»: Mutual gazing as an amatory motif in Western literature and art. In: Eisenbichler, Konrad/Sohm, Philip (Hg.): *The Language of Gesture in the Renaissance. Renaissance and Reformation*, New Series 10/1 (1986) 23–48. – Jeggle, U.: *Der Kopf des Körpers*, 1986, S. 75–102: Augen, sagt mir, was sagt ihr? – Vincent-Buffault, Anne: *Histoire des larmes. XVIII*ᵉ *– XIX*ᵉ *siècles*. Paris 1986. – Kleinspehn, Thomas: *Der flüchtige Blick. Sehen und Identität in der Kultur der Neuzeit*. Reinbek 1989. – Messerli, Alfred: Der Bauer und der Büchermann. Erinnerungen des blinden Kolporteurs Jakob Birrer. In: *Librarium 33* (1990) 103–122. – Weisrock, Katharina: *Götterblick und Zaubermacht. Auge, Blick und Wahrnehmung in Aufklärung und Romantik*. Opladen 1990. – Ackerman, D.: *Die schöne Macht der Sinne*, 1991, 281–350: Das Auge des Betrachters. – Baumeister, Pilar: *Die literarische Gestalt des Blinden im 19. und 20. Jahrhundert*. Frankfurt/M. 1991. – König, Gudrun: Blicke auf den entblößten Körper. In: Alber, W. u. a.: *Übriges*, 1991, 49–56. – Schnitzler, Norbert: Tugendhafte Körper und die Disziplinierung des Blicks. Bilddidaxe und Körperwahrnehmung im 16. Jahrhundert. In: Schreiner, K./Schnitzler, N.: *Gepeinigt, begehrt, vergessen*, 1992, 337–363. – Stadler, Ulrich: Von Brillen, Lorgnetten, Fernrohren und Kuffischen Sonnenmikroskopen. Zum Gebrauch optischer Instrumente in Hoffmanns Erzählungen. In: *Hoffmann-Jahrbuch 1* (1992/93) 91–105. – Waterhouse, Ruth: The Inverted Gaze. In: Scott, S./Morgan, D. (Hg.): *Body Matters*, 1993, 105–121. – Bergdolt, Klaus: Die Erfindung und Verbreitung der Brille im Spätmittelalter. In: *MhJ 29* (1994) 111–120. – Havelange, Isabelle et Carl: Voir? Les formes du regard dans la littérature à l'usage des demoiselles au XVIII*ᵉ* siècle. In: Glénisson, Jean/Le Men, Ségolène (Hg.): *Le Livre d'enfance et de jeunesse en France*. Bordeaux 1994, 39–59. – Duden, Barbara/Illich, Ivan: Die skopische Vergangenheit Europas und die Ethik der Opsis. Plädoyer für eine Geschichte des Blickes und des Blickens. In: *Historische Anthropologie. Kultur – Gesellschaft*

– Alltag 3 (1995) 203–221. – Jeggle, Utz: Trost und Rat: Trostlos. Ratlos. Was lehren uns Ratgeber? In: Brunold-Bigler, U./Bausinger, H.: *Hören Sagen Lesen Lernen*, 1995, 341–358. – Liver, Ricarda/Delz, Eva: Auge/oeil/eye. In: *TPMA 1* (1995) 275–305. – Sacks, O.: To See and Not See. In: Sacks, O.: *An Anthropologist on Mars*, 1995, 102–144. – Van der Kooij, Fred: Der entleerte Blick. Zur Geschichte des ausdruckslosen Schauens. In: *Cinema 41* (1996) 22–45.

Ohr, Hören

Plessner, Helmuth: *Gesammelte Schriften, 3.*: Anthropologie der Sinne. Frankfurt/M. 1980, 343–350: Ästhesiologie des Hörens. – Jeggle, U.: *Der Kopf des Körpers*, 1986, 103–124: Das Ohr – Pforte des Verstehens. – Schafer, R. Murray: *Klang und Krach. Eine Kulturgeschichte des Hörens.* (The Tuning of the World.) Frankfurt/M. 1988. – Utz, Peter: *Das Auge und das Ohr im Text. Literarische Sinneswahrnehmung in der Goethezeit.* München 1990. – Ackerman, D.: *Die schöne Macht der Sinne,* 1991, 221–278: Das Hören. – MacAdams, Stephen/Bigand, Emmanuel (Hg.): *Thinking in Sound. The cognitive psychology of human audition.* Oxford 1993. – Schenda, R.: *Von Mund zu Ohr,* 1993. – Serres, Michel: *Die fünf Sinne. Eine Philosophie der Gemenge und Gemische.* Frankfurt/M. 1993. – Stadelmann, Kurt/Hengartner, Thomas: *Ganz Ohr. Telefonische Kommunikation.* Bern: PTT-Museum 1994. – Herzog, Urs: Schweigen, Hören. Zum Geheimnis Mariae Verkündigung. In: Brunold-Bigler, U./Bausinger, H.: *Hören Sagen Lesen Lernen,* 1995, 309–318. – Vogel, Thomas (Hg.): *Über das Hören. Einem Phänomen auf der Spur.* Tübingen 1996. – Köhler, Michael: *Das Ohrenbuch.* Frankfurt/M. 1996.

4. Mund und Nase

Mund, Lippen, Rachen, Zähne, Zunge

Becker, Daniel: *Historische Beschreibung des Preussischen Messerschluckers, wie er nicht allein durch einen Schnitt des Messers befreyet, glücklich geheilet, sondern nunmehr ein Weib gefreyet [...].* Königsberg 1643. – Brillat-Savarin, Anthelme: *Physiologie du goût.* [1826.] Présentation de Jean-François Revel. Paris 1982. – Weber, Karl Julius: [Kap. XXV] Der Kuß. In: Weber, K. J.: *Demokritos*, Band 2. o. J., 274–283. – Kanner, Leo: *Folklore of the Teeth.* New York 1928 (Reprint Detroit 1968). – Bächtold-Stäubli, Hanns: Gähnen. In: *HDA 3* (1930/31) 253–256. – Bächtold-Stäubli, Hanns: Mund. In: *HDA 6* (1934/35) 621–625. – Baldinger, Max: Aberglaube und Volksmedizin in der Zahnheilkunde. (Diss. Basel 1936). In: Grabner, E.: *Volksme-*

dizin, 1967, 116–199. – Auerbach, Erich: *Mimesis. Dargestellte Wirklichkeit in der abendländischen Literatur.* [1946.] 5. Aufl. Bern / München 1971, 250–270: Die Welt in Pantagruels Mund. – Heinrich, Erich: *Der Zahnarzt in der Karikatur, zugleich ein Beitrag zur Kulturgeschichte der Zahnheilkunde.* München 1963. – Artelt, Walter: Die Operation des preußischen Messerschluckers und ihre Folgen. In: *MhJ 4* (1969) 231–249. – Roloff, Volker: *Reden und Schweigen. Zur Tradition und Gestaltung eines mittelalterlichen Themas in der französischen Literatur.* München 1973. – Ruberg, Uwe: *Beredtes Schweigen in lehrhafter und erzählender deutscher Literatur des Mittelalters.* München 1978. – Shenhar, Aliza: Concerning the Nature of the Motif «Death by a Kiss» (Mot. A 185.6.1.1). In: *Fabula 19* (1978) 62–73. – Canetti, Elias: *Die gerettete Zunge. Geschichte einer Jugend.* [1977.] Frankfurt/M. 1979. – Schivelbusch, Wolfgang: *Das Paradies, der Geschmack und die Vernunft. Eine Geschichte der Genußmittel.* München 1980. – Loux, Françoise / Reinharez, Claudine: *L'ogre et la dent: Pratiques et savoirs populaires relatifs aux dents.* Paris 1981. – Rooth, Anna Birgitta: *The ‹Offering› of the First Shed Tooth and the Tooth-formula. A study of a ‹physiological› custom.* Uppsala 1982. – Hoffmann-Axthelm, Walter: *Die Geschichte der Zahnheilkunde.* (1971). 2. Aufl. Berlin 1985. – Jeggle, U.: *Der Kopf des Körpers,* 1986, 151–166: Mehrzwecktor Mund; 166–177: Zähne zeigen. – Moser-Rath, Elfriede: Gähnen steckt an. In: *EM 5* (1987) 644–645. – Burdach, Konrad J.: *Geschmack und Geruch. Gustatorische, olfaktorische und trigeminale Wahrnehmung.* Bern / Stuttgart / Toronto 1988. – Hobbs, Sandy / Cornwell, David: Hunting the Monster with Iron Teeth. In: Bennett, Gillian / Smith, Paul (Hg.): *Monsters with Iron Teeth. Perspectives on contemporary legend,* 3. Sheffield 1988, 115–137. – Pramann, Ulrich: *Ich schenk Dir einen Kuß.* München 1988. – Kunzle, David: The Art of Pulling Teeth in the Seventeenth and Nineteenth Centuries: From public martyrdom to private nightmare and political struggle? In: Feher, M. u. a.: *Fragments,* 3, 1989, 28–89. – Vogel, Thomas: *Vom Lachen. Einem Phänomen auf der Spur.* Tübingen 1992. – Hartmann, Andreas (Hg.): *Zungenglück und Gaumenqualen. Geschmackserinnerungen.* München 1994. – Hoffmann-Axthelm, Walter u. a.: *Die Geschichte der Mund-, Kiefer- und Gesichtschirurgie.* Berlin / Chicago 1995. – Nyrop, Kristoffer: *Storia del bacio.* Introduzione di Cesare Cases. Übers. Annalisa Merlino. Roma 1995. – Richter, Dieter: Erzählte Aufklärung. Die Geschichte vom Nadelschlucker-Kind und die verhexten Gufen. In: Brunold-Bigler, U. / Bausinger, H.: *Hören Sagen Lesen Lernen,* 1995, 585–598. – Warneken, Bernd Jürgen: Über das Pfeifen. In: Lipp, Carola (Hg.): *Medien popularer Kultur. Fs. R. W. Brednich.* Frankfurt/M. / New York 1995, 230–241. – Fietz, Lothar / Fichte, Jörg O. / Ludwig, Hans-Werner (Hg.): *Semiotik, Rhetorik und Soziologie des Lachens. Vergleichende Studien zum Funktionswandel des Lachens vom Mittel-*

alter zur Gegenwart. Tübingen 1996. – Korrodi-Aebli, Elisabeth: *Auf den Spuren der «letzten Hexe» Anna Göldi.* Der Fall – die Presseberichte. Darstellung des Göldi-Handels [des nadelschluckenden Kindes] und seiner publizistischen Verarbeitung im 18. Jahrhundert. Lizentiatsarbeit Universität Zürich/Philosophische Fakultät I/Europäische Volksliteratur 1996. – Bogner, Ralf Georg: *Die Bezähmung der Zunge. Literatur und Disziplinierung der Alltagskommunikation in der frühen Neuzeit.* Tübingen 1997 (Frühe Neuzeit, 31). – Calvo Salgado, L. M.: *Die Wunder der Bettlerinnen,* 1998.

Nase, Geruch

Weber, Karl Julius: [Kap. XXII] Über Nasen. In: Weber, K. J.: *Demokritos,* Band 8. o. J., 273–285. – Theophrast: *De odoribus.* Hg. Ulrich Eigler/Georg Woehrle. Stuttgart 1993. – Henning, Hans: *Der Geruch. Ein Handbuch für die Gebiete der Psychologie, Physiologie [. . .] Ästhetik und Kulturgeschichte.* 2. Aufl. Leipzig 1924. – Schulte, Michael (Hg.): *Literarische Nasen.* Frankfurt/M. 1969. – Daxelmüller, Christoph: Geruch. In: *EM 5* (1987) 1097–1102. – Ackerman, D.: *Die schöne Macht der Sinne,* 1991, 17–87: Das Riechen. – Ohloff, Günther: *Irdische Düfte – himmlische Lust. Eine Kulturgeschichte der Duftstoffe.* Basel 1992. . – Le Guérer, Annik: *Die Macht der Gerüche. Eine Philosophie der Nase.* (Les Pouvoirs de l'odeur, 1988.) Übers. Wolfgang Krege. Stuttgart 1992. – Corbin, Alain: *Pesthauch und Blütenduft. Eine Geschichte des Geruchs.* (Le Miasme et la jonquille. L'odorat et l'imaginaire social, XVIIIe-XIXe siècles. Paris 1982.) Übers. Grete Osterwald. Frankfurt/M. 1988. – Jeggle, U.: *Der Kopf des Körpers,* 1986, 125–150: Nase: Tummelplatz der Leidenschaft. – Albert, Jean-Pierre: *Odeurs de sainteté. La mythologie chrétienne des aromates.* Paris 1990. – Rindisbacher, Hans J.: *The Smell of Books. A cultural-historical study of olfactory perception in literature.* Ann Arbor 1992. – Fischer-Rizzi, Susanne: *Himmlische Düfte.* München 1992. – Michel, François Bernard: *Du Nez.* Paris 1993. – Classen, Constance/Howes, David/Synnott, Anthony: *Aroma. The cultural history of smell.* London/New York 1994.

5. Herz und Nieren

Herz

Milan, Emil: *Das Herz in der Sprache der Minnesinger.* Diss. Zürich. Frauenfeld 1904. – Neuschäfer, Hans-Jörg: Die ‹Herzmäre› in der altprovenzalischen Vida und in der Novelle Boccaccios. Ein Vergleich zweier Erzählstrukturen. In: *Poetica 2* (1968) 38–47. – Ohly, Friedrich: Cor amantis non angustum. Vom Wohnen im Herzen. [1970.] In:

Ohly, F.: *Schriften zur Bedeutungsforschung*, 1977, 128–155. – Düwel, Klaus: Das Bild von den ‹Knien des Herzens› bei Heinrich von Kleist. Zur Geschichte der Herzmetaphorik. In: *Euphorion 68* (1974) 185–197. – Regnier-Bohler, Danielle (Hg.): *Le Cœur mangé. Récits érotiques et courtois des XIIᵉ et XIIIᵉ siècles.* Mis en français moderne. Préface de Claude Gaignebet. Paris 1979. – Bauer, Gerhard: ‹Herzklosterallegorien›. In: *Die Literatur des Mittelalters.* Verfasserlexikon 3 (1981) 1153–1167. – Rossi, Luciano: Il cuore, mistico pasto d'amore: Dal «Lai Guirun» al Decameron. In: *Studi provenzali e francesi 82.* L'Aquila 1983, 28–128. – Düwel, Klaus: Herz. In: *EM 6* (1990) 923–929. – Gier, Albert: Herzmäre. In: *EM 6* (1990) 933–939. – Alber, Wolfgang: Herzlichst. Eine volkskundliche Koronarvisite. In: Alber, W. u. a.: *Übriges*, 1991, 57–64. – Berkemer, Georg/Rappe, Guido (Hg.): *Das Herz im Kulturvergleich.* Berlin 1996.

Nieren, Harnwege

[Argenterius, Johann:] *Joannis Argenterii v.[iri] doctissimi de Urinis Liber.* Leipzig: Johann Christ. Wohlfart 1682. – Paullini, C. F.: *Dreck-Apotheke*, 1697. – Hayn, Johann: *Trifolium Medicum, Oder Drey höchst nützliche Tractätlein, Deren Erstes Von Astralischen Kranckheiten [...] Das Dritte Von den rechten Fundamenten und Grund, wie man die Urinen der Menschen [...] judiciren und erkennen möge. [...].* Hg. Georg Faber. [...]. Frankfurt/M. 1683. – Assion, Peter: Die Gräfin [Dorothea] von Mansfeld [1482–1578] als ärztliche Ratgeberin Luthers. In: *MhJ 6* (1971) 160–174. – Thomas, Carmen: *Ein ganz besonderer Saft – Urin.* Köln 1993.

6. Saft und Kraft

Blut, Lungen, Atem

Bauer, Josef: *Geschichte der Aderlässe.* Gekrönte Preisschrift. München 1870. – Strack, Hermann Leberecht: : *Das Blut im Glauben und Aberglauben der Menschheit. Mit besonderer Berücksichtigung der «Volksmedizin» und des «jüdischen Blutritus».* 5.–7. Aufl. München 1900. – Lombard, Eduard: *Der medizinische Inhalt der schweizerischen Volkskalender im 18. und 19. Jh.* Zürich 1925. – Bargheer, Ernst: Lunge. In: *HDA 5* (1933) 1455–1463. – Legman, G.: *Rationale of the Dirty Joke,*1968, 683–687: Menstruation, and other rejections. – Wulz, Gustav: Bader und Barbiere in Nördlingen. Ein anrüchiges und ein angesehenes Gewerbe. In: *Historischer Verein für Nördlingen und das Ries, 24.* Jahrbuch (1969) 74–87. – Delaney, Janice/Lupton, Mary Jane/Toth, Emily: *The Curse. A Cultural History of Menstruation.* [New York 1976.] Revised edition. Urbana 1988. –

Klíma, Josef R.: Atem. In: *EM 1* (1977) 933–937. – Ranke, Kurt: Blut. In: *EM 2* (1979) 506–522. – Keil, Gundolf: Aderlaß. In: *LMA 1* (1980) 150–151. – Crawford, Patricia: Attitudes to Menstruation in Seventeenth-Century England. In: *Past and Present 91* (1981) 47–73. – Harrell, Barbara B.: Lactation and Menstruation in Cultural Perspective. In: *American Anthropologist 83* (1981) 796–823. – Camporesi, Piero: *Il sugo della vita. Simbolismo e magia del sangue.* Milano 1984. – Schilling, Michael: Das Flugblatt als Instrument gesellschaftlicher Anpassung. In: Brückner, Wolfgang u. a. (Hg.): *Literatur und Volk im 17. Jh., 2.* Wiesbaden/Wolfenbüttel 1985, 601–626, bes. 625. – Pfeiffer, C. J.: *The Art and Practice of Western Medicine,* 1985, 42–52: The Medicinal Leech as a Blood-letting Agent. – Simonides, Dorota: Moderne Sagenbildung im polnischen Großstadtmilieu. In: *Fabula 28* (1987) 269–278, bes. 272 f. (Kindern wird Blut abgezapft). – Farge, Arlette (Hg.): *Affaires de sang.* Paris 1988. – *Les Plantes, le sang.* [Themenheft der Zs.] Savoirs. Matériaux pour une anthropologie des savoirs 1 (Janvier 1988). – Püschel, E.: *Die Menstruation und ihre Tabus. Ethnologie und kulturelle Bedeutung. Eine ethnomedizingeschichtliche Übersicht.* Stuttgart/New York 1988. – Roux, Jean-Paul: *Le Sang. Mythes, symboles et réalités.* Paris 1988. – Moser-Rath, Elfriede: Heiß und kalt aus einem Mund. In: *EM 6* (1990) 717–721. – Hering, Sabine/Maierhof, Gudrun: *Die unpäßliche Frau. Sozialgeschichte der Menstruation und Hygiene 1860–1985.* Pfaffenweiler 1991. – Sander, Sabine: *Handwerkschirurgen. Sozialgeschichte einer verdrängten Berufsgruppe.* Göttingen 1989. – Simon, Manuel: *Heilige – Hexe – Mutter,* 1993, 81–91: Das Menstrualblut: Von der giftigen Frau zur schutzbedürftigen Mutter.

Leber, Galle, Milz, Nerven

Musaeus, Simon: *Speculationischer Teuffel, Darin heilsamer Bericht und Rhat aus Gottes Wort zusamen gefasst und gezogen, womit man die Melancholische Teuffelische Gedancken von sich treiben sol, Allen bekümmerten und schwermütigen Hertzen zu Trost.* Magdeburg: Andreas Gehen/Symon Hüter 1579. – Burton, R.: *The Anatomy of Melancholy,* 1887. – Hofmann, Willy: *Die Kenntnisse und Anschauungen der Alten über den Bau und die Funktion der Leber.* (Diss. Würzburg 1913.) Berlin 1912. – Bargheer, Ernst: Leber. In: *HDA 5* (1932/33) 976–985. – Bächtold-Stäubli, Hanns: Nerven. In: *HDA 6* (1934/35) 1011–1012. – Tellenbach, Hubertus: *Melancholie. Problemgeschichte, Endogenität, Typologie, Pathogenese, Klinik.* [1961.] 3. Aufl. Heidelberg 1976. – Mattenklott, Gert: Melancholie in der Dramatik des Sturm und Drang. [Stuttgart 1968.] Königstein/Taunus 1985. – Lepenies, Wolf: *Melancholie und Gesellschaft.* Frankfurt/M. (1969) 1972. – Schmitz, Heinz-Günter: Phantasie und Melancholie. Barocke Dichtung im Dienst der Diätetik. In: *MhJ 4* (1969) 210–230. – Wegner, Peter-Christian: Melancholie in Ludwig Tiecks «William Lovell». In: *MhJ 9* (1974) 201–226. – Brilli, Attilio (Hg.): *La malinconia nel Medioevo e nel Rinascimento.* Urbino 1982. – Béraud, Claude: *Le Foie des français.* Paris 1983. – Kranz, Gisbert: *Meisterwerke in Bildgedichten. Rezeption von Kunst in der Poesie.* Frankfurt/M./Bern/New York 1986. (Europäische Hochschulschriften, XVIII, 43), 321–343. – Payer, L.: *Andere Länder, andere Leiden,* 1989, 53–59. – Benzenhöfer, Udo u. a. (Hg.): *Melancholie in Literatur und Kunst.* Hürtgenwald 1990. – Soufas, Teresa Scott: *Melancholy and the Secular Mind in Spanish Golden Age Literature.* Jefferson City 1990. – Saurer, Edith: Religiöse Praxis und Sinnesverwirrung. Kommentare zur religiösen Melancholiediskussion. In: Dülmen, R. van: *Dynamik der Tradition,* 1992, 213–239. – Scharfe, Martin: Die Nervosität des Automobilisten. In: Dülmen, R. van : *Körper-Geschichten,* 1996, 200–222.

7. Brust und Bauch

Brust, Brüste

Witkowski, Gustave-Joseph-Alphonse: *Tetoniana,* III: Les seins dans l'histoire. Paris 1903. – Eich, Paul: *Die Maria lactans.* Frankfurt/M. 1953. – Schenda, R.: Brust, Brüste. In: *EM 2* (1979) 957–963. – Harrell, B.: Lactation and menstruation in cultural perspective. In: *American Anthropologist 83* (1981) 796–823. – Lionetti, Roberto: *Latte di padre. Vitalità, contesti, livelli di lettura di un motivo folklorico.* Brescia 1984. – Miles, Margaret R.: The Virgin's One Bare Breast: Female nudity and religious meaning in Tuscan early Renaissance culture. In: Suleiman, S. R.: *The Female Body,* 1986, 193–208. – Möbius, Helga: Mutter-Bilder. Die Gottesmutter und ihr Sohn. In: Möhrmann, R.: *Verklärt, verkitscht, vergessen,* 1996, 21–38.

Bauch, Magen, Darm

Bargheer, Ernst: *Eingeweide. Lebens- und Seelenkräfte des Leibesinneren im deutschen Glauben und Brauch.* Berlin/Leipzig 1931. – Gombel, Heinrich: *Die Fabel «Vom Magen und den Gliedern» in der Weltliteratur* (mit besonderer Berücksichtigung der romanischen Fabelliteratur). Halle 1934. – Peil, Dietmar: *Der Streit der Glieder mit dem Magen. Studien zur Überlieferungs- und Deutungsgeschichte der Fabel des Menenius Agrippa von der Antike bis ins 20. Jh.* Frankfurt/M. 1985.– Pfeiffer, C. J.: *The Art and Practice of Western Medicine,* 1985, 134–154: Digestive Tract Disease and Gastrointestinal Physiology. – Rumpf, Marianne: Gastrotomie [Bauchaufschneiden].

In: *EM 5* (1987) 740–744. – Duden, B.: *Der Frauenleib als öffentlicher Ort*, 1991. – Mumprecht, Vroni: Bauch/ventre/belly. In: *TPMA 1* (1995) 351–363.

After, Kot

Weber, Karl Julius: [Kap. XIX] Das Kapitel Pfui [über den Furz]. In: Weber, K. J.: *Demokritos*, Band 12. o. J., 217–233. – Englisch, Paul.: *Das skatologische Element in Literatur, Kunst und Volksleben*. Stuttgart 1928. – Freud, Sigmund: Drei Abhandlungen zur Sexualtheorie. (1905.) In: *Freud-Studienausgabe, 5:* Sexualleben. Frankfurt/M. 1972, 37–145, bes. 76–78 und 84–99. – Freud, Sigmund: Charakter und Analerotik [1908]. In: *Freud-Studienausgabe, 7:* Zwang, Paranoia und Perversion. Frankfurt/M. 1973, 25–30. – Nagera, Humberto (Hg.): Psychoanalytische Grundbegriffe. *Eine Einführung in Sigmund Freuds Terminologie und Theoriebildung*. Frankfurt/M. 1976, 131–142: Analerotik. – Kutter, Uli: Exkremente. In: *EM 4* (1984) 649–664. – Dundes, Alan: *Life is Like a Chicken Coop Ladder. A study of german national character through folklore*. Wayne State University Press 1989. – Peña, Alberto: *Atlas of Surgical Management of Anorectal Malformations*. New York/Berlin 1989. – Dolto, Françoise: *L'Image inconscient du corps*. (Das unbewußte Bild des Körpers. Berlin 1987.) Paris 1992. (Zur ‹analen Kastration›). – Bourke, John Gregory: *Der Unrat in Sitte, Brauch, Glauben und Gewohnheitsrecht der Völker*. Übers. Friedrich S. Krauss und H. Ihm. [1913.] Frankfurt/M. 1996. – Guerrand, Roger-Henri: *Les Lieux. Histoire des commodités*. Paris 1997. – Monestier, Martin: *Histoire des bizarreries sociales des excréments, des origines à nos jours*. Le Cherche Midi Editeur 1997.

8. Gemächt und Geschlecht

Kornmann, Heinrich: *Sibylla Trigandriana, seu De virginitate et Virginum statu et jure, Tractatus novus et jucundus ex jure civili, canonico, Patribus, Historicis, Poëtis etc. confectus.* […] Frankfurt/M.: Jacob Fischer/Matthias Becker 1610. – Heidegger, Gotthard: Lustschrift von den unschätzbaren Vortheilen in dem Jungfernstande. In: Heidegger, G.: *Kleinere deutsche Schrifften*. Zürich 1732, 247–337. – Hunter, William H. : *An Anatomical Description of the Human Gravid Uterus and its Contents*. [Birmingham 1774.] Hg. M. Baillie. London 1794. – M.[einers, C.]: Ueber die Begriffe verschiedener Völker von dem Werthe der Jungfrauschafft. In: *Göttingisches Historisches Magazin 1* (Hannover 1787) 1–25. – Bargheer, Ernst: Gebärmutter. In: *HDA 3* (1930/31) 338–344. – Schenda, R.: *Die französische Prodigienliteratur in der zweiten Hälfte des 16. Jahr-*

hunderts. München 1961. – Ussel, Jos van: *Sexualunterdrückung. Geschichte der Sexualfeindschaft*. Übers. Hubertus Martin. Reinbek 1970. – Oest, Johann Friedrich: *Belehrung und Warnung für Jünglinge und Knaben, die schon zu einigem Nachdenken gewöhnt sind*. (Wolfenbüttel 1787.) [Reprint] Hg. Johannes Merkel und Dieter Richter. München 1977. – Steinberg, Leo: *The Sexuality of Christ in Renaissance Art and Modern Oblivion*. New York 1983. – Fischer-Homberger, E.: *Krankheit Frau*, 1984, 20–31: Gebärmutter und Hysterie. – Moser-Rath, Elfriede: *«Lustige Gesellschaft». Schwank und Witz des 17. und 18. Jh.s in kultur- und sozialgeschichtlichem Kontext*. Stuttgart 1984. – Schneider, Manfred: Hysterie als Gesamtkunstwerk. Aufstieg und Fall einer Semiotik der Weiblichkeit. In: *Merkur 39* (1985) 879–895. – Daxelmüller, Christoph: Genitalien. In: *EM 5* (1987) 989–1001. – Schor, M.: Representations of the Penis. In: *M/E/A/N/I/N/G 4* (1988) 3–17. – Wolter, Gundula: *Die Verpackung des männlichen Geschlechts. Eine illustrierte Kulturgeschichte der Hose*. Marburg 1988. – Héritier-Augé, Françoise: Semen and Blood: Some ancient theories concerning their genesis and relationship. In: Feher, M. u. a. *Fragments 3*, 1989, 159–175. – Laqueur, Thomas W.: «Amor Veneris, vel Dulcedo Appeletur». In: Feher, M. u. a.: *Fragments 3*, 1989, 91–131. – Burghartz, Susanna: Jungfräulichkeit oder Reinheit? Zur Änderung von Argumentationsmustern vor dem Basler Ehegericht im 16. und 17. Jahrhundert. In: Dülmen, R. van: *Dynamik der Tradition*, 1992, 13–40. – Duden, Barbara: «Die männliche und die weibliche Rute». Bemerkungen zur Geschichte der Verkörperung des Geschlechtsunterschiedes. In: Böhm, W./Lindauer, M.: *Mann und Frau*, 1992, 143–150. – Lütkehaus, Ludger: *«O Wollust, o Hölle». Die Onanie. Stationen einer Inquisition*. Frankfurt/M. 1992. – Simmer, Hans H.: Zum Frauenbild Rudolf Virchows in den späten 1840er Jahren. In: *MhJ 27* (1992) 292–319. – Bleker, Johanna: Hysterie – Dysmenorrhoe – Chlorose. Diagnosen bei Frauen der Unterschichten im 19. Jh. In: *MhJ 28* (1993) 345–374. – Burns, E. Jane: This Prick Which Is Not One: How Women Talk Back in Old French Fabliaux. In: Lomperis, L./Stanbury, S.: *Feminist Approaches*, 1993, 188–212. – Wedler, Frauke: Jungfrau, Jungfernschaft. In: *EM 7* (1993) 782–791. – Wernz, C.: *Sexualität als Krankheit*, 1993. – Hagenbeek, Suzanne: *Entjungferung. Frauen und Männer berichten über ihre Erfahrungen vom «ersten Mal». Ein Wegweiser zu einem respektvollen Umgang mit dir selbst*. Freiburg/Br. 1994. – Braun, Karl: *Die Krankheit Onania: Körperangst und die Anfänge moderner Sexualität im 18. Jh*. Frankfurt/M. 1995. – Werenfels, Isabelle: Die Beschnittenen [...]: Die Schmerzensbotschaft sexuell Verstümmelter. In: *Die Weltwoche*, 22. August 1996.

9. Arm und Bein

Skelett, Knochen

Lessing, Gotthold Ephraim: Wie die Alten den Tod gebildet. Eine Untersuchung. [1769.] In: *Lessings Werke.* Hg. von Kurt Wölfel. Band 3: Schriften II. Frankfurt/M. 1967, 172–223. – Köhler, Reinhold: Die Ballade von der sprechenden Harfe. In: Bolte, J./Schmidt, Erich (Hg.): *Aufsätze über Märchen und Volkslieder.* Berlin 1894, 79–98. – Bächtold-Stäubli, Hanns: Knochen. In: *HDA 5* (1933) 6–14. – Tracy, Ann B.: *The Gothic Novel 1790–1830. Plot summaries and index to motifs.* Lexington 1981, 204. – Eckart, Wolfgang: Die Darstellung des Skeletts als Todessymbol in der Sinnbildkunst des 16. und 17. Jh.s. In: Blum, Paul R. (Hg.): *Studien zur Thematik des Todes im 16. Jh.* Wolfenbüttel 1983, 21–47. – Vigarello, Georges: The Upward Training of the Body from the Age of Chivalry to Courtly Civility. In: Feher, M. u. a. *Fragments 2,* 1989, 148–199. – Burkard, Maria: Zur Geradheit verkrümmt. In: Warneken, B. J.: *Der aufrechte Gang,* 1990, 53–60. – Kennedy, Brian P./Coakley, Davis (Hg.): *The Anatomy Lesson: Art and Medecine. An exhibition of art and anatomy to celebrate the tercentenary of the Royal Charter of 1692 of the Royal College of Physicians of Ireland.* Dublin 1992. – Jech, Jaromir: Klapperhannes. In: *EM 7* (1993) 1408f. – Burkhart, Dagmar: Knochen, Knochenhaufen, Knochentürme. In: *EM 8* (1996) 28–31.

Arme, Beine, Gesäß

Carus, C. G.: *Symbolik der menschlichen Gestalt,* 1853, 257–329: Die Gliedmaßen des Stammes. – Hepding, Hugo: knien. In: *HDA 4* (1931/32) 1572–1584. – Fichtner, Gerhard: Das verpflanzte Mohrenbein. Zur Interpretation der Kosmas-und-Damian-Legende. In: *MhJ 3* (1968) 87–100. – Ranke, Kurt: Arsch. In: *EM 1* (1977) 823–827. – Lixfeld, Hannjost: Beinverschränkung. In: *EM 2* (1979) 64–67. – Oettermann, Stephan: Läufer und Vorläufer. Zu einer Kulturgeschichte des Laufsports. In: *ZsVk 76* (1980) 211–233. – Hölter, Achim: Die Invaliden. *Die vergessene Geschichte der Kriegskrüppel in der europäischen Literatur bis zum 19. Jh.* Stuttgart/Weimar 1995. – Mérou, H./Fouskoudis, G. P. [«Zorba»]: *La Fanny et l'imagerie populaire.* Grenoble 1982. – Bausinger, Hermann: Rechtes Knie. Eine genuine Betrachtung. In: Alber, W. u. a.: *Übriges,* 1991, 87–91. – *Ono, Aki: Hymne auf die Hüfte.* Mit einem Essay von Eduard Fuchs. Dortmund 1993. – Hennig, Jean-Luc: *Brève histoire des fesses.* Cadeilhan 1995. – Segalen, Martine: Der Langstreckenlauf – ein bürgerlicher Sport? In: Gyr, Ueli (Hg.): *Soll und Haben. Alltag und Lebensformen bürgerlicher Kultur.* Zürich 1995, 149–158. – Metken, Sigrid: *Der Kampf um die Hose. Geschlechterstreit und die Macht im Haus. Die Ge-*

schichte eines Symbols. Frankfurt/New York 1996. – Sitt, Martina: «In meinen Armen, in meinem Schoß». Die Darstellung der Mutterfigur in der Genremalerei des 17. und 19. Jh.s. In: Möhrmann, R.: *Verklärt, verkitscht, vergessen,* 1996, 145–169.

10. Hand und Fuß

Browne, Thomas: *Pseudodoxia epidemica* [1646.] Ed. Robin Robbins, I. Oxford 1981, 302–310: Of the right and left hand. – Bächtold-Stäubli, Hanns: Finger. In: *HDA 2* (1929/30) 1478–1496. – Stemplinger, Eduard: Daumen. In: *HDA 2* (1929/30) 174–177. – Schmidt, Leopold: *Die Volkserzählung.* Berlin 1963, 225–234: Die Hand aus dem Grab. – Ranke, Kurt: Barfuß. In: *EM 1* (1979) 1235–1238. – Philippe de Beaumanoir: *La Manekine. Roman du XIIIᵉ siècle.* Mis en Français par Christiane Marchello-Nizia. Paris 1980. – Klíma, Josef R.: Finger. In: *EM 4* (1984) 1140–1146. – Schenda, R.: Fingererzählungen. In: *EM 4* (1984) 1146–1157. – Schenda, R.: «Das ist der Daumen» oder: Vom kleinsten Kindertheater der Welt (in fünf Aufzügen). In: *Kinderwelten. Kinder und Kindheit in der neueren Literatur. Fs. für Klaus Doderer.* Weinheim/Basel 1985, 154–169. – Berger, Renate: Zweite Haut. Zu Max Klingers «Paraphrase Ueber Den Fund Eines Handschuhes». In: Barta, I. u. a.: *Frauen-Bilder,* 1987, 115–147. – Daxelmüller, Christoph: Fuß. In: *EM 5* (1987) 600–610. – Brückner, Wolfgang: Hand und Heil im «Schatzbehalter» und auf volkstümlicher Graphik. In: *Anzeiger des Germanischen Nationalmuseums 1965,* 60–109. – Cella, Cristiana: *La mano, il guanto. Simboli, gesti, stili, linguaggio dell'accessorio più espressivo.* Milano 1989. – Daxelmüller, Christoph: Hand. In: EM 6 (1990) 436–447. – Berger, Joel: Von Hand zu Hand …. In: Alber, W. u. a.: *Übriges,* 1991, 65–70. – Hughes, Geoffrey: *Swearing. A social history of foul language, oaths and profanity in English.* Oxford 1991. – Korff, Gottfried: Handzeichen. In: Alber, W. u. a.: *Übriges.* 1991, 71–81. – Ruoff, Arno: Die Hand im Volksmund. In: Alber, W. u. a.: *Übriges,* 1991, 82–86. – Schowe, U.: *Mit Haut und Haar,* 1994, 85–94. – Friese, Inka: Ein Klassiker am Ausgang seiner Epoche: Heinrich Hoffmanns ‹Der Struwwelpeter›. In: Hurrelmann, Bettina (Hg.): *Klassiker der Kinder- und Jugendliteratur.* Frankfurt/M. 1995, 358–378. – Baumann, Hans-Heinrich: Das Mädchen ohne Hände. Zur Genese eines Märchenmotivs. In: *Fabula 37* (1996) 259–271. – Bartoli, Paolo: Firewalkers de l'Europe de l'ouest. Expérience du corps et quête de sens. In: *Europæa, Journal des Européanistes 2/2* (1996) 61–84. – Köhler-Zülch, Ines: Mädchen ohne Hände. In: *EM 8* (1996) 1375–1387. – Mumprecht, Vroni: Fuss/pied/foot. In: *TPMA 4* (1997) 135- 145. – Mumprecht, Vroni: Hand/main/hand. In: *TPMA 5* (1997) 370–392.

Allgemeine Darstellungen und
Quellenwerke

[AaTh:] Aarne, Antti / Thompson, Stith: *The Types of the Folktale. A classification and bibliography.* Second Revision. Helsinki 1973. (FFC, 184).

Ackerman, Diane: *Die schöne Macht der Sinne. Eine Kulturgeschichte.* (A Natural History of the Senses. New York 1990.) Übers. Antoinette Gittinger. München 1991.

Adler, Kathleen / Pointon, Marcia (Hg.): *The Body Imaged. The human form and visual culture since the Renaissance.* Cambridge / New York 1993.

Alber, Wolfgang / Bausinger, Hermann / Frahm, Eckart / Korff, Gottfried (Hg.): *Übriges. Kopflose Beiträge zu einer volkskundlichen Anatomie. Utz Jeggle zum 22. Juni 1991.* Tübingen 1991.

Andral / Bégin / Blandin u. a., siehe: Universal-Lexicon 1835–1848.

Anz, Thomas: *Gesund oder krank? Medizin, Moral und Ästhetik in der deutschen Gegenwartsliteratur.* Stuttgart 1989.

Bächtold-Stäubli, Hanns / Hoffmann-Krayer, Eduard (Hg.): *Handwörterbuch des Deutschen Aberglaubens.* 1–10. Berlin 1932–1942.

Barbette, Paul: *Opera omnia medica et chirurgica notis et observationibus [...].* Hg. Jean Jacques Manget. Genève: J. A. Chouët 1683. 4 Bl. n.n., 273 S.

Barta, Ilsebill / Breu, Zita / Hammer-Tugendhat, Daniela u. a. (Hg.): *Frauen-Bilder – Männer-Mythen. Kunsthistorische Beiträge.* Berlin 1987.

Barta, Ilsebill: Der disziplinierte Körper. Bürgerliche Körpersprache und ihre geschlechtsspezifische Differenzierung am Ende des 18. Jahrhunderts. In: Barta, I. u. a.: *Frauen-Bilder – Männer-Mythen,* 1987, 84–106.

Bartholinus, Thomas: *Epistolarum medicinalium centuriae a doctis vel ad doctos scriptarum centuria I–IV.* Kopenhagen: P. Haubold 1663–1667. (I–II:) 10 Bl. n.n., 739 S.; (III:) 6 Bl. n.n., 442 S. ; (IV:) 4 Bl. n.n., 568 S.

Bartholinus, Thomas: *Historiarum anatomicarum rariorum centuriae I–VI.* Hafniae / København: Petrus Hauboldt 1644. (I–II:) 360 S., 4 Bl., Ill; (V–VI:) 386 S., 7 Bl., Ill.

Bauhinus, Casparus: *Theatrum Anatomicum Caspari Bauhini Basileen. [sic] Archiatri. Infinitis locis auctum, ad morbos accomodatum & ab erroribus ab authore repurgatum, observationibus & figuris aliquot novis æneis illustratum.* [Kupferstichband II:] Vivae imagines partium corporis humani æneis formis expressæ, & ex Theatro Anatomico Caspari Bauhini Basilien. Archiatri desumptæ. Basel: J. Th. De Bry. 1621, 1620 [sic]. (I:) 8 Bl. n.n., 664 S., 8 Bl. n.n. (Indices). – (II:) 265 S. + Appendix: 21 S.; zahlr. Kupfertafeln.

Bäumer, Eduard: *Die Geschichte des Badewesens*. Breslau 1903. (Abhandlungen zur Geschichte der Medizin, 7).

Bäuml, Betty J. and Franz H.: *A Dictionary of Gestures*. Metuchen/N. J. 1975.

Benner, Klaus-Ulrich: *Der Körper des Menschen. Das Wunderwerk des menschlichen Körpers, Aufbau, Funktionen, Zusammenwirken, Abläufe und Vorgänge*. (The Human Body. London 1989.) Augsburg 1995.

Benzenhöfer, Udo/Eckart, Wolfgang U. (Hg.): *Medizin im Spielfilm des Nationalsozialismus*. Tecklenburg 1990. (Hannoversche Abhandlungen zur Geschichte der Medizin und der Naturwissenschaften, 1).

Benzenhöfer, Udo/Kühlmann, Wilhelm (Hg.): *Heilkunde und Krankheitserfahrung in der frühen Neuzeit. Studien am Grenzrain von Literaturgeschichte und Medizingeschichte*. Tübingen 1992. (Frühe Neuzeit, 10).

[Berlichingen, Gottfried:] *Lebensbeschreibung des Herrn Gözens von Berlichingen*. München 1924. (Rupprechtspresse, 29).

Bette, Karl-Heinrich: *Körperspuren. Zur Semantik und Paradoxie moderner Körperlichkeit*. Berlin/New York 1989.

Beutelspacher, Martin: *Kultivierung bei lebendigem Leib. Alltägliche Körpererfahrungen in der Aufklärung*. Weingarten 1986.

Bienville, J.-D.-T.: *Traité des erreurs populaires sur la santé*. La Haye: P. F. Gosse 1775. 300 S.

Birkner, Othmar: Bürgerliche Lebenswelten zwischen Cholera und Revolution. Mit besonderer Berücksichtigung der Wiener Beamten. In: Gyr, Ueli (Hg.): *Soll und Haben. Alltag und Lebensformen bürgerlicher Kultur*. Zürich 1995, 31–46.

Bischoff, Claus/Zenz, Helmuth (Hg.): *Patientenkonzepte von Körper und Krankheit*. Bern 1989.

Blacking, John (Hg.): *The Anthropology of the Body*. London 1977. (Association of Social Anthropologists of the Commonwealth, Monographs, 15).

Blohmke, Maria/Ferber, Christian von/Kisker, Karl Peter/Schaefer, Hans (Hg.): *Handbuch der Sozialmedizin in drei Bänden*. Stuttgart 1975–1976.

Böhm, Winfried/Lindauer, Martin (Hg.): *Mann und Frau – Frau und Mann. Hintergründe, Ursachen und Problematik der Geschlechterrollen*. Stuttgart/Düsseldorf/Berlin/Leipzig 1992. (Fünftes Symposium der Universität Würzburg).

Böning, Holger: Medizinische Volksaufklärung und Öffentlichkeit. Ein Beitrag zur Popularisierung aufklärerischen Gedankengutes und zur Entstehung einer Öffentlichkeit über Gesundheitsfragen. Mit einer Bibliographie medizinischer Volksschriften. In: *Internationales Archiv für Sozialgeschichte der deutschen Literatur* 15 (1990) 1–92.

Bornemann, Ernest: Sex im Volksmund. *Die sexuelle Umgangssprache des deutschen Volkes. Wörterbuch und Thesaurus.* Reinbek 1971.

Bottomley, Frank: *Attitudes to the Body in Western Christendom.* London 1979.

Bourdieu, Pierre: Remarques provisoires sur la perception sociale du corps. In: *Actes de la Recherche en Sciences Sociales 14* (avril 1977) Sp. 51–54.

Bräuner, Johann Jacob: *Thesaurus Sanitatis, oder Neueröffneter Schatz menschlicher Gesundheit, in welchem [...] gezeiget wird, wie man alle und jede menschliche Kranckheiten [...] mit Segen Gottes glücklich curiren kan [...].* Band 1. Frankfurt/M.: S. T. Hocker 1712. 12 Bl. n.n., 1022 S. + 50 S., 17 Bl. n.n.

Ders.: *Thesauri Sanitatis oder Schatzes menschlicher Gesundheit Zweyter Theil [...] wie man Operationes & Experimenta chirurgica, oder äußerliche Leibes-Gebrästen [...] tractiren und heilen [...] kan.* Ebenda 1713. 11 Bl. n.n., 1240 S., 24 Bl. n.n.

Braunfels, Sigrid (Hg.): Der «vermessene Mensch». *Anthropometrie in Kunst und Wissenschaft.* München 1973.

Brednich, Rolf Wilhelm: *Die Spinne in der Yucca-Palme. Sagenhafte Geschichten von heute.* München 1990.

Ders.: *Die Maus im Jumbo-Jet. Neue sagenhafte Geschichten von heute.* München 1991.

Ders.: *Das Huhn mit dem Gipsbein. Neueste sagenhafte Geschichten von heute.* München 1993.

Ders.: *Die Ratte am Strohhalm. Allerneueste sagenhafte Geschichten.* München 1996.

Brillat-Savarin, Anthelme: *Physiologie du goût. Présentation de Jean-François Revel.* Paris 1982, 1994.

Brown, Peter: *Die Keuschheit der Engel. Sexuelle Entsagung, Askese und Körperlichkeit am Anfang des Christentums.* (The Body and Society. Men, women and sexual renunciation in early christianity. New York 1988.) München 1991.

[Browne, Thomas:] *Sir Thomas Browne's Pseudodoxia Epidemica [or, Enquiries into very many received tenents, and commonly presumed truths.* London: Tho. Harper/Edward Dod 1646.]. Ed. by Robin Robbins. Vol. I–II. Oxford 1981.

Brunold-Bigler, Ursula/Bausinger, Hermann (Hg.): *Hören Sagen Lesen Lernen. Bausteine zu einer Geschichte der kommunikativen Kultur. Festschrift für Rudolf Schenda zum 65. Geburtstag.* Bern / Berlin/Frankfurt/M. etc. 1995.

Büchli, Arnold/Brunold-Bigler, Ursula: *Mythologische Landeskunde von Graubünden. Ein Bergvolk erzählt.* Band 1–4. Disentis 1989–1992.

Buisson, Françoise/Destanque, Pierrette (Hg.): *Fémininmasculin. Le sexe de l'art.* [Ausstellungskatalog.] Paris 1995.

Burton, Robert: *The Anatomy of Melancholy. What it is, with all the kinds, causes, symptoms, prognostics, and severall cures of it. [...] Philosophically, Medicinally, Historically opened & cut up. By Democritus Junior.* [1621.] (London: H. Crips/L. Lloyd 1652/P. Parker 1676 etc.). London 1887. – [Unvollständige deutsche Ausgaben:] Burton, R.: Schwermut der Liebe. Übers. Peter Gan. Zürich 1952. – Burton R.: Anatomie der Melancholie. Über die Allgegenwart der Schwermut, ihrer Ursachen und Symptome sowie die Kunst, es mit ihr auszuhalten. Übers. Ulrich Horstmann. Zürich 1988.

Bußmann, Hadumod/Hof, Renate (Hg.): *Genus. Zur Geschlechterdifferenz in den Kulturwissenschaften.* Stuttgart 1995.

Bynum, Caroline Walker: *Fragmentation and Redemption. Essays on gender and the human body in medieval religion.* New York 1991.

Dies.: *Fragmentierung und Erlösung. Geschlecht und Körper im Glauben des Mittelalters. Übers.* Brigitte Große. [Fragmentation and Redemption, gekürzt.] Frankfurt/M. 1996. (edition suhrkamp, 1731).

Dies.: *The Resurrection of the Body in Western Christianity,* 200–1336. New York 1995. (Lectures on the History of Religions, N. S. 15).

Dies.: Warum das ganze Theater mit dem Körper? Die Sicht einer Mediävistin. Übers. Christa Krüger. In: *Historische Anthropologie: Kultur, Geschichte, Alltag 4* (1996) 1–33.

Bynum, W. F./Porter, Roy (Hg.): *Companion Encyclopedia of the History of Medicine.* Vol. 1–2. London/New York 1993.

Cabanis, Pierre Jean Georges: *Rapports du physique et du moral de l'homme* [1802]. 2. Aufl. 1–3. Paris: J. B. Baillière 1824.

Calvo Salgado, Luis Manuel: *Die Wunder der Bettlerinnen. Krankheits- und Heilungsgeschichten in Burgos und Santo Domingo de la Calzada (1554–1559).* Diss. Zürich 1998 (im Druck).

Camporesi, Piero: *Il governo del corpo. Saggi in miniatura.* Milano 1995.

Carmichael, Ann G./Ratzan, Richard M. (Hg.): *Medizin in Literatur und Kunst.* Köln 1994.

Carus, Carl Gustav: *Symbolik der menschlichen Gestalt. Ein Handbuch zur Menschenkenntniß.* Leipzig 1853.

Cash, Thomas F./Pruzinsky, Thomas (Hg.): *Body Images. Development, deviance, and change.* New York 1990.

Caskey, Noelle: Interpreting Anexoria nervosa. In: Suleiman, S. R.: *The Female Body in Western Culture,* 1986, 175–189.

Chapeaurouge, Donat de: *«Das Auge ist ein Herr, das Ohr ein Knecht». Der Weg von der mittelalterlichen zur abstrakten Malerei.* Wiesbaden 1983.

Choulant, Ludwig: *History and Bibliography of Anatomic Illustra-tion in its Relation to Anatomic Science and the Graphic Arts.* (Ge-schichte und Bibliographie der anatomischen Abbildung [...] Leipzig 1852.) Übers. Mortimer Frank. Chicago 1920.

Coclitus, Bartholomaeus: *Phisonomei. Eins ieden menschen Art, Na-tur vnd complexion, auß Formierung und gestalt des Angesichts, Glider, vnd allen geberden, zu erlernen. [...]. o.* O., o. J. [um 1530]. 15 fol. n.n.

Comar, Philippe: *Les Images du corps.* Paris 1993. (Coll. Découver-tes Gallimard, Sciences, 185).

Le Corps humain. Nature, culture, surnaturel. Actes du 110e Congrès National des Sociétés Savantes, Montpellier 1985. Paris: Ministère de l'Education Nationale. Comité des Travaux Historiques et Scientifiques (CTHS) 1985.

Dane, Gesa: *«Die heilsame Toilette». Kosmetik und Bildung in Goe-thes ‹Der Mann von fünfzig Jahren›.* Göttingen 1994.

Daxelmüller, Christoph: Das Fromme und das Unfromme. Der Kör-per als Lernmittel und Lernbild in der spätmittelalterlichen ‹Volks›frömmigkeit. In: Kröll, K./Steger, H.: *Mein ganzer Körper ist Gesicht,* 1994, 107–129.

Delaveau, Pierre: *La Mémoire des mots en médecine, pharmacie et sciences.* Nouvelle édition revue et augmentée. Paris (1992) 1995.

Descamps, Marc-Alain: *Corps et psyché. Histoire des psychothérapies par le corps.* Marseille 1992.

Doerfer, Gerhard: *Grundwort und Sprachmischung. Eine Unter-suchung an Hand von Körperteilbezeichnungen.* Stuttgart/Wies-baden 1988. (Münchner ostasiatische Studien, 47).

Donatus, Marcellus (Marcello Donati): *De Medica Historia mirabili Libri sex nunc primùm in lucem editi.* Venezia: F. Valgrigi 1588. 10 Bl. n.n., 312 Bl. num. – Frankfurt 1613. 12 Bl. n.n., 715 S., 8 Bl. n.n.

Dornheim, Jutta/Alber, Wolfgang: Ärztliche Fallberichte des 18. Jahr-hunderts als volkskundliche Quelle. In: *ZsVk 78* (1982) 28–43.

Duden, Barbara: *Body History – a Repertory. Körpergeschichte – ein Repertorium.* Wolfenbüttel 1990. (Tandem, 1).

Dies.: *Geschichte unter der Haut. Ein Eisenacher Arzt und seine Pa-tientinnen um 1730.* [1987.] Stuttgart 1991.

Dies.: Geschlecht, Biologie, Körpergeschichte. In: *Feministische Stu-dien 2* (1991) 105–122.

Dies.: *Der Frauenleib als öffentlicher Ort. Vom Mißbrauch des Be-griffs Leben.* Hamburg/Zürich 1991. (Luchterhand Essay, 9).

Dülmen, Richard van: *Theater des Schreckens. Gerichtspraxis und Strafrituale in der frühen Neuzeit.* München 1985, 2. Aufl. 1988.

Ders. (Hg.): *Dynamik der Tradition.* Frankfurt/M. 1992. (Studien zur historischen Kulturforschung, IV).

Ders. (Hg.): *Körper-Geschichten.* Frankfurt/M. 1996. (Studien zur hi-storischen Kulturforschung, V).

[Du Monchaux, Pierre Jean:] *Medicinische Anekdoten, oder Samm-lung besonderer Fälle, welche in die Anatomie, Pharmaceutik, Naturgeschichte etc. einschlagen, nebst einigen merkwürdigen Nachrichten von den berühmtesten Aerzten.* [Paris 1762.] Aus dem Französischen übersetzt. Erster Theil. (Zweyter Theil). Frankfurt / Leipzig: Tobias Göbhardt 1767. 20 Bl. n.n., 256 S.; 255 S.

[EM =] Enzyklopädie des Märchens. Handwörterbuch zur histori-schen und vergleichenden Erzählforschung. Hg. von Kurt Ranke / Rolf Wilhelm Brednich u.a. Berlin / New York 1977 ff. (bis 1997 erschienen Bd. 1– 8, A – L).

[Fabricius, Wilhelm:] *Deß Weitberühmten Guilhelmi Fabricii, Hildani Ihro Fürstl. Gnaden deß Marggraven von Baden vnd Hochberg, etc. Wie auch der Löblichen Stadt Bern Leib-, Stadt- und Wundartzts Wund-Artzney. Gantzes Werck, und aller Bücher, so viel deren vor-handen.* [...] Auß dem Lateinischen in das Teutsche übersetzt durch Friderich Greiffen. [...] Hanau / Frankfurt/M.: J. Aubry / J. Beyer 1652. 14 Bl. n.n., 1338 S. 14 Bl. n.n. (Register), Ill.

Ders.: *Opera quæ extant omnia [...] multisque in locis [...] aucta.* [...] Frankfurt/M.: J. L. Dufour und B. C. Wust 1682. 16 Bl. n.n., 1044 S. 10 Bl.

[Ders.:] *Von der Fürtrefflichkeit und Nutz der Anatomy [1624] von Wilhelm Fabry von Hilden, genannt Fabricius Hildanus, Stadtarzt in Bern von 1615–1634.* 2. Auflage, (Hg.) F. de Quervain / Hans Bloesch. Aarau / Leipzig 1936. (Veröffentlichungen der Schwei-zerischen Gesellschaft für Geschichte der Medizin und der Na-turwissenschaften, 10).

Featherstone, Mike / Hepworth, Mike / Turner, Bryan S.: *The Body. Social process and cultural theory.* London 1991.

Feher, Michel / Naddaff, Ramona / Tazi, Nadia: *Fragments for a Hi-story of the Human Body.* 1–3. New York 1989. (Zone, 3–5).

Fellsches, Josef (Hg.): *Körperbewußtsein.* Essen 1990. (Folkwang-Texte, 1: Beiträge zu Theorie und Kultur der Sinne, 2).

Fémininmasculin – siehe Buisson, F. / Destanque, P., 1995.

Fischer, Helmut: *Der Rattenhund. Sagen der Gegenwart.* Köln / Bonn 1991. (Beiträge zur rheinischen Volkskunde, 6).

Fischer-Dückelmann, Anna: *Die Frau als Hausärztin. Ein ärztliches Nachschlagebuch der Gesundheitspflege und Heilkunde in der Fami-lie mit besonderer Berücksichtigung der Frauen- und Kinderkrank-heiten, Geburtshilfe und Kinderpflege.* (70.–80. Tsd.) Stuttgart 1903.

Fischer-Homberger, Esther: *Krankheit Frau. Zur Geschichte der Einbildungen.* [1979]. Darmstadt / Neuwied 1984. (Sammlung Luchterhand, 498).

Foucault, Michel: *Naissance de la clinique. Une archéologie du re-gard médical.* Paris 1963. 5. Aufl. Paris 1983.

Frank, Johann Peter: *System einer vollständigen medicinischen Poli-*

cey. Band 1–6 [Band 6: 1.–3. Teil]. Mannheim: C. F. Schwan 1779 – Wien: C. Schaumburg 1817/1819.

Frevert, Ute: Frauen und Ärzte im späten 18. und frühen 19. Jahrhundert. Zur Sozialgeschichte eines Gewaltverhältnisses. In: Kuhn, Annette/Rüsen, Jörn (Hg.): *Frauen in der Geschichte, II. Fachwissenschaftliche und fachdidaktische Beiträge zur Sozialgeschichte der Frauen* [...]. Düsseldorf 1982. (Geschichtsdidaktik. Studien, Materialien, 8), 177–210.

Dies.: *Krankheit als politisches Problem, 1770–1880. Soziale Unterschichten in Preußen zwischen medizinischer Polizei und staatlicher Sozialversicherung*. Göttingen 1984. (Kritische Studien zur Geschichtswissenschaft, 62).

Friedrich, Evitta: *Die medizinischen Flugschriften des 16. Jahrhunderts*. (Diss.) Wien 1983.

Galtier-Boissière, Dr.: *Dictionnaire illustré de Médecine usuelle*. 58e édition. Paris 1918.

Gay, Peter: *The Bourgeois Experience: Victoria to Freud. Vol. I: Education of the Senses*. New York/Oxford 1964.

Gebauer, Gunter (Hg.): *Körper- und Einbildungskraft. Inszenierungen des Helden im Sport*. Berlin 1988. (Historische Anthropologie, 2).

Gilman, Sander L.: *Disease and Representation: Images of Illness from Madness to AIDS*. Ithaca/N. Y. 1988.

Gnann, Martin: *Populäres Heilen im kulturellen Umfeld der Vormoderne*. Diss. Tübingen. Tübingen 1994.

Gockelius, Eberhard: T*ractatus Polyhistoricus Magico-Medicus Curiosus, Oder Ein kurtzer, mit vielen verwunderlichen Historien untermengter Bericht von dem Beschreyen und Verzaubern, Auch denen darauß entspringenden Krankheiten und zauberischen Schäden. Was dasselbe eigentlich seye? aus waserley Ursache solches herkomme? wie sich vor solchem Unwesen zu hüten? Und auf was Weise die darauß entstandene Krankheiten [...] curiret werden könne?* [...] Frankfurt/Leipzig: L. Kroniger/G. Göbels Erben 1699. 4 Bl. n.n., 182 S.

Goldstein, Laurence (Hg.): *The Female Body. Figures, styles, speculations*. Ann Arbor 1991.

Grabner, Elfriede (Hg.). *Volksmedizin. Probleme und Forschungsgeschichte*. Darmstadt 1967. (Wege der Forschung, 63).

Gregory, Richard L. (Hg.): *Le Cerveau un inconnu. Dictionnaire encyclopédique*. Traduit de l'anglais par Jean Doubovetzky. (The Oxford Companion to the Mind, 1987.) Paris 1993.

Guggino, Elsa: *Il corpo è fatto di sillabe. Figure di maghi in Sicilia*. Palermo 1993. (Prisma, 160).

Guthrie, R. Dale: *Body Hot Spots. The anatomy of human social organs and behavior*. New York/Cincinnati etc. 1976.

Gyr, Ueli: Stille Gewalt. Zur Bedeutung nonverbal ausgeübter

Macht im Alltag. In: Brednich, Rolf W./Hartinger, Walter (Hg.): *Gewalt in der Kultur. Vorträge des 29. Deutschen Volkskundekongresses*, Passau 1993. Teilband 1. Passau 1994. (Passauer Studien zur Volkskunde, 8), 77–96.

Hagner, Michael (Hg.): *Der falsche Körper. Beiträge zu einer Geschichte der Monstrositäten.* Göttingen 1995.

Händel, Fred/Herrmann, Axel (Hg.): *Das Hausbuch des Apothekers Michael Walburger, 1652–1667.* 1–5. Hof 1988. (33.–37. Bericht des Nordoberfränkischen Vereins, für Natur-, Geschichts- und Landeskunde).

HDA – siehe Bächtold-Stäubli, H.

Heidt, Erhard U.: Körper und Kultur: Die gesellschaftliche Konstruktion des menschlichen Körpers. In: Herzog, H. M.: *The Body/Le Corps*, 1994, 110–128.

Heinemann, Käthe/Artelt, Walter/Kümmel, Werner Friedrich: Die Ärzteheiligen Kosmas und Damian. Ihre Wunderheilungen im Lichte alter und neuer Medizin. In: *MhJ 9* (1974) 255–317.

Helman, Cecil: *Körpermythen. Werwolf, Medusa und das radiologische Auge.* Übers. Elfriede Peschel. (Body Myths. London 1991.) München 1991.

Hellwig, Christoph: *Vollkommenes Teutsch- und Lateinisches Physicalisch- und Medicinisches Lexikon, Worinnen die Kunst-Wörter der Medicorum, Apotheker, Chirurgorum und Materialisten [...] zusammengetragen* [...]. Hannover: N. Förster 1713. 4 Bl. n.n., 1004 S., 18 Bl. n.n. (Register).

[Hellwig, Theodor Andreas von:] *Kluger und lustiger Medicus, Welcher Durch anmuthige Historien, Gespräche und Fragen, nicht allein den jetzigen Zustand der edlen Medicin vor Augen leget, die groben Spähne von selbiger, als Medicastros, Empiricos, und Pfuscher abhobelt; sondern auch den rechten Grund, zum wahrhafften Studio Medico zu kommen, anzeiget, auch ein ziemliches von guten und sicheren Medicamenten und Recepten mittheilet; Aufgesetzt und verbessert von T. A. v. Hiatrophilo.* Zittau: J. J. Schöps 1728. 4 Bl. n.n., 354 S., 3 Bl. n.n.

Helmont, Jean Baptiste de: *Aufgang der Artzney-Kunst, Das ist: Noch nie erhörte Grund-Lehren von der Natur, zu einer neuen Beförderung der Artzney-Sachen, so wol die Kranckheiten zu vertreiben, als ein langes Leben zu erlangen. Geschrieben von Johann Baptista von Helmont [...] in die Hochteutsche Sprache übersetzet* [...]. Sulzbach: J. A. Endters Söhne 1683. 16 Bl. n.n., 1270 S., Register.

Héritier-Augé, Françoise et al.: *Le Corps en morceaux.* Paris 1992.

Herzlich, Claudine/Pierret, Janine: *Kranke gestern, Kranke heute: Die Gesellschaft und das Leiden.* München 1991.

Herzog, Hans Michael (Hg.): *The Body/Le Corps. Zeitgenössische Kunst aus Kanada.* Kilchberg/Zürich 1994.

Hiatrophilus, T. A.: siehe Hellwig, T. A.

Hirsch, August (Hg.): *Biographisches Lexikon der hervorragenden Ärzte aller Zeiten und Völker.* 2. Auflage, hg. von W. Haberling/ F. Hübotter, H. Vierordt. 1–5 und Ergänzungsband. Berlin/Wien 1929–1935.

Holzapfel, Otto: *Vierzeiler-Lexikon. Schnaderhüpfel, Gesätzle, Gestanzeln, Rappeditzle, Neck-, Spott-, Tanzverse und verwandte Formen aus mündlicher Überlieferung – ein kommentiertes Typenverzeichnis.* Band 1–5. Bern/Frankfurt/M. etc. 1991–1994. (Studien zur Volksliedforschung, 7–11).

Honegger, Claudia: *Die Ordnung der Geschlechter. Die Wissenschaften vom Menschen und das Weib, 1750–1850.* Frankfurt/M. / New York 1991.

Houbre, Gabrielle: *La Discipline de l'amour. L'éducation sentimentale des filles et des garçons à l'âge du romantisme.* Paris 1997.

Hufeland, Christoph Wilhelm: *Enchiridion medicum oder Anleitung zur medizinischen Praxis. Vermächtnis einer funfzigjährigen Erfahrung.* 2. vermehrte Auflage. Berlin 1836.

Imhof, Arthur E. (Hg.): *Mensch und Gesundheit in der Geschichte. Les hommes et la santé dans l'histoire. Vorträge eines internationalen Colloquiums in Berlin, 1978.* Husum1980. (Abhandlungen zur Geschichte der Medizin und der Naturwissenschaften, 39).

Ders. (Hg.): *Leib und Leben in der Geschichte der Neuzeit: Vorträge eines internationalen Kolloquiums, Berlin 1981.* Berlin 1983. (Berliner historische Studien, 9).

Ders. (Hg.): *Der Mensch und sein Körper. Von der Antike bis heute.* München 1983.

Jeggle, Utz: *Der Kopf des Körpers. Eine volkskundliche Anatomie.* Weinheim/Berlin 1986.

Ders.: Im Schatten des Körpers. Vorüberlegungen zu einer Volkskunde der Körperlichkeit. In: *ZsVk* 76 (1980) 169–188.

Jütte, Robert: *Ärzte, Heiler und Patienten. Medizinischer Alltag in der frühen Neuzeit.* München/Zürich 1991.

Kamper, Dietmar/Rittner, Volker (Hg.): *Zur Geschichte des Körpers.* München 1976. (Reihe Hanser, 212).

Kamper, Dietmar/Wulf, Christoph (Hg.): *Die Wiederkehr des Körpers.* Frankfurt/M. 1982. (edition suhrkamp, 1132).

Kamper, Dietmar/Wulf, Christoph (Hg.): *Transfigurationen des Körpers. Spuren der Gewalt in der Geschichte.* Berlin 1989. (Historische Anthropologie, 6).

Käser, Rudolf/Pohland, Vera (Hg.): *Disease and Medicine in Modern German Cultures.* Ithaca/N. Y. 1990. (Western Societies Program Occasional Paper, 28).

Kay, Sarah/Rubin, Miri (Hg.): *Framing Medieval Bodies.* Manchester 1994.

Keleman, Stanley: *Verkörperte Gefühle. (Emotional Anatomy). Der*

anatomische Ursprung unserer Erfahrungen und Einstellungen.
München 1992.

Kennedy, Brian P. / Coakley, Davis (Hg.): *The Anatomy Lesson: Art and Medecine.* An Exhibition of Art and Anatomy to celebrate the Tercentenary of the Royal Charter of 1692 of the Royal College of Physicians of Ireland. Dublin: The National Gallery of Ireland 1992.

[KHM =] Brüder Grimm: *Kinder- und Hausmärchen.* 1–3. Hg. Heinz Rölleke. Stuttgart 1980. (RUB, 3191–3193).

Kimbrell, Andrew: *Ersatzteillager Mensch. Die Vermarktung des Körpers.* (The Human Body Shop. The Engineering and Marketing of Life. New York 1993). Übers. Thomas Steiner. Frankfurt/M. / New York 1994.

Klotter, Christoph: *Der geraubte Körper – verführt und zugerichtet.* Pfaffenweiler 1993. (Schnittpunkt Zivilisationsprozeß, 12).

Köhler, Michael (Hg.): *Ansichten vom Körper. 150 Jahre Aktfotografie.* [Ausstellungskatalog.] Kilchberg/Zürich (1986) 1995.

Korte, Barbara: *Körpersprache in der Literatur. Theorie und Geschichte am Beispiel englischer Erzählprosa.* Tübingen 1993.

Kröll, Katrin / Steger, Hugo (Hg.): *Mein ganzer Körper ist Gesicht. Groteske Darstellungen in der europäischen Kunst und Literatur des Mittelalters.* Freiburg/Br. 1994. (Rombach Wissenschaft, Reihe Litterae, 26).

Kubik, Sabine: *Krankheit und Medizin im literarischen Werk Georg Büchners.* Stuttgart 1991.

Kühn, Oscar: *Medizinisches aus der altfranzösischen Dichtung.* Breslau 1904. (Abhandlungen zur Geschichte der Medizin, 8).

Laneyrie-Dagen, Nadeije / Diebold, Jacques: *L'Invention du corps. La représentation de l'homme du Moyen Age à la fin du XIXe siècle.* Paris 1997.

Lavater, Johann Kaspar: *Von der Physiognomik und Hundert physiognomische Regeln.* Hg. Karl Riha / Carsten Zelle. Frankfurt/M. 1991 (Insel TB, 1366).

[LCI =] Kirschbaum, Engelbert / Braunfels, Wolfgang (Hg.): *Lexikon der christlichen Ikonographie.* Band 1–8. Rom / Freiburg / Basel / Wien (1968–1976) 1990.

Le Breton, David: *Corps et sociétés. Essai de sociologie et d'anthropologie du corps.* Paris 1985.

Ders.: *Anthropologie du corps et modernité.* Paris 1990.

Ders.: *La Chair à vif. Usages médicaux et mondains du corps humain.* Paris 1993.

Legman, Gershon: *Rationale of the Dirty Joke. An analysis of sexual humor.* First (Second) Series. New York 1968, 1975.

Lemnius, Levin: *Occulta naturae miracula: Das ist, Wunderbarliche Geheimnisse der Natur in dess Menschen Leibe und Seel [...]. [...] theils von neuem selbst geschrieben durch Jacobum Horstium [...].* Frankfurt / Hamburg [1588] 1672.

Lichtenberg, Georg Christoph: *Schriften und Briefe. 3. Band. Aufsätze, Entwürfe, Gedichte, Erklärung der Hogarthischen Kupferstiche.* Hg. Wolfgang Promies. München 1972.

[LMA =] Lexikon des Mittelalters. Bd. 1–7 (München 1980–1995 und ff.).

Lomperis, Linda / Stanbury, Sarah (Hg.): *Feminist Approaches to the Body in Medieval Literature.* Philadelphia 1993.

Loux, Françoise: *Das Kind und sein Körper in der Volksmedizin. Eine historisch-ethnographische Studie.* (Le jeune enfant et son corps dans la médecine traditionelle, 1978.) Hg. Kurt Lüscher. Frankfurt/M. 1991. (Fischer TB, 10 269).

Dies. / Richard, Philippe: *Sagesses du corps. La santé et la maladie dans les proverbes français.* Paris 1978. (Les Littératures populaires de toutes les nations, N. S., 25).

Dies.: *Pratiques et savoirs populaires. Le Corps dans la société traditionnelle.* Nancy / Paris 1979.

Loyseau; Guillaume: *Observations Medicinales et chirurgicales, avec histoires, noms, pays, saisons & tesmoignages.* Bordeaux: Gilbert Vernoy 1617. 12 Bl. n.n., 131 S.

Lust am Leib. Die Entdeckung des Körpers. (SPIEGEL Special. Das Magazin zum Thema, Nr. 4.) Hamburg 1997.

Lutz, Ronald: Punk, Randale, Prügelei: Zur Gewalt der Jugendlichen. In: *ZsVk 89* (1993) 34–48.

Magnus, Hugo: *Der Aberglaube in der Medizin.* Breslau 1903. (Abhandlungen zur Geschichte der Medizin, 6).

Ders.: *Die Volksmedizin, ihre geschichtliche Entwicklung und ihre Beziehungen zur Kultur.* Breslau 1905. (Abhandlungen zur Geschichte der Medizin, 15).

Maledicta. The International Journal of Verbal Aggression. Vol. [1 (1977) –] 12. Reinhold Aman, Editor. Santa Rosa, CA. 1996.

Mann, Gunter: Medizinisch-biologische Ideen und Modelle in der Gesellschaftslehre des 19. Jahrhunderts. In: *MhJ 4* (1969) 1–23.

Mascia-Lees, L. / Sharpe, Patricia (Hg.): *Tattoo, Torture, Mutilation, and Adornment. The denaturalization of the body in culture and text.* Albany 1992.

Mattenklott, Gert: *Der übersinnliche Leib. Beiträge zur Metaphysik des Körpers.* Reinbek 1982. (Das neue Buch, 170).

Medicinische Anecdoten – siehe Du Monchaux, P. J.

Meiners, Uwe: «Korsetts und Nylonstrümpfe». Überlegungen zur Dingbedeutsamkeit am Beispiel einer Ausstellung. In: Lipp, Carola. *Medien popularer Kultur. (FS R. W. Brednich.)* Frankfurt/M. / New York 1995, 445–453.

[MhJ] = Medizinhistorisches Journal. Internationale Vierteljahresschrift für Wissenschaftsgeschichte. Hg. von W. F. Kümmel, G. Mann, P. Schölmerich, U. Tröhler, U. Weisser u. a. (ab Bd. 1 [1966] bis 32 [1997]).

Michel, Paul (Hg.): *Symbolik des menschlichen Leibes*. Bern etc. 1995. (Schriften zur Symbolforschung, 10).

Milz, Helmut: *Der wiederentdeckte Körper. Vom schöpferischen Umgang mit sich selbst.* München/Zürich 1992.

Mizaldus [Mizauld], Antonius [Antoine]: *Memorabilium, utilium, ac iucundorum centuriæ novem, in Aphorismos Arcanorum omnis generis locupletes, perpulchrè digestæ.* Paris: F. Morel 1567. 16 Bl. n.n., 136 Bl.

Möhrmann, Renate (Hg.): *Verklärt, verkitscht, vergessen. Die Mutter als ästhetische Figur.* Stuttgart/Weimar 1996.

Morris, David B.: *Geschichte des Schmerzes.* (The Culture of Pain, 1991.) Übers. Ursula Gräfe. Frankfurt/M. 1994. (Suhrkamp Taschenbuch, 2529).

Morris, Desmond: *Körpersignale. Bodywatching.* München 1986.

Morton, Leslie T. (Hg.): *A Medical Bibliography (Garrison and Morton). An annotated check-list of texts illustrating the history of medicine.* 4. Aufl. Aldershot/Hampshire 1983.

Most, Georg Friedrich: *Encyklopädie der Volksmedizin.* Einleitung Karl Frick und Hans Biedermann. (Leipzig 1843). Graz 1973, 1984.

[Mot. =] Thompson, Stith: *Motif-Index of Folk-Literature. A Classification of Narrative Elements in Folktales [...] and Local Legends. Revised and enlarged edition.* 1–6. Copenhagen 1955–1958.

Müller, Jan-Dirk (Hg.): ‹*Aufführung*› *und* ‹*Schrift*› *in Mittelalter und früher Neuzeit.* Stuttgart/Weimar 1996. (Germanistische Symposien, Berichtsbände, 17).

Müller, Klaus E.: *Der Krüppel. Ethnologia passionis humanae.* München 1996.

Muralt, Johannes von: *Anatomische Collegium, in welchem alle und jede Theile deß Menschlichen Leibes zusamt denen Kranckheiten und Zufällen, welchen sie unterworffen [...], beschrieben worden. [...] vorgetragen zu Zürich auf einer Löblichen Gesellschaft zum Schwartzen Garten.* Nürnberg: Wolfgang Moritz Endter 1687. 12 Bl. n.n., 775 S., 44 Bl. n.n. (Register).

Ders.: *Hippocrates Helveticus, oder der getreu-, sicher- und wohlbewährte Eydgnössische Stadt-, Land- und Hauß-Artzt, in welchem eine klare und wahrhaffte Beschreibung innerlicher Gebrechen und Kranckheiten des menschlichen Leibs und aller dessen Gliederen, nach den besten Grundsätzen der Heilkunst enthalten [...] zu unaußsprechlicher Bequemlichkeit dem Alphabet nach vorgestellet [...].* Basel: Emanuel und Johann Georg König 1692. 16 Bl. n.n., 1046 S., 12 Bl. n.n. (Register).

Müri, Walter (Hg.): *Der Arzt im Altertum. Griechische und lateinische Quellenstücke von Hippokrates bis Galen mit der Übertragung ins Deutsche.* 2. Aufl. München 1962.

Nagi-Docekal, Herta (Hg.): *Körper.* Wien/Köln/Weimar 1994.

Ohly, Friedrich: *Schriften zur mittelalterlichen Bedeutungsforschung.* Darmstadt 1977.

Paracelsus, Theophrastus: *Des Weitberümbten Hochgelehrten und Erfarnen Aureoli Theophrasti Paracelsi Medici etc. Wund- und Artzney Buch.* Hg. Adam von Bodenstein. Frankfurt/M.: Martin Lechler/Sigmund Feyrabend/Simon Hüter 1565. 8 Bl. n.n., CCCCCCVI (706) Bl., 1 Bl. n.n., mehrere (wiederholte) Holzschnitte im Text.

Paré, Ambroise: *WundtArtzney, oder Artzneyspiegell des Hocherfahrnen vnd Weitberühmbten Herrn Ambrosii Parei [...] von Petro Uffenbach [...] transferirt und gesetzt.* Frankfurt/M.: Zacharias Palthenius/Peter Fischers Erben 1601. 8 Bl. n.n., 1239 S., 8 Bl. n.n. (Register).

Paullini, Christian Franz: *Neu-Vermehrte, Heilsame Dreck-Apotheke, Wie nemlich mit Koth und Urin fast alle, ja auch die schwerste gifftigste Kranckheiten und bezauberte Schaden, vom Haupt biß zun Füssen, inn- und äusserlich glücklich curiret worden. [...]* Frankfurt/M.: Friedrich Knoch 1697. 20 fol. n.n., 420 S., 2 fol.

Ders.: *Flagellum Salutis, Das ist: Curieuse Erzählung, Wie mit Schlägen allerhand schwere, langweilige und fast unheylbare Kranckheiten offt, bald und wohl curiret worden. [...]* Frankfurt/M.: Friedrich Knoch 1698. 12 Bl. n.n., 158 S., 2 fol.

Payer, Lynn: *Andere Länder, andere Leiden. Ärzte und Patienten in England, Frankreich, den USA und hierzulande.* (Medicine and Culture. New York/London 1988/1989.) Übers. Bettina Abarbanell. Frankfurt/M./New York 1989.

Pearsall, Ronald: *The Worm in the Bud. The world of Victorian sexuality* [1969]. Harmondsworth 1983.

Perrot, Philippe: *Le travail des apparences. Le corps féminin. XVIIIe – XIXe siècle.* Paris 1984. (Coll. Points Histoire, H 141).

Pfeiffer, Carl J.: *The Art and Practice of Western Medicine in the Early Nineteenth Century.* Jefferson, N. C./London 1985.

[Pitrè, Giuseppe:] *Märchen aus Sizilien. Gesammelt von Giuseppe Pitrè.* Übers. und hg. Rudolf Schenda und Doris Senn. München 1991.

Platter, Felix: *Observationum in hominis affectibus plerisque, corpori & animo, functionum læsione, dolore, aliáve molestiâ & vitio infensis, libri tres. [...].* [1614]. Basel: Ludwig König 1641. 24 Bl. n.n., 912 S. + Indices.

Platter, Felix: *Tagebuch. (Lebensbeschreibung) 1536–1567.* Hg. Valentin Lötscher. Basel/Stuttgart 1976. (Basler Chroniken, 10).

Platzer, Werner (Hg.): *Pernkopf Anatomie. Atlas der topographischen und angewandten Anatomie des Menschen.* 3. Aufl. München/Wien/Baltimore 1994.

Porter, Roy: History of the Body. In: Burke, Peter (Hg.): *New Perspectives on Historical Writing.* Cambridge 1992, 206–232.

Prat, Marie-Hélène: *Les Mots du corps. Un imaginaire lexical dans Les Tragiques d'Agrippa d'Aubigné.* Genève 1996. (Travaux d'Humanisme et Renaissance, 303).

[Problemata Aristotelis:] *Ein schöner Tractat, mancherlay Frag, Menschlicher vnd Thyerlicher Natur und Geschicklichkait, zu Latein genant Problemata Arestotilis, Galieni, und ander natürlicher Mayster und Philosophi.* o. O. M. D. XXXI [1531]. 18 Bl. n.n.

Putz, Reinhard / Pabst, Reinhard (Hg.): *Sobotta. Atlas der Anatomie des Menschen.* Band 1: Kopf, Hals, obere Extremität. Band 2: Rumpf, Eingeweide, untere Extremität. 20. Aufl. München / Wien / Baltimore 1993.

Riedel, Wolfgang: Anthropologie und Literatur in der deutschen Spätaufklärung. Skizze einer Forschungslandschaft. In: *Internationales Archiv für Sozialgeschichte der deutschen Literatur,* 6. Sonderheft 1994, 93–157.

Röhrich, Lutz: *Lexikon der sprichwörtlichen Redensarten.* 1–4. Freiburg / Basel / Wien [1973] 1977.

Rosset, François de: *Les Histoires mémorables et tragiques de ce temps.* [1614]. 1619. Édition établie par Anne de Vaucher Gravili. Paris 1994. (Bibliothèque classique, 703).

Rotundo, E. A.: Body and Soul. Changing ideals of American middleclass manhood, 1770–1920. In: *Journal of Social History 16* (1983) 23–38.

Sacks, Oliver: *An Anthropologist on Mars. Seven paradoxical tales.* (New York 1995). London 1995.

Schade, Sigrid: Der Mythos des «Ganzen Körpers». Das Fragmentarische in der Kunst des 20. Jahrhunderts als Dekonstruktion bürgerlicher Totalitätskonzepte. In: Barta, I. u. a.: *Frauen-Bilder – Männer-Mythen,* 1987, 239–260.

Schenda, Rudolf: *Das Elend der alten Leute. Informationen zur Sozialgerontologie für die Jüngeren.* Düsseldorf 1972.

Ders.: Volksmedizin – was ist das heute? In: *ZsVk 69* (1973) 189–210.
– Engl. Übersetzung: Folk Medicine – What Is It Today? In: Dow, James R. / Lixfeld, Hannjost (Hg.): German Volkskunde. A Decade of Theoretical Confrontation, Debate, and Reorientation (1967–1977). Bloomington 1986, 140–156.

Ders.: Stadtmedizin – Landmedizin. Ein Versuch zur Erklärung subkulturalen medikalen Verhaltens. In: *Stadt-Land-Beziehungen. Verhandlungen des 19. Deutschen Volkskundekongresses in Hamburg, 1973.* Hg. Gerhard Kaufmann. Göttingen 1975, 147–170.

Ders.: Das Verhalten der Patienten im Schnittpunkt professionalisierter und naiver Gesundheitsversorgung. Historische Entwicklung und aktuelle Problematik. In: Blohmke, M. u. a.: *Handbuch der Sozialmedizin, 3*: Sozialmedizin in der Praxis, 1976, 31–45.

Ders.: Der «gemeine Mann» und sein medikales Verhalten im

16. und 17. Jahrhundert. In: Telle, J.: *Pharmazie und der gemeine Mann*, 1988, 9–20.

Schenda, Rudolf: Leidensbewältigung durch christliche Andacht. Geistliche und soziale Therapie-Techniken in der Devotionalliteratur des 17. und 18. Jahrhunderts. In: Bödeker, Hans Erich / Chaix, Gérald / Veit, Patrice, (Hg.): *Le Livre religieux et ses pratiques – Der Umgang mit dem religiösen Buch. Studien zur Geschichte des religiösen Buches in Deutschland und Frankreich in der frühen Neuzeit.* Göttingen 1991, 388–402.

Ders.: *Von Mund zu Ohr. Bausteine zu einer Kulturgeschichte volkstümlichen Erzählens in Europa.* Göttingen 1993.

Ders.: *Märchen aus der Toskana.* Übers. und erläutert von R. S. München 1996.

Schmid, Joseph: *Speculum Chirurgicum, oder Spiegel der Wund-Artzney; darinnen [...] zu ersehen, wie allerhand Verwundungen, sie kommen durch Hauen, Stechen, Schießen, Werffen oder Schlagen; item, offene oder unoffene Beinbrüch, und Ausweichungen der Glieder [...] in Mangelung eines Medici, mögen curirt werden [...]. Alles, aus eigener Erfahrung, in Ihrer Kayserl. Majest. Kriegs-Diensten, gesehen, gebraucht, und beschrieben.* Ulm / Augsburg: J. Wehe 1656. 6 Bl. n.n., 904 S., 11 Tafeln, 12 Bl. n.n. (Register).

Schmitt, Jean-Claude: *Les Revenants. Les vivants et les morts dans la société médiévale.* Paris 1994.

Schön, Erich: *Der Verlust der Sinnlichkeit oder Die Verwandlung des Lesers. Mentalitätswandel um 1800.* Stuttgart 1987. (Sprache und Geschichte, 12).

Schott, Heinz: *Die Chronik der Medizin.* Unter Mitarbeit von Ingo Wilhelm Müller, Volker Roelcke, Barbara Wolf-Braun sowie Hans Schadewaldt. Dortmund 1993.

Schowe, Ulrike: *Mit Haut und Haar. Idiomatisierungsprozesse bei sprichwörtlichen Redensarten aus dem mittelalterlichen Strafrecht.* Frankfurt/M. / Berlin / Bern etc. 1994. (Germanistische Arbeiten zu Sprache und Kulturgeschichte, 27).

Schreiner, Klaus / Schnitzler, Norbert (Hg.): *Gepeinigt, begehrt, vergessen. Symbolik und Sozialbezug des Körpers im späten Mittelalter und in der frühen Neuzeit.* München 1992.

Scott, Sue / Morgan, David (Hg.): *Body Matters. Essays on the sociology of the body.* London / Washington, D. C. 1993.

Seid, Roberta Pollack: *Never Too Thin. Why women are at war with their bodies.* New York 1989.

Seignolle, Claude: *Le Folklore de la Provence.* Paris 1967.

Senfft, A. A.: *Gesundheitskatechismus für das Landvolk und den gemeinen Mann.* Neue umgearbeitete Auflage. München: J. B. Strobl 1788. 8 Bl. n.n., 231 S.

Shusterman, Richard: Die Sorge um den Körper in der heutigen

Kultur. In: Kuhlmann, Andreas (Hg.): *Philosophische Ansichten der Kultur der Moderne*. Frankfurt/M. 1994, 241–277.

Sieglbauer, F.: *Lehrbuch der Normalen Anatomie des Menschen*. 2. Aufl. Berlin/Wien 1930.

Simon, Manuel: *Heilige – Hexe – Mutter. Der Wandel des Frauenbildes durch die Medizin des 16. Jahrhunderts*. Berlin 1993. (Historische Anthropologie, 20).

Singer, Samuel – siehe: [TPMA =] Thesaurus Proverbiorum Medii Aevi.

Smith, Anthony: *The Body*. (London/New York 1968.) Harmondsworth 1970.

Sobiech, Gabriele: *Grenzüberschreitungen. Körperstrategien von Frauen in modernen Gesellschaften*. Opladen 1994.

Sonntag, Michael: Die Zerlegung des Mikrokosmos. Der Körper in der Anatomie des 16. Jahrhunderts. In: Kamper, D./Wulf, C.: *Transfigurationen des Körpers*, 1989, 59–96.

Sournia, Jean-Charles/Poulet, Jacques/Martiny, Marcel u. a. (Hg.): *Illustrierte Geschichte der Medizin*. Hg. Richard Toellner u. a. 1–8. (Histoire de la médecine, de la pharmacie, de l'art dentaire et de l'art vétérinaire.) Salzburg 1980–1984.

Spickernagel, Ellen: Vom Aufbau des großen Unterschieds. Der weibliche und männliche Körper und seine symbolischen Formen. In: Barta, I. u. a.: *Frauen-Bilder – Männer-Mythen*, 1987, 107–114.

Stafford, Barbara Maria: *Body Critcism. Imaging the unseen in Enlightenment art and medicine*. Cambridge/Mass. 1991.

Starobinski, Jean: A Short History of Bodily Sensation. In: Feher, M. u. a.: *Fragments*, 2, 1989, 352–405.

Steinberg, Leo: *The Sexuality of Christ in Renaissance Art and Modern Oblivion*. New York 1983.

Stolberg, Michael: Patientenschaft und Krankenhausspektrum in ländlichen Arztpraxen des 19. Jahrhunderts. In: *MhJ 28* (1993) 3–28.

Stoll, Johannes: *Versuch einer medicinischen Beobachtungskunst*. Zürich: Orell, Füßli und Compagnie 1802. XXIII, 482 S., Tabellen.

Stoll, Johannes: *Staatswissenschaftliche Untersuchungen und Erfahrungen über das Medicinalwesen nach seiner Verfassung, Gesetzgebung und Verwaltung*. Erster – dritter Theil. [III: 1–2]. Zürich: Orell, Füßli und Compagnie 1812–1813. XXXIV, 284; VI, 396; IV, 286; VIII, 295 S.; Tafeln.

Stolz, Susanna: *Die Handwerke des Körpers. Bader, Barbier, Perückenmacher, Friseur. Folge und Ausdruck historischen Körperverständnisses*. Diss. Marburg. Marburg 1992.

Suleiman, Susan Rubin (Hg.): *The Female Body in Western Culture. Contemporary perspectives*. Cambridge/Mass./London 1986.

Sydenham, Thomas: *Medizinische Werke*. Übers. Joseph Johann Mastalir. 1–2. Wien: J. D. Hörling 1786–1787. 458, 706 S.

Tanner, Jakob: Körpererfahrung, Schmerz und die Konstruktion des Kulturellen. In: *Historische Anthropologie 2* (1994) 489–502.

Telle, Joachim (Hg.): *Pharmazie und der gemeine Mann. Hausarznei und Apotheke in deutschen Schriften der frühen Neuzeit.* [Ausstellungskatalog.] (Wolfenbüttel: Herzog August Bibliothek 1982.) Weinheim 1988.

Theweleit, Klaus: *Männerphantasien. 1: Frauen, Fluten, Körper, Geschichte; 2: Männerkörper. Zur Psychoanalyse des weißen Terrors.* Frankfurt/M. 1977.

Thomann, Klaus-Dieter: Der «Krüppel»: Entstehen und Verschwinden eines Kampfbegriffs. In: *MhJ 27* (1992) 221–271.

Thompson, Stith: siehe Mot.

Tiemersma, Douwe: *Body Schema and Body Image. An interdisciplinary and philosophical study.* Amsterdam 1989.

[TPMA =] Thesaurus Proverbiorum Medii Aevi. Lexikon der Sprichwörter des romanisch-germanischen Mittelalters. Begründet von Samuel Singer. Hg. vom Kuratorium Singer der Schweizerischen Akademie der Geistes- und Sozialwissenschaften. 1–5: A – He (und Quellenverzeichnis). Berlin/New York 1995–1997.

[Tubach =] Tubach, Frederic C.: *Index Exemplorum. A Handbook of Medieval Religious Tales.* Helsinki 1969. (FFC, 204) (zitiert nach Nr. 1–5400).

Universal-Lexicon der practischen Medicin und Chirurgie [Dictionnaire de Médecine et de Chirurgie pratiques, vol. 1–15] von Andral, [L. J.] Bégin, Blandin [...] und Sanson. Frei bearbeitet so wie mit den allgemeinen und besonderen Grundsätzen und practischen Erfahrungen aus dem Gebiete der Homöopathie bereichert von einem Vereine deutscher Aerzte. 1–14. Leipzig: H. Franke/Voigt und Fernau 1835–1848.

Ussel, Jos van: *Sexualunterdrückung. Geschichte der Sexualfeindschaft.* Übers. Hubertus Martin. Reinbek 1970. (rororo, 8024/8025).

Verdier, Yvonne: *Façons de dire, façons de faire. La laveuse, la couturière, la cuisinière.* Paris 1979 (Bibliothèque des Sciences Humaines).

Vesalius, Andreas: *De humani corporis fabrica libri septem.* [1542]. Basel: Johannes Oporinus 1555. 6 Bl. n.n., 824 S., 23 Bl. n.n. (Index), Ill.

Vogt, Irmgard/Bormann, Monika (Hg.): *Frauen-Körper. Lust und Last.* Tübingen 1992. (Forum für Verhaltenstherapie und psychosoziale Praxis, 19).

Walburger, Michael: siehe Händel, F./Herrmann, A.: *Das Hausbuch des Apothekers M. Walburger,* 1988.

Walker, Benjamin: *Encyclopedia of Esoteric Man.* London 1977.

Walton, John/Beeson, Paul B./Scott, Ronald Bodley (Hg.): *The Oxford Companion to Medicine.* Oxford/New York 1986.

Warneken, Bernd Jürgen (Hg.): *Der aufrechte Gang. Zur Symbolik einer Körperhaltung.* Tübingen 1990.

[Weber, Karl Julius:] *Demokritos oder hinterlassene Papiere eines la-chenden Philosophen. Von dem Verfasser der «Briefe eines in Deutsch-land reisenden Deutschen».* (1832). 8. Aufl. 1–12. Stuttgart o. J.

Wernz, Corinna: *Sexualität als Krankheit. Der medizinische Diskurs zur Sexualität um 1800.* Stuttgart 1993. (Beiträge zur Sexualfor-schung, 67).

Willey, Basil: *The Eighteenth Century Background, Studies on the Idea of Nature in the Thought of the Period.* London 1946.

Wirsung, Christoph: *Ein Newes Artzney Buch, darin fast alle eußerli-che und innerliche unnatürliche Geschwülste, alle deß gantzen Menschlichen Leibs und dessen Gliedmassen Wunden, alle Ge-schwär und Fisteln aller und jeder Glieder: Endlich auch die Bein-brüche selbst, beschrieben, und wie dieselbe [...] curiert werden mögen angezeigt wird. [...] Durch den [...] Herrn Petrum Uffen-bach, der Artzney Doctorn, und der Statt Franckfort wolbestelten Ordinarium.* [...] Frankfurt/M.: Zacharias Palthenius 1605. 6 Bl. n.n., 261 S., 1 Bl. n.n. (Register).

Ders.: *Ein newes Artzney Buch, darinnen fast alle Glieder menschli-ches Leibs, sampt ihren Kranckheiten und Gebrechen, von dem Haupt an, biß zu der Fuß-Sohlen, begriffen [...]. Verbessert durch [...] Herrn Petrum Uffenbachen [...].* Frankfurt/M.: Z. Palthenius 1619. 112 Bl. n.n. (Dictionarium und Register), 237 S., 134 S. (6.–8. Teil gesondert gezählt).

[Wirtz, Felix: *Wundartzney Buch,* Basel 1596. Titelblatt fehlt]. 12 Bl. n.n., DCLIII (653) S.

Wöbkemeier, Rita: *Erzählte Krankheit. Medizinische und literarische Phantasien um 1800.* Stuttgart 1990.

Wohlgemuth, Matthias (Hg.): *Körper – Fragment – Wirklichkeit. Bei-spiele aus der Schweizer Kunst des 20. Jahrhunderts.* [Ausstel-lungskatalog Kunstmuseum Solothurn, 1994.] Solothurn 1994.

Woyt, Johann Jacob: *Gazophylacium medico-physicum, Oder Schatz-Kammer Medicinisch- und Natürlicher Dinge* [...]. [1709.] Leipzig: Friedrich Lanckischs Erben 1737. 4 Bl., 1035 S., 34 Bl. (Register).

Wunder, Heide: *«Er ist die Sonn', sie ist der Mond». Frauen in der frühen Neuzeit.* München 1992.

Young, Katharine / Babcock, Barbara (Hg.): *Bodylore.* [Themenheft]. In: *Journal of American Folklore 107* (1994) (Number 423).

Zahn, Johannes: *Specula Physico-mathematico-historica notabilium ac mirabilium sciendorum in qua Mundi Mirabilis Oeconomia [...] curiosis omnibus cosmosophis inspectandus proponitur.* [...] Tomus 1–3. Nürnberg: J. C. Lochner 1696.

Zsindely, Endre: *Krankheit und Heilung im älteren Pietismus.* Zürich / Stuttgart 1962.

[ZsVk =] Zeitschrift für Volkskunde.

PERSONENREGISTER

Die Nachweise beziehen sich nur auf den Text,
nicht auf die Bibliographien

Capizzi, I. 185
Cardanus, H. 385
Carroll, L. 84, 94, 248, 258, 381
Cäsarius von Heisterbach 153,
362
Caussin, N. 186 f.
Chaplin, Ch. 18
Chateaubriand, F. R. de 128 f.,
255 f., 333 f.
Chaucer, G. 141 f.
Christ, L. 30, 287
Cimon und Pero 256
Claudius, M. 318
Clébert, J.-P. 173
Coclitus, B. 19, 92
Colette, G.-S. 47, 330
Comparetti, D. 66
Cornax, M. 220

D'Ancre, C. C. 80 f.
Dane, G. 15, 45
Dante Alighieri 219, 312
David, G. 26
Des Périers, B. 127, 304
Dickens, Ch. 89 f., 156, 266
Dionysius, hl. 81
Doderer, H. von 51 f., 327, 334
Donati, M. 62, 218, 303, 358 f.
D'Ouville, Sieur 120, 127
Druon, M. 174
Du Bellay, J. 44
Duden, B. 15, 20, 28, 204
Dülmen, R. van 79
Du Monchaux, P. J. 149 f., 198 f.,
201, 213 f., 218, 219 f., 250, 291
Dürer, A. 239, 286, 295

Engel, A. 305
Elucidarius 365
Erasmus, hl. 268
Erckmann-Chatrian 258, 326
Esau 67 f.
Eva 286

Fabre, J.-H. 354, 383 f.
Fabricius (Fabry), W. 54 f., 78,

122 f., 129, 154, 165, 166, 194,
197, 225, 267–269, 313 f., 321,
368 f.
Falloppio, G. 70, 224, 299, 306
Faust, Dr. 88
Felder, F. M. 140 f.
Felix und Regula, hl. 81 f.
Fénelon, F. 116
Fischer-Dückelmann, A. 215 f.,
309
Flaubert, G. 376
Fleming, P. 142
Foucault, M. 28
Franck, J. 231
Frank, J.-P. 32
Franz von Assisi, hl. 292 f.
Frevert, U. 28
Fürst, P. 43, 223

Galenus 25, 204, 233, 238, 263 f.,
300
Gall, F. J. 73
Galtier-Bossière, Dr. 245, 310, 335
Garzoni, T. 240, 242
Gast, J. 239
Gautier, T. 239
Gehema, J. A. 320, 387
Gockel, E. 57, 282 f.
Goethe, J. W. von 57, 94, 117,
188 f., 229, 232, 249, 312, 315,
331, 377
Gogol, N. 164
Goldwurm, C. 80
Göldi, A. 159 f., 358
Gontscharow, I. A. 168
Gonzenbach, L. 192 f., 210 f.
Gorki, M. 129, 348
Goulart, S. 183, 224
Gourio, J.-M. 9, 162
Gregory, R. L. 22
Grillparzer, F. 84 f., 343, 380
Grimm, J. und W. 59, 76, 84 f.,
87 f., 116, 127, 162, 251, 334,
358 f., 361 f., 363 f., 367 f.
Grimmelshausen, H. J. C. von
158, 275

May, K. 163 f.
Melusine 107 f., 146
Ménétra, J.-L. 191
Mery, J. 199
Messerschmidt, F. X. 94
Mexía, P. 62, 69
Michelangelo 38, 54, 293, 364 f.
Milow, M. E. 253 f.
Milton, J. 121 f.
Mistral, F. 255
Mizauld, A. 157, 166
Molière 131
Montesquieu, Ch. de 9, 16, 66, 110, 301 f.
Montherlant, H. de 46
Morgenstern, C. 172, 188, 338
Mörike, E. 141, 313, 315
Moritz, K. Ph. 16 f., 23 f., 27 f., 72, 173 f., 355 f.
Morris, D. 14
Moscherosch, M. 60 f., 65
Moser-Rath, E. 127, 128, 304
Moses 48, 54, 125, 352
Most, G. F. 230
Muheim, E. 337
Muralt, J. von 53, 108, 227, 259, 289 f., 335 f.
Muschg, A. 132 f.

Napoleon I. 258
Nebukadnezar 321, 375 f.
Nieri, I. 359 f.
Nikodemus 209
Nölken, R. 326
Novalis 189
Novellino 23, 343

O'Connor, S. 64
Ono, Y. 345
Onuphrius, hl. 68
Orléans, E. Ch. von 147, 380
Orwell, G. 250
Ovid, P. 38, 115, 387

Paracelsus 125 f., 132, 166, 218, 331 f., 340

Paré, A. 69, 74, 76 f., 224, 233 f., 239, 264, 289, 295 f., 302, 308 f., 324 f., 374 f.
Pasquier, E. 123 f.
Paullini, C. F. 92, 101 f., 118, 149, 150, 201 f., 212, 231, 240 f., 281, 283, 348, 356, 386
Payer, L. 234
Pecquet, J. 25
Perrault, C. 25
Perrault, Ch. 25, 36 f.
Pestalozzi, J. H. 147, 344
Pinocchio 164
Pio, Padre 49, 262
Pitrè, G. 39, 53, 338, 360
Platter, F. 75, 165, 200, 238, 313
Plinius Secundus 214
Poussin, N. 268
Prévert, J. 258, 334 f.

Rabelais, F. 61, 92, 131, 136, 260, 277 f., 295
Radecky, S. von 142
Rambach, J. J. 42 f.
Ranke, K. 210
Reinhard, D. 371
Rembrandt van Rijn 26
Renner, E. 337
Ribera, J. de 38, 70
Richter, D. 160
Richter, L. 327
Ripa, C. 252
Rochus, hl. 378
Roman, hl. 82
Rosset, F. 80
Rothschild, A. de 63
Rüd, V. A. 206
Rudbeck, O. 27

Sachs, H. 43, 164
Salome 81
Salomon 137
Samson 58, 320
Sauter, J. 292
Scaliger, J. C. 62
Scharfe, M. 246

SACHREGISTER

Die Stichwörter erscheinen aus Platzgründen zumeist
in der Einzahl, bei einigen von ihnen ist das Bestimmungswort
‹Körper›- hinzuzudenken.

Einäugigkeit 119
Einbildung 158, 234, 241 f., 308 f.
Eisprung 306
Ellbogen 323
Empfindsamkeit 96
Enthauptung 79–83
Epilepsie 242
Erotik 57, 60, 104, 112, 131, 139–144, 163, 222 f., 342 f., 353, 355, 383
Etatismus 32
Ethologie 14
Euphemismus 17, 251 f., 342, 359
Exempel 86, 88, 112, 119, 137, 153, 157, 160, 166, 181 f., 230

Fabel 63, 230, 257
Faszination 57, 59 f.
Fee 60, 192 f., 207, 315, 361
Ferse 383 f.
Fieber 169, 184, 197, 218, 221 f., 243, 327, 332
Finger 221, 323, 352 f., 364–371, 386
Fitness 32
Fluch 63, 206, 277, 299, 372
Flugblatt 79, 157, 223, 224, 382
Flüssigkeit 19, 120, 161, 194, 204 f., 284
Folter 30, 38–40, 43, 62, 82, 86, 253, 294, 314, 321 f., 373
Fötus 306 f., 308
Frömmigkeit 184–188, 208 f., 307, 339, 378
Fühlen 41 f.
Fuß 324 f., 329, 377–389

Galle 118, 168, 233, 235–237
Ganzheitlichkeit 16–19, 22
Gebärmutter 306–308
Gaumen 155 f., 157
Gehirn 73–75, 106
Geist 16, 24, 29, 72 f., 181, 227, 229, 354
Geistlicher als Arzt 120, 167

Gelb 52, 201, 233, 236
Gelüst 69, 358
Genitalien 286–310
Geruch 47, 50, 72, 138, 171–175, 192, 230
Geschlechterrollen 20 f., 64, 68, 70, 115, 116 f., 212 f., 329 f.
Geschmack 72, 151, 155 f.
Gesicht 22 f., 47, 77, 91–98, 139
Geste 339, 353 f., 372
Gewalt 28–31, 101, 119, 133, 303, 328
Gicht 385 f.
Glieder 17 f., 81, 257, 317, 336 f.
Gold 48, 59, 124 f., 146, 187, 191 f., 196, 218, 281, 365
Gothic Novels 83 f., 315
Grauwerden 62 f.

Haar 19, 40, 56–63, 174, 183, 234
Hahnrei 92
Hals 98–102
Halsweh 99 f., 169
Hämorrhoiden 218, 278, 280 f.
Hand 24, 48, 85, 323, 327, 343, 352–364, 368 f.
Harnschau 200 f.
Harnwege 193–202
Haut 36–56, 234
Hebamme 45, 272, 302
Heiler 33, 52, 121, 200, 208, 274, 314, 355
Heilige 16, 38 f., 48 f., 58 f., 68 f., 81 f., 139 f., 149, 152, 154, 171, 187 f., 209, 261, 304 f.
Heilmittel 33, 52, 53, 55, 57, 62, 78, 79, 118, 146, 166, 169, 196 f., 202, 214, 230, 231, 235, 264, 270 f., 275 f., 283 f., 307 f., 375, 378 f., 387 f.
Heilung 118, 119 f., 164, 165, 167, 175, 204, 225, 264, 294, 320, 369, 386
Henker 79 f., 82, 128, 358
Herz 112, 178–193, 205, 252, 328
Herz-Jesu-Mystik 184–186

Saft 204–226
Sage 39, 62 f., 69, 74, 75, 78, 83, 90 f., 99, 146, 251, 262, 294, 317, 337, 362 f., 374; s. a. Zeitungssage
Sauberkeit 31, 44–47, 215 f., 339
Schädel 73–76, 84, 87, 312
Scham 286, 342, 348, 358
Schauerliteratur 83 f., 87, 90 f., 207, 315 f., 327
Schaustellerei 66–68, 261, 382
Schenkel 217, 292, 315, 329 f.
Schienbein 316, 329, 335 f.
Schinden 26, 38, 39 f.
Schläfe 75 f.
Schläge 17, 75 f., 92, 99, 138, 149, 192, 240 f.
Schleim 168–170
Schlucken 156–160
Schmecken 151, 155 f.
Schmerz 30, 40, 42, 115, 148–151, 188–190, 194 f., 197, 244, 270 f., 274, 303, 335 f., 339 f., 348, 358, 369, 373, 379, 381, 385–388
Schmutz 46, 55, 215, 276
Schnupfen 168–170, 233
Schönheit 21, 40, 44, 70, 97, 99, 110, 140, 330 f.
Schoß 341–344
Schreiben 354, 362, 382
Schulter 312, 319–322, 323
Schwangerschaft 15, 69, 192 f., 214, 223, 243, 296 f., 304, 307, 308, 309
Schwank 43, 120, 127 f., 141 f., 172, 222 f., 299, 304, 343, 347
Schweigen 151 f.
Schweiß 44, 46, 49 f., 174, 244
Seele 16, 24, 73, 184 f., 206–208, 229
Sehen 104–114
Selbstmedikation 33
Sexualität 20, 39, 57, 61, 131, 143, 222 f., 277, 289, 299 f., 304, 344, 347 f.

Sinne 72, 104, 106, 109, 122, 173
Skatologie 277
Skelett 312–319
Speichel 231
Speiseröhre 156 f.
Sperma 296–298, 306
Spleen 237 f.
Sprichwort 66, 122, 156, 260 f., 266, 377; s. a. Redensart
Star stechen 120 f.
Stein 183, 194 f. 197 f., 236, 386 f.
Stigmata 49
Stoffwechsel 205, 233
Strafe 38–40, 43, 126, 128, 152, 155, 160, 253, 357
Stuhlgang 274 f., 282 f.
Sturz 102, 255, 324, 341
Suizid 101, 140, 238, 358
Syphilis 294

Tabu 39, 44, 199, 250 f., 288, 298, 347, 381
Tätowierung 50–52
Taubstumme 132 f.
Temperament 168, 245
Teufel 158, 185 f., 187, 206, 282, 331, 347, 356, 361 f.
Tiermetaphorik 43, 180
Tod 20, 24, 31, 40, 73, 88, 114, 116, 160, 186, 194, 199, 218, 259, 263, 265, 273, 275, 314 f., 318, 324, 327, 358, 374, 389
Totentanz 314 f.
Tradition 20 f.
Tränen 114–118, 121, 224, 328
Transplantation 195
Traum 193, 234
Tuberkulose 228

Unterleib 47, 256, 259 f., 279 f., 307, 342 f.
Unterschied Frau / Mann 19–21, 299–301
Urin 118, 193–202, 283, 383
Uterus 215, 299, 300, 306–308

Kulturgeschichte im
Verlag C.H. Beck

Karl S. Guthke
Ist der Tod eine Frau?
Geschlecht und Tod in Kunst und Literatur
2., durchgesehene Auflage. 1997. 309 Seiten
mit 58 Abbildungen. Broschiert

Heinz-Gerhard Haupt (Hrsg.)
Orte des Alltags
Miniaturen aus der europäischen Kulturgeschichte
1994. 291 Seiten. Leinen

Michael Mitterauer
Ahnen und Heilige
Namengebung in der europäischen Geschichte
1993. 516 Seiten mit 15 Abbildungen und 19 Tafeln. Leinen

Rolf Wilhelm Brednich
Sagenhafte Geschichten von heute
Die Spinne in der Yucca-Palme/Die Maus im Jumbo-Jet/
Das Huhn mit dem Gipsbein
1994. 458 Seiten. Gebunden

Hansjörg Küster
Kleine Kulturgeschichte der Gewürze
Ein Lexikon von Anis bis Zimt
1997. 320 Seiten mit 28 Holzschnitten. Paperback
Beck'sche Reihe Band 1225

Helmut Brackert/Cora van Kleffens
Von Hunden und Menschen
Geschichten einer Lebensgemeinschaft
1989. 279 Seiten mit 78 Abbildungen. Gebunden

Kulturgeschichte im
Verlag C. H. Beck

Rudolf Schenda
Das ABC der Tiere
Märchen, Mythen und Geschichten
1995. 435 Seiten mit 51 Abbildungen. Leinen

Annemarie Schimmel (Hrsg.)
Die drei Versprechen des Sperlings
Die schönsten Tierlegenden aus der islamischen Welt
1997. 335 Seiten. Leinen
Neue Orientalische Bibliothek

Walter Scherf
Das Märchenlexikon
1995. 1621 Seiten in zwei Bänden im Schmuckschuber. Leinen

Ludwig Reiners (Hrsg.)
Der ewige Brunnen
Ein Hausbuch deutscher Dichtung
Reich geschmückt von Andreas Brylka.
562. Tausend. 1997. 1024 Seiten mit zahlreichen Abbildungen.
Illustrierte Sonderausgabe auf der Grundlage der zweiten,
durchgesehenen und erweiterten Ausgabe 1959. Leinen

Claudia Schmölders (Hrsg.)
Die Erfindung der Liebe
Berühmte Zeugnisse aus drei Jahrtausenden
1996. 316 Seiten. Leinen

Heinrich Krauss
Kleines Lexikon der Bibelworte
3., durchgesehene Auflage. 1998. 276 Seiten. Paperback
Beck'sche Reihe Band 1270